中国医院协会团体标准

——医疗机构药事管理与药学服务

组织编写　中国医院协会

名誉主编　刘　谦

主　　编　甄健存　陆　进

人民卫生出版社

·北京·

图书在版编目（CIP）数据

中国医院协会团体标准：医疗机构药事管理与药学服务 / 中国医院协会组织编写；甄健存，陆进主编 . 北京 ： 人民卫生出版社，2025. 5. -- ISBN 978-7-117-35823-1

Ⅰ. R197.32-65

中国国家版本馆 CIP 数据核字第 20252QF737 号

人卫智网	www.ipmph.com	医学教育、学术、考试、健康，购书智慧智能综合服务平台
人卫官网	www.pmph.com	人卫官方资讯发布平台

中国医院协会团体标准——医疗机构药事管理与药学服务
Zhongguo Yiyuan Xiehui Tuanti Biaozhun
——Yiliao Jigou Yaoshi Guanli yu Yaoxue Fuwu

组织编写：中国医院协会
主　　编：甄健存　陆进
出版发行：人民卫生出版社（中继线 010-59780011）
地　　址：北京市朝阳区潘家园南里 19 号
邮　　编：100021
E - mail：pmph @ pmph.com
购书热线：010-59787592　010-59787584　010-65264830
印　　刷：北京华联印刷有限公司
经　　销：新华书店
开　　本：787 × 1092　1/16　印张：39
字　　数：854 千字
版　　次：2025 年 5 月第 1 版
印　　次：2025 年 6 月第 1 次印刷
标准书号：ISBN 978-7-117-35823-1
定　　价：100.00 元

打击盗版举报电话：010-59787491　E-mail：WQ @ pmph.com
质量问题联系电话：010-59787234　E-mail：zhiliang @ pmph.com
数字融合服务电话：4001118166　E-mail：zengzhi @ pmph.com

《中国医院协会团体标准
——医疗机构药事管理与药学服务》
编委会

名誉主编　刘　谦

主　　编　甄健存　陆　进

副主编　梅　丹　赵荣生　缪丽燕　姜　玲

编　　者（以姓氏笔画为序）

丁　楠　海军军医大学第一附属医院/上海长海医院

马春来　复旦大学附属华山医院

马葵芬　浙江大学医学院附属第一医院

王　卓　海军军医大学第一附属医院/上海长海医院

王　洋　北京医院

王学彬　上海交通大学医学院附属儿童医院/上海市儿童医院

王海莲　首都医科大学宣武医院

卢晓阳　浙江大学医学院附属第一医院

田献氢　中日友好医院

冯　丹　中国人民解放军总医院

吕迁洲　复旦大学附属中山医院

朱建国　苏州大学附属第一医院

刘　韶　中南大学湘雅医院

刘月辉　中国人民解放军总医院

刘世霆　南方医科大学南方医院

刘丽华　中国人民解放军总医院

刘容吉　中国医学科学院北京协和医院

闫素英　首都医科大学宣武医院

前　言

为贯彻落实国家卫生健康委员会加快药学服务高质量发展的政策,加强药事管理,推进药学服务体系建设,切实转变药学服务模式,提升药学服务质量,促进合理用药,保障患者用药安全,以满足人民群众日益增长的医药卫生健康需求,中国医院协会凝聚全国医疗行业力量,助力药学服务高质量发展。中国医院协会药事专业委员会在协会的领导下、在协会医院标准化专业委员会的指导下,遵循《中国医院协会团体标准管理办法》和标准编制修订程序,于2020年6月通过中国医院协会立项,牵头组织全国大型综合性医院药学专家精心编制完成了《医疗机构药事管理与药学服务》团体标准体系。由中国医院协会组织标准专家进行立项审定、意见征求、论证审议及发布,历经多年努力,至2024年5月,该团体标准编制全面完成,并在国家标准化管理委员会全国团体标准信息平台和中国医院协会官网正式发布。此过程中,共有69个编写单位参与编制,193名专家参与编写,累计参与编写人次达514次,凝聚了全国专家的智慧精华。

本团体标准核心内容为"以患者为中心,围绕药学的'服务、保障、管理'展开的标准化管理研究和编制。围绕医疗机构用药管理的全流程,参照现行的国内法律法规、规章制度及国内外标准,对医疗机构实施同质化药学服务、流程化药学保障、规范化药事管理提供指导,以提升医疗质量、保障安全和优化管理,促进合理用药"。涵盖总则、临床药学服务、药学保障服务和药事管理4个系列,共计45个标准分册。其中,药品保障、门诊处方、临床用药和输液安全4项药学保障服务系列标准引用了中国医院协会《中国医院质量安全管理》团体标准,这4项标准亦由药事专业委员会委员单位参与编制。

总则系列明确了《医疗机构药事管理与药学服务》团体标准的编制目标、编制原则和技术要素,为团体标准编制提供指导,包含标准化工作指南、标准框架与体系表和标准通用术语3个标准分册。

临床药学服务系列面向门诊、住院、居家及互联网医院的用药患者。围绕医疗机构药学服务组织制度、人员资质、服务范围、信息管理等基本要求,对药学门诊、处方审核、药物重整、用药咨询、用药教育、药学查房、药学监护、居家药学服务、药学会诊、药学病例讨论、治疗药物监测、药学科普、互联网医院及围手术期各项药学服务项目内容、过程、质量管理与评价改进等予以规范,共14个标准分册。

药学保障服务系列围绕医疗机构使用的药品,针对药品保障、调剂、静脉用药集中调配、医疗机构制剂、临床用药监护及重点药品管理(高警示药品、易混淆药品、抢救车及病区基数药品、超说明书用药和输液安全)等工作要素制定管理规范,共 11 个标准分册。

药事管理系列针对医疗机构药事管理工作的组织与制度、药品质量管理及控制、应急药事管理、药房自动化与信息技术、用药安全文化建设、医院药学研究、教育与教学、药学培训管理(临床药师培训和临床药师师资培训)、处方点评、药品使用监测与评价、药品不良事件(药品不良反应、用药错误和药品质量问题)及对须特殊关注的特殊管理药品、抗菌药物和抗肿瘤药物进行标准化管理,共 17 个标准分册。

本团体标准作为我国医疗机构药事管理与药学服务领域首部团体标准,集成了近年来相关研究成果,旨在有力推动我国医院药学的发展迈向新高度,激励医疗机构药师砥砺前行,为民众合理用药提供优质的药学服务。

本团体标准主要适用于各级各类医疗机构的药事管理人员、医院管理人员、临床药师、医院药学人员等,也可供高等医药院校相关专业的教学,以及医学药学相关学协会、社会药房、团体标准管理人员等参考和借鉴。

感谢朱夫、金哲虎、茅月存、于晓初、李玉珍、翟所迪、刘素刚、阮小明、毛羽、汪楠、李晓北、胥雪冬、郑英丽、张海英、黄萍等论证会和审议会专家,田川、王瑛等专家指导,以及俞莉、张宇晴、刘静、李锦等在团体标准编著中给予的支持与帮助。

甄健存　陆　进
2024 年 12 月于北京

目　录

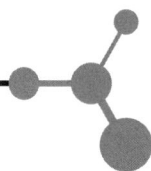

第一章

总　则

ICS 11.020

C 07

团 体 标 准

T/CHAS 20-1-1—2022

医疗机构药事管理与药学服务

第 1-1 部分：总则 标准化工作指南

Pharmacy administration and pharmacy practice in healthcare institutions

Part 1-1：General principles——Guidelines for standardization work

2022-11-26 发布

2022-12-01 实施

中国医院协会 发 布

目　次

前　言

《医疗机构药事管理与药学服务》分为以下部分：

-- 第 1 部分　总则

-- 第 2 部分　临床药学服务

-- 第 3 部分　药学保障服务

-- 第 4 部分　药事管理

《医疗机构药事管理与药学服务　第 1 部分　总则》包括以下部分：

-- 第 1-1 部分　总则　标准化工作指南

-- 第 1-2 部分　总则　标准框架与体系表

-- 第 1-3 部分　总则　标准通用术语

本标准是第 1-1 部分：总则　标准化工作指南。

本标准按照 GB/T 1.1—2020 《标准化工作导则　第 1 部分：标准化文件的结构和起草规则》起草。

本标准由中国医院协会提出并归口。

本标准起草单位：中国医院协会药事专业委员会，首都医科大学附属北京积水潭医院，中日友好医院，中国医学科学院北京协和医院，复旦大学附属华山医院，苏州大学附属第一医院，浙江大学医学院附属第一医院，中国科学技术大学附属第一医院（安徽省立医院），海军军医大学第一附属医院（上海长海医院），四川大学华西药学院，清华大学公共管理学院，北京大学第三医院，天津市第一中心医院，中国人民解放军北部战区总医院，哈尔滨医科大学附属第四医院，复旦大学附属中山医院，福建医科大学附属第一医院，中南大学湘雅医院，四川大学华西医院，中国医院协会，中国人民解放军总医院。

本标准主要起草人：甄健存，陆进，梅丹，钟明康，缪丽燕，卢晓阳，姜玲，高申，蒋学华，沈群红，赵荣生，徐彦贵，赵庆春，吴玉波，吕迁洲，黄品芳，龚志成，徐珽，刘丽华，李永斌，冯丹，刘月辉。

医疗机构药事管理与药学服务
第 1-1 部分：总则　标准化工作指南

1　范围

本标准规定了《医疗机构药事管理与药学服务》系列标准的术语和定义、基本原则、组织与职责、任务和内容、工作程序和标准应用与评价的基本要求。

本标准适用于指导各级各类医疗机构药事管理与药学服务标准化工作。

2　规范性引用文件

下列文件中的内容通过文中的规范性引用而构成本文件必不可少的条款。其中，注日期的引用文件，仅该日期对应的版本适用于本文件；不注日期的引用文件，其最新版本（包括所有的修改单）适用于本文件。

GB/T 1.1　标准化工作导则　第 1 部分：标准化文件的结构和起草规则

GB/T 13016　标准体系构建原则和要求

GB/T 15496　企业标准体系　要求

GB/T 20000.1　标准化工作指南　第 1 部分：标准化和相关活动的通用术语

GB/T 20000.6　标准化活动规则　第 6 部分：良好实践指南

GB/T 20004.1　团体标准化　第 1 部分：良好行为指南

GB/T 20004.2　团体标准化　第 2 部分：良好行为评价指南

WS/T 536　卫生标准跟踪评价工作指南

T/CHAS 10-1-1　中国医院质量安全管理　第 1-1 部分：总则　标准化工作指南

T/CHAS 10-1-2　中国医院质量安全管理　第 1-2 部分：总则　标准文本编制规范

T/CHAS 10-4-5　中国医院质量安全管理　第 4-5 部分：医疗管理　用药安全管理

T/CHAS 20-1-2　医疗机构药事管理与药学服务　第 1-2 部分：总则　标准框架与体系表

3　术语和定义

T/CHAS 20-1-3—2023 界定的以及下列术语和定义适用于本文件。

3.1

医疗机构药事管理　pharmacy administration in healthcare institutions

医疗机构以患者为中心,以临床药学为基础,对临床用药全过程进行有效的组织实施与管理,促进临床科学、合理用药的药学技术服务和相关的药品管理工作。

［来源：T/CHAS 20–1–3—2023,5.1］

3.2

药学服务　pharmacy practice

由医疗机构药学专业技术人员为保障患者用药安全、优化患者治疗效果和节约治疗费用而进行的相关服务,旨在发现和解决与患者用药相关问题。

［来源：T/CHAS 20–1–3—2023,5.2］

4　基本原则

医疗机构药事管理与药学服务标准化工作遵循以下原则：

a）适合中国国情,突出药事管理与药学服务问题。

b）建立《医疗机构药事管理与药学服务》系列标准。

c）统一《医疗机构药事管理与药学服务》系列标准的标准化管理。

d）标准条款适用、量化、可行、可操作和可评价。

5　组织与职责

5.1　领导与决策

5.1.1　医疗机构药事管理与药学服务团体标准是由药事专业委员会编制的有关医疗机构药事管理与药学服务的系列标准。

5.1.2　本系列标准的立项、编制、修订、审议、发布、宣贯、应用、评价和复审等工作,执行《中国医院协会团体标准管理办法》,接受中国医院协会(以下简称协会)管理部门的领导及协会医院标准化专业委员会的技术指导。药事专业委员会负责本系列标准的常务工作。

5.2　组织管理

5.2.1　药事专业委员会在协会医院标准化专业委员会指导下完成本系列标准工作的计划、标准化技术指导、标准编制组织、标准宣贯和实施评估工作。

5.2.2　药事专业委员会完成本系列标准常务工作。具体内容包括：

　　a）本系列标准的建设与日常管理,包括国内外相关标准的研究、体系维护、标准的立
　　　　项、论证会和审议会的组织、内外协调与沟通、标准复核、公示公告、出版发行、标准

宣传、实施、推广和效果评估等。

b）本系列团体标准体系框架的修订、补充与完善工作的组织。

c）本系列团体标准建设与应用的规划、计划和任务推进工作。

d）本系列团体标准参编团队的培训、技术指导，以及标准编制过程中资料的归档管理工作。

e）本系列团体标准的宣贯、应用和效果评估的组织与统筹工作。

6 任务和内容

6.1 工作任务

6.1.1 围绕医疗机构药事管理与药学服务等领域问题，通过文献调研、问卷调查、医疗案例分析等方法，依据循证结果，梳理临床药学服务、药学保障服务和药事管理等领域的重点问题，参照国内现行的法律法规、规章制度及国内外标准，对梳理出的问题进行归类，分析总结，在药学实践的基础上开展标准编制。

6.1.2 针对本系列标准，制定标准化工作计划与规划。

6.1.3 研究和建立医疗机构药事管理与药学服务团体标准体系、标准编制规范、术语和标准应用规范。

6.1.4 组织编制和实施医疗机构药事管理与药学服务团体标准。

6.1.5 宣贯国家标准和行业标准，参与国际、国内医疗行业标准化活动。向医疗机构推介国际先进标准，向国外标准化组织、医疗机构推广本系列团体标准。

6.1.6 推进并指导本系列团体标准的实施，并对标准化工作进行指导、评估与反馈。

6.1.7 制定标准建设、标准实施、标准应用与评估和标准资料档案管理制度，借助现代信息技术实施标准化工作的全程信息化管理。

6.2 主要内容

6.2.1 标准体系建设

6.2.1.1 借鉴国际上先进的管理经验，根据中国国情和医疗机构管理要求，聚焦关键管理环节，构建医疗机构药事管理与药学服务标准体系框架。

6.2.1.2 标准体系框架应当科学合理，符合业务逻辑。既要做到具有系统性、全面性、可行性、通用性、可扩展性，还要适当地兼顾前瞻性。

6.2.1.3 标准体系应当明确各部分标准定位与关联关系，保证各部分标准内容的协调，避免标准条款出现冲突。

6.2.1.4 标准体系共有总则、临床药学服务、药学保障服务和药事管理4个系列。

6.2.1.5 标准体系结构、要求与管理符合 GB/T 13016 的规定。

6.2.2 标准文本规范

6.2.2.1 标准的编制　引用并符合 T/CHAS 10-1-2 的规定。

6.2.2.2 标准的引用 优先采用国际先进标准,引用国家标准、行业标准和本团体标准。

6.2.2.3 标准的内容 重点突出,简明扼要,条款表述符合 GB/T 1.1 的规定。

6.2.2.4 编制的程序 按照标准的预研、立项、起草、论证、审议和发布程序逐步完成,文件档案、各步骤文本和资料归档保存。

6.2.2.5 标准的管理 根据中国医院协会团体标准管理要求,对已发布实施的团体标准适时评价、复审和修订。

6.2.3 术语标准

6.2.3.1 遵循 GB/T 20001.1,编制本标准术语。

6.2.3.2 术语名称和定义应严谨,术语具有公认的出处,定义具有科学性、权威性和严谨性,达成行业共识。

6.2.3.3 本系列标准中各部分术语包含在本团体标准通用术语 T/CHAS 20-1-3(医疗机构药事管理与药学服务 第 1-3 部分:总则 标准通用术语)中,本系列标准名称和定义保持一致。

6.2.4 标准应用规范

6.2.4.1 确定目标,以增强《医疗机构药事管理与药学服务》标准体系建设。

6.2.4.2 凡纳入本系列标准体系 T/CHAS 20-1-2(医疗机构药事管理与药学服务第 1-2 部分:总则 标准框架与体系表)中的标准,各会员单位自觉执行,非会员单位可自愿执行。

6.2.4.3 在实施标准时,宜制订标准实施计划,确定标准实施范围、实施人员、实施进度和要求。

6.2.4.4 对各医疗机构实施本系列标准的情况进行督导,督导结果及时向医疗机构反馈,并指导其整改。

6.2.4.5 每 5 年对标准的有效性进行评估,按照标准修订流程组织标准修订工作。

6.2.4.6 本系列标准的实施、监督、评价和改进宜符合 GB/T 15496 的规定。

6.2.5 信息管理

6.2.5.1 按照标准相关材料归档管理制度,对本团体标准立项资料、各版次标准文稿、标准征求意见及汇总表,标准论证、审议和报批材料进行归档保存。

6.2.5.2 加强团体标准信息的公开、共享和利用。涉及保密或知识产权信息,依据授权面向不同权限用户开放。

6.2.5.3 利用信息化技术对团体标准体系维护、标准编制和修订、标准宣贯、实施评价和改进的全过程进行管理,做到公开透明、全程可追溯。

7 工作程序

团体标准编制工作程序包括预研、立项、起草、征求意见、论证、审议、报批、发布、修订或废止 9 个阶段。各阶段要求如下:

a)向协会提出团体标准立项建议,填报标准立项建议案,报协会审核通过。

b）立项建议经专家论证后,报请会长办公会审议批准,面向药事专业委员会会员单位发布年度团体标准制修订立项计划,面向会员单位公开征集承担编制任务单位。

c）填报医疗机构药事管理与药学服务标准制修订项目立项申请书并提交协会和协会医院标准化专业委员会,由医院标准化专业委员会组织专家评审。

d）执行协会团体标准编制工作程序,按照编制计划按时完成各阶段工作。

e）开展标准编制文本的论证、审议和报批材料准备工作。

f）经专家审议通过的标准及相关材料提交协会会长办公会审议,经会长签发后,送报上级行政和业务主管部门批示。各方无异议,方可面向社会公开发布。

g）每 5 年组织对已发布的团体标准进行复审工作。标准复审的结论分为有效、修订、废止。

h）负责对已经发布团体标准的解释、解读。

8 应用与评估

8.1 工作内容

本团体标准的应用包括标准宣贯、标准试点、标准实施、落实督导、应用评估与标准复审 6 项工作。

8.2 组织与分工

按中国医院协会标准化管理组织体系,在医院标准化专业委员会指导下,药事专业委员会负责明确标准的管理定位、任务、分工和各部门协同机制。

8.3 标准宣贯

8.3.1 在协会医院标准化专业委员会指导下,对已发布的标准组织开展多种形式的培训宣贯工作。

8.3.2 具体内容:

a）组织标准化培训、团体标准的宣贯和应用指导。

b）面向协会会员单位和社会推广标准化示范单位经验、成果和典型实践案例。

c）面向非会员单位、社会、国际标准化组织宣传和推广协会团体标准。

8.3.3 协会各会员单位可组织本机构各单位的标准化培训与团体标准的宣贯。主动应用团体标准,促进医疗机构药事管理与药学服务高质量发展。会员单位有义务及时反馈在标准应用过程中发现的问题。

8.4 试点与示范

8.4.1 标准一经发布,协会择优选取会员单位,开展标准试点工作。

8.4.2 试点单位应及时反馈实践过程中暴露出的问题。

8.4.3 密切关注团体标准试点情况,定期听取试点单位意见,对试点情况进行评估,提出标准修订建议。

8.4.4 经协会组织专家评估,确认标准试点经验成熟后,由协会确立质量安全标准化管理示范单位,在协会范围内,推广标准试点经验。

8.5 实施与管理

8.5.1 组织医疗机构建立药事管理与药学服务标准应用实施管理制度和标准实施的监管机制。

8.5.2 负责标准化实施过程中标准的解释、标准化工作的技术指导,以及标准化实施过程监管、问题收集和阶段性评估。

8.5.3 建立医疗机构药事管理与药学服务信息监测机制,通过信息技术的支持,实现各项标准落实情况及问题上报、反馈和成效分析。

8.6 评价与改进

8.6.1 建立标准落实的评价、评估机制,组织评价会员单位团体标准应用情况,评估团体标准实施成效,及时发现问题、反馈问题、解决问题。

8.6.2 采用现场评审、追踪方法学、暗访调查等方法,对标准应用情况开展评估。针对某一特定主题的药事管理与药学服务标准组织专家督导,对药事管理与药学服务标准化工作进行全面评估。

8.6.3 建立标准评估反馈机制,将发现的问题向应用团体标准的医疗机构进行书面反馈,提出整改建议。

8.6.4 在中国医院协会质量大会上发布年度质量安全标准化管理评估报告;鼓励应用团体标准的医疗机构,及时反馈标准实施中暴露出的系统性问题。经过医院标准化专业委员会组织专家讨论后,按照程序组织标准复审,持续改进团体标准。

8.6.5 协会范围内开展质量安全标准化管理工作形成稳定、有效成果后,协会可向国家卫生健康委员会推荐,在团体标准基础上编制行业标准,将协会团体标准在全国医疗机构推广。

8.6.6 做好团体标准的跟踪评价,评价工作宜遵循 GB/T 20000.6,GB/T 20004.1,GB/T 20004.2和 WS/T 536 的规定,并跟踪评价本团体标准在执行过程中出现的问题,做到持续改进。

参 考 文 献

［1］ 中华人民共和国国家质量监督检验检疫总局,中国国家标准化管理委员会. GB/T 24421.2—2009 服务业组织标准化工作指南 第2部分:标准体系［S］.(2009-09-30)［2022-01-01］. https://std.samr.gov.cn/gb/search/gbDetailed?id=71F772D7CCF1D3A7E05397BE0A0AB82A.

［2］ 中华人民共和国国家质量监督检验检疫总局,中国国家标准化管理委员会. GB/T 24421.4—2009 服务业组织标准化工作指南 第4部分:标准实施与评价［S］.(2009-09-30)［2022-01-01］. https://std.samr.gov.cn/gb/search/gbDetailed?id=71F772D7CCF0D3A7E05397BE0A0AB82A.

［3］ 中华人民共和国国家质量监督检验检疫总局,中国国家标准化管理委员会. GB/T 13017—2018 企业标准体系表编制指南［S］.(2018-02-06)［2022-01-01］. https://std.samr.gov.cn/gb/search/gbDetailed?id=71F772D827B4D3A7E05397BE0A0AB82A.

［4］ 国家市场监督管理总局、中国国家标准化管理委员会. GB/T 19001—2016 质量管理体系 要求［S］.(2018-12-28)［2022-01-01］. https://std.samr.gov.cn/gb/search/gbDetailed?id=7E2903B0D6EB5A63E05397BE0A0AF660.

［5］ 中华人民共和国国家质量监督检验检疫总局,中国国家标准化管理委员会. GB/T 35778—2017 企业标准化工作指南［S］.(2017-12-29)［2022-01-01］. https://std.samr.gov.cn/gb/search/gbDetailed?id=71F772D829C3D3A7E05397BE0A0AB82A.

［6］ 全国人民代表大会常务委员会. 中华人民共和国药品管理法［EB/OL］.(2019-08-26)［2022-01-01］. https://flk.npc.gov.cn/detail2.html?ZmY4MDgwODE2ZjNjYmIzYzAxNmY0NjI0MmQ2MTI3ZWQ%3D=.

［7］ 卫生部,国家中医药管理局,总后勤部卫生部. 医疗机构药事管理规定(卫医政发〔2011〕11号)［EB/OL］.(2011-01-30)［2022-01-01］. https://www.gov.cn/zwgk/2011-03/30/content_1834424.htm.

［8］ 国家卫生健康委,教育部,财政部,等. 关于加强医疗机构药事管理促进合理用药的意见(国卫医发〔2020〕2号)［EB/OL］.(2020-02-21)［2022-02-22］. http://www.nhc.gov.cn/yzygj/s7659/202002/ea3b96d1ac094c47a1fc39cf00f3960e.shtml.

［9］ 国家卫生健康委,国家中医药管理局. 关于加快药学服务高质量发展的意见(国卫医发〔2018〕45号)［EB/OL］.(2018-11-21)［2022-01-01］. https://www.gov.cn/zhengce/zhengceku/2018-12/31/content_5436829.htm.

［10］ 美国医疗机构评审国际联合委员会. 医院评审标准［M］.6版. 北京:中国协和医科大学出版社,2017.

ICS 11.020

C 07

团 体 标 准

T/CHAS 20-1-2—2024

代替 T/CHAS 20-1-2—2021

医疗机构药事管理与药学服务

第 1-2 部分：总则　标准框架与体系表

Pharmacy administration and pharmacy practice in healthcare institutions——

Part 1-2：General principles—Standard framework and system diagram

2024-05-25 发布　　　　　　　　　　　　**2024-07-01 实施**

中国医院协会　发　布

目　次

前　言

《医疗机构药事管理与药学服务》分为以下部分：

-- 第 1 部分　总则

-- 第 2 部分　临床药学服务

-- 第 3 部分　药学保障服务

-- 第 4 部分　药事管理

《医疗机构药事管理与药学服务　第 1 部分　总则》包括以下部分：

-- 第 1-1 部分　总则　标准化工作指南

-- 第 1-2 部分　总则　标准框架与体系表

-- 第 1-3 部分　总则　标准通用术语

本标准是第 1-2 部分：总则　标准框架与体系表。

本标准代替 T/CHAS 20-1-2—2021《医疗机构药事管理与药学服务　第 1-2 部分：总则　标准框架与体系表》。与 T/CHAS 20-1-2—2021 相比，除结构调整和编辑性修改外，主要技术变化如下：

-- 删除了 4 个规范性引用文件（见 2021 年版的 2）；

-- 修订了 11 个标准分册名称（见 5.2 和 6，2021 年版的 5.2 和 6），主要变化为：

● "互联网 + 药学服务"修订为"互联网医院药学服务"；

● "药品监护"修订为"用药监护"；

● "药事管理与药学部门管理体系"修订为"组织与制度管理"；

● "患者用药安全文化"修订为"用药安全文化建设"；

● "药学研究"修订为"医院药学研究"；

● "药品使用监测与评价体系"修订为"药品使用监测与评价"；

● "临床药师学员培训"修订为"临床药师培训"；

● "药品不良反应"修订为"药品不良反应管理"；

● "用药错误"修订为"用药错误管理"；

● "药品质量问题"修订为"药品质量问题处置"；

● "特殊药品"修订为"特殊管理药品"。

增减了 8 个标准分册，其中：

● 增加 1 个标准分册（见 5.2 和 6），具体为：围手术期药学服务；

● 删除 7 个标准分册（见 2021 年版的 5.2 和 6），具体为：标准应用规范、兴奋剂药品、疫苗管理、住院药师规范化培训、中药注射剂、生物制剂、糖皮质激素。

本标准按照 GB/T 1.1—2020 《标准化工作导则　第 1 部分：标准化文件的结构和起

草规则》的规定起草。

本标准由中国医院协会提出并归口。

本标准起草单位：中国医院协会药事专业委员会,首都医科大学附属北京积水潭医院,中日友好医院,中国医学科学院北京协和医院,复旦大学附属华山医院,苏州大学附属第一医院,浙江大学医学院附属第一医院,中国科学技术大学附属第一医院(安徽省立医院),海军军医大学第一附属医院(上海长海医院),四川大学华西药学院,清华大学公共管理学院,北京大学第三医院,天津市第一中心医院,中国人民解放军北部战区总医院,哈尔滨医科大学附属第四医院,复旦大学附属中山医院,福建医科大学附属第一医院,中南大学湘雅医院,四川大学华西医院,中国医院协会,中国人民解放军总医院。

本标准主要起草人：甄健存,陆进,梅丹,钟明康,缪丽燕,卢晓阳,姜玲,高申,蒋学华,沈群红,赵荣生,徐彦贵,赵庆春,吴玉波,吕迁洲,黄品芳,龚志成,徐琎,刘丽华,李永斌,冯丹,刘月辉。

本标准于 2021 年首次发布,本次为第一次修订。

医疗机构药事管理与药学服务
第 1-2 部分：总则　标准框架与体系表

1　范围

本标准规定了《医疗机构药事管理与药学服务》标准的框架、体系表和编制原则。

本标准适用于《医疗机构药事管理与药学服务》标准的编制指导。

2　规范性引用文件

下列文件中的内容通过文中的规范性引用而构成本文件必不可少的条款。其中，注日期的引用文件，仅该日期对应的版本适用于本文件；不注日期的引用文件，其最新版本（包括所有的修改单）适用于本文件。

GB/T 13016　标准体系构建原则和要求

T/CHAS 10-1-2—2018　中国医院质量安全管理　第 1-2 部分：总则　标准文本编制规范

3　术语和定义

T/CHAS 20-1-3—2023 界定的术语和定义适用于本文件。

3.1

医疗机构药事管理　pharmacy administration in healthcare institutions

医疗机构以患者为中心，以临床药学为基础，对临床用药全过程进行有效的组织实施与管理，促进临床科学、合理用药的药学技术服务和相关的药品管理工作。

［来源：T/CHAS 20-1-3—2023，5.1］

3.2

药学服务　pharmacy practice

由医疗机构药学专业技术人员为保障患者用药安全、优化患者治疗效果和节约治疗费用而进行的相关服务，旨在发现和解决与患者用药相关问题。

［来源：T/CHAS 20-1-3—2023，5.2］

3.3

药事管理与药物治疗学委员会 pharmacy and therapeutics committee（P&T）

医疗机构监督、指导本机构对临床用药全过程进行有效的组织实施与管理，促进临床科学、合理用药的药事管理工作机构，旨在建立药物管理和使用的规则、控制和管理用药，达到促进药物合理使用及降低医疗成本，节约医疗卫生资源的目的。

［来源：T/CHAS 20-1-3—2023，5.5］

3.4

药学部门 pharmacy department

负责药品管理、药学专业技术服务和药事管理工作，开展以患者为中心，以合理用药为核心的临床药学工作，组织药师参与临床药物治疗，提供药学专业技术服务的部门。

［来源：T/CHAS 20-1-3—2023，5.6］

3.5

药学专业技术人员 pharmacists and technicians staff

按照《卫生技术人员职务试行条例》规定，取得药学专业技术职务任职资格人员，包括主任药师、副主任药师、主管药师、药师和药士。

［来源：T/CHAS 20-1-3—2023，5.7］

3.6

临床药师 clinical pharmacist

以系统药学专业知识为基础，并具有一定医学和相关专业基础知识与技能，直接参与临床用药，促进药物合理应用和保护患者用药安全的药学专业技术人员。

［来源：T/CHAS 20-1-3—2023，3.2］

3.7

临床药学 clinical pharmacy

药学与临床相结合，直接面向患者，以患者为中心，研究与实践临床药物治疗，提高药物治疗水平的综合性应用学科。

［来源：T/CHAS 20-1-3—2023，3.1］

3.8

药品 medicine

用于预防、治疗、诊断人的疾病，有目的地调节人的生理机能并规定有适应证或者功能主治、用法和用量的物质,包括中药、化学药和生物制品等。

〔来源:T/CHAS 20-1-3—2023,5.3〕

3.9

处方 prescription

由注册的执业医师和执业助理医师在诊疗活动中为患者开具的,由取得药学专业技术职务任职资格的药学专业技术人员审核、调配、核对,并作为患者用药凭证的医疗文书。处方包括纸质处方、电子处方和病区用药医嘱单。

〔来源:T/CHAS 20-1-3—2023,5.4〕

4 指导思想与原则

4.1 指导思想

4.1.1 围绕医疗机构用药管理的全流程,参照现行的国内法律法规、规章制度及国内外标准,对药事管理与药学服务进行规范化管理,为医疗机构药事管理与药学服务标准化管理提供指导。

4.1.2 《医疗机构药事管理与药学服务》团体标准体系框架共有总则、临床药学服务、药学保障服务和药事管理 4 个系列,共 45 个分册。

4.2 编制原则

4.2.1 标准编制应遵循科学性、系统性、通用性、可操作性和可扩展性原则。内容包括:

4.2.1.1 科学性:通过文献调研、问卷调查等方法对药事管理与药学服务等领域问题进行调研,并参照现行的国内法律法规、规章制度及国内外标准,结合国内现况,拟定符合医疗机构临床药学服务、药学保障服务和药事管理的管理规范,内容准确齐全,专业术语规范,体例风格统一,与国际接轨;

4.2.1.2 系统性:注重约束性和一致性,各章节严整有序、协调配合、形成体系并合乎逻辑;

4.2.1.3 通用性:本标准旨在规范医疗机构药事管理与药学服务,有针对性地指导各级各类医疗机构开展药事管理与药学服务标准化活动,确立共同使用和重复使用的条款;

4.2.1.4 可操作性:本标准起草遵循国家标准、政策、规范要求,收集现行法律、法规、政策和相关标准,并在借鉴国内外药事管理与药学服务管理制度和经验的基础上起草,兼顾各级各类医疗机构,覆盖医院用药管理的全流程,标准条款便于直接使用,宜作为医疗机构质量管理抓手,为医院药事管理与药学服务标准化管理提供指导;

4.2.1.5 可扩展性:本标准根据医疗机构实际情况进行编写,同时也符合基本法规制度,还可根据医疗服务管理发展的需要进行扩充和调整。

4.2.2 标准文本编制规范中涉及编制原则和技术要素的内容引用 T/CHAS 10-1-2—2018。

5　标准框架

5.1　按 GB/T 13016 标准体系构建原则和要求,设计《医疗机构药事管理与药学服务》团体标准框架和体系表。

5.2　本团体标准框架由总则、临床药学服务、药学保障服务和药事管理 4 个系列构成,共 45 个标准分册。具体内容见图 1、图 2。

5.2.1　总则系列旨在明确《医疗机构药事管理与药学服务》团体标准编制目标、编制原则和技术要素,适用于指导编制《医疗机构药事管理与药学服务》团体标准,包括标准化工作指南、标准框架与体系表和标准通用术语 3 个标准分册。

5.2.2　临床药学服务系列针对医疗机构药学服务的基本要求,围绕临床药学服务工作中的组织与制度建设、人员资质管理、服务范围、信息管理,开展各项服务项目内容及要求、服务过程、服务质量管理与评价改进。开展临床药学服务,包括药学门诊、处方审核、药物重整、用药咨询、用药教育、药学查房、药学监护、居家药学服务、药学会诊、药学病例讨论、治疗药物监测、药学科普、互联网医院药学服务及围手术期药学服务等规范管理,共 14 个标准分册。是针对"用药患者"的服务,根据服务类型将患者分为:门诊患者、住院患者、居家患者及接受互联网医院药学服务的患者。

5.2.3　药学保障服务系列是针对医疗机构开展药品保障、药品调剂、静脉用药集中调配、医疗机构制剂、临床用药监护及重点药品管理(高警示药品、易混淆药品、抢救车及病区基数药品、超说明书用药和输液安全)等工作各要素的管理规范。围绕医疗机构使用的"药品"提供药学保障和药学技术服务,属于技术标准范畴,共 11 个标准分册。

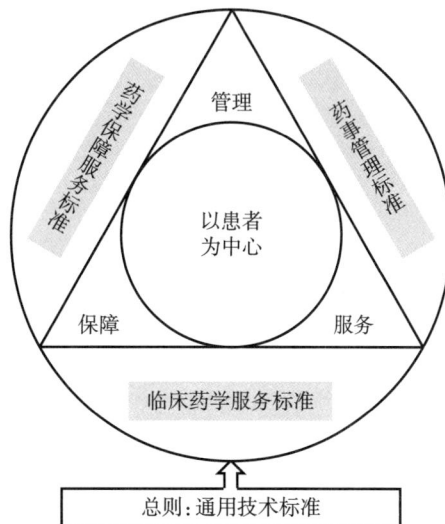

图 1　《医疗机构药事管理与药学服务》
团体标准体系框架模型

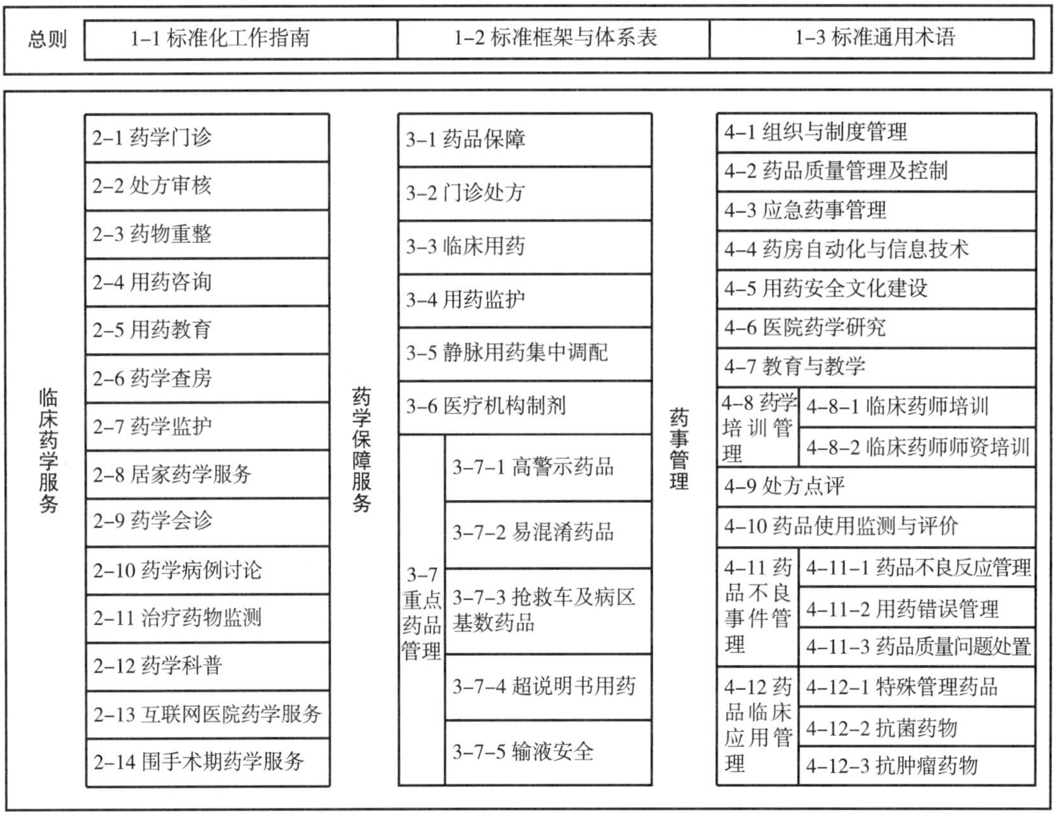

总则	1-1 标准化工作指南	1-2 标准框架与体系表	1-3 标准通用术语

临床药学服务
- 2-1 药学门诊
- 2-2 处方审核
- 2-3 药物重整
- 2-4 用药咨询
- 2-5 用药教育
- 2-6 药学查房
- 2-7 药学监护
- 2-8 居家药学服务
- 2-9 药学会诊
- 2-10 药学病例讨论
- 2-11 治疗药物监测
- 2-12 药学科普
- 2-13 互联网医院药学服务
- 2-14 围手术期药学服务

药学保障服务
- 3-1 药品保障
- 3-2 门诊处方
- 3-3 临床用药
- 3-4 用药监护
- 3-5 静脉用药集中调配
- 3-6 医疗机构制剂
- 3-7 重点药品管理
  - 3-7-1 高警示药品
  - 3-7-2 易混淆药品
  - 3-7-3 抢救车及病区基数药品
  - 3-7-4 超说明书用药
  - 3-7-5 输液安全

药事管理
- 4-1 组织与制度管理
- 4-2 药品质量管理及控制
- 4-3 应急药事管理
- 4-4 药房自动化与信息技术
- 4-5 用药安全文化建设
- 4-6 医院药学研究
- 4-7 教育与教学
- 4-8 药学培训管理
  - 4-8-1 临床药师培训
  - 4-8-2 临床药师师资培训
- 4-9 处方点评
- 4-10 药品使用监测与评价
- 4-11 药品不良事件管理
  - 4-11-1 药品不良反应管理
  - 4-11-2 用药错误管理
  - 4-11-3 药品质量问题处置
- 4-12 药品临床应用管理
  - 4-12-1 特殊管理药品
  - 4-12-2 抗菌药物
  - 4-12-3 抗肿瘤药物

图2 《医疗机构药事管理与药学服务》团体标准框架

5.2.4 药事管理系列是针对医疗机构药事管理工作的组织与制度管理、药品质量管理及控制、应急药事管理、药房自动化与信息技术、用药安全文化建设、医院药学研究、教育与教学、药学培训管理（临床药师培训和临床药师师资培训）、处方点评、药品使用监测与评价、药品不良事件管理（药品不良反应管理、用药错误管理和药品质量问题处置）及药品临床应用管理（麻醉药品、精神药品、医疗毒性药品、放射性药品和药品类易制毒化学品的特殊管理药品、抗菌药物和抗肿瘤药物）过程中需要给予特殊关注的药品进行标准化管理等的药事管理规范，共17个标准分册。

6 标准体系表

表1 《医疗机构药事管理与药学服务》团体标准体系表

序号	编码	名称	说明
			第1部分 总则
1	1-1	标准化工作指南	规定了《医疗机构药事管理与药学服务》系列标准的术语和定义、基本原则、组织与职责、任务和内容、工作程序和标准应用与评价的基本要求。适用于指导各级各类医疗机构药事管理与药学服务标准化工作。

续表

序号	编码	名称	说明
2	1-2	标准框架与体系表	规定了《医疗机构药事管理与药学服务》标准的框架、体系表和编制原则。适用于《医疗机构药事管理与药学服务》标准的编制指导。
3	1-3	标准通用术语	本标准规定了医疗机构药事管理与药学服务中常用术语的中英文名称和定义等。适用于各级各类医疗机构及《医疗机构药事管理与药学服务》团体标准各分册的编制。
第 2 部分 临床药学服务			
4	2-1	药学门诊	规范了医疗机构药学门诊工作管理中的基本要求、服务过程和质量管理与评价改进各要素。适用于二级及以上医疗机构,其他医疗机构参照执行。
5	2-2	处方审核	规范了医疗机构处方审核工作中的基本要求、审核过程和质量管理与评价改进各要素。适用于各级各类医疗机构。
6	2-3	药物重整	规范了医疗机构药物重整工作中的基本要求、服务过程和质量管理与评价改进各要素。适用于提供住院医疗服务的各级各类医疗机构。
7	2-4	用药咨询	规范了医疗机构药学专业技术人员为患者、患者家属和医务人员等提供用药咨询药学服务的基本要求、咨询服务过程及质量管理与评价改进各要素。适用于各级各类医疗机构。
8	2-5	用药教育	规范了医疗机构药师向患者提供用药教育的基本要求、服务过程和质量管理与评价改进各要素。适用于各级各类医疗机构。
9	2-6	药学查房	规范了医疗机构药师开展药学查房工作中的基本要求、查房准备、查房过程和质量管理与评价改进各要素。适用于各级各类医疗机构。
10	2-7	药学监护	规范了医疗机构临床药学服务相关的药学监护工作,明确了基本要求、服务过程和质量管理与评价改进各要素。适用于各级各类医疗机构开展药学监护工作及其质量安全的管理与评价。
11	2-8	居家药学服务	规范了医疗机构药师提供居家药学服务工作的基本要求、服务过程和质量管理与评价改进各要素。适用于基层医疗卫生机构,其他医疗机构参照执行。
12	2-9	药学会诊	规范了医疗机构提供药学会诊的基本要求、服务过程、质量管理与评价改进各要素。适用于三级及以上医疗机构。
13	2-10	药学病例讨论	规范了医疗机构药师开展药学病例讨论工作的基本要求、讨论准备、讨论过程和质量管理与评价改进各要素。适用于二级及以上医疗机构。
14	2-11	治疗药物监测	规范了医疗机构提供治疗药物监测工作的基本要求、服务过程、质量管理与评价改进各要素。适用于二级及以上医疗机构。
15	2-12	药学科普	规范了药学相关内容的科普宣传活动的基本要求、服务过程和质量管理与评价改进各要素。适用于各级各类医疗机构。

续表

序号	编码	名称	说明
16	2-13	互联网医院药学服务	规范了医疗机构从事互联网医院药学服务的基本要求、服务内容、服务流程和质量管理与评价改进各要素。适用于开展互联网医院药学服务的各级各类医疗机构。
17	2-14	围手术期药学服务	规范了医疗机构药师提供围手术期药学服务的基本要求、服务过程与要求、质量控制与评价改进各要素。适用于开展手术治疗的各级各类医疗机构。
		第3部分　药学保障服务	
18	3-1	药品保障	规范了药品保障的准入管理,明确了药品采购、仓储作业,医疗机构制剂的配制、供应和药品质量与供应风险监控等主要质量安全管理要素,并提出了药品保障的基本评价指标。适用于医疗机构开展药品保障及其质量安全的管理与评价。
19	3-2	门诊处方	规范了医院门诊和急诊处方的开具、调剂、监督管理。适用于各级各类医疗机构。
20	3-3	临床用药	规范了病区药品管理、用药医嘱和用药服务等主要质量安全管理相关的临床用药服务,明确了药品保管、基数药品、抢救车药品、特殊药品、自带药品、临床试验用药品、医嘱开具、医嘱审核、医嘱执行、口头医嘱、临床药师制、药学会诊、药物重整、出院用药、静脉用药集中调配和治疗药物监测各要素。适用于各级各类医疗机构。
21	3-4	用药监护	规范了医疗机构用药全过程中的用药监护工作基本要求、监护过程、质量管理与评价改进各要素。适用于各级各类医疗机构。
22	3-5	静脉用药集中调配	规范了医疗机构静脉用药集中调配工作的基本要求、药品与耗材管理、流程管理、质量管理与评价改进各要素。适用于开展静脉用药集中调配工作的各级各类医疗机构。
23	3-6	医疗机构制剂	规范了医疗机构制剂的配制及管理,明确了基本条件、物料及药品管理、卫生管理、制剂配制、制剂质量管理等各要素。适用于具有医疗机构制剂配制资质的各级各类医疗机构。
24	3-7	重点管理药品	3-7-1　高警示药品:规范了医疗机构高警示药品管理工作中的组织与制度建设、目录与警示标识制定、用药管理、质量控制与改进各要素。适用于各级各类医疗机构。
25			3-7-2　易混淆药品:规范了医疗机构易混淆药品管理工作中的基本要求、环节管理及质量控制与评价改进各要素。适用于各级各类医疗机构。
26			3-7-3　抢救车及病区基数药品:规范了医疗机构抢救车与基数药品管理工作的基本要求、管理过程和质量管理与评价改进各要素。适用于各级各类医疗机构。

序号	编码	名称	说明
27			3-7-4 超说明书用药:规范了医疗机构超说明书用药管理工作中的制度与组织建设、管理流程、质量控制与评价改进等管理规范。适用于各级各类医疗机构。
28			3-7-5 输液安全:规范了医疗机构输液安全管理、输液前评估、输液中监测、输液后改进等环节质量安全管理的关键要素内容。适用于各级各类医疗机构输液质量安全管理与评价。
第4部分 药事管理			
29	4-1	组织与制度管理	规范了医疗机构药事管理组织体系与制度体系。适用于各级各类医疗机构。
30	4-2	药品质量管理及控制	规范了药品质量管理及控制的组织与制度建设、质量监管、风险控制、药品质量问题处理和持续改进各要素。适用于各级各类医疗机构开展药品质量管理及控制工作。
31	4-3	应急药事管理	规范了医疗机构应急药事管理工作的应急机制、应急保障、应急服务各要素。适用于二级及以上医疗机构,其他医疗机构参照执行。
32	4-4	药房自动化与信息技术	规范了医疗机构药学部门自动化、信息化技术的配置、应用和管理的基本要求,明确了医疗机构药事管理与药学服务相关的自动化硬件设备建设与智慧化信息平台建设及质量管理与持续改进各要素。适用于各级各类医疗机构药学部门自动化与信息技术的建设与管理。
33	4-5	用药安全文化建设	规范了医疗机构用药安全文化建设工作,明确了总体要求、管理过程及持续改进各要素。适用于各级各类医疗机构。
34	4-6	医院药学研究	规范了医疗机构药学研究的基本要求、研究过程管理与研究成果管理各要素。适用于各级各类医疗机构开展药学相关研究的管理与评价。
35	4-7	教育与教学	规范了医疗机构药学人员毕业后教育、继续教育等教学管理规范,明确了教学体系、教学实施、教学评估、教学研究等各要素。适用于开展药学教育与教学工作的各级各类医疗机构。
36	4-8	药学培训管理	4-8-1 临床药师培训:规范了临床药师培训的基地管理、培训过程与考核、质量管理与评价改进各要素。适用于临床药师培训基地。
37			4-8-2 临床药师师资培训:规范了临床药师师资培训的基地管理、培训过程与考核、质量管理与评价改进各要素。适用于临床药师师资培训基地。
38	4-9	处方点评	规范了医疗机构处方点评工作的基本要求、点评过程、质量管理与持续改进各要素。适用于二级及以上医疗机构,其他医疗机构参照执行。
39	4-10	药品使用监测与评价	规范了医疗机构药品使用相关的质量安全管理监测和评价指标,明确了基本要求、监测与评价过程及质量控制与持续改进各要素。适用于各级各类医疗机构。

序号	编码	名称	说明
40	4-11	药品不良事件管理	4-11-1　药品不良反应管理:规范了医疗机构药品不良反应管理工作中的制度建设及组织建设、管理流程及持续改进各要素。适用于各级各类医疗机构。
41			4-11-2　用药错误管理:规范了医疗机构用药错误的制度与组织建设、管理流程和持续改进各要素。适用于各级各类医疗机构。
42			4-11-3　药品质量问题处置:规范了医疗机构药品质量问题处置工作中的基本要求、应对策略、质量控制与持续改进各要素。适用于各级各类医疗机构。
43	4-12	药品临床应用管理	4-12-1　特殊管理药品:规范了医疗机构特殊管理药品,包括麻醉药品、精神药品、医疗用毒性药品、放射性药品、药品类易制毒化学品的组织管理,采购、验收、储存与养护、出库、处方开具、调剂和保管、回收等环节管理及质量控制管理各要素。适用于各级各类医疗机构。
44			4-12-2　抗菌药物:规范了医疗机构抗菌药物临床应用管理有关组织管理与制度、用药管理和药品监测与评价各要素。适用于各级各类医疗机构。
45			4-12-3　抗肿瘤药物:规范了医疗机构抗肿瘤药物临床应用管理有关组织管理与制度、用药管理和药品监测与评价各要素。适用于开展肿瘤诊疗、应用抗肿瘤药物的各级各类医疗机构。

参 考 文 献

［1］ 中华人民共和国国家质量监督检验检疫总局,中国国家标准化管理委员会.GB/T 13017—2018　企业标准体系表编制指南［S］.（2018-02-06）［2024-01-01］.https：//std.samr.gov.cn/gb/search/gbDetailed?id=71F772D827B4D3A7E05397BE0A0AB82A.

［2］ 国家市场监督管理总局,国家标准化管理委员会.GB/T 24421.2—2023　服务业组织标准化工作指南　第2部分：标准体系构建［S］.（2023-03-17）［2024-01-01］.https：//std.samr.gov.cn/gb/search/gbDetailed?id=F78920661082B223E05397BE0A0AE533.

［3］ 国家市场监督管理总局,中国国家标准化管理委员会.GB/T 36311—2018　电子商务管理体系和要求［S］.（2018-06-07）［2024-01-01］.https：//std.samr.gov.cn/gb/search/gbDetailed?id=71F772D82EDDD3A7E05397BE0A0AB82A.

［4］ 中国医院协会.T/CHAS 10-1-1—2019　中国医院质量安全管理　第1-1部分：总则　标准化工作指南［S］.（2019-11-08）［2024-01-01］.https：//www.cssn.net.cn/cssn/productDetail/a4e99584ee3da498b877d8cb552fc9db.

［5］ 中国医院协会.T/CHAS 10-4-6—2018　中国医院质量安全管理　第4-6部分：医疗管理　医疗安全（不良）事件管理［S］.（2018-05-18）［2024-01-01］.https：//www.ttbz.org.cn/StandardManage/Detail/23277/.

［6］ 全国人民代表大会常务委员会.中华人民共和国疫苗管理法［EB/OL］.（2019-06-29）［2024-01-01］.https：//flk.npc.gov.cn/detail2.html?ZmY4MDgwODE2ZjEzNWY0NjAxNmYyMTlhOWUxMDFiYmE%3D.

［7］ 全国人民代表大会常务委员会.中华人民共和国药品管理法［EB/OL］.（2019-08-26）［2024-01-01］.https：//flk.npc.gov.cn/detail2.html?ZmY4MDgwODE2ZjNjYmIzYzAxNmY0NjI0MmQ2MTI3ZWQ%3D=.

［8］ 全国人民代表大会常务委员会.中华人民共和国医师法［EB/OL］.（2021-08-20）［2024-01-01］.https：//flk.npc.gov.cn/detail2.html?ZmY4MDgxODE3YjY0NTBlNjAxN2I2NTdiYTk1MDAxMTY%3D.

［9］ 中华人民共和国国务院.麻醉药品和精神药品管理条例（中华人民共和国国务院令第442号）［EB/OL］.（2016-02-06）［2024-01-01］.https：//www.gov.cn/gongbao/content/2016/content_5139413.htm.

［10］ 中华人民共和国国务院令.医疗机构管理条例（中华人民共和国国务院令第149号）［EB/OL］.（2023-03-21）［2024-01-01］.http：//www.nhc.gov.cn/fzs/s3576/202303/368c667ee1244ac4844a8a787185b8c6.shtml.

［11］ 国家卫生和计划生育委员会.医疗机构管理条例实施细则（中华人民共和国卫生部令第35号）［EB/OL］.（2017-02-21）［2024-01-01］.https：//www.gov.cn/zhengce/1994-08/29/content_5713748.htm.

［12］　中华人民共和国国家卫生和计划生育委员会.医疗质量管理办法（中华人民共和国国家卫生和计划生育委员会〔2016〕令第 10 号）［EB/OL］.（2016-09-25）［2024-01-01］.https：//www.gov.cn/gongbao/content/2017/content_5225870.htm.

［13］　卫生部.处方管理办法（中华人民共和国卫生部令第 53 号）［EB/OL］.（2007-02-14）［2024-01-01］.https：//www.gov.cn/ziliao/flfg/2007-03/13/content_549406.htm.

［14］　卫生部.抗菌药物临床应用管理办法（中华人民共和国卫生部令第 84 号）［EB/OL］.（2012-04-24）［2024-01-01］.https：//www.gov.cn/flfg/2012-05/08/content_2132174.htm.

［15］　卫生部.药品不良反应报告和监测管理办法（中华人民共和国卫生部令第 81 号）［EB/OL］.（2011-05-04）［2024-01-01］.https：//www.gov.cn/flfg/2011-05/24/content_1870110.htm.

［16］　卫生部.医师外出会诊管理暂行规定（中华人民共和国卫生部令第 42 号）［EB/OL］.（2005-04-30）［2024-01-01］.https：//www.gov.cn/gongbao/content/2006/content_229194.htm.

［17］　国家卫生健康委.抗肿瘤药物临床应用管理办法（试行）（国卫医函〔2020〕487 号）［EB/OL］.（2020-12-22）［2024-01-01］.http：//www.nhc.gov.cn/yzygj/s7659/202012/a7600740bed44d1db7015ca5a1be2cc0.shtml.

［18］　国家卫生健康委.三级综合医院评审标准（2022 年版）（国卫医政发〔2022〕31 号）［EB/OL］.（2022-12-06）［2024-01-01］.https：//www.gov.cn/zhengce/zhengceku/2022-12/18/content_5732583.htm.

［19］　卫生部.麻醉药品临床应用指导原则（卫医发〔2007〕38 号）［EB/OL］.（2007-01-25）［2024-01-01］.http：//www.nhc.gov.cn/bgt/pw10704/200705/4381b0ae7f72464c9d364e81ed491022.shtml.

［20］　卫生部.精神药品临床应用指导原则（卫医发〔2007〕39 号）［EB/OL］.（2007-01-25）［2024-01-01］.http：//www.nhc.gov.cn/bgt/pw10704/200705/e407fbb6908f4d469a750a7dd23c7485.shtml.

［21］　国家卫生健康委.新型抗肿瘤药物临床应用指导原则（国卫办医函〔2022〕465 号）［EB/OL］.（2022-12-29）［2024-01-01］.http：//www.nhc.gov.cn/yzygj/s7659/202212/8df034c9afb44a9d95cd986d4e12fbd8.shtml.

［22］　国家卫生计生委办公厅,国家中医药管理局办公室,解放军总后勤部卫生部药品器材局.抗菌药物临床应用指导原则（国卫办医发〔2015〕43 号）［EB/OL］.（2015-07-24）［2024-01-01］.https：//www.gov.cn/xinwen/2015-08/27/content_2920799.htm.

［23］　国家卫生健康委员会办公厅,国家中医药管理局办公室,中央军委后勤保障部办公厅.医疗机构处方审核规范（国卫办医发〔2018〕14 号）［EB/OL］.（2018-06-29）［2024-01-01］.https：//www.gov.cn/zhengce/zhengceku/2018-12/31/content_5435182.htm.

［24］　国家卫生健康委办公厅.国家卫生健康委办公厅关于印发医疗机构药学门诊服务规范等 5 项规范的通知（国卫办医函〔2021〕520 号）［EB/OL］.（2021-10-09）［2024-

01-01］.http://www.nhc.gov.cn/yzygj/s7659/202110/f76fc77acd87458f950c86d7bc468f22.shtml.

［25］ 国家卫生健康委,教育部,财政部,等.关于加强医疗机构药事管理 促进合理用药的意见(国卫医发〔2020〕2号)［EB/OL］.(2020-02-21)［2024-01-01］.http://www.nhc.gov.cn/yzygj/s7659/202002/ea3b96d1ac094c47a1fc39cf00f3960e.shtml.

［26］ 国家卫生健康委,国家中医药管理局.关于加快药学服务高质量发展的意见(国卫医发〔2018〕45号)［EB/OL］.(2018-11-21)［2024-01-01］.https://www.gov.cn/zhengce/zhengceku/2018-12/31/content_5436829.htm.

［27］ 国家卫生计生委办公厅,国家中医药管理局办公室.关于加强药事管理 转变药学服务模式的通知(国卫办医发〔2017〕26号)［EB/OL］.(2017-07-12)［2024-01-01］.http://www.nhc.gov.cn/yzygj/s7659/201707/b44339ebef924f038003e1b7dca492f2.shtml.

［28］ 卫生部.静脉用药集中调配质量管理规范(卫办医政发〔2010〕62号)［EB/OL］.(2010-04-20)［2024-01-01］.http://www.nhc.gov.cn/cms-search/xxgk/getManuscriptXxgk.htm?id=46963.

［29］ 卫生部,国家中医药管理局,总后勤部卫生部.医疗机构药事管理规定(卫医政发〔2011〕11号)［EB/OL］.(2011-03-30)［2024-01-01］.https://www.gov.cn/zwgk/2011-03/30/content_1834424.htm.

［30］ 卫生部.关于印发二、三级综合医院药学部门基本标准(试行)的通知(卫医政发〔2010〕99号)［EB/OL］.(2010-12-03)［2024-01-01］.http://www.nhc.gov.cn/yzygj/s3577/201103/ab90366a02fa4869953ad8c129f1f88d.shtml.

［31］ 卫生部.医院处方点评管理规范(试行)(卫医管发〔2010〕28号)［EB/OL］.(2010-02-10)［2024-01-01］.http://www.nhc.gov.cn/wjw/ywfw/201306/094ebc83dddc4/b5a4a63ebde7224615.shtml.

［32］ 卫生部,国务院纠风办,发展改革委,等.医疗机构药品集中采购工作规范(卫规财发〔2010〕64号)［EB/OL］.(2010-07-15)［2024-01-01］.http://www.nhc.gov.cn/zwgk/wtwj/201304/8d3665ef7d264b8db6aee135efa85153.shtml.

［33］ 卫生部.卫生技术人员职务试行条例(职改字〔1986〕第20号)［EB/OL］.(1986-03-15)［2024-01-01］.http://wjw.liaocheng.gov.cn/channel_1_swsjkwzxk_wsjkflzc_zcjd7129/doc_6449554286c922f698a32302.html.

［34］ 卫生部,国家中医药管理局.关于印发医院中药房基本标准的通知(国中医药发〔2009〕4号)［EB/OL］.(2009-03-16)［2024-01-01］.http://www.natcm.gov.cn/yizhengsi/gongzuodongtai/2018-03-25/6575.html.

［35］ 国家中医药管理局,卫生部.医院中药饮片管理规范(国中医药发〔2007〕11号)［EB/OL］.(2007-03-12)［2024-01-01］.https://www.gov.cn/zwgk/2007-03/26/content_561284.htm.

［36］ 国家中医药管理局.国家中医药管理局办公室关于印发三级中医医院、三级中西医结合医院、三级民族医医院评审标准有关文件的通知(国中医药办医政发

〔2017〕26 号）〔EB/OL〕.（2017-09-18）〔2024-01-01〕. http：//www.natcm.gov.cn/yizhengsi/zhengcewenjian/2018-03-24/3151.html.

〔37〕　中国医院协会药事专业委员会《医疗机构药学服务规范》编写组 .《医疗机构药学服务规范》（一）：通则、药学门诊、处方审核、药物重整〔J〕. 中国药房，2019，30（23）：3169-3180.

〔38〕　中国医院协会药事专业委员会《医疗机构药学服务规范》编写组 .《医疗机构药学服务规范》（二）：用药咨询、用药教育、药学查房、用药监护、居家药学服务〔J〕. 中国药房，2019，30（24）：3313-3324.

〔39〕　中国医院协会药事专业委员会《医疗机构药学服务规范》编写组 . 医疗机构药学服务规范〔J〕. 医药导报，2019，38（12）：1535-1556.

〔40〕　中国药师协会 . 药师药学服务胜任力评价标准（试行）〔J〕. 中国执业药师，2017，14（9）：1-2.

〔41〕　合理用药国际网络中国中心组临床安全用药组，中国药理学会药源性疾病学专业委员会，中国药学会医院药学专业委员会，等 . 中国用药错误管理专家共识〔J〕. 药物不良反应杂志，2014，16（6）：321-326.

〔42〕　中国医药教育协会高警示药品管理专业委员会，中国药学会医院药学专业委员会，中国药理学会药源性疾病学专业委员会 . 中国高警示药品临床使用与管理专家共识〔J〕. 药物不良反应杂志，2017，19（6）：409-413.

〔43〕　中国药品综合评价指南项目组 . 中国药品综合评价指南参考大纲（第二版）〔J〕. 药品评价，2015，12（8）：6-7.

〔44〕　美国医疗机构评审国际联合委员会 . 美国医疗机构评审国际联合委员会医院评审标准〔M〕. 6 版 . 北京：中国协和医科大学出版社，2017.

────────────

ICS 11.020

C 07

团 体 标 准

T/CHAS 20-1-3—2023

医疗机构药事管理与药学服务

第 1-3 部分：总则　标准通用术语

Pharmacy administration and pharmacy practice in healthcare institutions——

Part 1-3：General principles—Standard general terminology

2023-10-28 发布　　　　　　　　　　　　2023-12-01 实施

中国医院协会　发　布

目 次

前　言

《医疗机构药事管理与药学服务》分为以下部分：
-- 第 1 部分　总则
-- 第 2 部分　临床药学服务
-- 第 3 部分　药学保障服务
-- 第 4 部分　药事管理

《医疗机构药事管理与药学服务　第 1 部分　总则》包括以下部分：
-- 第 1-1 部分：总则　标准化工作指南
-- 第 1-2 部分：总则　标准框架与体系表
-- 第 1-3 部分：总则　标准通用术语

本标准是第 1-3 部分：总则　标准通用术语。

本标准按照 GB/T 1.1—2020《标准化工作导则　第 1 部分：标准化文件的结构和起草规则》的规定起草。

本标准由中国医院协会提出并归口。

本标准起草单位：中国医院协会药事专业委员会，首都医科大学附属北京积水潭医院，中日友好医院，中国医学科学院北京协和医院，复旦大学附属华山医院，苏州大学附属第一医院，浙江大学医学院附属第一医院，中国科学技术大学附属第一医院（安徽省立医院），海军军医大学第一附属医院（上海长海医院），四川大学华西药学院，清华大学公共管理学院，北京大学第三医院，天津市第一中心医院，中国人民解放军北部战区总医院，哈尔滨医科大学附属第四医院，复旦大学附属中山医院，福建医科大学附属第一医院，中南大学湘雅医院，四川大学华西医院，中国医院协会，中国人民解放军总医院。

本标准主要起草人：甄健存，陆进，梅丹，钟明康，缪丽燕，卢晓阳，姜玲，高申，蒋学华，沈群红，赵荣生，徐彦贵，赵庆春，吴玉波，吕迁洲，黄品芳，龚志成，徐珽，刘丽华，李永斌，冯丹，刘月辉。

医疗机构药事管理与药学服务
第 1-3 部分:总则 标准通用术语

1 范围

本标准规定了医疗机构药事管理与药学服务中常用术语的中英文名称和定义等。

本标准适用于各级各类医疗机构及《医疗机构药事管理与药学服务》团体标准各分册的编制。

2 规范性引用文件

下列文件中的内容通过文中的规范性引用而构成本文件必不可少的条款。其中,注日期的引用文件,仅该日期对应的版本适用于本文件;不注日期的引用文件,其最新版本(包括所有的修改单)适用于本文件。

T/CHAS 10-4-5—2019 中国医院质量安全管理 第4-5部分:医疗管理 用药安全管理

T/CHAS 10-2-7—2018 中国医院质量安全管理 第2-7部分:患者服务 门诊处方

T/CHAS 10-3-2—2019 中国医院质量安全管理 第3-2部分:医疗保障 药品保障

T/CHAS 10-2-12—2019 中国医院质量安全管理 第3-2部分:患者服务 临床用药

T/CHAS 10-4-6—2018 中国医院质量安全管理 第4-6部分:医疗管理 医疗安全(不良事件)管理

T/CHAS 20 医疗机构药事管理与药学服务(系列标准)

3 临床药学服务术语

下列术语和定义适用于本文件。

3.1

临床药学 clinical pharmacy

药学与临床相结合,直接面向患者,以患者为中心,研究与实践临床药物治疗,提高药物治疗水平的综合性应用学科。

3.2

临床药师 clinical pharmacist

以系统药学专业知识为基础,并具有一定医学和相关专业基础知识与技能,直接参与临床用药,促进药物合理应用和保护患者用药安全的药学专业技术人员。

3.3

药学门诊 pharmaceutical clinic

医疗机构药师在门诊为患者提供的用药评估、用药咨询、用药教育、用药方案调整建议等一系列专业化药学服务。

3.4

药物治疗管理 medication therapy management

药学专业技术人员对患者提供用药教育、咨询指导等一系列专业化服务,从而提高患者用药依从性、预防患者用药错误、帮助患者进行自我用药管理,以达到药物治疗目的,保障患者用药安全。

3.5

处方审核 prescription review

药学专业技术人员运用专业知识与实践技能,根据相关法律法规、规章制度与技术规范等,对医师在诊疗活动中为患者开具的处方,进行合法性、规范性和适宜性审核,并做出是否同意调配发药决定的药学技术服务。

3.6

药物重整 medication reconciliation

药师在住院患者入院、转科或出院等重要环节,通过与患者沟通、查看相关资料等方式,了解患者用药情况,比较目前正在使用的所有药物与用药医嘱是否合理一致,给出用药方案调整建议,并与医疗团队共同对不适宜用药进行调整的过程。

3.7

用药咨询 medication consultant

药师利用药学专业知识和工具,向患者、患者家属和医务人员等提供药物信息,宣传合理用药知识,交流与用药相关问题的过程。

3.8

患者用药教育 patient education

药师对患者提供合理用药指导、普及合理用药知识等药学服务的过程,以提高患者用药知识水平,提高用药依从性,降低用药错误发生率,保障医疗质量和医疗安全。

3.9

药学查房　pharmaceutical ward round
临床药师在病区内对患者开展以合理用药为目的的查房过程。

3.10

药学问诊　pharmaceutical inquiry
临床药师通过对患者或相关人员的系统询问,全面了解患者的病史、诊断、用药史、既往药物过敏史及药物不良事件处置等药物治疗相关情况的方法。

3.11

药学监护　medication monitoring
药师应用药学专业知识为住院患者提供直接的、与药物使用相关的药学服务,以提高药物治疗的安全性、有效性与经济性。

3.12

居家药学服务　home care pharmacy practice
药师为居家药物治疗患者上门提供普及健康知识,开展用药评估和用药教育,指导贮存和使用药品,进行家庭药箱管理,提高患者用药依从性等个体化、全程、连续的药学服务。

3.13

药学会诊　pharmaceutical consults
药师应临床科室或医务部门的邀请,出于诊疗需要对患者的药物治疗方案进行优化和药学监护的药学服务。

3.14

药学病例讨论　pharmacy case discussion
由临床药师发起的有关患者疾病药物治疗方案和相关问题的讨论,以培养合理用药思维、提高药师药学服务能力和发现并解决临床药物治疗问题。

3.15

多学科诊疗　multi-disciplinary treatment（MDT）
由多个专业的专家组成团队协作诊疗的工作模式,由来自不同学科的专家定期在一起通过会议的形式,全面考虑患者的具体情况,制订适合患者的诊疗方案,进而由某一科室或某几个科室联合执行诊疗方案。

3.16

围手术期药学服务 perioperative pharmacy practice

从确定手术治疗起至与这次手术有关的治疗结束为止的时期,由医疗机构药学专业技术人员为保障患者用药安全、优化治疗方案、确保治疗效果和节约治疗费用而进行的相关服务,旨在发现和解决与患者围手术期用药相关问题。

3.17

治疗药物监测 therapeutic drug monitoring（TDM）

通过测定患者体内的药物暴露、药理标志物或药效指标,利用定量药理模型,以药物治疗窗为基准,制订适合患者的个体化给药方案。其核心是个体化药物治疗。

3.18

药学科普 popular science in pharmacy

以健康科普的方式将药学领域的科学知识、科学方法、科学思想和科学精神传播给公众的,以培养、提高公众用药相关健康素养为目的的活动。

3.19

互联网医院药学服务 pharmacy practice in e-hospital

医疗机构药学专业技术人员运用专业知识与实践技能,根据相关规章制度、技术规范,对医疗机构内医师在互联网诊疗活动中为患者开具的电子处方进行审核,并进行处方调配、核发药品,以及对患者进行用药教育、提供用药咨询、识别与处理药品不良反应、慢病药物治疗管理等一系列药学服务的过程。

4 药学保障服务术语

4.1

药品保障 drug supply
医疗机构内药品的采购、仓储和发放的管理流程。

4.2

处方调剂 prescription dispensing
药师按规定对处方进行审核、调配、核对、发放和用药教育的全部操作过程。

4.3

基数药品 nursing unit drug stock

为确保用药医嘱在合理的时间内执行,存放在病区或门急诊功能检查室内一定数量的基于预期用途的药品。

4.4

自带药品　medications from home
住院患者自行从本院门诊或院外获得,并在住院期间需要使用的药品。又称自备药品。

4.5

用药监护　drug monitoring
医疗机构取得药学专业技术职务任职资格的药学专业技术人员在处方(医嘱)开具与传递、处方审核、处方调剂、药品发放、药品管理、药品使用与监测等用药全过程的保障药品质量和用药安全的技术服务。

4.6

静脉用药集中调配　pharmacy intravenous admixture
医疗机构药学部门根据医师处方或用药医嘱,经药师进行适宜性审核干预,由药学专业技术人员按照无菌操作要求,在洁净环境下对静脉用药品进行加药混合调配,使其成为可供临床直接静脉输注使用的成品输液的过程。

4.7

静脉用药调配中心　pharmacy intravenous admixture service
医疗机构为患者提供静脉用药集中调配专业技术服务的部门。静脉用药调配中心通过静脉用药处方医嘱审核干预、加药混合调配、参与静脉输液使用评估等药学服务,为临床提供优质可直接静脉输注的成品输液。

4.8

危害药品　hazardous drugs
能产生职业暴露危险或者危害的药品,即具有遗传毒性、致癌性、致畸性,或者对生育有损害作用,以及在低剂量下可产生严重的器官或其他方面毒性的药品。

4.9

医疗机构制剂　medical institution preparation
医疗机构根据本单位临床需要而市场上没有供应的品种,并经所在地省、自治区、直辖市人民政府药品监督管理部门批准或经备案,而常规配制、自用的固定处方制剂。

5　药事管理术语

5.1

医疗机构药事管理　pharmacy administration in healthcare institutions

医疗机构以患者为中心,以临床药学为基础,对临床用药全过程进行有效的组织实施与管理,促进临床科学、合理用药的药学技术服务和相关的药品管理工作。

5.2

药学服务　pharmacy practice

由医疗机构药学专业技术人员为保障患者用药安全、优化患者治疗效果和节约治疗费用而进行的相关服务,旨在发现和解决与患者用药相关问题。

5.3

药品　medicine

用于预防、治疗、诊断人的疾病,有目的地调节人的生理机能并规定有适应证或者功能主治、用法和用量的物质,包括中药、化学药和生物制品等。

5.4

处方　prescription

由注册的执业医师和执业助理医师在诊疗活动中为患者开具的,由取得药学专业技术职务任职资格的药学专业技术人员审核、调配、核对,并作为患者用药凭证的医疗文书。处方包括纸质处方、电子处方和病区用药医嘱单。

5.5

药事管理与药物治疗学委员会　pharmacy and therapeutics committee（P&T）

医疗机构监督、指导本机构对临床用药全过程进行有效的组织实施与管理,促进临床科学、合理用药的药事管理工作机构,旨在建立药物管理和使用的规则、控制和管理用药,达到促进药物合理使用及降低医疗成本,节约医疗卫生资源的目的。

5.6

药学部门　pharmacy department

负责药品管理、药学专业技术服务和药事管理工作,开展以患者为中心,以合理用药为核心的临床药学工作,组织药师参与临床药物治疗,提供药学专业技术服务的部门。

5.7

药学专业技术人员　pharmacists and technicians staff

按照《卫生技术人员职务试行条例》规定,取得药学专业技术职务任职资格人员,包括主任药师、副主任药师、主管药师、药师和药士。

5.8

药品质量　drug quality

反映药品符合法定质量标准和预期效用的特征之总和。即药品应具备的有效性、安全性、稳定性、均一性。

5.9

药品质量问题　drug quality issues

药品在生产、流通、配置、使用环节出现质量问题而导致药品的有效性、安全性、稳定性、均一性等不符合质量标准。主要问题包括药品装量差异、标识错误、内外包装破损或污染、药品变质、其他药品混入等。

5.10

药品质量管理及控制　drug quality management and control

医疗机构对机构内供应和使用的符合药品质量标准的药品（包括但不限于市售药品、医疗机构制剂、自备药品）的准入、仓储转运、调剂、使用与评价等全过程的管理和控制。

5.11

应急药事管理　pharmacy administration in emergencies

医疗机构为有效预防、控制和处理突发事件而实施的药品保障、储备、使用和善后处理以及为突发事件涉及的患者提供药学服务等系列行为措施。

5.12

捐赠药品　donated medicines

国内外自然人、法人和其他组织自愿无偿向医疗机构提供的用于疾病诊断、预防、治疗与保健等相关的药品。

5.13

同情用药　compassionate use

对于严重或危及生命疾病的患者,在不能通过现有药品或入选临床试验来得到有效治疗时,可以申请在临床试验之外使用未经上市许可的试验用药物,又称"扩大使用",实际上是一种"拓展性临床试验"。

5.14

信息药师 information pharmacist

经过相关专业培训,掌握药学信息技术的专职人员,是具备医药学知识背景和医药信息处理的基本理论与实践技能,掌握扎实药学信息基础知识;以药学信息服务为核心,能运用现代信息技术对各类药学信息进行获取、加工、处理、开发和服务的复合型药学人才。

5.15

医院信息系统 hospital information system(HIS)

利用计算机软硬件技术、网络通信技术、人工智能等现代化手段,对医院及其所属各部门的人流、物流、财流进行综合管理,对在医疗活动各阶段中产生的数据进行采集、存贮、处理、提取、传输、汇总分析、加工生成各种信息,从而为医院的整体运行提供全面的、自动化的管理及各种服务的信息系统。

5.16

智能用药指导 patient education by artificial intelligence

通过信息技术智能匹配,将患者所用药品的用法、用量及其注意事项通过文字、图像、视频等多媒体形式告知患者或其照护者,指导患者正确使用药品。

5.17

用药安全文化 medication safety culture

医疗机构为实现用药安全而形成的全员共同的态度、理念、价值观及行为方式。

5.18

药物警戒 pharmacovigilance

对药品不良反应及其他与用药有关的有害反应进行监测、识别、评估和控制的活动。

5.19

医院药学研究 hospital pharmacy research

针对医疗机构药品供应、制剂研发、药学技术、药学服务、药事管理和临床用药等开展的相关科学研究。开展以患者为中心,围绕药物的合理应用、患者的用药安全,结合临床开展医院制剂开发研究、药代动力学研究、药物临床安全性研究、个体化给药研究、药品卫生技术评价研究、药物临床综合评价研究和自动化设备及信息化技术研究等。其研究的学科范畴或领域主要集中于临床药学、临床药理学、药剂学和管理学等方面。

5.20

住院药师规范化培训　the standardized resident pharmacists training in hospital

住院药师规范化培训是毕业后药学教育的重要组成部分,目的是为各级医疗机构培养具有良好的职业道德、扎实的医院药学专业知识和实践技能,能独立、规范地承担本专业工作的药学专业技术人员。

5.21

处方点评　prescription evaluation

根据相关法规、技术规范,对处方书写的规范性及药物临床使用的适宜性(用药适应证、药物选择、给药途径、用法用量、药物相互作用、配伍禁忌等)进行评价,发现存在或潜在的问题,制订并实施干预和改进措施,促进临床药物合理应用的过程。

5.22

药品临床综合评价　comprehensive medicine-use evaluation

评价主体选择适宜的评估理论框架、方法和工具,收集分析医疗机构药品使用与供应等相关环节的数据及信息,从而评估临床疗效和药物政策实际执行效果的一种多维度、多层次证据的综合评判。

5.23

基本药物　essential medication

适应基本医疗卫生需求、剂型适宜、价格合理,能够保障供应,公众可公平获得的药物。

5.24

国家医保谈判药品　negotiating over medicines

国家通过与国内外药企谈判的形式,对临床必需、疗效确切,但价格较为昂贵,按照现有市场价格纳入医保目录可能给基金带来一定风险的专利、独家药品进行谈判以达成协议价格,并纳入国家医保药品目录,按乙类报销的药品。简称"国家谈判药品"。

5.25

国家组织药品集中采购中选药品　the selected drugs of centralized procurement organized by national healthcare security administration

在国家医疗保障局公布的国家组织药品集中采购中选药品目录中的药品,按照党中央国务院等部门决策部署,国家医疗保障局等部门组织各省组成采购联盟,明确药品采购数量,进行集中采购,以量换价,最终目的是让群众以比较低廉的价格用上质量好的药品。简称"国家集采药品"。

5.26

短缺药品 drug shortages

经国家药品监督管理部门批准上市,临床必需且不可替代或者不可完全替代,在一定时间或一定区域内供应不足或不稳定的药品。

5.27

国家重点监控合理用药药品 drugs of national key monitoring for rational drug use

被国家纳入重点监控合理用药目录管理的药品,应当为临床使用不合理问题较多、使用金额异常偏高、对用药合理性影响较大的化学药品和生物制品。重点包括辅助用药、抗肿瘤药物、抗微生物药物、质子泵抑制剂、糖皮质激素、肠外营养药物等。

5.28

药品不良反应 adverse drug reaction(ADR)

合格药品在正常用法用量下出现的与用药目的无关的有害反应。

5.29

药品不良事件 adverse drug event(ADE)

药品治疗过程中所发生的任何不良的医疗卫生事件。而这种事件不一定与药品治疗有因果关系。包括两个要素:一是不良事件的发生是由上市药品或药品临床试验期间引起的相关事件;二是产生的结果对人体有害。按照事件产生成因,分为药品标准缺陷、药品质量问题、药品不良反应、用药错误以及药品滥用等事件。

5.30

严重药品不良反应 serious adverse drug reaction

因使用药品引起以下损害情形之一的反应:导致死亡;危及生命;致癌、致畸、致出生缺陷;导致显著的或者永久的人体伤残或者器官功能的损伤;导致住院或者住院时间延长;导致其他重要医学事件,如不进行治疗可能出现上述所列情况的不良反应。

5.31

新的药品不良反应 new adverse drug reaction

药品说明书中未载明的不良反应。说明书中已有描述,但不良反应发生的性质、程度、后果或者频率与说明书描述不一致或者更严重的,按照新的药品不良反应处理。

5.32

个例药品不良反应 case of adverse drug reaction

单个患者使用药品发生的不良反应。

5.33

用药错误 medication errors（ME）

药品在临床使用及管理全过程中出现的、任何可以防范的用药疏失，这些疏失可导致患者发生潜在的或直接的损害。用药错误可发生于处方（医嘱）开具与传递，药品储存、调剂与分发，药品使用与监测，用药指导及药品管理、信息技术等多个环节。其发生可能与专业医疗行为、医疗产品（药品、给药装置等）和工作流程与系统有关。

5.34

高警示药品 high-alert medications

一旦使用不当、发生用药错误，会对患者造成严重伤害，甚至会危及生命的药品。

5.35

易混淆药品 look-alike/sound-alike（LASA）medications

特征相似的药品，包括外形相似、名称读音相似、同一药品不同剂型、同一药品不同规格、同一药品不同厂家等。

5.36

超说明书用药 off-label uses

药品使用的适应证、剂量、疗程、途径或人群等未在国家药品监督管理部门批准的说明书记载范围内。

5.37

医疗风险 medical risk

存在于医疗机构内部、可能导致医院或患者各种损失或伤害事件的可能性或不确定性，主要包括：医疗事故、医疗差错、不良反应/事件和并发症等。

5.38

循证医学 evidence-based medicine

以证据为基础的临床医学。是指在临床诊疗实践中，针对临床需要解决的具体问题，将医生个人的临床经验和专业知识技能与现有临床研究的最佳证据结合，并充分考虑患者的价值观和意愿需求，做出临床诊治决策的过程。

5.39

知情同意 informed consent

患方（患者及其近亲属）依法享有知情同意的权利。医务人员在诊疗活动中应当向患者说明病情和医疗措施。需要实施手术、特殊检查、特殊治疗的,医务人员应当及时向患者具体说明医疗风险、替代医疗方案等情况,并取得其明确同意;不能或者不宜向患者说明的,应当向患者的近亲属说明,并取得其明确同意。

5.40

特殊管理药品 pharmaceuticals under special control

法律、法规规定实行特殊管理的药品。包括麻醉药品、精神药品、医疗用毒性药品、放射性药品、药品类易制毒化学品。

5.41

麻醉药品 narcotic drug

连续使用后容易产生身体依赖性,能成瘾癖的药品,并被列入由国务院药品监督管理部门会同国务院公安部门、国务院卫生健康行政部门制定、调整并公布的麻醉药品目录内的药品。

5.42

精神药品 psychotropic substance

直接作用于中枢神经系统,使之兴奋或抑制,连续使用能产生依赖性的,并被列入由国务院药品监督管理部门会同国务院公安部门、国务院卫生健康行政部门制定、调整并公布的精神药品目录内的药品。依据精神药品使人体产生的依赖性和危害人体健康的程度,精神药品又分为第一类精神药品和第二类精神药品。

5.43

医疗用毒性药品 virulent for medical

毒性剧烈、治疗剂量与中毒剂量相近,使用不当会致人中毒或死亡的药品。

5.44

药品类易制毒化学品 pharmaceutical precursor chemicals

易制毒化学品指国家规定管制的可用于制造麻醉药品和精神药品的原料和化学配剂。药品类易制毒化学品指《易制毒化学品管理条例》中所确定的麦角酸、麦角胺、麦角新碱、麻黄素类等药品,包括原料药及其单方制剂。

5.45

放射性药品 radiopharmaceuticals

用于临床诊断或者治疗的放射性核素制剂或者其标记药物。

5.46

抗菌药物　antimicrobial medicines

治疗细菌、支原体、衣原体、立克次体、螺旋体、真菌等病原微生物所致感染性疾病病原的药物,不包括治疗结核病、寄生虫病和各种病毒所致感染性疾病的药物以及具有抗菌作用的中药制剂。

5.47

细菌耐药性　bacterial resistance

细菌产生对抗菌药物不敏感的现象,产生原因是细菌在自身生存过程中的一种特殊表现形式。根据发生原因,耐药性可分为固有耐药和获得性耐药。

5.48

合理用药　rational use of medicines

WHO 的合理用药定义:"合理用药要求患者接受的药物适合其临床需要、药物的剂量符合其个体需要、疗程足够、药价对患者及其社区最为低廉。"合理用药应包含安全、有效、经济与适当 4 个基本要素。

5.49

抗肿瘤药物　antineoplastic drugs

通过细胞杀伤、免疫调控、内分泌调节等途径,在细胞、分子水平进行作用,达到抑制肿瘤生长或消除肿瘤的药物,一般包括化学治疗药物、分子靶向治疗药物、免疫治疗药物、内分泌治疗药物等。

5.50

新型抗肿瘤药物　new neoplastic medicines

包括小分子靶向药物、单克隆抗体类药物、双特异性抗体类药物、抗体偶联药物、蛋白酶体抑制剂、聚腺苷二磷酸核糖聚合酶抑制剂等抗肿瘤药物。

5.51

抗肿瘤药物拓展性临床使用　off-label use of antineoplastic drugs

抗肿瘤药物拓展性临床使用包括临床使用药品未注册用法,以及《新型抗肿瘤药物临床应用指导原则》中"特殊情况下的药物合理使用"。

5.52

药学教育 pharmacy education

关于药学的教育和培训,其主要目标是培养具备药学专业知识和实践技能的人才。

5.53

药学教学大纲 pharmacy syllabus

按药学学科以纲要形式规定药学教学内容和基本要求的指导性文件,包括该学科的目的、任务,知识、技能的范围、深度和结构,教学进度以及讲授和实习等教学时数的分配,教学考核形式和标准等。

5.54

药学教学查房 pharmacy teaching rounds

在药学实践带教老师组织下,以学员为主体,通过师生互动,以真实病例为教学内容,并进行归纳总结的临床药学教学活动。

5.55

教学评估 teaching assessment

依据一定的教学目标与教学规范标准,通过对教与学等教学情况的系统检测与考核,评定教学效果与教学目标的实现程度,并作出相应的价值判断以期改进的过程。

5.56

同行评议 peer review

由相同或相近领域的教师或专家遵循一定的标准,按照相同的评价指标体系,采用同样的方式方法,在日常教学活动中对教师的教学工作进行审慎评判,经过讨论、交流给出相应的反馈或结论。

参 考 文 献

［1］ 中华人民共和国国家质量监督检验检疫总局,中国国家标准化管理委员会.GB/T 20000.1 标准化工作指南 第1部分:标准化和相关活动的通用术语［S］.（2014-12-31）［2023-01-01］.https://std.samr.gov.cn/gb/search/gbDetailed?id=71F772D7F147D3A7E05397BE0A0AB82A.

［2］ 中国医院协会.T/CHAS 20-1-1 医疗机构药事管理与药学服务 第1-1部分:总则 标准化工作指南［S］.（2022-11-26）［2023-01-01］.https://www.cha.org.cn/site/content/2fcc8b1a6147cb4108b3a0229a5d23a4.html.

［3］ 中国医院协会.T/CHAS 20-1-2 医疗机构药事管理与药学服务 第1-2部分:总则 标准框架与体系表［S］.（2021-12-20）［2023-01-01］.https://www.cha.org.cn/site/content/78a82e91c4e99c21d984c913cd367301.html.

［4］ 中国医院协会.T/CHAS 10-1-4 中国医院质量安全管理 第1-4部分:总则 标准通用术语［S］.（2022-11-26）［2023-01-01］.https://www.cha.org.cn/site/content/81b69f3f4df2ec8ace05520e173a4849.html.

［5］ 李大魁.中华医学百科全书:临床药学［M］.北京:中国协和医科大学出版社,2018.

［6］ 全国科学技术名词审定委员会.药学名词［M］.2版.北京:科学出版社,2014.

［7］ 吴永佩,张钧.医院管理学:药事管理分册［M］.2版.北京:人民卫生出版社,2011.

第二章

临床药学服务

ICS 11.020

C 07

团 体 标 准

T/CHAS 20-2-1—2021

医疗机构药事管理与药学服务

第 2-1 部分：临床药学服务　药学门诊

Pharmacy administration and pharmacy practice in healthcare institutions——

Part 2-1：Pharmacy practice—Pharmaceutical clinic

2021-11-20 发布　　　　　　　　　　2022-01-01 实施

中国医院协会　发　布

目　次

前　言

《医疗机构药事管理与药学服务》分为以下部分：

–– 第 1 部分　总则

–– 第 2 部分　临床药学服务

–– 第 3 部分　药学保障服务

–– 第 4 部分　药事管理

《医疗机构药事管理与药学服务　第 2 部分　临床药学服务》包括以下部分：

–– 第 2-1 部分：临床药学服务　药学门诊

–– 第 2-2 部分：临床药学服务　处方审核

–– 第 2-3 部分：临床药学服务　药物重整

–– 第 2-4 部分：临床药学服务　用药咨询

–– 第 2-5 部分：临床药学服务　用药教育

–– 第 2-6 部分：临床药学服务　药学查房

–– 第 2-7 部分：临床药学服务　药学监护

–– 第 2-8 部分：临床药学服务　居家药学服务

–– 第 2-9 部分：临床药学服务　药学会诊

–– 第 2-10 部分：临床药学服务　药学病例讨论

–– 第 2-11 部分：临床药学服务　治疗药物监测

–– 第 2-12 部分：临床药学服务　药学科普

–– 第 2-13 部分：临床药学服务　互联网医院药学服务

–– 第 2-14 部分：临床药学服务　围手术期药学服务

本标准是第 2-1 部分：临床药学服务　药学门诊。

本标准按照 GB/T 1.1—2020 《标准化工作导则　第 1 部分：标准化文件的结构和起草规则》的规定起草。

本标准由中国医院协会提出并归口。

本标准起草单位：中国医院协会药事专业委员会，首都医科大学附属北京积水潭医院，福建医科大学附属第一医院，安徽医科大学第一附属医院，复旦大学附属中山医院。

本标准主要起草人：甄健存，黄品芳，夏泉，吕迁洲，杨丽娟。

医疗机构药事管理与药学服务
第 2-1 部分：临床药学服务　药学门诊

1　范围

本标准规范了医疗机构药学门诊管理工作中的基本要求、服务过程、质量管理与评价改进各要素。

本标准适用于二级及以上医疗机构，其他医疗机构参照执行。

2　规范性引用文件

下列文件中的内容通过文中的规范性引用而构成本文件必不可少的条款。其中，注日期的引用文件，仅该日期对应的版本适用于本文件；不注日期的引用文件，其最新版本（包括所有的修改单）适用于本文件。

卫医政发〔2011〕11 号　医疗机构药事管理规定

T/CHAS 10-4-5—2019　中国医院质量安全管理　第 4-5 部分：医疗管理　用药安全管理

3　术语和定义

T/CHAS 20-1-3—2023 界定的术语和定义适用于本文件。

3.1

药学门诊 pharmaceutical clinic

医疗机构药师在门诊为患者提供的用药评估、用药咨询、用药教育、用药方案调整建议等一系列专业化药学服务。

［来源：T/CHAS 20-1-3—2023，3.3］

3.2

药物治疗管理 medication therapy management

药学专业技术人员对患者提供用药教育、咨询指导等一系列专业化服务，从而提高患者用药依从性、预防患者用药错误、帮助患者进行自我用药管理，以达到药物治疗目的，保障患者用药安全。

［来源：T/CHAS 20-1-3—2023，3.4］

3.3

临床药师　clinical pharmacist

以系统药学专业知识为基础,并具有一定医学和相关专业基础知识与技能,直接参与临床用药,促进药物合理应用和保护患者用药安全的药学专业技术人员。

［来源:T/CHAS 20-1-3—2023,3.2］

3.4

临床药学　clinical pharmacy

药学与临床相结合,直接面向患者,以患者为中心,研究与实践临床药物治疗,提高药物治疗水平的综合性应用学科。

［来源:T/CHAS 20-1-3—2023,3.1］

4　关键要素

药学门诊关键要素见图1。

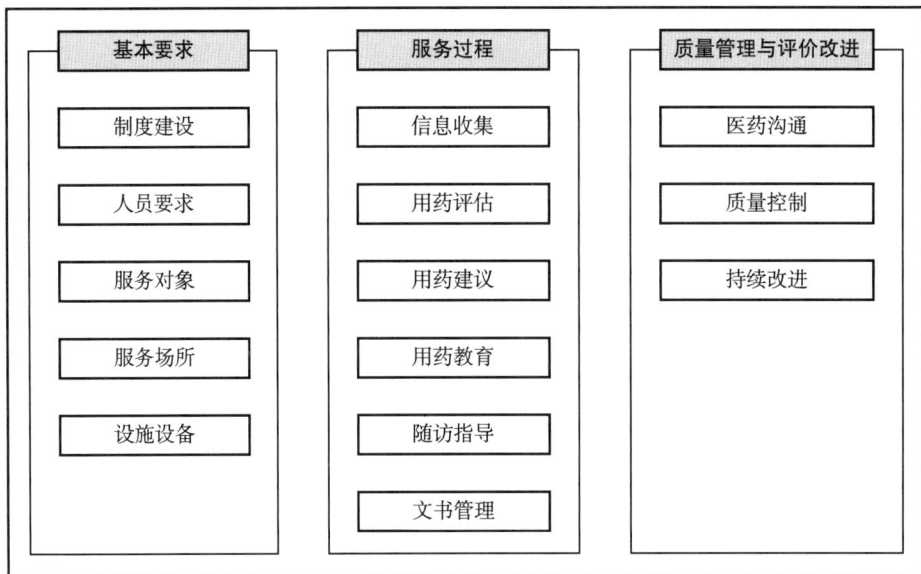

图1　药学门诊关键要素

5　要素规范

5.1　基本要求

5.1.1　制度建设

5.1.1.1　药学门诊应纳入医疗机构门诊统一管理,遵守本机构门诊管理规定,由医疗机构药学部门负责实施相关规定。

5.1.1.2 医疗机构应建立完善药学门诊服务相关管理制度、人员培训制度等,并为药学门诊提供相应软硬件支持。

5.1.2 人员要求

5.1.2.1 医疗机构药学部门应当对从事药学门诊服务的药师进行资格审核,由本机构医疗管理部门进行备案管理。出诊药师应满足以下条件之一:

a) 具有主管药师及以上专业技术职务任职资格、取得临床药师岗位培训证书并从事临床药学工作 3 年及以上;

b) 具有副主任药师及以上专业技术职务任职资格、从事临床药学工作 2 年及以上。

5.1.2.2 医疗机构应组织、支持出诊药师参加继续教育培训,培训内容包括但不限于临床医学相关知识、药学专业知识、专业技能、沟通技巧、行业法规等。

5.1.3 服务对象

5.1.3.1 药学门诊只接诊有明确诊断的患者。

5.1.3.2 药学门诊服务于对用药有疑问的患者,重点包括如下患者:

a) 患有一种或多种慢性病,接受多系统药物或多专科治疗的患者,如患有高血压、糖尿病、高脂血症、冠心病、脑卒中、慢性肾脏病等疾病的患者;

b) 同时使用多种药物的患者;

c) 正在使用特定药物的患者,特定药物包括:特殊管理药品、高警示药品、糖皮质激素、特殊剂型药物、特殊给药装置的药物等;

d) 特殊人群:老年人、儿童、妊娠期与哺乳期妇女、肝肾功能不全患者等;

e) 疑似发生药品不良反应的患者;

f) 需要药师解读治疗药物监测(如血药浓度和药物基因检测)结果的患者;

g) 其他有药学服务需求的患者。

5.1.4 服务场所

5.1.4.1 药学门诊包括专科门诊、专病门诊和综合门诊,应设置独立的药学门诊诊室,诊室环境有利于保护患者隐私。

5.1.4.2 医师药师联合门诊或多学科协作门诊可与团队共用诊室或独立诊室,保证患者就诊便利和保护患者隐私。

5.1.5 设施设备

5.1.5.1 药学门诊应配备专业数据库、专业参考书、用药教育材料、教具、相关法规及制度汇编等药学工具。

5.1.5.2 药学门诊应纳入医疗机构信息系统管理,药师可以查询患者诊断、检验检查、用药等诊疗记录,并记录药学门诊相关信息。

5.1.5.3 药学门诊应当符合诊室的硬件设施要求。

5.2 服务过程

5.2.1 信息收集

5.2.1.1 药师应全面收集患者的信息,包括但不限于患者基本信息、现病史、既往史、家族史、过敏史、个人史、既往和当前用药史、保健品服用情况、药品不良反应史、用药依从性、辅助检查结果等。

5.2.1.2 药师应明确患者此次就诊的主要需求。

5.2.2 用药评估

5.2.2.1 药师可从药物治疗的适应证、有效性、安全性、经济性、依从性等方面进行评估,基于循证证据及患者具体情况进行综合分析。药师应重点关注患者的治疗需求,解决患者个体化用药及其他合理用药相关问题。

5.2.2.2 适应证评估包括但不限于无适应证用药、重复用药、无需药物治疗、被用于治疗另一种药物的不良反应、需要增加药物治疗等。

5.2.2.3 有效性评估包括但不限于患者对药物耐药、药物剂型不适合、药物对已确诊的疾病无有效作用、药物剂量过低、剂型使用不当、药物使用间隔过长、药物相互作用导致活性降低、药物治疗时间过短等。

5.2.2.4 安全性评估包括但不限于与剂量无关的不良反应、药物相互作用引起的不良反应、患者存在用药禁忌、药物剂量过高、用药间隔时间太短、用药持续时间过长、药物相互作用引起的毒性反应、药物剂量调整过快等。

5.2.2.5 经济性评估包括但不限于医疗保险报销情况和患者承受能力评估等。

5.2.2.6 依从性评估包括但不限于患者对药物信息了解不足、患者更倾向于不吃药、患者经常忘记服药、药物费用对于患者而言过于昂贵、患者无法购买到这种药物等。

5.2.3 用药建议

药师应对不适宜用药提出调整建议。在本医疗机构内药师可通过协议处方权或与相关医师沟通等方式调整治疗方案。进行药物调整须得到责任医师确认。

5.2.4 用药教育

5.2.4.1 药师应对患者目前所用药物的适应证、用法用量、用药时间、用药疗程、注意事项、常见不良反应及生活方式调整等进行教育指导。

5.2.4.2 药师可通过询问或请其复述等方式,确认患者或其照护人已理解相关内容,并接受所提建议。

5.2.4.3 具体内容可参照"第 2-5 部分:临床药学服务 用药教育"分册执行。

5.2.5 随访指导

5.2.5.1 药师应对重点患者制订随访计划。

5.2.5.2 随访内容包括但不限于药物治疗效果评价、是否出现新的药物治疗问题、用法用量是否正确、是否发生药物不良反应、用药依从性是否良好、跟踪检查结果、预约复诊等。

5.2.6 文书管理

5.2.6.1 药师提供药学门诊服务应当书写医疗文书,该文书纳入门诊病历管理。

5.2.6.2 医疗文书内容包括但不限于患者基本信息、健康信息、需求信息、用药信息、重点检验检查信息、用药清单、用药建议、用药指导等,可参见《药学门诊工作记录表》(附录 A)。

5.2.6.3 不同专业药学门诊可根据专业特点及本机构实际情况制定适宜的医疗文书格式和内容。

5.3 质量管理与评价改进

5.3.1 医药沟通

5.3.1.1 药学门诊与医师门诊应互相配合与协调。

5.3.1.2 药学门诊应对不适宜用药提出用药调整建议,药师提出的建议作为临床用药的有益参考,最终用药方案由医师确定。

5.3.2 质量控制

5.3.2.1 医疗机构应将药学门诊纳入本机构医疗质量管理与控制体系,严格落实相关管理规范与规章制度,适时对药学门诊进行检查、考核,保障医疗质量和医疗安全。

5.3.2.2 医疗机构可根据临床指标、人文指标、经济指标等制定符合本机构实际的考核内容和标准,并有考核记录。

5.3.3 持续改进

5.3.3.1 医疗机构应定期总结药学门诊工作,针对发现的问题提出解决措施,持续改进药学门诊服务质量。

5.3.3.2 药学部门应积极探索适宜的药学门诊服务模式,推进药学门诊可持续发展。

5.3.3.3 出诊药师应积极参与学术交流学习,积极开展相关研究,不断提升服务能力。

附　录　A

（资料性）

药学门诊工作记录表

表 A.1　药学门诊工作记录表

一、患者基本信息

姓名：　　　　性别：□男□女　　年龄（岁）：　　身高（cm）：　　体重（kg）：　　登记号：

首诊科室：　　首诊医师：　　家庭住址：　　报销方式：□医保　□自费　　联系方式：

患病史（现病史和既往史）：□高血压　□糖尿病　□高脂血症　□冠心病　□脑卒中　□慢性阻塞性肺疾病　□高尿酸血症　□失眠（睡眠困难）　□其他：

家族史：□高血压　□糖尿病　□高脂血症　□冠心病　□其他：

个人史（包括教育程度、吸烟史、饮酒史、婚育史、免疫接种史等）：

药物不良反应史：□无　　□有

患者亟待解决的问题：

1.　　　　　　　　　　　　　　　　　　　　　　　　　　　　　　　　　　　　　　　；

2.　　　　　　　　　　　　　　　　　　　　　　　　　　　　　　　　　　　　　　　；

3.　　　　　　　　　　　　　　　　　　　　　　　　　　　　　　　　　　　　　　　。

二、重点检查项目及结果

检查日期	ALT	AST	CREA	CHOL	TRIG	LDL-C	GLU	HbA$_1$C	UA	其他

三、用药清单

治疗目的	药品名称	规格	商品名	用法用量	开始服用时间	停止服用时间	备注

四、用药建议及指导

药师建议：
医疗机构名称：　　　　　药师：　　　　电话：　　　　日期：

注：药师建议作为临床用药的有益参考，最终用药方案由医师确定。

参 考 文 献

［1］ 卫生部.关于印发二、三级综合医院药学部门基本标准（试行）的通知（卫医政发〔2010〕99 号）［EB/OL］.（2010-12-03）［2021-06-30］.http://www.nhc.gov.cn/yzygj/s3577/201103/ab90366a02fa4869953ad8c129f1f88d.shtml.

［2］ 国家卫生健康委.三级医院评审标准（国卫医政发〔2022〕31 号）［EB/OL］.（2022-12-06）［2022-12-15］.https://www.gov.cn/yzygj/s3585/202212/cf89d8a82a68421cbb9953ec610fb861.shtml

［3］ 广东省药学会.关于发布《药学门诊试行标准》的通知（粤药会〔2018〕99 号）［EB/OL］.（2018-08-20）［2021-06-30］.http://www.sinopharmacy.com.cn/notification/1390.html.

［4］ 国家卫生健康委,教育部,财政部,等.关于印发加强医疗机构药事管理促进合理用药的意见的通知（国卫医发〔2020〕2 号）［EB/OL］.（2020-02-21）［2021-06-30］.https://www.gov.cn/gongbao/content/2020/content_5522549.htm.

［5］ 国家卫生健康委,国家中医药管理局.关于加快药学服务高质量发展的意见（国卫医发〔2018〕45 号）［EB/OL］.（2018-11-21）［2021-06-30］.https://www.gov.cn/zhengce/zhengceku/2018-12/31/content_5436829.htm.

［6］ 国家卫生计生委办公厅,国家中医药管理局办公室.关于加强药事管理转变药学服务模式的通知（国卫办医发〔2017〕26 号）［EB/OL］.（2017-07-12）［2021-06-30］.http://www.nhc.gov.cn/yzygj/s7659/201707/b44339ebef924f038003e1b7dca492f2.shtml.

［7］ 关于印发医疗机构从业人员行为规范的通知（卫办发〔2012〕45 号）［EB/OL］.（2012-07-18）［2021-06-30］.https://www.gov.cn/gzdt/2012-07/18/content_2186360.html.

［8］ 国家卫生健康委办公厅.国家卫生健康委办公厅关于印发医疗机构药学门诊服务规范等 5 项规范的通知（国卫办医函〔2021〕520 号）［EB/OL］.（2021-10-09）［2021-10-10］.http://www.nhc.gov.cn/yzygj/s7659/202110/f76fc77acd87458f950c86d7bc468f22.shtml.

［9］ 李达,闫素英.药物治疗管理教学与实践手册［M］.北京：人民卫生出版社,2018.

［10］ 汤光,李大魁,袁锁中.优良药房工作规范（2005 年版）（续三）［J］.中国医院药学杂志,2006,26（7）：783-785.

［11］ 董淑杰,陆芸,赵荣生.美国医生与药师合作实践协议的模式与实施［J］.临床药物治疗杂志,2018,16（12）：57-60.

［12］ American Pharmacists Association and National Association of Chain Drug Stores Foundation. Medication therapy management in pharmacy practice：core elements of an MTM service model version 2.0［EB/OL］.［2021-06-30］. http://www.pharmacist.com/sites/default/files/files/core_elements_of_an_mtm_practice.pdf.

［13］ GHAIBI S, IPEMA H, GABAY M. ASHP guidelines on the pharmacist's role in providing drug information［J］. Am J Health-Syst Pharm, 2015, 72（7）：573-577.

ICS 11.020

C 07

团 体 标 准

T/CHAS 20-2-2—2021

医疗机构药事管理与药学服务

第 2-2 部分：临床药学服务　处方审核

Pharmacy administration and pharmacy practice in healthcare institutions——

Part 2-2：Pharmacy practice—Prescription review

2021-11-20 发布

2022-01-01 实施

中国医院协会　发　布

目　次

前　言

《医疗机构药事管理与药学服务》分为以下部分：

－－ 第 1 部分　总则

－－ 第 2 部分　临床药学服务

－－ 第 3 部分　药学保障服务

－－ 第 4 部分　药事管理

《医疗机构药事管理与药学服务　第 2 部分　临床药学服务》包括以下部分：

－－ 第 2-1 部分：临床药学服务　药学门诊

－－ 第 2-2 部分：临床药学服务　处方审核

－－ 第 2-3 部分：临床药学服务　药物重整

－－ 第 2-4 部分：临床药学服务　用药咨询

－－ 第 2-5 部分：临床药学服务　用药教育

－－ 第 2-6 部分：临床药学服务　药学查房

－－ 第 2-7 部分：临床药学服务　药学监护

－－ 第 2-8 部分：临床药学服务　居家药学服务

－－ 第 2-9 部分：临床药学服务　药学会诊

－－ 第 2-10 部分：临床药学服务　药学病例讨论

－－ 第 2-11 部分：临床药学服务　治疗药物监测

－－ 第 2-12 部分：临床药学服务　药学科普

－－ 第 2-13 部分：临床药学服务　互联网医院药学服务

－－ 第 2-14 部分：临床药学服务　围手术期药学服务

本标准是第 2-2 部分：临床药学服务　处方审核。

本标准按照 GB/T 1.1—2020 《标准化工作导则　第 1 部分：标准化文件的结构和起草规则》的规定起草。

本标准由中国医院协会提出并归口。

本标准起草单位：中国医院协会药事专业委员会，首都医科大学附属北京积水潭医院，浙江大学医学院附属第一医院，安徽医科大学第一附属医院，中国科技大学附属第一医院（安徽省立医院），复旦大学附属华山医院。

本标准主要起草人：甄健存，卢晓阳，夏泉，姜玲，钟明康，林平。

医疗机构药事管理与药学服务
第 2-2 部分:临床药学服务 处方审核

1 范围

本标准规范了医疗机构处方审核工作的基本要求、审核过程、质量管理与评价改进各要素。

本标准适用于各级各类医疗机构。

2 规范性引用文件

下列文件中的内容通过文中的规范性引用而构成本文件必不可少的条款。其中,注日期的引用文件,仅该日期对应的版本适用于本文件;不注日期的引用文件,其最新版本(包括所有的修改单)适用于本文件。

T/CHAS 10-2-7—2018 中国医院质量安全管理 第 2-7 部分:患者服务 门诊处方

T/CHAS 10-4-5—2019 中国医院质量安全管理 第 4-5 部分:医疗管理 用药安全管理

国卫办医发〔2018〕14 号 关于印发医疗机构处方审核规范的通知

3 术语与定义

T/CHAS 20-1-3—2023 界定的术语和定义适用于本文件。

3.1

处方 prescription

由注册的执业医师和执业助理医师在诊疗活动中为患者开具的,由取得药学专业技术职务任职资格的药学专业技术人员审核、调配、核对,并作为患者用药凭证的医疗文书。处方包括纸质处方、电子处方和病区用药医嘱单。

〔来源:T/CHAS 20-1-3—2023,5.4〕

3.2

处方审核 prescription review

药学专业技术人员运用专业知识与实践技能,根据相关法律法规、规章制度与技术规范等,对医师在诊疗活动中为患者开具的处方,进行合法性、规范性和适宜性审核,并做出是否同意调配发药决定的药学技术服务。

〔来源:T/CHAS 20-1-3—2023,3.5〕

4　关键要素

处方审核关键要素见图1。

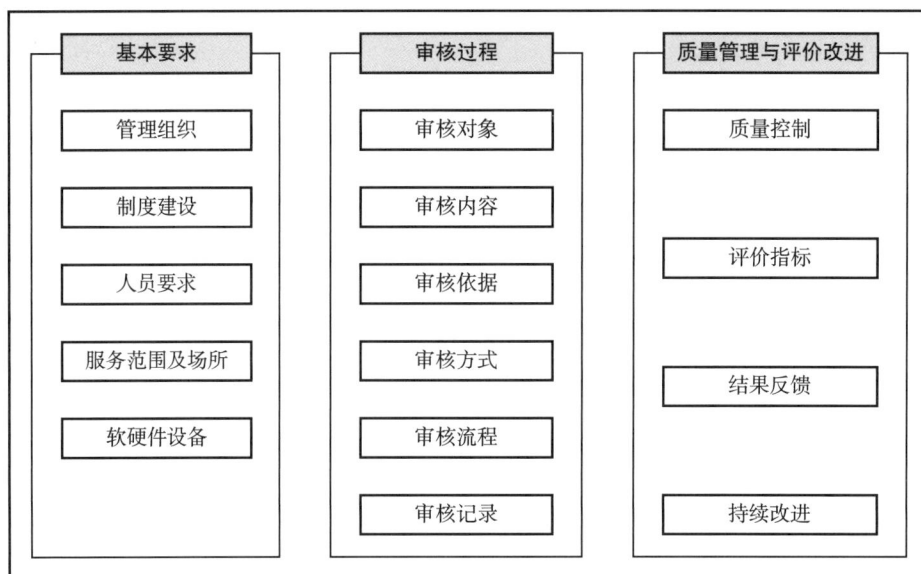

图 1　处方审核关键要素

5　要素规范

5.1　基本要求

5.1.1　管理组织

5.1.1.1　医疗机构药学部门应成立处方审核质量管理小组,负责处方审核工作的具体开展,并对处方审核进行质量控制。

5.1.1.2　医疗机构应成立由临床医学、药学、管理等多学科专家组成的专家组,为处方审核工作提供指导。

5.1.2　制度建设

5.1.2.1　医疗机构应完善本机构的处方审核制度,不断规范处方审核工作,持续提高处方审核质量。

5.1.2.2　医疗机构的处方审核制度应由医务部门和药学部门协商制定,至少应包括处方审核权限管理制度和处方审核岗位职责与工作制度。

a）处方审核权限管理制度应明确处方审核人员权限的应用周期、应用条件、应用流程、取消情形等内容;

b）处方审核岗位职责与工作制度应明确处方审核岗位的人员要求、工作态度、职业道德、工作范围及内容。

5.1.3 人员要求

5.1.3.1 从事处方审核工作的药学人员应同时符合以下条件:

a）具有药师及以上专业技术职务任职资格;

b）具有 3 年及以上门急诊或病区处方调剂工作经验;

c）接受过处方审核相应岗位的专业知识培训并考核合格;

d）对于麻醉药品、精神药品、抗菌药物等国家法律法规有审核人员要求的,负责其处方审核的药师,还应当符合国家法律法规相关要求。

5.1.3.2 对于处方审核权限授予的相关培训和考核,其组织机构、培训内容、考核方式应按照国家或当地卫生主管部门相关要求执行,如国家或当地卫生主管部门尚未出台相关要求,则由医疗机构医务部门和药学部门共同负责,相关培训和考核内容及结果应进行记录、备案。

5.1.3.3 医疗机构应支持从事处方审核的药师参加药物与临床治疗相关培训和学术交流等继续教育活动,鼓励参与查房、会诊、疑难危重或死亡病例讨论等医疗活动。

5.1.4 服务范围及场所

5.1.4.1 开展处方审核的医疗机构,应为处方审核工作的开展提供必备的场所。

5.1.4.2 医疗机构药学部门原则上审核本机构以及医疗联合体、医疗卫生共同体等国家政策支持组建的协作团体成员单位的处方。

5.1.5 软硬件设备

5.1.5.1 医疗机构应为处方审核工作的开展配备相应的审核条件,积极推进处方审核信息化建设,通过信息系统为处方审核提供必要的支撑,在条件允许情况下,配置处方审核系统。

5.1.5.2 医疗机构的处方审核系统,应满足以下要求:

a）审核规则由本机构药事管理与药物治疗学委员会（组）制定或审核确认,有明确的临床用药依据,并能根据药品信息变化、临床用药进展和处方审核过程中发现的问题及时更新或改进;

b）具有处方信息和处方审核项目的汇总分析功能。

5.1.5.3 医疗机构的处方审核系统应对医师开具处方的合理性进行实时监控,对于不合理用药,应有相应提示,对超处方权限、配伍禁忌、超量用药、禁忌证用药等问题宜进行拦截。

5.1.5.4 处方审核系统宜具备显示或链接患者处方内容、身高、体重、相关检查检验等辅助检查结果和病历信息的功能。

5.1.5.5 医疗机构宜指定专人负责处方审核系统的维护,并及时进行更新或改进。

5.1.5.6 医疗机构应制定信息系统相关的安全措施,防止患者个人信息和用药信息泄露,并配备完善的信息系统安全与故障应急预案。

5.1.5.7　采取电子签名的医疗机构,处方医师和处方审核药师的电子签名应符合相关电子认证要求。

5.2　审核过程

5.2.1　审核对象

医疗机构审核的处方包括纸质处方、电子处方和病区用药医嘱单。

5.2.2　审核内容

医疗机构处方审核药师应按"附录A"所列项目对处方的合法性、规范性、适宜性进行逐一审核。

5.2.3　审核依据

5.2.3.1　处方审核常用临床用药依据包括:药品说明书、国家药品管理相关法律法规和规范性文件、国家处方集、国家卫生主管部门发布的临床诊疗规范、指南和临床路径等权威技术资源。

5.2.3.2　医疗机构可结合实际,由药事管理与药物治疗学委员会(组)在充分考虑患者用药安全性、有效性、经济性、依从性等综合因素情况下,参考专业学(协)会及临床专家认可的临床诊疗规范、指南等,制订适合本机构的临床用药处方集、规范、指南、临床路径或超说明书用药目录,为处方审核提供依据。

5.2.3.3　医疗机构应对超说明书用药进行医师资质、适用范围、使用条件等方面的限定,并将限定要求作为处方审核的依据。

5.2.3.4　医疗机构应根据药品信息变化和临床用药进展,对本机构制订的临床用药处方集、规范、指南或超说明书用药目录,进行定期更新。

5.2.4　审核方式

处方审核方式包括:

　　a)人工审核:由药师对处方的合法性、规范性、适宜性各项内容进行逐一审核;

　　b)信息系统辅助审核:由处方审核系统进行初步审核,对处方审核系统不能涵盖的审核
　　　项目和内容以及处方审核系统筛选出的不合理处方,由药师进行人工审核或复核。

5.2.5　审核流程

5.2.5.1　医疗机构应建立明确、详细的处方审核流程。

5.2.5.2　人工审核一般流程如下:

　　a)接收待审核处方,对处方进行合法性、规范性、适宜性审核;

　　b)若经审核判定为合理处方,药师在纸质处方上进行手写签名(或加盖专用印章),
　　　或在电子处方上进行电子签名,处方经药师签名或签章后进入收费或调配环节;

　　c)若经审核判定为不合理处方,药师应联系处方医师或处方科室,建议其修改或者重新
　　　开具处方,经处方医师或处方科室修改或重新开具的处方再次进入处方审核流程;

　　d)若处方医师或处方科室不同意修改,药师应根据不合理处方的危害程度,采取请处

方医师再次签字确认、审核不通过等处理措施,并将严重不合理用药或用药错误上报医务部门。

5.2.5.3 信息系统辅助审核一般流程如下:

　　a)接收待审核处方,处方审核系统对处方进行合法性、规范性、适宜性审核;

　　b)若处方审核系统能涵盖所有审核项目和内容,且判定为合理处方,处方进入收费或调配环节;

　　c)若处方审核系统不能涵盖所有审核项目和内容,或判定为不合理处方,由药师按照"5.2.5.2 人工审核一般流程"进行人工审核或复核。

5.2.5.4 对于特殊人群(如:老年人、儿童、妊娠期与哺乳期妇女、肝肾功能不全者等)处方、特殊药品(麻醉药品、精神药品、医疗用毒性药品、药品类易制毒化学品)及高警示药品等处方,药师应加强审核,并在明确处方用药合理的情况下予以通过。

5.2.5.5 对于有重大疑义处方,处方审核药师宜与处方医师沟通联系,必要时向上级药师、处方科室上级医师或处方审核指导专家组汇报。

5.2.6 审核记录

　　对于处方审核过程中发现的问题,药师应及时采取处理措施,并做好记录(可参见附录B),相关记录应可溯源。

5.3 质量管理与评价改进

5.3.1 质量控制

5.3.1.1 医疗机构应建立处方审核申诉反馈管理制度,向处方医师公示申诉联系人和联系方式,相关人员接到申诉后,应及时进行记录和处理。

5.3.1.2 医疗机构应定期利用处方点评等管理措施,对本机构处方审核质量开展监测与评价,并对本机构或上级卫生主管部门在处方审核质量监测与评价过程中发现的问题及时采取干预和改进措施。

5.3.2 评价指标

5.3.2.1 医疗机构应建立处方审核质量监测指标体系,利用处方点评对处方审核的数量、质量、效率和效果等进行评价,评价指标应包括处方审核率、处方干预率、干预成功率、处方合理率等。

5.3.2.2 医疗机构应根据本机构实际情况,结合处方审核和处方点评过程中发现的问题,制定阶段性评价指标,评估问题和问题改进情况。

5.3.3 结果反馈

5.3.3.1 医疗机构药学部门应定期对不合理处方情况进行汇总、统计,上报医务部门、药事管理与药物治疗学委员会(组)。

5.3.3.2 医疗机构医务部门应定期将不合理处方情况进行公示,并将处方问题反馈至临床科室和相关医师。

5.3.4　持续改进

5.3.4.1　药学部门或处方审核药师对处方审核工作中发现的问题,应及时进行改进。

5.3.4.2　药事管理与药物治疗学委员会(组)宜定期对处方审核过程中发现的问题进行论证,确认相关处方问题改善策略。

5.3.4.3　在药事管理与药物治疗学委员会(组)指导下,医务部门应针对药学部门反馈的问题,会同临床科室,提出整改措施,并督促相关科室落实、执行。

5.3.4.4　医务部门或药学部门宜对处方审核过程中发现的问题,进行定期汇总、分析,并通过培训等形式加强临床医师对相关问题的关注。

5.3.4.5　医务部门、临床科室应定期针对处方审核过程中发现的问题进行再次评价,了解整改状况。

5.3.4.6　针对再次评价过程中仍然存在的问题,医务部门、临床科室应进一步采取改进措施,督促相关问题的解决。

5.3.4.7　医疗机构采取的改进措施和改进效果,应有相应记录。

附　录　A

（规范性）

医疗机构处方审核项目及内容

表 A.1　医疗机构处方审核项目及内容

审核项目	审核内容
合法性	1. 处方开具人是否根据《中华人民共和国医师法》取得医师资格,并执业注册。 2. 处方开具时,处方医师是否根据《处方管理办法》在执业地点取得处方权。 3. 麻醉药品、第一类精神药品、医疗用毒性药品、放射性药品、抗菌药物等药品处方,是否由具有相应处方权的医师开具。
规范性	1. 处方是否符合规定的标准和格式,处方医师签名或加盖的专用签章有无备案,电子处方是否有处方医师的电子签名。 2. 处方前记、正文和后记是否符合《处方管理办法》等有关规定,文字是否正确、清晰、完整。 3.条目是否规范。 （1）年龄应当为实足年龄,新生儿、婴幼儿应当写日、月龄,必要时要注明体重; （2）中药饮片、中药注射剂要单独开具处方; （3）开具西药、中成药处方,每一种药品应当另起一行,每张处方不得超过 5 种药品; （4）药品名称应当使用经药品监督管理部门批准并公布的药品通用名称、新活性化合物的专利药品名称和复方制剂药品名称,或使用由原卫生部公布的药品习惯名称;医院制剂应当使用药品监督管理部门正式批准的名称; （5）药品剂量、规格、用法、用量准确清楚,符合《处方管理办法》规定,不得使用"遵医嘱""自用"等含糊不清字句; （6）普通药品处方量及处方效期符合《处方管理办法》的规定,抗菌药物、麻醉药品、精神药品、医疗用毒性药品、放射性药品、药品类易制毒化学品等的使用符合相关管理规定; （7）中药饮片、中成药的处方书写应当符合《中药处方格式及书写规范》。
适宜性	1. 西药及中成药处方,应当审核以下项目: （1）处方用药与诊断是否相符; （2）规定必须做皮试的药品,是否注明过敏试验及结果的判定; （3）处方剂量、用法是否正确,单次处方总量是否符合规定; （4）选用剂型与给药途径是否适宜; （5）是否有重复给药和相互作用情况,包括西药、中成药、中成药与西药、中成药与中药饮片之间是否存在重复给药和有临床意义的相互作用; （6）是否存在配伍禁忌; （7）是否有用药禁忌:儿童、老年人、孕妇及哺乳期妇女、脏器功能不全患者用药是否有禁忌使用的药物,患者用药是否有食物及药物过敏史禁忌证、诊断禁忌证、疾病史禁忌证与性别禁忌证;

审核项目	审核内容
适宜性	（8）溶媒的选择、用法用量是否适宜,静脉输注的药品给药速度是否适宜; （9）是否存在其他用药不适宜情况。 　2. 中药饮片处方,应当审核以下项目: （1）中药饮片处方用药与中医诊断（病名和证型）是否相符; （2）饮片的名称、炮制品选用是否正确,煎法、用法、脚注等是否完整、准确; （3）毒麻贵细饮片是否按规定开方; （4）特殊人群如儿童、老年人、孕妇及哺乳期妇女、脏器功能不全患者用药是否有禁忌使用 　　的药物; （5）是否存在其他用药不适宜情况。

　　资料来源:国家卫生健康委员会办公厅,国家中医药管理局办公室,中央军委后勤保障部办公厅.医疗机构处方审核规范(国卫办医发〔2018〕14号)〔EB/OL〕.(2018-06-29)〔2020-06-30〕.https://www.gov.cn/zhengce/zhengceku/2018-12/31/content_5435182.htm.

附 录 B

（资料性）

不合理处方登记表

表 B.1 不合理处方登记表

日期	患者标识号	患者姓名	处方标识号*	处方医师	处方科室	相关药品	问题描述	干预结果*	备注	审核人

* 备注：1. 病区用药医嘱单如无处方标识号，可不填写；2. "干预结果"可描述医师修改情况。

参　考　文　献

［1］　国家市场监督管理总局,中国国家标准化管理委员会.GB/T 1.1—2020　标准化工作导则　第1部分:标准化文件的结构和起草规则［S］.(2020-03-31)［2021-01-01］.https://openstd.samr.gov.cn/bzgk/gb/newGbInfo?hcno=C4BFD981E993C417EF475F2A19B681F1.

［2］　浙江省质量技术监督局.DB33/T 2049—2017　处方审核规范［S］.(2017-09-11)［2021-01-01］.https://dbba.sacinfo.org.cn/stdDetail/1dea4604495d242951e32384874fbfa8.

［3］　全国人民代表大会常务委员会.中华人民共和国药品管理法［EB/OL］.(2019-08-26)［2021-01-01］.https://flk.npc.gov.cn/detail2.html?ZmY4MDgwODE2ZjNjYmIzYzAxNmY0NjI0MmQ2MTI3ZWQ%3D=.

［4］　中华人民共和国国务院.麻醉药品和精神药品管理条例(中华人民共和国国务院令第442号)［EB/OL］.(2016-02-06)［2021-01-01］.https://www.gov.cn/gongbao/content/2016/content_5139413.htm.

［5］　卫生部.抗菌药物临床应用管理办法(中华人民共和国卫生部令第84号)［EB/OL］.(2012-04-24)［2021-01-01］.https://www.gov.cn/flfg/2012-05/08/content_2132174.htm.

［6］　卫生部.处方管理办法(中华人民共和国卫生部令第53号)［EB/OL］.(2007-02-14)［2021-01-01］.https://www.gov.cn/ziliao/flfg/2007-03/13/content_549406.htm.

［7］　国家卫生健康委.抗肿瘤药物临床应用管理办法(试行)(国卫医函［2020］487号)［EB/OL］.(2020-12-22)［2021-01-01］.http://www.nhc.gov.cn/yzygj/s7659/202012/a7600740bed44d1db7015ca5a1be2cc0.shtml.

［8］　国家卫生健康委.三级医院评审标准(国卫医发［2022］31号)［EB/OL］.(2022-12-06)［2022-12-15］.https://www.gov.cn/yzygj/s3585/202212/cf89d8a82a68421cbb9953ec610fb861.shtml.

［9］　卫生部,国家中医药管理局,总后勤部卫生部.医疗机构药事管理规定(卫医政发［2011］11号)［EB/OL］.(2011-03-30)［2021-01-01］.https://www.gov.cn/zwgk/2011-03/30/content_1834424.htm.

［10］　卫生部.医院处方点评管理规范(试行)(卫医管发［2010］28号)［EB/OL］.(2010-02-10)［2021-01-01］.http://www.nhc.gov.cn/wjw/ywfw/201306/094ebc83dddc47b5a4a63ebde7224615.shtml.

［11］　卫生部.静脉用药集中调配质量管理规范(卫办医政发［2010］62号)［EB/OL］.(2010-04-20)［2021-01-01］.http://www.nhc.gov.cn/cms-search/xxgk/getManuscriptXxgk.htm?id=46963.

［12］　国家卫生健康委,教育部,财政部,等.关于加强医疗机构药事管理促进合理

用药的意见（国卫医发〔2020〕2 号）[EB/OL].（2020-02-21）[2021-01-01].http：//www.
nhc.gov.cn/yzygj/s7659/202002/ea3b96d1ac094c47a1fc39cf00f3960e.shtml.

［13］ 国家卫生健康委,国家中医药管理局.关于加快药学服务高质量发展的意
见（国卫医发〔2018〕45 号）[EB/OL].（2018-11-21）[2021-01-01].https：//www.gov.cn/
zhengce/zhengceku/2018-12/31/content_5436829.htm.

［14］ 国家中医药管理局.国家中医药管理局关于进一步加强中药饮片处方质量管
理强化合理使用的通知（国中医药医政发〔2015〕29 号）[EB/OL].（2015-10-20）[2021-
01-01].http：//www.natcm.gov.cn/yizhengsi/gongzuodongtai/2018-03-24/2698.html.

［15］ 国家卫生健康委办公厅.国家卫生健康委办公厅关于印发医疗机构药学门诊
服务规范等 5 项规范的通知（国卫办医函〔2021〕520 号）[EB/OL].（2021-10-09）[2021-
10-13].http：//www.nhc.gov.cn/yzygj/s7659/202110/f76fc77acd87458f950c86d7bc468f22.shtml.

［16］ 国家中医药管理局.医院中药饮片管理规范（国中医药发〔2007〕11 号）
[EB/OL].（2007-03-12）[2021-01-01].https：//www.gov.cn/zwgk/2007-03/26/
content_561284.htm.

［17］ 国家中医药管理局.中药处方格式及书写规范（国中医药医政发〔2010〕
57 号）[EB/OL].（2010-10-20）[2021-01-01].http：//www.natcm.gov.cn/yizhengsi/
gongzuodongtai/2018-03-24/3056.html.

［18］ 广东省卫生健康委,广东省中医药局.推进医联体药学服务联合协作工作方案
（粤卫〔2018〕110 号）[EB/OL].（2018-11-20）[2021-01-01].https：//dghb.dg.gov.cn/304
219773/0201/201811/96a6887f7b22494281fb52a0624bdb3b/files/ade8f5913928460aa9cee8be68
256baa.pdf.

ICS 11.020

C 07

团 体 标 准

T/CHAS 20-2-3—2021

医疗机构药事管理与药学服务

第 2-3 部分：临床药学服务　药物重整

Pharmacy administration and pharmacy practice in healthcare institutions——

Part 2-3：Pharmacy practice—Medication reconciliation

2021-11-20 发布　　　　　　　　　　2022-01-01 实施

中国医院协会　发　布

目　次

前　言

《医疗机构药事管理与药学服务》分为以下部分：
-- 第 1 部分　总则
-- 第 2 部分　临床药学服务
-- 第 3 部分　药学保障服务
-- 第 4 部分　药事管理

《医疗机构药事管理与药学服务　第 2 部分:临床药学服务》包括以下部分:
-- 第 2-1 部分:临床药学服务　药学门诊
-- 第 2-2 部分:临床药学服务　处方审核
-- 第 2-3 部分:临床药学服务　药物重整
-- 第 2-4 部分:临床药学服务　用药咨询
-- 第 2-5 部分:临床药学服务　用药教育
-- 第 2-6 部分:临床药学服务　药学查房
-- 第 2-7 部分:临床药学服务　药学监护
-- 第 2-8 部分:临床药学服务　居家药学服务
-- 第 2-9 部分:临床药学服务　药学会诊
-- 第 2-10 部分:临床药学服务　药学病例讨论
-- 第 2-11 部分:临床药学服务　治疗药物监测
-- 第 2-12 部分:临床药学服务　药学科普
-- 第 2-13 部分:临床药学服务　互联网医院药学服务
-- 第 2-14 部分:临床药学服务　围手术期药学服务

本标准是第 2-3 部分:临床药学服务　药物重整。

本标准按照 GB/T 1.1—2020 《标准化工作导则　第 1 部分:标准化文件的结构和起草规则》的规定起草。

本标准由中国医院协会提出并归口。

本标准起草单位:中国医院协会药事专业委员会,中国医学科学院北京协和医院,首都医科大学附属北京积水潭医院,中南大学湘雅医院,复旦大学附属中山医院,中日友好医院。

本标准主要起草人:甄健存,梅丹,龚志成,吕迁洲,陆进,李朋梅,闫雪莲。

医疗机构药事管理与药学服务
第 2-3 部分:临床药学服务　药物重整

1　范围

本标准规范了医疗机构药物重整工作的基本要求、服务过程及质量管理与评价改进各要素。

本标准适用于提供住院医疗服务的各级各类医疗机构。

2　规范性引用文件

下列文件中的内容通过文中的规范性引用而构成本文件必不可少的条款。其中,注日期的引用文件,仅该日期对应的版本适用于本文件;不注日期的引用文件,其最新版本(包括所有的修改单)适用于本文件。

T/CHAS 10-4-5—2019　中国医院质量安全管理　第 4-5 部分:医疗管理　用药安全管理

T/CHAS 10-2-12—2019　中国医院质量安全管理　第 2-12 部分:患者服务　临床用药

3　术语和定义

T/CHAS 20-1-3—2023 界定的术语和定义适用于本文件。

药物重整 medication reconciliation

药师在住院患者入院、转科或出院等重要环节,通过与患者沟通、查看相关资料等方式,了解患者用药情况,比较目前正在使用的所有药物与用药医嘱是否合理一致,给出用药方案调整建议,并与医疗团队共同对不适宜用药进行调整的过程。

[来源:T/CHAS 20-1-3—2023,3.6]

4　关键要素

药物重整关键要素见图 1。

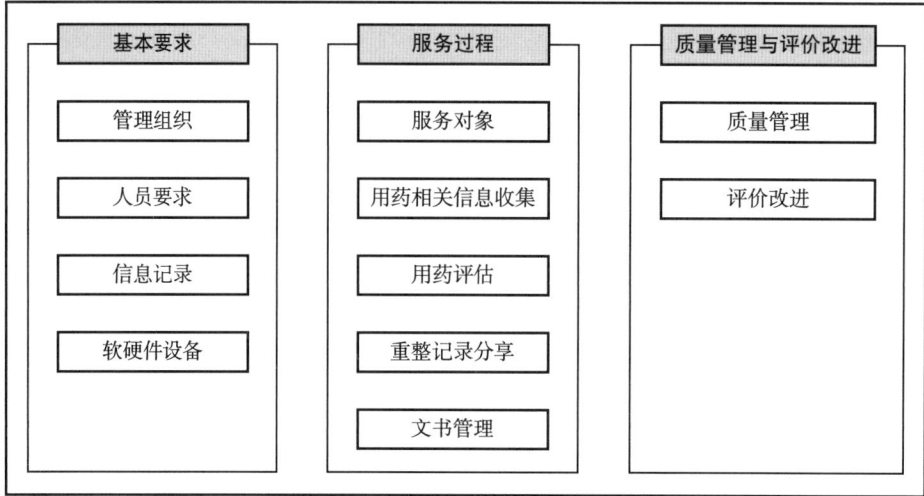

图 1 药物重整关键要素

5 要素规范

5.1 基本要求

5.1.1 管理组织

药物重整服务应当由药学部门负责实施并管理。医疗机构应当建立适合本机构的药物重整服务工作制度等。

5.1.2 人员要求

医疗机构开展药物重整的药师应满足以下条件之一：

a）具有主管药师及以上专业技术职务任职资格、取得临床药师岗位培训证书并从事临床药学工作 3 年及以上；

b）具有副主任药师及以上专业技术职务任职资格、从事临床药学工作 2 年及以上。

5.1.3 信息记录

5.1.3.1 应获取准确、完整的患者用药信息，并规范地记录在医疗机构药物重整记录表中。

5.1.3.2 应将患者正在应用的药品与医嘱开具的药品进行比较，以便及时确定和记录之前未明确的医嘱药疗偏差，至少应包括：药物遗漏、药物重复、用法用量错误、用药禁忌、药物 - 药物（食物）相互作用、配伍禁忌等。

5.1.4 软硬件设备

5.1.4.1 医疗机构应提供相应的工作场所供药师进行药物重整工作，配备适宜的办公用品。

5.1.4.2 宜配备相关医药检索数据库供药师进行资料查阅。

5.1.4.3 应授予从事药物重整工作的药师查阅患者用药相关医疗信息的权限。

5.2 服务过程

5.2.1 服务对象

药物重整服务对象重点包括：

a）接受多系统、多专科同时治疗的慢性病患者，如慢性肾脏病、高血压、糖尿病、高脂血症、冠心病、脑卒中等疾病的患者；

b）同时服用 5 种及以上药物的患者；

c）医师提出有药物重整需求的患者。

5.2.2 用药相关信息收集

5.2.2.1 通过与患者或患者家属面谈、电话询问、查阅患者既往病历及处方信息等方式采集既往用药史、药物及食物过敏史、药品不良反应等相关信息。

5.2.2.2 既往用药史的内容至少应包括目前正在使用的药物及既往使用过的与疾病密切相关药物和保健品的名称、剂型和规格、用法用量、用药起止时间、停药原因、依从性等。

5.2.2.3 根据采集的用药信息建立药物重整记录，可参见附录 A。

5.2.2.4 与患者或其家属核实采集的用药信息。

5.2.3 用药评估

5.2.3.1 根据病情诊断及采集的用药信息，对比患者正在应用的药物与住院医嘱的差异，若正在应用的药物与住院医嘱出现不一致或存在不适宜用药，须与医师沟通分析原因，进行药物调整须得到责任医师认可。

5.2.3.2 药物重整应重点关注：

a）核查用药适应证及禁忌证；

b）核查是否存在重复用药问题；

c）核查用法用量是否正确；

d）关注特殊剂型／装置药物给药方法是否恰当；

e）核查是否需要调整用药剂量，重点关注须根据肝肾功能调整剂量的药物；

f）关注有潜在临床意义相互作用、发生不良反应的药品，考虑是否需要调整药物治疗方案；

g）关注有症状缓解作用的药品，明确此类药品是否需要长期使用；

h）关注特殊人群用药，如老年人、儿童、妊娠期与哺乳期妇女、肝肾功能不全者、精神疾病患者等，综合考虑患者药物治疗的安全性、有效性、经济性、适宜性及依从性；

i）核查拟进行特殊检查或医疗操作前是否需要临时停用某些药物，检查或操作结束后，须评估是否续用；

j）关注静脉药物及有明确疗程的药物是否继续使用。

5.2.3.3 药师根据转科或出院医嘱，对比正在使用的药物与医嘱的差异。如正在使用的药物与医嘱存在不适宜用药或出现不一致情况，药师应当提出用药方案调整建议，并与医师沟通，由医师确认后调整。药师填写药物重整记录表。

5.2.4　重整记录分享

5.2.4.1　转科时,应将患者的药物重整记录表交接给相应医疗团队。

5.2.4.2　出院或转入其他医疗机构时,将患者目前用药清单交给患者并完成用药教育,若有需要患者出院后停用的药物,应告知停用时间。

5.2.5　文书管理

5.2.5.1　所有药物重整的结果(继续用药、停药、加药、恢复用药、换药)均应记录,并注明时间及原因(可参见附录 A)。

5.2.5.2　应加强对药物重整档案信息的保密工作,重视对患者隐私权的保护。

5.2.5.3　促进药物重整工作流程及相关文档管理信息化。药师应当书写药物重整记录,并纳入住院病历管理。

5.3　质量管理与评价改进

5.3.1　质量管理

医疗机构应制定药物重整服务质量管理制度,定期对药物重整服务进行质量控制,其内容包括:

a)记录是否完整;

b)药物重整内容是否经医师核对允许;

c)药物重整内容是否恰当。

5.3.2　评价改进

5.3.2.1　医疗机构应定期通报药物重整相关记录检查结果,制定改进举措、督导落实并有记录。

5.3.2.2　医疗机构应定期总结药物重整经验,评估药物重整效果,及时发现问题,组织分享学习药物重整经典案例,持续改进药物重整服务质量。

附　录　A

（资料性）

医疗机构药物重整记录表

表A.1　医疗机构药物重整记录表

患者姓名		年龄		性别		联系方式	
ID号		□入院时间 □转入时间			□出院时间 □转出时间		
主要诊断							
过敏史：(食物、药物等过敏史,包括过敏表现) 							
药物列表： 信息来源：□患者/家属　□病历资料　□其他 ___							

药品名称 （通用名）	用法用量	用药原因	开始时间	停止时间	备注 （药物重整建议及理由）

药师签字：_____　　医师签字：_____　　日期：_____

注：1. 列表中应列出患者全部用药,开展重整的药物请注明重整建议及重整理由。2. 如有患者自带药品,请在药品名称后加"*"。3. 如因转科需要暂停或调整用药,请注明。

参 考 文 献

［1］　国家卫生健康委办公厅.国家卫生健康委办公厅关于印发医疗机构药学门诊服务规范等5项规范的通知（国卫办医函〔2021〕520号）［EB/OL］.（2021-10-09）［2021-10-10］. http://www.nhc.gov.cn/yzygj/s7659/202110/f76fc77acd87458f950c86d7bc468f22.shtml.

［2］　刘治军.国外临床药师药物重整工作简介［J］.药品评价,2012,9（32）:6-9.

［3］　刘莹,崔向丽,刘丽宏.国内外药物重整研究进展［J］.中国药学杂志,2015,50（24）:2099-2102.

［4］　The Joint Commission. National patient safety goals effective January 2019 hospital accreditation program［EB/OL］.［2021-10-10］. https://www.jointcommission.org/hap_2017_npsgs/.

ICS 11.020
C 07

团 体 标 准

T/CHAS 20-2-4—2021

医疗机构药事管理与药学服务

第 2-4 部分：临床药学服务　用药咨询

Pharmacy administration and pharmacy practice in healthcare institutions——

Part 2-4：Pharmacy practice—Medication consultant

2021-11-20 发布　　　　　　　　2022-01-01 实施

中国医院协会　发　布

目 次

前　言

《医疗机构药事管理与药学服务》分为以下部分：

—— 第 1 部分　总则

—— 第 2 部分　临床药学服务

—— 第 3 部分　药学保障服务

—— 第 4 部分　药事管理

《医疗机构药事管理与药学服务　第 2 部分：临床药学服务》包括以下部分：

—— 第 2-1 部分：临床药学服务　药学门诊

—— 第 2-2 部分：临床药学服务　处方审核

—— 第 2-3 部分：临床药学服务　药物重整

—— 第 2-4 部分：临床药学服务　用药咨询

—— 第 2-5 部分：临床药学服务　用药教育

—— 第 2-6 部分：临床药学服务　药学查房

—— 第 2-7 部分：临床药学服务　药学监护

—— 第 2-8 部分：临床药学服务　居家药学服务

—— 第 2-9 部分：临床药学服务　药学会诊

—— 第 2-10 部分：临床药学服务　药学病例讨论

—— 第 2-11 部分：临床药学服务　治疗药物监测

—— 第 2-12 部分：临床药学服务　药学科普

—— 第 2-13 部分：临床药学服务　互联网医院药学服务

—— 第 2-14 部分：临床药学服务　围手术期药学服务

本标准是第 2-4 部分：临床药学服务　用药咨询。

本标准按照 GB/T 1.1—2020 《标准化工作导则　第 1 部分：标准化文件的结构和起草规则》的规定起草。

本标准由中国医院协会提出并归口。

本标准起草单位：中国医院协会药事专业委员会，首都医科大学宣武医院，首都医科大学附属北京积水潭医院，中国医科大学附属盛京医院，新疆维吾尔自治区人民医院，江苏省人民医院。

本标准主要起草人：甄健存，闫素英，菅凌燕，于鲁海，孟玲，王海莲。

医疗机构药事管理与药学服务
第2-4部分:临床药学服务　用药咨询

1　范围

本标准规范了医疗机构药学专业技术人员为患者、患者家属和医务人员等提供用药咨询药学服务的基本要求、服务过程及质量管理与评价改进各要素。

本标准适用于各级各类医疗机构。

2　规范性引用文件

下列文件中的内容通过文中的规范性引用而构成本文件必不可少的条款。其中,注日期的引用文件,仅该日期对应的版本适用于本文件;不注日期的引用文件,其最新版本(包括所有的修改单)适用于本文件。

卫医政发〔2011〕11号　医疗机构药事管理规定

3　术语和定义

T/CHAS 20-1-3—2023界定的术语和定义适用于本文件。

3.1

用药咨询　medication consultant

药师利用药学专业知识和工具,向患者、患者家属和医务人员等提供药物信息,宣传合理用药知识,交流与用药相关问题的过程。

［来源:T/CHAS 20-1-3-2023,3.7］

4　关键要素

用药咨询关键要素见图1。

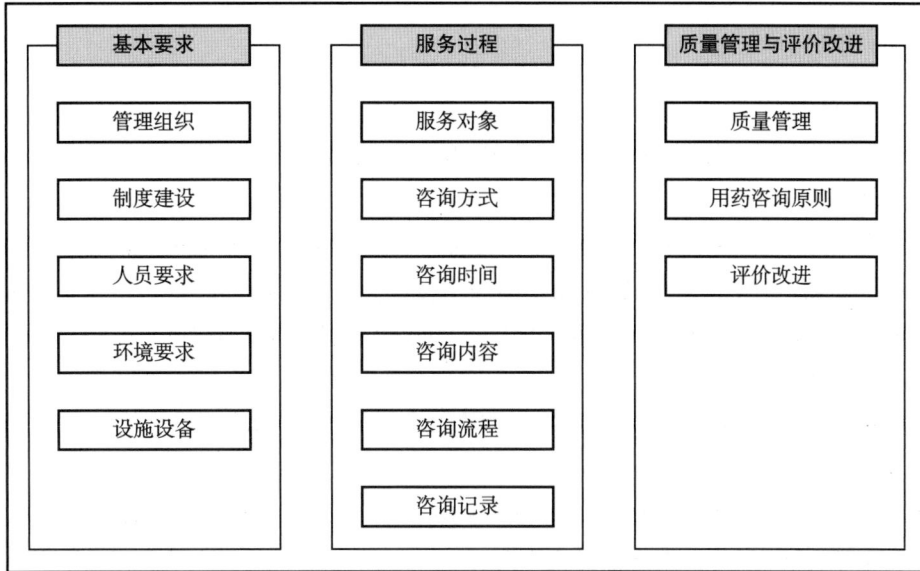

图 1　用药咨询关键要素

5　要素规范

5.1　基本要求

5.1.1　管理组织

各级医疗机构药学部门负责本机构用药咨询工作的组织管理工作。

5.1.2　制度建设

5.1.2.1　提供用药咨询服务的医疗机构,均应制定本机构用药咨询的相关管理制度。

5.1.2.2　用药咨询相关管理制度应包含组织体系、人员资质、用药咨询环境和设施设备、用药咨询流程、质量控制与评价改进等内容。

5.1.3　人员要求

从事用药咨询的药师应具有主管药师及以上专业技术任职资格或临床药师资质。

5.1.4　环境要求

医疗机构应设立用药咨询场所,并公示用药咨询联系方式,鼓励有条件的医疗机构配备有独立空间的用药咨询室。

5.1.5　设施设备

医疗机构用药咨询室或相关咨询场所,应根据本机构具体情况,配备用药咨询必备的材料,如常用医药工具书、数据库、软件、药品使用教具及用药宣教材料等;有条件的医疗机构,宜配备用药信息自助查询终端。

5.2　服务过程

5.2.1　服务对象

医疗机构用药咨询服务对象可包括患者、患者家属和医务人员等。

5.2.2　咨询方式

医疗机构用药咨询药师提供用药咨询的方式可包括面对面咨询和电话咨询。具备互联网诊疗资质的医疗机构还可提供互联网用药咨询。其中互联网用药咨询是药师通过电脑或手机等移动设备提供的语音咨询、图文咨询或网络视频咨询等服务。

5.2.3　咨询时间

5.2.3.1　医疗机构应在正常工作日提供用药咨询,具体时间应与本机构门诊开放时间一致。

5.2.3.2　对于提供电话咨询和互联网咨询的医疗机构,具体咨询时间可结合咨询对象的需求,各医疗机构确定并向患者公示。

5.2.4　咨询内容

用药咨询内容可包括药品的名称、规格、用法用量、用药疗程、适应证、禁忌证、用药注意事项、药理作用、药物 – 药物及药物 – 食物相互作用、贮存方法、药品有效期识别、药品不良反应识别及处置、个体化用药建议、特殊剂型使用指导、特殊人群用药指导、患者用药教育、患者用药依从性教育和疾病的预防等。

5.2.5　咨询流程

医疗机构应建立规范的用药咨询服务流程,包括药师接待咨询者、询问咨询者需求、采集用药史及相关病史、分析评估、及时回答咨询者问题和完成咨询记录。原则上,用药咨询药师应在当场完成用药咨询服务;对于复杂问题、特殊问题,可在征得咨询者同意情况下,择日回复。

5.2.6　咨询记录

医疗机构用药咨询药师在提供用药咨询服务时,应及时对相关信息进行记录,记录方式包括电子记录或书面记录,表达应客观、真实、准确、及时、完整。用药咨询记录表参见附录 A。用药咨询结束前,咨询药师应为患者给出本次咨询意见。提供口头回复,必要时可针对本次咨询的重要信息给出书面意见。

  a）对于面对面咨询,用药咨询记录应在患者咨询时完成;对于电话咨询及网络咨询,用药咨询记录应在咨询结束后 8 小时内完成;

  b）电子记录既可以使用用药咨询记录系统,也可以使用自制的电子表格。

5.3　质量管理与评价改进

5.3.1　质量管理

5.3.1.1　咨询药师上岗前,应按照所在医疗机构的专业技术人员培训要求,完成岗前培训。

  a）岗前培训内容应包括掌握药学专业知识、与患者的沟通技巧、突发事件处置、用药咨询流程和记录等。除用药咨询需要掌握的专业知识和实践技能外，其他培训内容可参考本机构医务人员要求设定。

    b）岗前培训结束后，医疗机构应对咨询药师进行考核。考核合格者才可上岗。

    c）咨询药师应根据所在医疗机构要求参加继续教育培训。

    d）咨询药师岗前培训考核及上岗后继续教育，均应有记录并由医疗机构相关部门负责保存。

5.3.1.2 医疗机构药学部门应根据用药咨询管理制度制订培训方案、工作计划、标准操作规程、考核方案。

5.3.1.3 医疗机构应定期检查用药咨询工作，收集临床科室、患者等对用药咨询的建议和意见，进而制订并实施相应的持续改进方案，提升用药咨询服务质量。

5.3.1.4 医疗机构宜根据用药咨询内容，梳理并建立标准用药咨询数据库，并进行分析和改进。

5.3.2 用药咨询原则

5.3.2.1 药师应遵守国家相关法律法规、规章制度及诊疗指南等要求；

5.3.2.2 药师应基于药品说明书，循证数据库或专业参考文献，结合医学和药学专业知识，对所回复的咨询内容做到有据可查，注重证据的实效性；

5.3.2.3 对于暂时无法核实或确定的内容，药师应向咨询者解释，需要经核实或确定后再行回复；

5.3.2.4 如用药建议与医师治疗方案不一致，药师应与医生进一步沟通后再告知患者，明确治疗方案；

5.3.2.5 药师应注意保护患者隐私；

5.3.2.6 药师应拒绝回复以患者自我伤害或危害他人为目的的用药咨询；

5.3.2.7 药师应严谨理性地回复患者，提高风险防控意识；

5.3.2.8 对超出职责或能力范围的问题，药师应及时将患者转诊给医师或告知咨询去向。

5.3.2.9 在提供互联网咨询服务时，要保存咨询记录，以作为服务质量风险控制和追溯凭证。识别危急重症疾病等不适合互联网咨询的情况，应取消咨询并告知咨询者，应尽快去正规医疗机构就诊。

5.3.3 评价改进

5.3.3.1 医疗机构应建立服务质量评价指标，可包括：用药咨询解答是否准确、及时，咨询记录是否完整、清晰，有无汇总报告、分析记录和反馈整改方案。

5.3.3.2 医疗机构药学部门应对用药咨询工作进行定期总结和分析评价，反馈评价结果，制订改进措施，督导落实并有记录。

5.3.3.3 医疗机构药学部门应定期向患者收集对用药咨询满意度调查表或意见反馈，以促进用药咨询服务质量提升。

5.3.3.4 医疗机构药学部门应根据评价结果制定激励机制，促使用药咨询服务的良性循环与持续改进。

附　录　A

（资料性）

用药咨询记录表

表 A.1　用药咨询记录表

姓名		性别	男□　女□	出生日期或年龄	年　月　日　岁
咨询对象	患者及其家属□　医务人员□		特殊人群	妊娠期□　哺乳期□　其他□	
咨询日期	年　月　日		咨询方式	面对面□　电话□　网络□	
咨询内容					
回答内容					
回答依据	药品说明书□				
	医药工具书□　名称：				
	数据库□　　名称： 　　　　　检索关键词：				
	其他□				
咨询时长			咨询药师签名		

参 考 文 献

［1］ 国家卫生健康委.三级医院评审标准（国卫医发〔2020〕26号）［EB/OL］.（2020-12-21）［2021-06-30］.https：//www.gov.cn/zhengce/zhengceku/2020-12/28/content_5574274.htm.

［2］ 国家卫生健康委,国家中医药管理局.关于加快药学服务高质量发展的意见（国卫医发〔2018〕45号）［EB/OL］.（2018-11-21）［2021-06-30］.https://www.gov.cn/zhengce/zhengceku/2018-12/31/content_5436829.htm.

［3］ 国家卫生健康委办公厅.国家卫生健康委办公厅关于印发医疗机构药学门诊服务规范等5项规范的通知（国卫办医函〔2021〕520号）［EB/OL］.（2021-10-09）［2021-10-10］.http://www.nhc.gov.cn/yzygj/s7659/202110/f76fc77acd87458f950c86d7bc468f22.shtml.

［4］ 广东省药学会,北京药学会,上海市药学会.药师提供互联网科普与咨询服务的专家共识（国药协患教发〔2018〕1号）［EB/OL］.（2018-08-15）［2021-06-30］.https://www.clponline.cn/clp69/631.html.

［5］ 中国健康促进基金会医药知识管理专项基金专家委员会,中国药学会医院药学专业委员会,中国医院协会药事管理专业委员会,等.中国药学服务标准与收费专家共识［J］.药品评价,2016,13（14）：8-15.

［6］ 中国医院协会药事专业委员会《医疗机构药学服务规范》编写组.医疗机构药学服务规范［J］.医药导报,2019,38（12）：1535-1556.

ICS 11.020

C 07

团 体 标 准

T/CHAS 20-2-5—2021

医疗机构药事管理与药学服务

第 2-5 部分：临床药学服务　用药教育

Pharmacy administration and pharmacy practice in healthcare institutions——

Part 2-5：Pharmacy practice—Patient education

2021-11-20 发布　　　　　　　　　　2022-01-01 实施

中国医院协会　发　布

目　次

前　言

《医疗机构药事管理与药学服务》分为以下部分:

-- 第 1 部分　总则

-- 第 2 部分　临床药学服务

-- 第 3 部分　药学保障服务

-- 第 4 部分　药事管理

《医疗机构药事管理与药学服务　第 2 部分:临床药学服务》包括以下部分:

-- 第 2-1 部分:临床药学服务　药学门诊

-- 第 2-2 部分:临床药学服务　处方审核

-- 第 2-3 部分:临床药学服务　药物重整

-- 第 2-4 部分:临床药学服务　用药咨询

-- 第 2-5 部分:临床药学服务　用药教育

-- 第 2-6 部分:临床药学服务　药学查房

-- 第 2-7 部分:临床药学服务　药学监护

-- 第 2-8 部分:临床药学服务　居家药学服务

-- 第 2-9 部分:临床药学服务　药学会诊

-- 第 2-10 部分:临床药学服务　药学病例讨论

-- 第 2-11 部分:临床药学服务　治疗药物监测

-- 第 2-12 部分:临床药学服务　药学科普

-- 第 2-13 部分:临床药学服务　互联网医院药学服务

-- 第 2-14 部分:临床药学服务　围手术期药学服务

本标准是第 2-5 部分:临床药学服务　用药教育。

本标准按照 GB/T 1.1—2020 《标准化工作导则　第 1 部分:标准化文件的结构和起草规则》的规定起草。

本标准由中国医院协会提出并归口。

本标准起草单位:中国医院协会药事专业委员会,中国医学科学院北京协和医院,首都医科大学附属北京积水潭医院,四川大学华西医院,北京大学肿瘤医院,中国医科大学附属第一医院。

本标准主要起草人:甄健存,梅丹,徐斑,张艳华,姜明燕,都丽萍。

医疗机构药事管理与药学服务
第 2-5 部分：临床药学服务　用药教育

1　范围

本标准规范了医疗机构药学专业技术人员向患者提供用药教育的基本要求、服务过程、质量管理与评价改进各要素。

本标准适用于各级各类医疗机构。

2　规范性引用文件

下列文件中的内容通过文中的规范性引用而构成本文件必不可少的条款。其中，注日期的引用文件，仅该日期对应的版本适用于本文件；不注日期的引用文件，其最新版本（包括所有的修改版）适用于本文件。

卫医政发〔2011〕11 号　医疗机构药事管理规定

3　术语和定义

T/CHAS 20-1-3—2023 界定的术语和定义适用于本文件。

3.1

药学服务　pharmacy practice

由医疗机构药学专业技术人员为保障患者用药安全、优化患者治疗效果和节约治疗费用而进行的相关服务，旨在发现和解决与患者用药相关问题。

［来源：T/CHAS 20-1-3—2023，5.2］

3.2

患者用药教育　patient education

药师对患者提供合理用药指导、普及合理用药知识等药学服务的过程，以提高患者用药知识水平，提高用药依从性，降低用药错误发生率，保障医疗质量和医疗安全。

［来源：T/CHAS 20-1-3—2023，3.7］

4　关键要素

用药教育关键要素见图1。

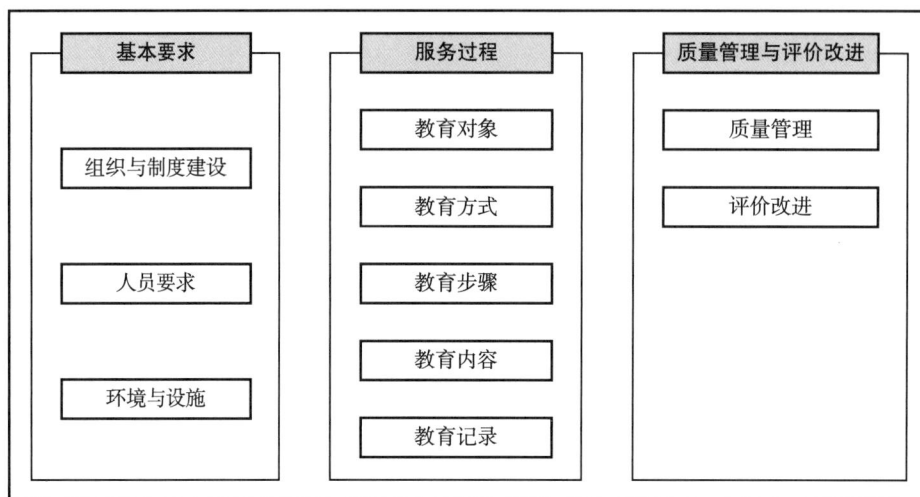

图 1　用药教育关键要素

5　要素规范

5.1　基本要求

5.1.1　组织与制度建设

5.1.1.1　用药教育应由医疗机构的药学部门负责实施并管理。

5.1.1.2　医疗机构应建立用药教育管理制度,应至少包含组织体系、资质要求、教育对象、教育流程、教育内容、质量控制、评价改进等内容。

5.1.2　人员要求

5.1.2.1　人员资质:具有药师及以上专业技术职务任职资格的人员。

5.1.2.2　药学专业知识:应熟练掌握常用药品的适应证、禁忌证、用法用量、常见和严重药品不良反应、重要的药物相互作用、药物代谢动力学与药效学知识、特殊人群用药注意事项、特殊用药装置的使用、用药期间须监测的指标和监测频率、药品的贮存和运输注意事项等。

5.1.2.3　药学信息检索技能:应熟练掌握常用医药工具书、数据库、软件、医药专业网站的检索方法。

5.1.2.4　医患沟通技巧:应具备耐心和细心、亲和力和共情力,通过倾听、观察患者非语言信息等了解患者的具体需求。

5.1.3　环境与设施

5.1.3.1　用药教育环境:宜舒适、安全、适于交流。有条件的医疗机构可提供专门的场地为患者提供隐私保护的空间。

5.1.3.2　设施与材料宜包括但不限于：

　　a）药品说明书；

　　b）特殊剂型药物或装置的演示模型；

　　c）各种形式的用药教育材料,如用药指导单、药物或疾病介绍手册；

　　d）特殊教具,可视听辅助设备；

　　e）能够检索权威数据库、中英文期刊的电子设备。

5.2　服务过程

5.2.1　教育对象

用药教育服务对象包括任何需要进行教育的患者,重点患者包括：

　　a）使用高警示药品、易发生用药错误的药品或有特殊注意事项的药品；

　　b）多重用药的患者；

　　c）老年人、妊娠期或哺乳期妇女、儿童等特殊人群。

5.2.2　教育方式

5.2.2.1　用药教育方式应包括口头教育、书面材料教育、实物演示、视频音频、宣教讲座、电话或互联网教育等。

5.2.2.2　对于发药窗口的患者,宜以语言、视频音频、用药注意事项标签、普适性用药指导单等方式实施用药教育。

5.2.2.3　当发药窗口无法满足患者用药教育需求时,应引导患者至相对独立、适于交流的环境中做详细的用约教育。

5.2.2.4　对于住院患者,应于患者床旁以口头、书面材料、实物演示、视频演示等方式进行用药教育。

5.2.2.5　对于社区患者,可采取集中宣教讲座、科普视频宣教、电话或互联网等方式进行用药教育。

5.2.3　教育步骤

5.2.3.1　对住院患者的用药教育步骤应包括：

　　a）向患者自我介绍,说明此次教育的目的和预计时间。

　　b）收集患者疾病史、用药史、文化程度等信息,根据初步掌握情况,确定用药教育的方式（口头或书面等）,充分考虑患者的特殊情况,如视力障碍、听力障碍、语言不通等。

　　c）评估患者对自身健康问题和用药情况的了解及期望、能正确使用药物的能力以及对治疗的态度。

　　d）通过开放式询问的方式,了解患者对用药目的、药物服用方法、剂量、疗程、用药注意事项、常见不良反应等的掌握程度；结合患者的现有用药知识,制订个体化用药教育方案。

　　e）采取一种或多种适合个体患者的教育方式进行用药教育,使患者充分了解药物治疗的重要性和药品的正确使用方法。

f）用药教育结束前,通过询问患者或请其复述等方式,确认患者对药物使用知识的掌握程度;根据患者的接受效果调整用药教育方式,并再次进行用药教育直至患者完全掌握。

g）如实填写用药教育记录。

5.2.3.2 对非住院患者的用药教育步骤,可参考住院患者用药教育步骤,并根据服务场所、患者实际情况等进行适当简化。

5.2.4 教育内容

5.2.4.1 对住院患者及适于可充分交流环境下的门急诊患者,用药教育内容宜包括:

a）药物(或药物装置)的通用名、商品名或其他常用名称,以及药物的分类、用途及预期效果。

b）药物剂型、给药途径、剂量、用药时间、疗程及用药注意事项。

c）药物的特殊剂型、特殊装置、特殊配制方法的给药说明,可依据患者的生活方式或环境进行相应的调整。

d）用药期间应监测的症状体征、检验指标及监测频率,解释药物可能对相关临床检验结果的干扰以及对排泄物颜色可能造成的改变。

e）可能出现的常见和严重不良反应,可采取的预防措施及发生不良反应后应采取的应急措施;发生用药错误(如漏服药物)时可能产生的结果,以及应对措施。

f）潜在的药物-药物、药物-食物/保健品、药物-疾病及药物-环境的重要相互作用或禁忌。

g）药品的适宜贮存条件,过期药或废弃装置的适当处理。

h）患者对药物和疾病的认知,提高患者的依从性。

i）饮食、运动等健康生活方式指导。

j）患者如何做好用药记录和自我监测,以及如何及时联系到医师、药师。

5.2.4.2 对特殊人群,如老年人、儿童、妊娠期与哺乳期妇女、肝肾功能不全者、多重用药患者以及认知、听力或视力受损的患者等,应根据其病理、生理特点及药物代谢动力学、药效学情况,制订个体化的用药教育方案,以减少药品不良反应,保障患者用药安全、有效。

5.2.5 教育记录

5.2.5.1 医疗机构应当建立用药教育记录并可追溯,用药教育记录书写应客观、规范、及时。

5.2.5.2 记录内容宜包括但不限于下列内容,参见附录 A。

a）应包含患者基本信息、药物治疗相关信息及用药教育相关的全部药品信息,包括药品通用名、给药方式、剂量、疗程等。

b）应包含主要的用药教育内容及依据。

c）患者对用药教育的结果是否理解并接受。

d）药师签名并标注用药教育的时间。

5.3 质量管理与评价改进

5.3.1 质量管理

5.3.1.1 医疗机构应根据用药教育管理制度制定培训方案、工作计划、标准操作规程、考核方案,并有记录。

5.3.1.2 医疗机构应持续加强药师专业技能培训,提高药师专业服务能力,保障用药教育服务质量。

5.3.2 评价改进

5.3.2.1 医疗机构应对用药教育服务的开展情况进行定期总结、分析与评价,反馈评价结果,制订改进措施,督导落实并有记录。

5.3.2.2 医疗机构应收集患者、医务人员对用药教育的意见建议,分析工作成效和存在的问题,评价工作效果,制订针对性改进措施,督导落实并有记录。

5.3.2.3 医疗机构应根据评价结果制定激励机制,促进用药教育服务的持续改进。

附　录　A

（资料性）

患者用药教育记录表

表 A.1　患者用药教育记录表

姓名		性别	□男□女	年龄		科室	
ID 号 / 病历号		联系 方式				诊断	
药物过敏史：□无□有（描述药物名称、表现、处理和预后）							
主要药物及用法用量							

药品名称	用法用量	开始用药时间	备注

用药教育主要内容	依据
	□药品说明书 □医药工具书 □指南 / 共识 □医药软件 / 数据库 □网络资源 □其他
患者用药疑问及解答	

药师签字：	患者 / 家属签字：	日期：　　年　月　日

参　考　文　献

［1］　顾维军.美国 ASHP 药房规范汇编（2010—2011 年版）［M］.北京：中国质检出版社，2012：228-231.

［2］　国家卫生健康委办公厅.国家卫生健康委办公厅关于印发医疗机构药学门诊服务规范等 5 项规范的通知（国卫办医函〔2021〕520 号）［EB/OL］.（2021-10-09）［2021-10-10］.http://www.nhc.gov.cn/yzygj/s7659/202110/f76fc77acd87458f950c86d7bc468f22.shtml.

［3］　王伟兰，朱曼，郭代红，等.临床药师开展患者用药教育的模式探讨［J］.中国药物应用与监测，2012，9（5）：275-277.

［4］　陈志东，陈燕.台湾的患者用药教育［J］.中国药师，2011，14（11）：1665-1667.

［5］　王怡，党丽娟，刘佐仁.医院门诊药房患者用药教育的实施探讨［J］.中国药房，2007，18（22）：1750-1751.

［6］　药学名称审定委员会.药学名称［M］.2 版.北京：科学出版社，2014：155.

［7］　邵志高.实用调剂学［M］.南京：东南大学出版社，2013.

［8］　梅丹，赵志刚.药历书写与药学信息［M］.北京：高等教育出版社，2016：25.

［9］　American Society of Health-System Pharmacists. ASHP guidelines on pharmacist-conducted patient education and counseling［J］. Am J Health-Syst Pharm, 1997, 54（4）：431-434.

ICS 11.020

C 07

团 体 标 准

T/CHAS 20-2-6—2021

医疗机构药事管理与药学服务

第 2-6 部分：临床药学服务　药学查房

Pharmacy administration and pharmacy practice in healthcare institutions——

Part 2-6：Pharmacy practice—Pharmaceutical ward round

2021-11-20发布　　　　　　　　　　　2022-01-01实施

中国医院协会　发　布

目　次

前　言

《医疗机构药事管理与药学服务》分为以下部分：
-- 第 1 部分　总则
-- 第 2 部分　临床药学服务
-- 第 3 部分　药学保障服务
-- 第 4 部分　药事管理

《医疗机构药事管理与药学服务　第 2 部分：临床药学服务》包括以下部分：
-- 第 2-1 部分：临床药学服务　药学门诊
-- 第 2-2 部分：临床药学服务　处方审核
-- 第 2-3 部分：临床药学服务　药物重整
-- 第 2-4 部分：临床药学服务　用药咨询
-- 第 2-5 部分：临床药学服务　用药教育
-- 第 2-6 部分：临床药学服务　药学查房
-- 第 2-7 部分：临床药学服务　药学监护
-- 第 2-8 部分：临床药学服务　居家药学服务
-- 第 2-9 部分：临床药学服务　药学会诊
-- 第 2-10 部分：临床药学服务　药学病例讨论
-- 第 2-11 部分：临床药学服务　治疗药物监测
-- 第 2-12 部分：临床药学服务　药学科普
-- 第 2-13 部分：临床药学服务　互联网医院药学服务
-- 第 2-14 部分：临床药学服务　围手术期药学服务

本标准是第 2-6 部分：临床药学服务　药学查房。

本标准按照 GB/T 1.1—2020 《标准化工作导则　第 1 部分：标准化文件的结构和起草规则》的规定起草。

本标准由中国医院协会提出并归口。

本标准起草单位：中国医院协会药事专业委员会，中日友好医院，四川大学华西医院，首都医科大学附属北京积水潭医院，福建医科大学附属第一医院，天津市第一中心医院。

本标准主要起草人：甄健存，陆进，李朋梅，徐珽，黄品芳，徐彦贵，覃旺军。

医疗机构药事管理与药学服务
第2-6部分:临床药学服务　药学查房

1　范围

本标准规范了医疗机构临床药师开展药学查房工作中的基本要求、准备过程、查房过程、质量管理与评价改进各要素。

本标准适用于各级各类医疗机构。

2　规范性引用文件

下列文件中的内容通过文中的规范性引用而构成本文件必不可少的条款。其中,注日期的引用文件,仅该日期对应的版本适用于本文件;不注日期的引用文件,其最新版本(包括所有的修改单)适用于本文件。

T/CHAS 20-2-5　医疗机构药事管理与药学服务　第2-5部分:临床药学服务　用药教育

T/CHAS 20-2-4　医疗机构药事管理与药学服务　第2-4部分:临床药学服务　用药咨询

3　术语和定义

T/CHAS 20-1-3—2023界定的术语和定义适用于本文件。

3.1

药学查房　pharmaceutical ward round
临床药师在病区内对患者开展以合理用药为目的的查房过程。
[来源:T/CHAS 20-1-3—2023,3.9]

3.2

药学问诊　pharmaceutical inquiry
临床药师通过对患者或相关人员的系统询问,全面了解患者的病史、诊断、用药史、既往药物过敏史及药物不良事件处置等药物治疗相关情况的方法。
[来源:T/CHAS 20-1-3—2023,3.10]

4 关键要素

药学查房关键要素见图1。

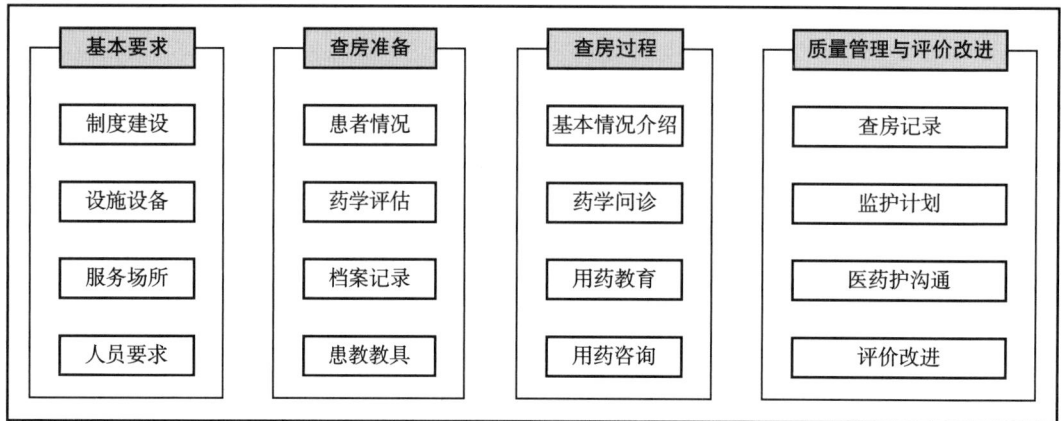

基本要求	查房准备	查房过程	质量管理与评价改进
制度建设	患者情况	基本情况介绍	查房记录
设施设备	药学评估	药学问诊	监护计划
服务场所	档案记录	用药教育	医药护沟通
人员要求	患教教具	用药咨询	评价改进

图1 药学查房关键要素

5 要素规范

5.1 基本要求

5.1.1 制度建设

5.1.1.1 医疗机构药学部门应在医院药事管理与药物治疗学委员会(组)指导下,建立临床药师药学查房制度。

5.1.1.2 医疗机构临床药师药学查房制度,应明确开展药学查房的参与人员、频次要求、主要内容、反馈方式、记录书写和质量评估等环节。

5.1.2 设施设备

5.1.2.1 药学部门应设置临床药学组(科),并配备合适的工作空间和软硬件条件。

5.1.2.2 专科临床药师应选择专业对口的临床科室,开展常规性药学查房工作。

5.1.3 服务场所

5.1.3.1 临床药师应在选定专业的临床科室开展药学查房。

5.1.3.2 临床药师宜对申请药学会诊的患者开展药学查房。

5.1.3.3 药学常规查房的开展场所应为病房床旁。

5.1.3.4 条件允许的情况下可参与或开展远程药学查房。

5.1.4 人员要求

开展药学查房的药师应符合以下条件之一:

a)经本医疗机构认定在临床药师岗位上工作的临床药师;

b)取得临床药师岗位培训证书的临床药师。

5.2 查房准备

5.2.1 患者情况

5.2.1.1 药学查房前应进行相应准备,明确药学查房的患者数量及预期的查房时间。

5.2.1.2 应获取并熟悉患者的基本情况,尤其是重点监护患者如病危、病重、病情复杂及新入院患者等,内容包括但不限于患者姓名、性别、年龄、生命体征、现病史、基础疾病、既往史、既往用药史、过敏史、家族史、个人史、婚育史、入院诊断、辅助检查结果、治疗方案及疾病进展等情况。

5.2.1.3 在熟悉患者资料过程中,对于有疑问及须着重了解的部分应做好相应记录。

5.2.2 药学评估

5.2.2.1 对新入院患者院外使用药物进行药物重整,整理患者此次入院的初始治疗方案,对使用重点药物及各专科相关重点药物的患者进行重点监护。

5.2.2.2 从药物的有效性、安全性、经济性和适宜性等方面对重点监护患者的初始治疗方案进行用药合理性分析,记录和干预不合理医嘱。用药有效性分析应包括但不限于药物适应证、用法用量、给药途径和疗程等评价;用药安全性分析包括但不限于药品不良反应预防和处置、药物相互作用评估等;用药经济性分析包括但不限于医疗保险和患者承受能力等评估;用药适宜性分析包括但不限于药品剂型与规格和重复用药等。

5.2.2.3 对在院重点监护患者的医嘱分析至少应包括在院患者的疾病进展、辅助检查结果和治疗方案调整等,特别是可能影响用药的诊断修订、实验室检查结果更新(如肝脏和肾脏功能变化等)、合并用药改变、重要医嘱增减等变化情况。

5.2.2.4 通过合理用药分析提炼出下一步药学问诊的内容、患者教育的要点及需要询问患者的问题等药学查房的思路与内容。

5.2.3 档案记录

5.2.3.1 开始查房前应根据患者情况准备患者查房记录表格(可参考附录A)。

5.2.3.2 可根据药学查房对象的疾病特征、用药情况和其他个体化需求设计表格并准备相应资料,档案记录宜信息化,有条件的情况下可被纳入电子病历管理。

5.2.4 患教教具

根据患者用药情况准备相应的患者教育教具。患教教具的类型应根据患者的文化水平、沟通能力等情况确定。

5.3 查房过程

5.3.1 基本情况介绍

5.3.1.1 对患者进行初次查房须进行简单的自我介绍,告知患者临床药师身份和临床药师在住院期间能为之提供的药学服务。

5.3.1.2 应告知患者药学查房的主要目的在于宣教与用药相关的注意事项,促进药物的合理应用。

5.3.2　药学问诊

5.3.2.1　药学问诊的主要内容包含患者整个诊疗过程中的所有疾病和药物相关信息,评估患者药物治疗的获益和风险,获取患者治疗需求,为药学监护计划的制订和实施提供基础信息和客观证据。

5.3.2.2　重点关注患者用药问题,核实患者是否按要求用药、用药后的反应、是否有不适情况、嗜好、生活方式、日常饮食习惯及现阶段服用的保健品等信息,以便有针对性地进行用药教育,指导患者正确使用治疗药物,适当调整生活方式,为患者制订药学监护计划。

5.3.2.3　对刚入院患者,药师应与患者或家属积极进行交流,询问患者此次入院治疗目的,既往所患疾病及用药情况,药物及食物过敏史,药品不良反应及处置史等基本信息。对患者既往用药,应详细询问药品名称、药品规格、给药途径、剂量、疗程、疗效等。如患者存在药物过敏史,应询问过敏药物名称、过敏症状、体征、转归等。

5.3.2.4　对诊治过程中的患者,询问患者对自身疾病、服用药物的知晓情况,是否遵医嘱用药。询问患者使用药物后的症状、体征改善情况,是否有新发症状、判断患者目前药物治疗的临床疗效。

5.3.2.5　问诊过程中注重仪表,并按照相关规范和标准,注意医院感染的防控工作。问诊时要善于发现患者的用药问题,避免诱导式提问。

5.3.3　用药教育

可按照 T/CHAS 20-2-5 要求执行。

5.3.4　用药咨询

可按照 T/CHAS 20-2-4 要求执行。

5.4　质量管理与评价改进

5.4.1　查房记录

5.4.1.1　初次查房问诊记录至少应包括入院主诉(症状及出现时间)、现病史(主诉的展开,对患者症状更完整的描述)、既往病史、既往用药史(名称、剂量、途径、方法、疗程等)、家族史、伴发疾病与用药情况、个人史(教育背景、职业、饮食习惯、烟酒嗜好等)及婚育史、药品不良反应及过敏史等。

5.4.1.2　再次查房问诊记录内容应关注患者主诉、医嘱落实情况,确认患者是否正确用药(用药教育),观察并询问患者用药后的反应,认真记录患者的问题。

5.4.1.3　应从患者年龄、病理生理情况以及用药依从性等方面入手进行入院药学评估和用药风险评估,并做记录。

5.4.2　监护计划

5.4.2.1　临床药师应根据入院药学评估结果,整理出患者用药问题,分析问题,制订药学监护计划。

5.4.2.2　药学监护计划应包括患者症状及各项检查检验指标的变化、用药依从性、不良反应的观察与判断、给药方案的变化、是否需要调整给药方案等。

5.4.2.3 给医护人员提出治疗方案的建议,并记录是否接受,以确保监护计划的执行。

5.4.3 医药护沟通

5.4.3.1 查房后应就查房过程中发现的用药问题及时与医师、护士及患者沟通。

5.4.3.2 应与医师沟通治疗方案的合理性和相应的调整方案。

5.4.3.3 应与护士沟通给药方法(如滴速)、药品贮存(如避光)和药物给药顺序等问题。

5.4.3.4 所有沟通过程应有记录,并持续跟进沟通效果和医护人员的反馈意见。

5.4.4 评价改进

5.4.4.1 应定期对药学查房服务进行评价,对药学查房服务质量进行持续改进。

5.4.4.2 药学查房服务的评价内容至少应包括仪容仪表、查房准备、查房记录、建议采纳率、临床反馈、患者满意度等方面。

5.4.4.3 对于药学查房服务中存在的共性问题,药学部门应定期进行沟通纠正,记录沟通过程和改正效果。

附　录　A

（资料性）

医疗机构药学查房记录表

表 A.1　医疗机构药学查房记录表

入院日期：				查房日期：		查房科室：		
基本情况	住院号			床号		姓名		
	年龄			体重 / 身高		性别		
主诉与诊断								
主要实验室检查结果	肾功能			肝功能		其他		
院外用药医嘱重整						用药依从性评估		
初始治疗方案	患者具体使用的药物					不合理用药干预		
药学评估	有效性							
	安全性	药品不良反应					既往史	家族史
		相互作用						
	经济性							
	适宜性							
药学问诊								
患者教育								

监护计划			
问题及患者反馈			
查房总结	依从性评价： 患者风险评估： 与医师沟通内容： 与护士沟通内容：		
再次查房	日期： 年 月 日		
修正诊断			
实验室检查结果更新	肾功能	肝功能	其他
治疗方案调整	治疗方案调整原因		
			不合理用药干预

用药分析	有效性			
	安全性	药品不良反应		药品不良反应处理
		相互作用		
	经济性			
	适宜性			

药学问诊	
患者教育	
监护计划	
问题及患者反馈	
查房总结	依从性评价： 患者风险评估： 与医师沟通内容： 与护士沟通内容：

参 考 文 献

［1］　上海市语言文字工作委员会,北京市语言文字工作委员会,江苏省语言文字工作委员会,等.GB/T 30240.7—2017　公共服务领域英文译写规范　第7部分:医疗卫生［S］.（2017-05-22）［2021-01-01］.https://std.samr.gov.cn/gb/search/gbDetailed?id=71F772D818ADD3A7E05397BE0A0AB82A.

［2］　卫生部.医院感染管理办法（卫生部令第48号）［EB/OL］.（2006-07-06）［2021-01-01］.https://www.gov.cn/ziliao/flfg/2006-07/25/content_344886.htm.

［3］　卫生部,国家中医药管理局,总后勤部卫生部.医疗机构药事管理规定（卫医政发〔2011〕11号）［EB/OL］.（2011-03-30）［2021-01-01］.https://www.gov.cn/zwgk/2011-03/30/content_1834424.htm.

［4］　卫生部.卫生部办公厅关于印发《三级综合医院评审标准实施细则（2011年版）》的通知（卫办医管发〔2011〕148号）［EB/OL］.（2011-12-23）［2021-01-01］.http://www.nhc.gov.cn/wjw/gfxwj/201304/0404f9cd71764ab29b2365e069cfbf2d.shtml.

［5］　卫生部.关于印发二、三级综合医院药学部门基本标准（试行）的通知（卫医政发〔2010〕99号）［EB/OL］.（2010-12-03）［2021-01-01］.http://www.nhc.gov.cn/yzygj/s3577/201103/ab90366a02fa4869953ad8c129f1f88d.shtml.

［6］　中国医院协会.关于进一步加强临床药师制体系建设的通知（医协会发〔2016〕30号）［EB/OL］.（2016-11-25）［2021-01-01］.https://www.cha.org.cn/site/content/12684ea215475297950c44757e123bc5.html.

［7］　卫生部.卫生部医政司关于开展临床药师制试点工作的通知（卫医疗便函〔2007〕190号）［EB/OL］.（2008-01-07）［2021-01-01］.http://www.nhc.gov.cn/wjw/gfxwj/201304/bebbea667f924fb7829eaa96082040d2.shtml.

［8］　国家卫生健康委办公厅.国家卫生健康委办公厅关于印发医疗机构药学门诊服务规范等5项规范的通知（国卫办医函〔2021〕520号）［EB/OL］.（2021-10-09）［2021-01-01］.http://www.nhc.gov.cn/yzygj/s7659/202110/f76fc77acd87458f950c86d7bc468f22.shtml.

［9］　国家卫生健康委,国家中医药管理局.关于加快药学服务高质量发展的意见（国卫医发〔2018〕45号）［EB/OL］.（2018-11-21）［2021-01-01］.https://www.gov.cn/zhengce/zhengceku/2018-12/31/content_5436829.htm.

［10］　国家卫生健康委员会.医疗质量安全核心制度要点（国卫医发〔2018〕8号）［EB/OL］.（2018-04-18）［2021-01-01］.https://www.gov.cn/xinwen/2018-04/24/content_5285473.html.

［11］　教育部高等学校药学专业教学指导委员会.临床药学实践教学指导［M］.北京:中国医药科技出版社,2016.

［12］　魏吟秋,林清江.国内外药物重整简介及临床实践［J］.中国药物滥用防治杂

志,2015,21(3):161-162.

[13] 王东晓,朱曼,郭代红,等.临床药师药学问诊模式探讨[J].中国药物应用与监测,2012,9(5):269-272.

[14] 李忠东,刘敏,张福成.临床药师开展合理用药咨询门诊的体会及意义[J].药学服务与研究,2009,9(5):329-332.

[15] 朱诗塔,杨嘉永.结合实例探讨药学思维在药学查房中的作用[J].中国临床药学杂志,2014,23(3):180-182.

[16] 药学名词审定委员会.药学名词[M].2版.北京:科学出版社,2014.

ICS 11.020
C 07

团 体 标 准

T/CHAS 20-2-7—2021

医疗机构药事管理与药学服务

第 2-7 部分：临床药学服务 药学监护

Pharmacy administration and pharmacy practice in healthcare institutions——

Part 2-7：Pharmacy practice—Medication monitoring

2021-11-20 发布 2022-01-01 实施

中国医院协会 发 布

目　次

前　言

《医疗机构药事管理与药学服务》分为以下部分：

-- 第 1 部分　总则

-- 第 2 部分　临床药学服务

-- 第 3 部分　药学保障服务

-- 第 4 部分　药事管理

《医疗机构药事管理与药学服务　第 2 部分：临床药学服务》包括以下部分：

-- 第 2-1 部分：临床药学服务　药学门诊

-- 第 2-2 部分：临床药学服务　处方审核

-- 第 2-3 部分：临床药学服务　药物重整

-- 第 2-4 部分：临床药学服务　用药咨询

-- 第 2-5 部分：临床药学服务　用药教育

-- 第 2-6 部分：临床药学服务　药学查房

-- 第 2-7 部分：临床药学服务　药学监护

-- 第 2-8 部分：临床药学服务　居家药学服务

-- 第 2-9 部分：临床药学服务　药学会诊

-- 第 2-10 部分：临床药学服务　药学病例讨论

-- 第 2-11 部分：临床药学服务　治疗药物监测

-- 第 2-12 部分：临床药学服务　药学科普

-- 第 2-13 部分：临床药学服务　互联网医院药学服务

-- 第 2-14 部分：临床药学服务　围手术期药学服务

本标准是第 2-7 部分：临床药学服务　药学监护。

本标准按照 GB/T 1.1—2020 《标准化工作导则　第 1 部分：标准化文件的结构和起草规则》的规定起草。

本标准由中国医院协会提出并归口。

本标准起草单位：中国医院协会药事专业委员会，首都医科大学附属北京友谊医院，首都医科大学附属北京积水潭医院，天津市第一中心医院，四川大学华西医院，新疆维吾尔自治区人民医院。

本标准主要起草人：甄健存，沈素，徐彦贵，徐珽，于鲁海，侯文婧。

医疗机构药事管理与药学服务
第2-7部分:临床药学服务　药学监护

1　范围

本标准规范了医疗机构临床药学服务相关的药学监护工作,明确了基本要求、服务过程、质量管理与评价改进关键要素。

本标准适用于各级各类医疗机构开展药学监护工作及其质量安全的管理与评价。

2　规范性引用文件

下列文件中的内容通过文中的规范性引用而构成本文件必不可少的条款。其中,注日期的引用文件,仅该日期对应的版本适用于本文件;不注日期的引用文件,其最新版本(包括所有的修改单)适用于本文件。

T/CHAS 10-2-7—2019　中国医院质量安全管理　第2-12部分:患者服务　临床用药

国卫办医发〔2018〕14号　医疗机构处方审核规范

卫医政发〔2011〕11号　医疗机构药事管理规定

3　术语和定义

T/CHAS 20-1-3—2023界定的术语和定义适用于本文件。

3.1

药学监护　medication monitoring

药师应用药学专业知识为住院患者提供直接的、与药物使用相关的药学服务,以提高药物治疗的安全性、有效性与经济性。

［来源:T/CHAS 20-1-3—2023,3.11］

4　关键要素

药学监护关键要素见图1。

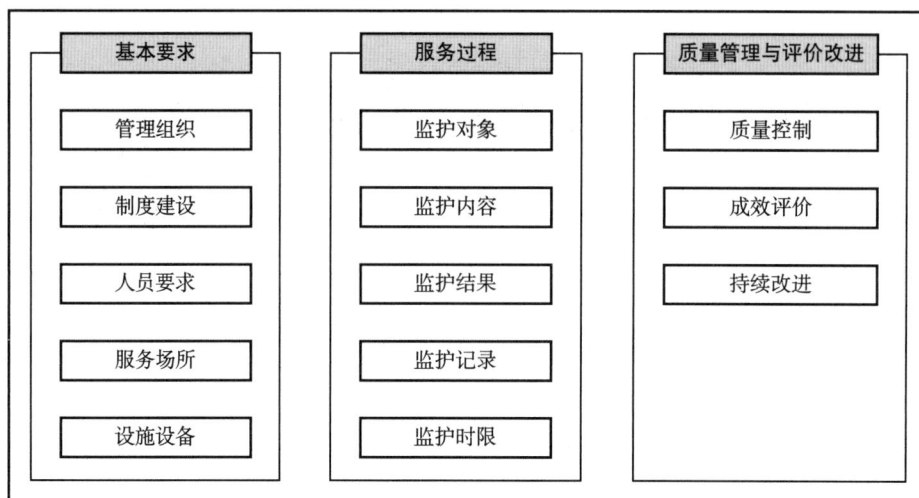

图 1　药学监护关键要素

5　要素规范

5.1　基本要求

5.1.1　管理组织

医疗机构应在医院药事管理与药物治疗学委员会（组）指导下，由药学部门负责药学监护工作的组织、实施、考核和评价等管理工作。

5.1.2　制度建设

医疗机构应制定本机构的药学监护管理制度，至少应包括管理组织、制度建设、人员要求、服务场所、设施设备、工作流程细则、质量控制方案及持续改进措施等。

5.1.3　人员要求

医疗机构从事药学监护工作的药学人员应符合以下条件之一：

a）经本医疗机构认定在临床药师岗位上工作的临床药师；

b）取得临床药师岗位培训证书的临床药师。

5.1.4　服务场所

住院患者药学监护应在患者所在病区及药师办公室完成。

5.1.5　设施设备

5.1.5.1　医疗机构应配备可查阅患者医疗信息的电脑，能够检索药学信息的可连接互联网的电脑或其他电子设备。

5.1.5.2　医疗机构应授予从事药学监护工作的药师查阅患者用药相关医疗信息的权限。

5.1.5.3　医疗机构可根据本机构具体情况，引进相关信息系统，辅助药师开展药学监护工作。

5.1.5.4　医疗机构可根据本机构具体情况，授予临床药师在病历系统中记录药物治疗监护的权限,以保证监护过程可追溯。

5.2 服务过程

5.2.1 监护对象

药学监护的服务对象为住院患者,药师可根据患者的病理生理状态、疾病特点、用药情况和特殊治疗情况,重点服务下列患者:

a) 病理生理状态:存在脏器功能损害、儿童、老年人、存在合并症的患者、妊娠期及哺乳期患者;

b) 疾病特点:重症感染、高血压危象、急性心力衰竭、急性心肌梗死、哮喘持续状态、癫痫持续状态、甲状腺危象、酮症酸中毒、凝血功能障碍、出现临床检验危急值、慢性心力衰竭、慢性阻塞性肺疾病、药物中毒患者等,既往有药物过敏史、上消化道出血史或癫痫史等患者;

c) 用药情况:应用治疗窗窄的药物、抗感染药物、抗肿瘤药物、免疫抑制剂、血液制品等,接受溶栓治疗,有基础病的患者围手术期用药,血药浓度监测值异常,出现严重药品不良反应,联合应用有明确相互作用的药物,联合用药 5 种及以上,接受静脉泵入给药、鼻饲或首次接受特殊剂型药物治疗;

d) 特殊治疗情况:接受血液透析、血液滤过、血浆置换、体外膜肺氧合的患者。

5.2.2 监护内容

5.2.2.1 用药方案合理性的评估:包括药物的适应证、禁忌证、用法用量、配伍禁忌、相互作用、用药疗程等;针对不合理的药物治疗方案,药师应给出专业性的调整意见并及时将具体建议、参考依据向医师/护士反馈。对丁共性问题,药学部门应定期与临床科室进行沟通纠正,记录沟通过程和改正效果。

5.2.2.2 用药方案疗效监护:判断药物治疗的效果,若疗效不佳或无效,药师应协助医师分析原因并讨论,重新调整药物治疗方案。

5.2.2.3 药品不良反应监护:对可能发生的药品不良反应进行预防和监测,及时发现、判断并予以处置。

5.2.2.4 药物治疗过程监护:关注用药方案的正确实施,包括输液治疗的安全性监护和首次使用特殊剂型药物的用药指导。

5.2.2.5 患者依从性监护:对患者执行治疗方案的情况进行监护;对患者出院带药进行用药指导。

5.2.2.6 药师应对药物基因检测、治疗药物监测等结果进行解读,并根据结果实施药学监护。

5.2.3 监护结果

5.2.3.1 药师应重视药学监护的工作成效,即通过与医生、护士、患者或家属沟通诊疗问题、药物治疗方案与治疗目标,达到优化给药方案、确保药品正确使用、降低用药差错或避免药品不良事件的目的。

5.2.3.2　药师应主动获知医生、护士、患者或家属对用药建议的采纳情况、接受程度及反馈意见。

5.2.4　监护记录

5.2.4.1　药师应书写药学监护记录表,如实记录患者药学监护情况,内容至少应包括监护日期、患者基本信息、患者基本生命体征及重要化验结果、药学监护计划制订及执行情况、药物治疗方案调整、药师干预内容等。可参考附录 A,亦可根据药学监护对象的疾病特征、用药情况和其他个体化需求设计表格。

5.2.4.2　文档记录应清晰、简明、尊重并保护患者隐私。

5.2.4.3　针对不适宜的药物治疗,药师应及时将具体建议、参考依据和医师 / 护士反馈结果进行记录。

5.2.4.4　医疗机构应按照相关规定妥善保存患者的药学监护记录表,保护患者个人隐私,防止患者信息泄露。

5.2.5　监护时限

5.2.5.1　住院患者药学监护应贯穿于患者药物治疗的全过程,从确认患者为监护对象开始,至治疗目标完成、转科或出院为止。

5.2.5.2　如患者有转科,再次转回病区后,应重新评估是否将其列为药学监护对象。

5.3　质量管理与评价改进

5.3.1　质量控制

5.3.1.1　医疗机构应根据住院患者药学监护管理制度制定符合实际的考核内容和标准,组织人员定期对药学监护工作进行考核并记录考核结果。内容应包括:药师实施药学监护的患者范围和数量、监护要点,用药建议内容,药品不良反应处置过程及上报情况,针对患者用药依从性的措施等。

5.3.1.2　医疗机构应对患者风险点进行防控:

　　a）对于高危患者（如病情危重、联合使用多种药或沟通困难的患者等）,药师应加强监护;

　　b）当患者病情恶化时,药学监护的措施应做相应调整;

　　c）药师应提供准确的药学知识或信息;

　　d）药师应与医师、护士、患者及家属进行良好、有效沟通。

5.3.2　成效评价

医疗机构应定期对住院患者药学监护质量开展监测与评价,可根据实际需要,开展有效性评价（治愈率、疾病复发率、平均住院日、再住院率、细菌耐药率等）、安全性评价（药品不良事件 / 不良反应发生率等）、患者用药依从性评价等方面的分析。

5.3.3　持续改进

5.3.3.1　药师应接受持续的在职培训和其他形式的教育和培训,以保持或提高其专业技能和知识水平,以及记录文档的能力和沟通能力。

5.3.3.2 医疗机构应以患者为中心,不断完善药学监护相关的规章制度。

5.3.3.3 遇有投诉时,应调查事件发生的始末,按照相关制度予以处理,并提出改进措施。

5.3.3.4 医疗机构可根据实际情况尽量完善软硬件条件,药师应不断提高运用信息化技术技能水平,以提高或优化工作效率。

5.3.3.5 针对检查或监护评价过程中发现的问题,必要时应及时修订相关操作规程。

附 录 A

（资料性）

住院患者药学监护记录表

表 A.1 住院患者药学监护记录表

姓名	性别	年龄	住院号	不良生活习惯
身高（cm）	体重（kg）	体重指数	住院时间	过敏史

病例特点（监护对象选择依据：病理生理状态、疾病特点、用药情况、特殊治疗情况或其他）
主诉： 现病史：
既往史： 既往用药史： 个人史： 家族史：
药物不良反应及处置史
入院诊断：

药学监护经过［主诉、查体、辅助检查、诊疗方案调整、药学监护（包括疗效、药品不良反应、治疗过程、依从性）］
出院患者用药指导
用药方案合理性评估
药师建议（相关问题、建议内容及参考依据、医护采纳情况、患者接受程度）
药学监护结束 原因：　　□ 治疗目标完成　　□ 转科或出院　　　　　　　日期： 　　　　　　　　　　　　　　　　　　　　　　　　　　　药师签字：

参 考 文 献

［1］ 国家卫生健康委,国家中医药管理局.关于加快药学服务高质量发展的意见(国卫医发〔2018〕45号)［EB/OL］.(2018-11-21)［2021-01-01］.https://www.gov.cn/zhengce/zhengceku/2018-12/31/content_5436829.html.

［2］ 中国医院协会.关于进一步加强临床药师制体系建设的通知(医协会发〔2016〕30号)［EB/OL］.(2016-11-25)［2021-01-01］.https://www.cha.org.cn/site/content/12684ea215475297950c44757e123bc5.html.

［3］ 国家卫生健康委办公厅.国家卫生健康委办公厅关于印发医疗机构药学门诊服务规范等5项规范的通知(国卫办医函〔2021〕520号)［EB/OL］.(2021-10-09)［2021-10-10］.http://www.nhc.gov.cn/yzygj/s7659/202110/f76fc77acd87458f950c86d7bc468f22.shtml.

［4］ 卫生部.卫生部办公厅关于印发《三级综合医院评审标准实施细则(2011年版)》的通知(卫办医管发〔2011〕148号)［EB/OL］.(2011-12-23)［2021-01-01］.http://www.nhc.gov.cn/wjw/gfxwj/201304/0404f9cd71764ab29b2365e069cfbf2d.shtml.

［5］ 中国药师协会.药师药学服务胜任力评价标准(试行)［J］.中国合理用药探索,2017,14(9):1-2.

［6］ 王育琴,李玉珍,甄建存.医院药师基本技能与实践［M］.北京:人民卫生出版社,2013:205-217.

［7］ 卜一珊,徐彦贵,陈凡,等.分级药学监护制定与实施的探讨［J］.中国医院药学杂志,2015,35(24):2163-2165.

［8］ 康震,金有豫,朱珠,等.药学监护实践方法:以患者为中心的药物治疗管理服务［M］.3版.北京:化学工业出版社,2016:30-53.

［9］ 秦静静,杜书章,阚全程,等.医院药师服务质量评价指标的研究［J］.医药论坛杂志,2017,38(12):19-21.

［10］ 曾繁典.临床药学与药学服务的核心价值与实践［J］.医药导报,2016,35(1):1-3.

［11］ 谢秋芬,向倩,周颖,等.欧洲临床药学发展回顾及质量评估体系分析［J］.中国药学杂志,2015,50(9):824-828.

［12］ 庄涛,徐晓媛.药学服务的经济学评价方法［J］.中国药房,2018,29(2):279-283.

［13］ 国际药学联合会医院药学工作组.医院药学未来发展的巴塞尔共识修订版［J］.中国药学杂志,2016,51(1):74-76.

［14］ FARRIS K B, KIRKING D M. Assessing the quality of pharmaceutical care I: one perspective quality［J］. Ann Pharmacother, 1993, 27(1): 68-73.

［15］ FARRIS K B, KIRKING D M. Assessing the quality of pharmaceutical care Ⅱ:

application of concepts of quality assessment from medical care [J]. Ann Pharmacother, 1993, 27 (2): 215-223.

[16]　ZIERLER BROWN S, BROWN T R, CHEN D, et al. Clinical documentation for patient care: models, concepts, and liability considerations for pharmacists [J]. Am J Health Syst Pharm, 2007, 64 (17): 1851-1858.

[17]　American Society of Hospital Pharmacists. ASHP Guidelines: minimum standard for pharmacies in hospitals [J]. Am J Health Syst Pharm, 2013, 70 (18): 1619-1630.

ICS 11.020

C 07

团 体 标 准

T/CHAS 20-2-8—2021

医疗机构药事管理与药学服务

第 2-8 部分：临床药学服务　居家药学服务

Pharmacy administration and pharmacy practice in healthcare institutions——

Part 2-8：Pharmacy practice—Home care pharmacy practice

2021-11-20 发布　　　　　　　　　　　2022-01-01 实施

中国医院协会　发　布

目　次

前 言

《医疗机构药事管理与药学服务》分为以下部分:

-- 第 1 部分 总则

-- 第 2 部分 临床药学服务

-- 第 3 部分 药学保障服务

-- 第 4 部分 药事管理

《医疗机构药事管理与药学服务 第 2 部分:临床药学服务》包括以下部分:

-- 第 2-1 部分:临床药学服务 药学门诊

-- 第 2-2 部分:临床药学服务 处方审核

-- 第 2-3 部分:临床药学服务 药物重整

-- 第 2-4 部分:临床药学服务 用药咨询

-- 第 2-5 部分:临床药学服务 用药教育

-- 第 2-6 部分:临床药学服务 药学查房

-- 第 2-7 部分:临床药学服务 药学监护

-- 第 2-8 部分:临床药学服务 居家药学服务

-- 第 2-9 部分:临床药学服务 药学会诊

-- 第 2-10 部分:临床药学服务 药学病例讨论

-- 第 2-11 部分:临床药学服务 治疗药物监测

-- 第 2-12 部分:临床药学服务 药学科普

-- 第 2-13 部分:临床药学服务 互联网医院药学服务

-- 第 2-14 部分:临床药学服务 围手术期药学服务

本标准是第 2-8 部分:临床药学服务 居家药学服务。

本标准按照 GB/T 1.1—2020 《标准化工作导则 第 1 部分:标准化文件的结构和起草规则》的规定起草。

本标准由中国医院协会提出并归口。

本标准起草单位:中国医院协会药事专业委员会,海军军医大学第一附属医院 / 上海长海医院,首都医科大学附属北京积水潭医院,重庆医科大学附属第一医院,浙江大学医学院附属第一医院,四川大学华西药学院。

本标准主要起草人:甄健存,高申,王卓,邱峰,卢晓阳,蒋学华,丁楠。

医疗机构药事管理与药学服务
第 2-8 部分:临床药学服务　居家药学服务

1 范围

本标准规范了医疗机构药师提供居家药学服务工作的基本要求、服务过程、质量管理与评价改进各要素。

本标准适用于基层医疗卫生机构,其他医疗机构参照执行。

2 规范性引用文件

下列文件中的内容通过文中的规范性引用而构成本文件必不可少的条款。其中,注日期的引用文件,仅该日期对应的版本适用于本文件;不注日期的引用文件,其最新版本(包括所有的修改单)适用于本文件。

卫医政发〔2011〕11 号　医疗机构药事管理规定

T/CHAS 20-2-5　医疗机构药事管理与药学服务　第 2-5 部分:临床药学服务　用药教育

3 术语和定义

T/CHAS 20-1-3—2023 界定的术语和定义适用于本文件。

3.1

居家药学服务 home care pharmacy practice

药师为居家药物治疗患者上门提供普及健康知识,开展用药评估和用药教育,指导贮存和使用药品,进行家庭药箱管理,提高患者用药依从性等个体化、全程、连续的药学服务。

[来源:T/CHAS 20-1-3—2023,3.12]

4 关键要素

居家药学服务关键要素见图 1。

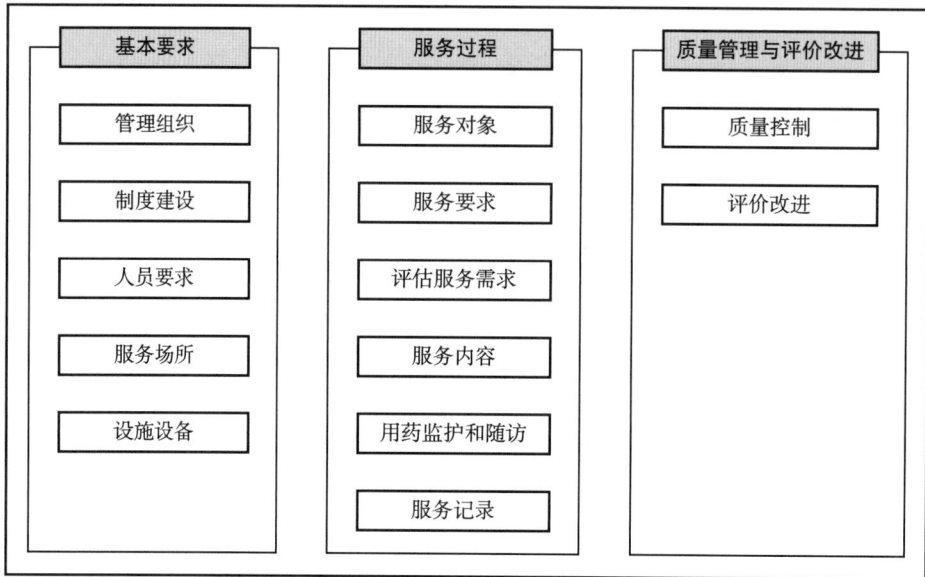

图 1　居家药学服务关键要素

5　要素规范

5.1　基本要求

5.1.1　管理组织

基层医疗卫生机构居家药学服务应当纳入本机构家庭医生签约服务管理,并在家庭医生签约服务协议中明确药学服务内容,由药学部门负责。

5.1.2　制度建设

5.1.2.1　基层医疗卫生机构开展居家药学服务应建立药师参与居家药学服务管理制度。

5.1.2.2　居家药学服务管理制度至少应包括从事居家药学服务药师的人员资质,居家药学服务的工作流程、服务场所、药师着装、工作纪律,居家药学服务档案内容及记录格式,药师在团队服务中的权利和责任,用药干预的流程及药师执业行为等情形。

5.1.2.3　药师在服务过程中应遵守职业道德,遵循合法、依规、正当、必要的原则,使用居家患者诊疗及用药信息,不得出售或擅自向他人或其他机构提供居家患者诊疗及用药信息。

5.1.2.4　居家药学服务可参考的依据包括:药品说明书、国家药品管理相关法律法规和规范性文件、国家处方集、临床诊疗规范和指南、临床路径和健康教育与健康促进指南及建议教材等。

5.1.3　人员要求

基层医疗卫生机构从事居家药学服务工作的药师应当纳入家庭医生签约团队管理,具有药师及以上专业技术职务任职资格,并具有 2 年及以上医疗机构药学服务工作经验。

5.1.4 服务场所

提供居家药学服务的场所通常为基层医疗卫生机构内开展药学服务的适宜场所,必要时亦包括入户提供服务的居家患者住所。

5.1.5 设施设备

5.1.5.1 基层医疗卫生机构应为居家药学服务工作的开展配备必要的条件,如:服务设备、药学信息软件、参考书籍、防护用品等。

5.1.5.2 基层医疗卫生机构应依据药学服务需求配备分药盒、药物教具(如胰岛素笔、吸入制剂装置等模型)、测量仪器(如血糖仪、血压计、体重秤、峰流速仪等器具)、慢性病管理记录表格等物品。

5.1.5.3 基层医疗卫生机构宜为居家药学服务工作的开展提供信息系统支撑,以建立居家患者用药档案,记录、归纳药物治疗相关问题,保证全程可追溯。

5.1.5.4 基层医疗卫生机构应制定信息系统相关的安全保密措施,保护患者隐私,防止患者信息泄露。

5.2 服务过程

5.2.1 服务对象

居家药学服务的对象通常为与家庭医生团队签约的居家患者。居家患者主要为慢性病患者、反复就诊患者、合并用药种类多的患者、特殊人群患者等。

5.2.2 服务要求

5.2.2.1 提供居家药学服务的基层医疗卫生机构应在药师提供居家药学服务前对人员进行培训、资质审核,合格后授权药师参与居家药学服务工作。

5.2.2.2 药师在向居家患者提供居家药学服务之前应该与居民签订服务协议(亦可在居民与家庭医生签订的协议中包含药学服务内容),授予药师查看居家患者医疗记录,为居家患者提供药学服务的权利。

5.2.2.3 基层医疗卫生机构从事居家药学服务的药师,应积极参与家庭医生服务团队工作,与服务团队中的家庭医生、社区护士及公共卫生医师等人员相互配合,为居家患者提供居家药学服务。

5.2.2.4 基层医疗卫生机构和居家药学服务药师应加强风险防范意识并采取相应措施。于患者住所提供服务时,应实行双人登门制。

5.2.2.5 药师于基层医疗卫生机构或患者住所提供服务时,应着工作服、佩戴胸牌、按预约时间提供服务。

5.2.3 评估服务需求

5.2.3.1 基层医疗卫生机构的居家药学服务药师可以与家庭医生团队一起评估居家患者药物治疗需求,也可以独立评估居家患者药物治疗需求。

5.2.3.2 药师评估居家患者药物治疗需求包括但不限于以下内容:居家患者性别、年龄、患病种数、身体状况（包括体重指数、意识情况及是否具备完整吞咽药物的能力）、过敏史、药品不良反应史、全年就诊次数、药物使用种类数、用药依从情况、使用的药品中是否含有须使用特殊给药途径和特殊给药方式的药品和 / 或高警示药品、最近是否有较大用药调整（如出院刚回到家中等情形）、家中是否余药较多并存在过期用药风险、居家患者所需药物是否易得、是否遵从医嘱按时服药等。

5.2.3.3 药师依据评估结果，与居家患者共同制订居家药学服务计划。

药师与居家患者约定执行服务计划的首次服务时间、地点。药师依据服务计划，提前准备可能需要的工具。

5.2.4 服务内容

5.2.4.1 按照预先制订的计划为居家患者提供服务，服务内容至少包括但不限于以下方面：

   a）用药清单的整理和制作：对于反复就诊患者，以及合并用药种数多的患者，药师可协助居家患者整理和制作目前用药清单。

   b）用药咨询：当居家患者对自己服用的药物有疑问或者担忧时，药师宜提供用药咨询服务。

   c）用药教育：药师应当了解居家患者的用药依从性，进行药物的使用目的、用法用量、注意事项等教育。可参照 T/CHAS 20-2-5 执行。

   d）科普宣教：药师为居家患者进行科普宣教，选择个性化的宣教方式，使用通俗易懂的语言将正确的用药信息传播给患者，指导患者用药安全、有效、经济和适宜。

   e）清理家庭药箱：药师可指导有需要的居家患者清理家庭药箱，关注家中药品的有效期、性状和储存条件等，对居家患者进行药品整理、分类存放、过期或变质药品清理提供服务指导建议。

   f）药品不良事件筛查：药师对居家患者所用药品的常见不良反应可进行询问和筛查，核实患者实际用药情况。

   g）药物相互作用筛查：药师通过对居家患者所用药物的整理，判断是否存在药物相互作用。

   h）用药依从性的调查及提高：药师可通过面谈、电话、网络等方式了解居家患者的用药依从性，并采用合适的方式提高患者用药依从性。

5.2.4.2 药师提供服务后，应请患者复述药师建议的内容，确保患者能够准确理解。

5.2.4.3 药师应对主要服务内容进行记录、填写访视表，鼓励药师在访视前将居家患者基本情况、访视目的等部分项目在访视前填好，相关记录表格可参照附录 A。

5.2.4.4 药师在服务完成后应邀请服务对象或监护人对服务完成情况进行确认签字。

5.2.4.5 若药师协助居家患者进行了用药清单的整理和制作，则应将整理好的用药清单原件或副本给予患者参照执行和保存。

5.2.4.6 药师与家庭医生讨论处方药调整方案并告知患者。

a）若访视中发现居家患者存在药物治疗问题,药师应及时与家庭医生沟通,由家庭医生确定是否需要调整药物治疗方案。

b）药师应与家庭医生沟通,确定由谁、以何种方式告知患者处方调整内容。

c）药师与家庭医生沟通药物治疗问题、处方调整建议及家庭医生的反馈情况等应记录于居家药学服务内容记录表,相关记录表格可参照附录 A。

5.2.5 用药监护和随访

5.2.5.1 药师应与家庭医生共同制订药物治疗问题的后续监护指标和随访频率。

5.2.5.2 若访视中发现居家患者存在药物治疗问题,应在访视时或访视后尽快与居家患者约定复诊时间,复诊时间视药物治疗问题的严重程度而定。若发现难以解决的药物治疗问题,药师应建议家庭医生将居家患者转诊到相关科室或医疗机构。

5.2.5.3 若访视中未发现居家患者存在药物治疗问题,药师宜与家庭医生商讨随访的必要性和可行性,宜与居家患者商定定期访视的时间。

5.2.6 服务记录

5.2.6.1 药师提供居家药学服务后,应记录服务内容,填写访视表;涉及用药方案调整的,最终用药方案由家庭医生确认并签字,具体可参考附录 A。若药师对居家患者进行了用药清单的整理和制作,应当将整理后的用药清单原件或副本提供给患者参照执行。相关记录表格可参考附录 B。

5.2.6.2 记录文书既是药师工作量的体现,也是医疗服务质量的保证。基层医疗卫生机构应保证居家药学服务内容在内的全过程可以追溯。

5.3 质量控制与评价改进

5.3.1 质量控制

5.3.1.1 基层医疗卫生机构应随时收集服务质量相关事件信息,分析不良事件原因,提出整改措施,对过程或管理进行调整完善,避免服务质量相关事件再发生。

5.3.1.2 药师应整理汇总服务记录,并在保证居家患者隐私权的情况下,开展行业内经验交流,促进服务质量提高。

5.3.1.3 基层医疗卫生机构应当将居家药学服务纳入本机构医疗质量管理与控制体系,严格进行质量管理,确保医疗质量和医疗安全。

5.3.2 评价改进

5.3.2.1 居家药学服务评价主体包括自我评价、服务对象评价、区/县级以上卫生行政主管部门和第三方评价。

5.3.2.2 评价依据包括:依据国家相关法律法规以及相关的国家、行业和地方标准、规范,对药师服务质量开展回访调查和检查考核,形式包括定期或不定期的现场、上门、电话、信件和网络检查等。

5.3.2.3 评价指标至少包括已完成评估的患者人次、具体开展服务的患者人次、服务项目数量、解决药物治疗问题的人次、避免患者不适当用药的人次、医师对药学服务意见采纳率,还宜包括:居家患者生活质量评估、居家患者满意度、居家患者用药档案的合格率、居家患者失约率和有效投诉结案率等。

5.3.2.4　基层医疗卫生机构应当及时总结评估居家药学服务的开展情况,针对发现问题提出解决措施,并跟踪实施和持续改进。

附 录 A

（资料性）

居家药学访视表

表 A.1 居家药学访视表

基层医疗卫生机构：　　　　　　　　　　记录人：　　　　　　　　记录日期：

姓名		性别		出生年月		医保卡号/身份证号	
家庭住址						联系方式	
合并疾病	□高血压□糖尿病□慢性阻塞性肺疾病□冠心病□恶性肿瘤 □脑卒中□哮喘□慢性肾脏病□慢性皮炎□其他：						
过敏史							

服务主要内容（药师可根据实际情况，补充每项工作的要点）	□用药清单的整理和制作				

	药品通用名/商品名/规格/剂型	适应证	医嘱剂量/用法/起止日期	实际剂量/用法/起止日期	开具医嘱的医疗机构/科别/医师

□用药咨询

□用药教育

□科普宣教

□整理家庭药箱

□药品不良反应筛查

□药物相互作用筛查

□依从性评估及干预

□随访上次访视问题

□用药方案调整建议

药物治疗问题描述	问题分类（适应证/有效性/安全性/依从性）	药师建议内容	家庭医生反馈意见	处方是否调整

□其他：

药师签名：　　　　　　家庭医生签名：　　　　　　居家患者或家属签名：

附 录 B

（资料性）

居家药学服务内容记录表

表 B.1 居家药学服务内容记录表

医疗机构： 记录人： 记录时间：

患者姓名		医保卡号/身份证号		访视时间	
□ 居家患者用药清单的整理和制作					
药品通用名/商品名/规格/剂型	适应证	医嘱剂量/用法/起止日期	实际剂量/用法/起止日期	开具医嘱的医疗机构/科别/医师	
□ 与医师交流药物治疗问题					
药物治疗问题描述	问题分类（适应证/有效性/安全性/依从性）	药师建议内容	医师反馈	是否对居家患者处方进行调整	
□ 药物咨询	咨询要点		答复内容		
□ 用药教育	教育要点				
□ 科普宣教	宣教要点				
□ 清理药箱	存在问题		处理方法		
□ 药品不良事件筛查	存在问题		处理方法		
□ 药物相互作用筛查	存在问题		处理方法		
□ 依从性干预	干预要点				
□ 其他					
□ 随访评估					
随访项目	治疗前基线	第一次随访	第二次随访	……	
症状体征					
实验室检查指标					
新的药物治疗问题	□无 □有，（填写内容）	□无 □有，（填写内容）	□无 □有，（填写内容）		
本次服务日期					
下次预约日期					

参 考 文 献

［1］ 国家卫生计生委,国家中医药管理局.关于印发进一步改善医疗服务行动计划（2018—2020 年）的通知（国卫医发〔2017〕73 号）〔EB/OL〕.（2018-01-04）〔2021-01-01〕.http：//www.nhc.gov.cn/yzygj/s3594q/201801/9df87fced4da47b0a9f8e1ce9fbc7520.shtml.

［2］ 国家卫生健康委办公厅,国家中医药管理局办公室.关于印发 2019 年深入落实进一步改善医疗服务行动计划重点工作方案的通知（国卫办医函〔2019〕265 号）〔EB/OL〕.（2018-01-04）〔2021-01-01〕.https：//www.gov.cn/zhengce/zhengceku/2019-10/08/content_5436973.htm.

［3］ 国家卫生健康委办公厅.国家卫生健康委办公厅关于印发医疗机构药学门诊服务规范等 5 项规范的通知（国卫办医函〔2021〕520 号）〔EB/OL〕.（2021-10-09）〔2021-10-10〕.http：//www.nhc.gov.cn/yzygj/s7659/202110/f76fc77acd87458f950c86d7bc468f22.shtml.

［4］ 吴晓玲,赵志刚,于国超.家庭药师服务标准与路径专家共识〔J〕.临床药物治疗杂志,2018,16（7）：1-6.

［5］ 吴晓玲,谢奕丹,邱宇翔,等.家庭药师制度的构建与实践探索〔J〕.今日药学,2018,28（5）：340-343.

［6］ 谭延辉,蔡富雄,王建赢,等.漫谈台湾社区药师执行判断性服务的临床效益〔J〕.台湾临床药学杂志,2016,24（1）：59-72.

［7］ National Association of Boards of Pharmacy. Model state pharmacy act and model rules of the National Association of Boards of Pharmacy〔EB/OL〕.〔2020-06-30〕. https：//nabp.pharmacy/publications-reports/resource-documents/model-pharmacy-act-rules/.

ICS 11.020
C 07

团 体 标 准

T/CHAS 20-2-9—2022

医疗机构药事管理与药学服务

第 2-9 部分：临床药学服务　药学会诊

Pharmacy administration and pharmacy practice in healthcare institutions——

Part 2-9：Pharmacy practice—Pharmaceutical consults

2022-11-26 发布　　　　　　　　　　　　　2022-12-01 实施

中国医院协会　发　布

目　次

前　言

《医疗机构药事管理与药学服务》分为以下部分:

-- 第 1 部分　总则

-- 第 2 部分　临床药学服务

-- 第 3 部分　药学保障服务

-- 第 4 部分　药事管理

《医疗机构药事管理与药学服务　第 2 部分:临床药学服务》包括以下部分:

-- 第 2-1 部分:临床药学服务　药学门诊

-- 第 2-2 部分:临床药学服务　处方审核

-- 第 2-3 部分:临床药学服务　药物重整

-- 第 2-4 部分:临床药学服务　用药咨询

-- 第 2-5 部分:临床药学服务　用药教育

-- 第 2-6 部分:临床药学服务　药学查房

-- 第 2-7 部分:临床药学服务　药学监护

-- 第 2-8 部分:临床药学服务　居家药学服务

-- 第 2-9 部分:临床药学服务　药学会诊

-- 第 2-10 部分:临床药学服务　药学病例讨论

-- 第 2-11 部分:临床药学服务　治疗药物监测

-- 第 2-12 部分:临床药学服务　药学科普

-- 第 2-13 部分:临床药学服务　互联网医院药学服务

-- 第 2-14 部分:临床药学服务　围手术期药学服务

本标准是第 2-9 部分:临床药学服务　药学会诊。

本标准按照 GB/T 1.1—2020 《标准化工作导则　第 1 部分:标准化文件的结构和起草规则》的规定起草。

本标准由中国医院协会提出并归口。

本标准起草单位:中国医院协会药事专业委员会,陆军军医大学第一附属医院,首都医科大学附属北京积水潭医院,海军军医大学第一附属医院 / 上海长海医院,天津市第一中心医院,中日友好医院,中国医院协会医院标准化专业委员会,中国人民解放军总医院。

本标准主要起草人:甄健存,枉前,夏培元,王卓,高申,徐彦贵,陆进,刘丽华,冯丹,刘月辉。

医疗机构药事管理与药学服务
第 2-9 部分:临床药学服务　药学会诊

1　范围

本标准规范了医疗机构提供药学会诊的基本要求、服务过程、质量管理与评价改进各要素。

本标准适用于三级及以上医疗机构。

2　规范性引用文件

下列文件对于本标准分册的应用是必不可少的。凡是注日期的引用文件,仅注日期的版本适用于本标准分册。凡是不注日期的引用文件,其最新版本(包括所有的修改单)适用于本标准分册。

卫医政发〔2011〕11 号　医疗机构药事管理规定

3　术语与定义

T/CHAS 20-1-3—2023 界定的术语和定义适用于本文件。

3.1

药学会诊　pharmaceutical consults
药师应临床科室或医务部门的邀请,出于诊疗需要对患者的药物治疗方案进行优化和药学监护的药学服务。

〔来源:T/CHAS 20-1-3—2023,3.13〕

4　关键要素

药学会诊关键要素见图 1。

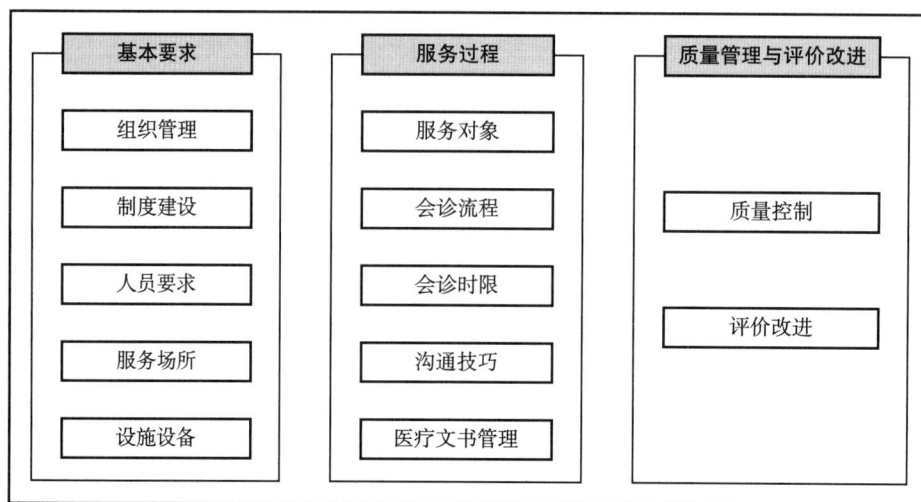

图 1 药学会诊关键要素

5 要素规范

5.1 基本要求

5.1.1 组织管理

药学会诊纳入医疗机构医疗质量管理部门统一管理,由药学部门负责实施。

5.1.2 制度建设

5.1.2.1 医疗机构药学部门应在医院医疗质量管理部门指导下,建立本机构药学会诊制度。

5.1.2.2 医疗机构药学会诊制度原则上应与本机构临床会诊制度保持一致,明确会诊人员要求、会诊流程、会诊质量控制、评价改进等内容,以保证其有效执行。

5.1.3 人员要求

医疗机构应规定会诊药师的准入条件并对符合资质的人员进行备案。参与药学会诊的药师应当具备会诊所需药学专业知识和相关临床药学工作经验,原则上符合以下条件之一:

a）具有主管药师及以上专业技术职务任职资格、取得临床药师岗位培训证书并从事临床药学工作 3 年及以上;

b）具有副主任药师及以上专业技术职务任职资格、连续从事临床药学工作 2 年及以上。

5.1.4 服务场所

会诊场所宜选择在便于会诊药师获取患者医嘱、病历、检验检查等相关资料,便于与医护人员、患者及家属沟通的地点。必要时,也可采用线上会诊形式。

5.1.5 设施设备

会诊场所应配置信息化工作站、影像学读片设备,必要时配置投影仪和远程会诊设备等。

5.2 服务过程

5.2.1 服务对象

药学会诊的服务对象是经临床科室评估须药师会诊的,或需要院内多学科会诊并提交会诊申请的患者。主要包括下列患者:

a) 接受多系统药物或多专科治疗,须多学科协同诊治的患者;

b) 药物治疗效果不佳,或对效果不满意的患者;

c) 疑似发生或已发生药品不良反应的患者;

d) 特殊人群用药的患者。包括老年人、儿童、妊娠期及哺乳期妇女,有严重药物过敏史、存在脏器功能损害的患者等;

e) 需要相关科室协同诊治的疑难、危重症患者;

f) 接受血液透析、血液滤过、血浆置换、体外膜肺氧合等特殊治疗,可能影响用药的患者;

g) 进行药物浓度监测、药物基因检测,需要进行结果解读和剂量调整的患者;

h) 其他有药学会诊服务需求的患者。

5.2.2 会诊流程

5.2.2.1 明确会诊目的 会诊药师通过会诊申请明确会诊目的,必要时可与主管医师沟通。

5.2.2.2 查阅病历资料 会诊药师通过查阅病历资料了解患者病情,着重了解与药物治疗相关疾病和治疗信息,包括患者的基本信息(年龄、性别、身高、体重、生活习惯等)、疾病信息(现病史、既往史、家族史、过敏史、伴发疾病、并发症、病情进展等)、用药信息(用药史、药物治疗效果、药品不良反应、用药依从性等)等。

5.2.2.3 问诊患者 会诊药师应对患者/家属进行问诊,以直接获取与会诊相关的信息。问诊应围绕会诊目的进行,包括患者病情进展、药物治疗情况、药物治疗反应及用药依从性等。

5.2.2.4 与医护人员沟通 问诊结束后,会诊药师应与主管医师和护士沟通,重点围绕患者药物治疗方案、执行情况等相关问题,进一步评估病情和药物治疗情况。

5.2.2.5 给出药学会诊意见 根据本次会诊目的并结合获取的患者信息,从药物治疗安全性、有效性、经济性、适宜性、可及性、依从性等方面进行评估,基于患者具体情况和循证证据进行综合分析,最终给出会诊意见。药师给出的会诊意见作为临床用药的有益参考,最终用药方案由临床医师确定。会诊意见可包括但不限于:

a) 提供适合患者个体化用药需求的用药方案建议。对现有药物治疗方案中的药物选择、用法用量、疗程等提出具体优化意见。

b）制订药学监护计划。根据药物治疗方案提出临床医师需要重点关注的药学监护内容,包括确定疗效和安全性评价的时间点、观察患者用药后临床症状和体征变化、监测相关实验室检查及影像学检查指标、进行治疗药物浓度监测或药物相关基因检测等。

5.2.3　会诊时限

药学会诊按照病情紧急程度可分为急会诊和普通会诊。急会诊在收到会诊申请后应立即响应,普通会诊应在会诊发出后 24 小时内完成或在约定的时间完成。

5.2.4　沟通技巧

与患方沟通时,会诊药师宜基于患者的文化程度、精神状态及疾病情况,制订合适的沟通策略,对未成年人或无自主行为能力的特殊患者要与其监护人进行沟通。与医护人员沟通时,会诊药师在了解患者信息的基础上,运用相关专业知识和术语进行沟通。

5.2.5　医疗文书管理

药师提供药学会诊服务应有医疗文书记录,并签字确认,原则上与本机构临床会诊记录格式保持一致,该文书纳入住院或门诊病历管理。

5.3　质量管理与评价改进

5.3.1　质量控制

5.3.1.1　医疗机构应当将药学会诊纳入本机构医疗质量管理与控制体系,严格落实相关管理规范与规章制度,保障医疗质量和医疗安全。

5.3.1.2　医疗机构可制定药学会诊质量控制指标,定期对会诊的数量、质量和效果进行评价。药学会诊质量控制指标包括会诊数量、会诊人员资质、会诊及时率、会诊书写合格率、会诊采纳率、会诊差错率、临床和患者满意度等。

5.3.1.3　药学部门可建立会诊质量考核体系,将会诊质量控制指标纳入会诊药师绩效考核,激励高质高效完成会诊。

5.3.2　评价改进

5.3.2.1　医疗机构应当配备足够数量的会诊药师以满足药学会诊需求,并积极创造条件帮助药师通过规范化培训、进修、学术交流等活动提升专业素养。

5.3.2.2　药学部门应定期对药学会诊病例进行归纳总结,重点收集危重、疑难和典型病例供药师研讨学习,持续提升药师会诊能力。

5.3.2.3　按会诊质量标准进行质量考核,发现会诊质控指标明显下降时,药学部门须及时分析原因,针对性地制定改进措施,评价改进效果。

参 考 文 献

［1］ 国家卫生健康委办公厅. 国家卫生健康委办公厅关于印发医疗机构药学门诊服务规范等 5 项规范的通知（国卫办医函〔2021〕520 号）［EB/OL］.（2021-10-09）［2022-10-10］. http://www.nhc.gov.cn/yzygj/s7659/202110/f76fc77acd87458f950c86d7bc468f22.shtml.

［2］ 卫生部. 医师外出会诊管理暂行规定（中华人民共和国卫生部令第 42 号）［EB/OL］.（2005-04-30）［2022-01-01］. https://www.gov.cn/gongbao/content/2006/content_229194.htm.

［3］ 国家卫生健康委员会. 医疗质量安全核心制度要点（国卫医发〔2018〕8 号）［EB/OL］.（2018-04-18）［2022-01-01］. https://www.gov.cn/xinwen/2018-04-24/content_5285473.htm.

［4］ 国家卫生计生委, 国家中医药管理局. 关于印发进一步改善医疗服务行动计划（2018—2020 年）的通知（国卫医发〔2017〕73 号）［EB/OL］.（2017-12-29）［2022-01-01］. http://www.nhc.gov.cn/yzygj/s3594q/201801/9df87fced4da47b0a9f8e1ce9fbc7520.shtml.

［5］ American College of Clinical Pharmacy. Standards of practice for clinical pharmacists ［J］. Pharmacotherapy, 2014, 34（8）: 794-797.

［6］ SASEEN J J, RIPLEY T L, BONDI D, et al. ACCP clinical pharmacist competencies ［J］. Pharmacotherapy, 2017, 37（5）: 630-636.

［7］ JIMÉNEZ-RODRÍGUEZ D, RUIZ-SALVADOR D, RODRÍGUEZ SALVADOR MDM, et al. Consensus on criteria for good practices in video consultation: a Delphi study［J］. Int J Environ Res Public Health, 2020, 17（15）: 5396.

［8］ BAYLIS J, MILOSLAVSKY E M, WOODS R, et al. Conquering consultations: a guide to advances in the science of referral-consultation interactions for residency education［J］. Ann Emerg Med, 2019, 74（1）: 119-125.

ICS 11.020

C 07

团 体 标 准

T/CHAS 20-2-10—2022

医疗机构药事管理与药学服务

第 2-10 部分：临床药学服务　药学病例讨论

Pharmacy administration and pharmacy practice in healthcare institutions——

Part 2-10：Pharmacy practice—Pharmacy case discussion

2022-11-26 发布　　　　　　　　　　2022-12-01 实施

中国医院协会　发　布

目　次

前　言

《医疗机构药事管理与药学服务》分为以下部分：

-- 第 1 部分　总则

-- 第 2 部分　临床药学服务

-- 第 3 部分　药学保障服务

-- 第 4 部分　药事管理

《医疗机构药事管理与药学服务　第 2 部分：临床药学服务》包括以下部分：

-- 第 2-1 部分：临床药学服务　药学门诊

-- 第 2-2 部分：临床药学服务　处方审核

-- 第 2-3 部分：临床药学服务　药物重整

-- 第 2-4 部分：临床药学服务　用药咨询

-- 第 2-5 部分：临床药学服务　用药教育

-- 第 2-6 部分：临床药学服务　药学查房

-- 第 2-7 部分：临床药学服务　药学监护

-- 第 2-8 部分：临床药学服务　居家药学服务

-- 第 2-9 部分：临床药学服务　药学会诊

-- 第 2-10 部分：临床药学服务　药学病例讨论

-- 第 2-11 部分：临床药学服务　治疗药物监测

-- 第 2-12 部分：临床药学服务　药学科普

-- 第 2-13 部分：临床药学服务　互联网医院药学服务

-- 第 2-14 部分：临床药学服务　围手术期药学服务

本标准是第 2-10 部分：临床药学服务　药学病例讨论。

本标准按照 GB/T 1.1—2020 《标准化工作导则　第 1 部分：标准化文件的结构和起草规则》的规定起草。

本标准由中国医院协会提出并归口。

本标准起草单位：中国医院协会药事专业委员会，中日友好医院，首都医科大学附属北京积水潭医院，海军军医大学附属第一医院/上海长海医院，天津市第一中心医院，陆军军医大学第一附属医院，中国医院协会医院标准化专业委员会，中国人民解放军总医院。

本标准主要起草人：甄健存，李朋梅，陆进，王卓，高申，徐彦贵，夏培元，枉前，覃旺军，刘丽华，冯丹，刘月辉。

医疗机构药事管理与药学服务
第 2-10 部分:临床药学服务　药学病例讨论

1　范围

本标准规范了医疗机构药师开展药学病例讨论工作的基本条件、讨论准备、讨论过程和质量管理与评价改进各要素。

本标准适用于二级及以上医疗机构。

2　规范性引用文件

下列文件对于本标准分册的应用是必不可少的。凡是注日期的引用文件,仅注日期的版本适用于本标准分册。凡是不注日期的引用文件,其最新版本(包括所有的修改单)适用于本标准分册。

卫医政发〔2011〕11 号　医疗机构药事管理规定

3　术语与定义

T/CHAS 20-1-3—2023 界定的术语和定义适用于本文件。

3.1

药学病例讨论　pharmacy case discussion

由临床药师发起的有关患者疾病药物治疗方案和相关问题的讨论,以培养合理用药思维、提高药师药学服务能力和发现并解决临床药物治疗问题。

〔来源:T/CHAS 20-1-3—2023,3.14〕

4　关键要素

药学病例讨论关键要素见图 1。

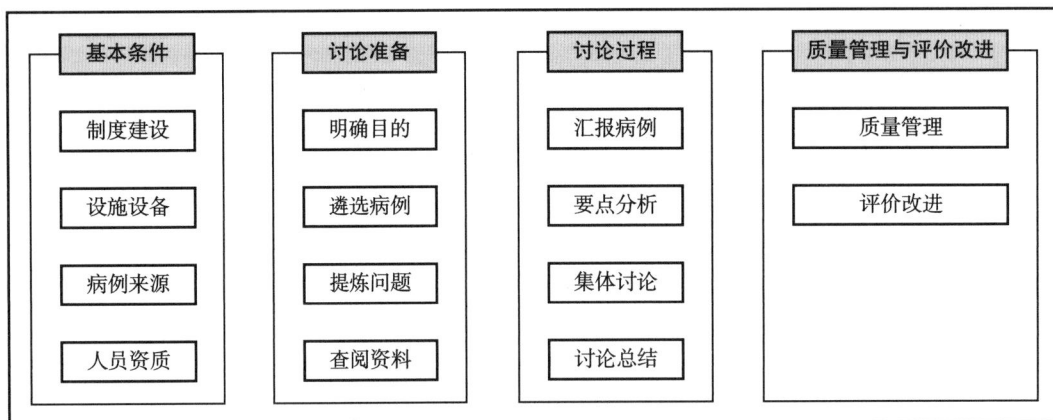

图 1　药学病例讨论关键要素

5　要素规范

5.1　基本条件

5.1.1　制度建设

医疗机构药学部门应按照临床药师制的要求,建立药学病例讨论制度,明确:

a）药学病例讨论的组织形式、岗位职责、专业方向、讨论内容、病例选取标准、形式流程、记录书写和质量评估等环节;

b）质量管理与评价改进内容,包括定期对药学病例讨论进行评价,对药学病例讨论质量进行持续改进;

c）评价内容至少应包括组织形式、药师出勤率、病例质量、汇报质量、内容覆盖程度和记录与反馈等方面。

5.1.2　设施设备

医疗机构应具备必要的工作空间和软硬件条件,以保障药学病例讨论的开展。

5.1.3　病例来源

5.1.3.1　病例资源可为本院在院或出院病例,也可为其他来源的具有讨论意义的临床病例。

5.1.3.2　可根据讨论需要,使用真实的符合讨论目的的病例资料。

5.1.4　人员资质

5.1.4.1　病例讨论的主持人应具有 1 年以上教学经验,并具备主管药师及以上专业技术职务任职资格或临床药师带教师资格。

5.1.4.2　病例讨论的汇报人为临床药学专业实习生、培训学员、规范化培训药师、2 年及以上年资的药师或临床药师。

5.1.4.3　病例讨论的点评专家应当熟悉讨论病例或讨论问题,为具有中级及以上专业技术职务任职资格的临床药师、医师或其他专业人员。

5.2 讨论准备

5.2.1 明确目的

药学病例讨论前应根据临床需要或学习要求,明确病例讨论的目的,包括但不限于学习特定病种的药物治疗方案、掌握特殊人群药物调整策略、探讨特定患者的药物治疗合理性、评估特定药品使用的获益与风险等。

5.2.2 遴选病例

5.2.2.1 药学病例讨论前应根据讨论目的遴选合适的病例。

5.2.2.2 典型药物治疗相关病例包括与药物治疗相关的疑难/危重/死亡/术前病例、罕见病例以及经典病例等。

5.2.2.3 遴选的讨论病例须临床诊断明确,并有详细、规范、全面的病例资料,涵盖讨论所需项目内容。

5.2.3 提炼问题

5.2.3.1 根据病例讨论目的,详细分析患者病情与治疗方案,提炼病例中具有代表性的用药相关问题以备学习探讨。

5.2.3.2 药学相关问题包括但不限于药物使用适宜性、药物治疗相关不良反应、药物治疗矛盾(如既有适应证又有禁忌证、既有疗效又有不良反应等)、特殊人群用药等。

5.2.3.3 问题的设计宜紧密围绕病例讨论目的,结合病例特点突出讨论重点,做到简明具体、逻辑清晰、承上启下、连贯深入。

5.2.3.4 病例讨论应突出问题的层次和深度,同时注重问题的普遍性与实用性。

5.2.4 查阅资料

5.2.4.1 病例讨论前以书面形式将病例摘要、讨论问题等相关资料提前发给参与讨论人员,相关人员宜复习梳理相关理论基础知识,熟悉病例相关资料,结合病情查阅资料,复习梳理相关理论基础知识,并做好发言准备。

5.2.4.2 应通过专业权威的信息渠道及检索工具查阅资料,基于药学研究文献和循证药学证据提供准确可信的临床决策建议。

5.3 讨论过程

5.3.1 汇报病例

5.3.1.1 汇报人应系统地介绍该病例的主诉、现病史、既往史、过敏史、个人史及辅助检查、诊断及药物治疗方案及疗效,并根据病例情况说明目前患者药物治疗上须解决的问题。

5.3.1.2 汇报应层次清楚,简明扼要,突出重点,证据充分,表达准确,体现临床药学专业特色。汇报资料应图像清晰,表达准确。

5.3.2 要点分析

5.3.2.1 根据本次讨论的目的、结合患者病情和相关疾病诊疗指南和共识、药学知识及临床经验,归纳问题要点,提出讨论问题。

5.3.2.2　汇报人可提出优化治疗的建议,制订新的药物治疗方案,阐述新方案带来的获益及风险。

5.3.3　集体讨论

5.3.3.1　主持人组织参与人员对病例进行讨论,讨论全程应有记录。

5.3.3.2　讨论宜围绕病例讨论目的和问题要点开展,包括但不限于疾病治疗指南、疾病治疗原则、药物选择、特定药物特点(循证医学、异同点、不良反应、相互作用等)。

5.3.3.3　讨论发言要结合国内外权威、新近文献,全面综合并实事求是地分析病历资料,解决本病例存在的具体问题。

5.3.3.4　主持人应引导在场人员开阔思路,各抒己见,充分讨论。鼓励在场人员大胆发言,敢于提出自己的看法,提出不同意见。

5.3.3.5　主持人或汇报人应根据大家讨论及发言的内容进行分析总结,提出优化方案。

5.3.4　讨论总结

5.3.4.1　可邀请专家对参与人员的发言进行点评,指出存在疏漏和错误,培养参与人员的临床思维能力、药学思维能力和综合分析能力。

5.3.4.2　讨论病例为在院患者时,应根据药学病例讨论结果制订对应的药学监护计划。

5.3.4.3　必要时与临床医生或护士沟通此次病例讨论的结果,以促进临床合理用药。

5.3.4.4　主持人在总结发言中应当评价本次讨论的优点和不足,总结最优解决方案。

5.3.4.5　讨论结束后,制订下一次药学病例讨论的计划。

5.4　质量管理与评价改进

5.4.1　质量管理

5.4.1.1　宜将药学病例讨论纳入本机构医疗管理与控制体系,严格落实相关管理规范与规章制度,保障医疗质量和医疗安全。

5.4.1.2　应制定药学病例讨论质量控制指标,定期对病例讨论的质量和效果进行评价。药学病例讨论质量控制指标包括病例讨论数量、讨论记录的完整性、病例选择的合理性、主持水平、讨论成员参与程度和满意度等。

5.4.1.3　具有借鉴意义的病例讨论可通过发表论文等形式使更多药师获益。

5.4.1.4　病例讨论记录由科室安排专人负责书写,并由该项目负责人审核签字,保持 2 年后销毁。

5.4.2　评价改进

5.4.2.1　定期根据质量控制指标对药学病例讨论进行评价,对药学病例讨论质量进行持续改进。

5.4.2.2　对于药学病例讨论中存在的共性问题,药学部门应定期进行沟通纠正,记录沟通过程和改正效果。

参 考 文 献

［1］　中华人民共和国国家质量监督检验检疫总局,中国国家标准化管理委员会.GB/T 30240.7—2017　公共服务领域英文译写规范　第7部分:医疗卫生［S］.(2017-05-22) ［2022-01-01］.https://std.samr.gov.cn/gb/search/gbDetailed?id=71F772D818ADD3A7E05397 BE0A0AB82A.

［2］　国家卫生健康委.三级综合医院评审标准(2020年版)实施细则(国卫办医发〔2021〕19号)［EB/OL］.(2021-10-21)［2022-01-01］.http://www.nhc.gov.cn/yzygj/ s7657/202110/b9fceda937184f259ecae7ece8522d24.shtml.

［3］　中国医院协会.关于进一步加强临床药师制体系建设的通知(医协会发〔2016〕30号)［EB/OL］.(2016-11-25)［2022-01-01］.https://www.cha.org.cn/site/content/12684ea2 15475297950c44757e123bc5.html.

［4］　卫生部.卫生部医政司关于开展临床药师制试点工作的通知(卫医疗便函〔2007〕190号)［EB/OL］.(2008-01-07)［2022-01-01］.http://www.nhc.gov.cn/wjw/ gfxwj/201304/bebbea667f924fb7829eaa96082040d2.shtml.

［5］　国家卫生健康委,国家中医药管理局.关于加快药学服务高质量发展的意见(国卫医发〔2018〕45号)［EB/OL］.(2018-11-21)［2022-01-01］.https://www.gov.cn/zhengce/ zhengceku/2018-12/31/content_5436829.html.

［6］　教育部高等学校药学专业教学指导委员会.临床药学实践教学指导［M］.北京: 中国医药科技出版社,2016.

［7］　医学名词审定委员会全科医学与社区卫生名词审定分委员会.全科医学与社区卫生名词［M］.北京:科学出版社,2014.

ICS 11.020

C 07

团 体 标 准

T/CHAS 20-2-11—2022

医疗机构药事管理与药学服务

第 2-11 部分：临床药学服务 治疗药物监测

Pharmacy administration and pharmacy practice in healthcare institutions——

Part 2-11: Pharmacy practice——Therapeutic drug monitoring

2022-11-26 发布 2022-12-01 实施

中国医院协会 发 布

目　次

前　言

《医疗机构药事管理与药学服务》分为以下部分:

-- 第 1 部分　总则

-- 第 2 部分　临床药学服务

-- 第 3 部分　药学保障服务

-- 第 4 部分　药事管理

《医疗机构药事管理与药学服务　第 2 部分:临床药学服务》包括以下部分:

-- 第 2-1 部分:临床药学服务　药学门诊

-- 第 2-2 部分:临床药学服务　处方审核

-- 第 2-3 部分:临床药学服务　药物重整

-- 第 2-4 部分:临床药学服务　用药咨询

-- 第 2-5 部分:临床药学服务　用药教育

-- 第 2-6 部分:临床药学服务　药学查房

-- 第 2-7 部分:临床药学服务　药学监护

-- 第 2-8 部分:临床药学服务　居家药学服务

-- 第 2-9 部分:临床药学服务　药学会诊

-- 第 2-10 部分:临床药学服务　药学病例讨论

-- 第 2-11 部分:临床药学服务　治疗药物监测

-- 第 2-12 部分:临床药学服务　药学科普

-- 第 2-13 部分:临床药学服务　互联网医院药学服务

-- 第 2-14 部分:临床药学服务　围手术期药学服务

本标准是第 2-11 部分:临床药学服务　治疗药物监测。

本标准按照 GB/T 1.1—2020 《标准化工作导则　第 1 部分:标准化文件的结构和起草规则》的规定起草。

本标准由中国医院协会提出并归口。

本标准起草单位:中国医院协会药事专业委员会,海军军医大学第一附属医院 / 上海长海医院,首都医科大学附属北京积水潭医院,陆军军医大学第一附属医院,中日友好医院,天津市第一中心医院,中国医院协会医院标准化专业委员会,中国人民解放军总医院。

本标准主要起草人:甄健存,王卓,高申,夏培元,枉前,陆进,徐彦贵,王学彬,刘丽华,冯丹,刘月辉。

医疗机构药事管理与药学服务
第2-11部分:临床药学服务 治疗药物监测

1 范围

本标准规范了医疗机构提供治疗药物监测工作的基本要求、服务过程、质量管理与评价改进各要素。

本标准适用于二级及以上各类医疗机构。

2 规范性引用文件

下列文件中的内容通过文中的规范性引用而构成本文件必不可少的条款。其中,注日期的引用文件,仅该日期对应的版本适用于本文件;不注日期的引用文件,其最新版本(包括所有的修改单)适用于本文件。

卫医政发〔2011〕11号 医疗机构药事管理规定

3 术语和定义

T/CHAS 20-1-3—2023界定的术语和定义适用于本文件。

3.1

治疗药物监测 therapeutic drug monitoring(TDM)

通过测定患者体内的药物暴露、药理标志物或药效指标,利用定量药理模型,以药物治疗窗为基准,制订适合患者的个体化给药方案。其核心是个体化药物治疗。

[来源:T/CHAS 20-1-3—2023,3.17]

4 关键要素

治疗药物监测关键要素见图1。

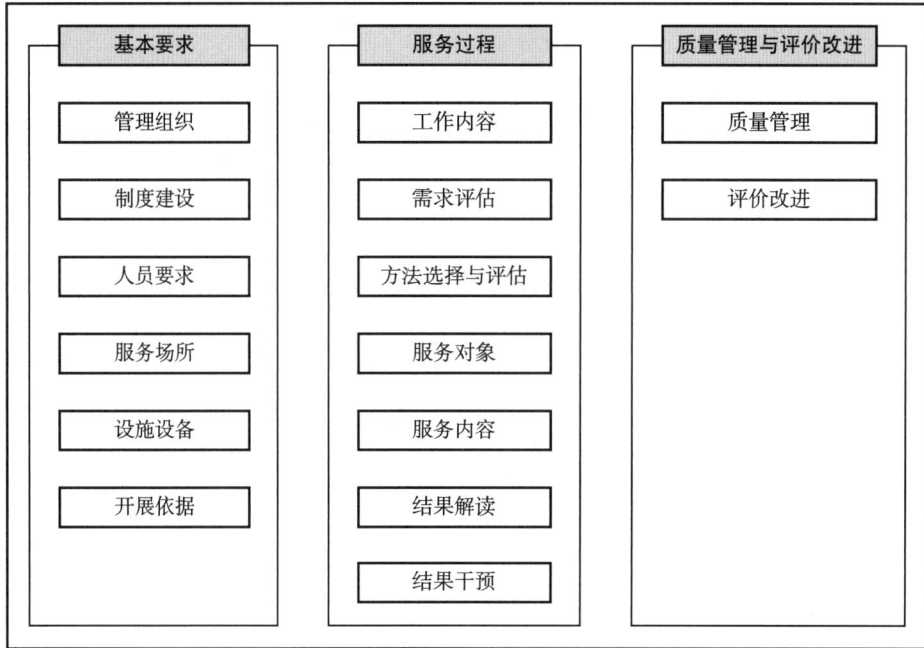

图 1 治疗药物监测关键要素

5 要素规范

5.1 基本要求

5.1.1 管理组织

5.1.1.1 医疗机构 TDM 工作可由药学部门或检验科实施,上述部门可出具 TDM 结果报告。

5.1.1.2 TDM 结果解读及出具解读报告由药学部门实施,临床干预由医学、药学、护理、患者等共同参与完成。

5.1.2 制度建设

5.1.2.1 医疗机构建立开展 TDM 相应管理及工作制度。

5.1.2.2 TDM 管理制度包括但不限于从事 TDM 工作药师的资质、职责、权利,场所、设备,TDM 工作流程、质量控制、结果解读和干预、异常结果的处理和记录方法、药学服务档案内容及记录格式,以及工作中过失行为或不良事件的处理办法等内容。

5.1.2.3 TDM 工作制度包括但不限于 TDM 药师的岗前培训及考核制度,TDM 报告出具制度、结果解读制度、临床干预制度、危急值判定标准制定及上报制度等内容。

5.1.3 人员要求

5.1.3.1 样品采集和保存人员:医师或护士按照《个体化医学检测质量保证指南》进行规范采集和保存。

5.1.3.2 样品运输和保存人员:应满足《个体化医学检测质量保证指南》中的相关要求,

规范运输和保存。

5.1.3.3 样品检测人员：应具有药师或检验技师及以上专业技术职务任职资格；具有 2 年及以上医疗机构药学或检验服务工作经验；从事基因检测药师／检验技师还须取得 PCR 岗位培训证书（非 PCR 方法无需 PCR 培训证书）。

5.1.3.4 结果解读和干预人员：应具备 TDM 结果解读相关知识，包括但不限于 TDM 基本原理和方法、药代动力学、定量药理学、药物分析、病理生理学、遗传药理学以及临床诊断学、临床药物治疗学、统计学等，熟悉相关检验检查结果，同时应接受相关专业的持续培训。TDM 结果解读药师应符合以下条件之一：

　　a）应具有主管药师及以上专业技术职务任职资格并从事临床药学工作 2 年及以上；

　　b）取得临床药师岗位培训证书；

　　c）取得省级以上 TDM 相关学术组织和（或）省级以上医院药事管理相关组织机构颁布的 TDM 岗位培训证书。

5.1.3.5 样品销毁人员：废弃样品销毁人员应取得生物安全培训合格证书。

5.1.3.6 质量控制人员：质量控制负责人和（或）质控员应参加省级以上实验室质量控制监管机构和（或）TDM 相关学术组织的培训，并达到要求。

5.1.3.7 医疗机构从事 TDM 工作的药师，应与医生、护士、检验师、患者及家属等人员紧密配合，为患者提供 TDM 服务。

5.1.3.8 医疗机构 TDM 人员在提供服务时应提高职业风险防范意识，并根据检测实验室和检测方法的要求采取相应防护措施。

5.1.4 服务场所

　　医疗机构 TDM 实验室须符合实验室建设标准；TDM 药学服务场所是开展 TDM 结果临床应用工作的适宜场所，包括药学／医药联合门诊、TDM 咨询室、病房。

5.1.5 设施设备

5.1.5.1 TDM 实验室和药学服务工作开展配备必要的条件：实验室场地、生物安全防护设施、仪器设备、防护用品、服务设备等。

5.1.5.2 须配备的硬件包括但不限于：药物浓度分析仪、基因检测分析仪、离心机、涡旋器、移液器、孵育器、冰箱和电脑等。

5.1.5.3 须配备的软件及记录文件包括但不限于：医院信息系统（HIS）、检验信息系统（LIS）、TDM 相关辅助决策支持系统、纸质或电子版 TDM 工作相关记录文件（如 TDM 申请单、TDM 报告单、异常结果记录表、咨询记录表和仪器设备使用登记表等）。

5.1.6 开展依据

　　开展 TDM 工作依据包括：政策法规及指导性文件，团体标准，专业指南，专家共识，药品、试剂及仪器设备等产品说明书，国家处方集，权威 TDM 专业教材或教学工具书等。

5.2 服务过程

5.2.1 工作内容

TDM 工作内容包括但不限于体内药物（及其代谢物、药理标志物）分析、基因检测、报告出具、结果解读、定量计算和结果干预等方面。

5.2.2 需求评估

5.2.2.1 药物 PK/PD 个体差异大、治疗窗窄、药物效应难以判断和药物暴露影响因素多等是 TDM 的主要指征。

5.2.2.2 医疗机构的临床药师可以与医生团队一起评估临床 TDM 需求，共同确定 TDM 项目。

5.2.2.3 根据 TDM 需求，设计个性化的 TDM 申请单（附录 A 治疗药物监测申请单）。

5.2.2.4 药师依据评估结果，与医生共同制订或独立制订患者 TDM 服务计划。

5.2.2.5 药师同医生或独立与患者约定执行 TDM 计划，尤其是在药物浓度异常波动情况下变更 TDM 计划。

5.2.3 方法选择与评估

5.2.3.1 方法选择

a）药物浓度测定方法：生物样本（血液、尿液、粪便、唾液、其他组织液、靶组织、靶细胞）药物浓度的分析方法有光谱分析、色谱分析、液相色谱 - 质谱联用技术、免疫学检测技术等方法，从药物专属性上宜采用液相色谱 - 质谱联用技术；

b）药物功能蛋白质（酶）测定方法：宜使用免疫学技术、凝胶色谱技术和液相色谱 - 质谱联用技术等分析方法；

c）药物相关基因检测方法：宜使用荧光定量聚合酶链式反应、荧光原位杂交、基因芯片、基因测序技术及飞行时间质谱技术等方法。

5.2.3.2 方法评估

医疗机构应对新方法运用的必要性及可行性进行评估，经主管医疗工作的部门审批后方可实施。

a）必要性：应从临床个体化治疗需求和学科发展方面考虑；

b）可行性：应从技术可操作性和成本方面考虑；

c）新旧方法更替前做方法学比较评价，并反馈给临床。

5.2.4 服务对象

使用药物 PK/PD 个体差异大、治疗窗窄、毒性反应难以判断和（或）体内暴露受多种因素影响的患者。

5.2.5 服务内容

5.2.5.1 TDM 服务包括但不限于以下内容：

a）药物浓度监测方面：分析异常结果，进行药物重整、剂量调整、优化给药方法和危急值的处理等；

b）基因检测方面：根据药物代谢酶和转运体相关位点基因型制订或调整给药方案；根据基因突变类型选择疾病靶向治疗药物；筛查药品不良反应相关基因，规避使用相关药物，减少不良反应发生风险；筛查疾病风险基因，对高危人群加强监测、提前给予预防性治疗措施；

c）药学监护：对依从性、治疗效果和不良反应等进行全程监护，并及时进行 TDM 咨询、教育、科普宣教；收集关键临床效应指标，包括有效性、安全性指标及相关终点事件，建立治疗药物评估体系；

d）随访及管理：对进行 TDM 的患者，应采集基本信息、疾病信息、生化检查结果、用药信息、基因检测/药物浓度检测结果，并了解患者家庭、经济、饮食、运动、治疗意愿、宗教信仰等相关情况，建立患者 TDM 档案。

5.2.5.2 TDM 服务内容应体现在 TDM 报告上（附录 B 治疗药物监测报告单；附录 C 个体化基因检测报告单）。

5.2.5.3 药师对 TDM 患者进行咨询和干预后，将整理好具有推荐意见的 TDM 报告单给予临床科室或患者，由临床科室或患者参照执行和保存。

5.2.5.4 药师若建议 TDM 患者调整目前用药，常规先与临床医师沟通，由临床医师进行医嘱或处方更改；药师应与临床医师沟通，确定由谁以何种方式告知患者 TDM 药物调整内容。

5.2.6 结果解读

5.2.6.1 基本流程：包括患者信息重整、监测结果分析、提出推荐意见、出具解读报告等过程。

5.2.6.2 适用对象：临床医师、护师等临床实践者，也包括患者及家属。

5.2.6.3 解读主体：符合本标准 5.1.3.4 结果解读要求的药师。

5.2.6.4 解读原则：基于生理、病理、遗传、环境等因素，个体化解读 TDM 结果，体现解读的专业性、规范性、及时性和临床适用性。

5.2.6.5 重点解读：解读须兼顾专业性和时效性，应综合判断哪些监测须重点解读。对以下 4 种情况进行重点解读：检测结果不在目标治疗范围内，且出现或很可能出现临床疗效不佳或不良反应时；检测结果在目标治疗范围内，但临床疗效不佳或出现不良反应时；需要通过遗传标志物检测来指导临床用药时；其他情况，如临床实践者提出解读需求时。

5.2.6.6 开展 TDM 结果解读患者的后续随访和追踪，评估疗效和安全性。

5.2.6.7 文档管理：TDM 结果解读文档包括信息重整记录、解读报告（纸质或电子文档）等。应做好文档的保存工作，保存时限同医疗文书的要求，鼓励进行信息化管理。

5.2.7 结果干预

5.2.7.1 临床药师应分析 TDM 结果，提出推荐意见，在确定个体化治疗方案、实施药物治疗管理及患者自我管理等方面进行干预，干预方案由医、药、护、患等共同参与完成。

5.2.7.2 个体化治疗方案干预：基于最佳证据，结合临床监测目的及结果分析，提出干预建议。有条件的机构可利用定量药理学、遗传药理学等方法给出推荐剂量。

5.2.7.3 监护与随访干预：结合患者个体情况、药物治疗特点、疾病特征等制订个体化监护与随访计划。

5.2.7.4 患者自我管理干预:为患者提供自我管理(依从性、有效性、安全性)建议,加强干预。

5.3 质量管理与评价改进

5.3.1 质量控制

5.3.1.1 建立TDM相关质量保证的标准操作规程(standard operating procedure,SOP)

建立TDM全过程管理与质量控制的工作SOP,SOP应由TDM相关从业人员制订,通过医、药、护、管专家评价后方可执行。SOP内容包括但不限于:人员管理、样品管理、仪器设备管理、试剂和材料管理、检测方法的建立、验证和质量评价、分析项目管理、检验报告的管理、结果解读和临床干预管理等。并使SOP处于受控状态。

5.3.1.2 实验室条件质量控制

TDM涉及临床生物样品,符合临床医学实验室建设规范要求。

5.3.1.3 人员管理质量控制

TDM工作相关人员管理质量控制参照"5.13 人员要求"执行。

5.3.1.4 仪器设备质量控制

仪器应有明显的运行状态标识,并指定专人负责管理,具有使用、维护及维修的记录。对生成数据的仪器和样品前处理过程中涉及的关键仪器设备(包括计量器具、辅助设备等)要定期检定、校准、验证。

5.3.1.5 试剂和耗材质量控制

试剂和耗材应符合实验要求;市售体外诊断试剂盒和质控品,应当具备医疗器械注册证或为中国计量科学研究院、中国食品药品检定研究院等有资质单位提供的产品;专人专柜管理,具备安全标志;规范采购、验收、入出库、保存、使用、效期管理及记录等。

5.3.1.6 样品管理质量控制

根据SOP规范化采集、运输、接收、保存和使用样品,以及处置废弃样品。

5.3.1.7 室内和室间质量控制

应常规开展TDM室内质量控制;参加国家、省、市级卫生健康委临床检验中心/药学质控机构或各学(协)会TDM行业组织的室间质量评价,也可与外部实验室进行相同或相近方法的比对。

5.3.1.8 TDM结果解读和干预质量控制

药师提供TDM结果解读和临床干预药学服务时,可参照制订的SOP和《治疗药物监测(TDM)结果解读专家共识(2020年版)》执行,宜及时将服务内容规范记录(参照《附录D 治疗药物监测结果干预记录表》)。记录文书能够体现TDM工作量和医疗服务质量,应保证全过程可追溯。

5.3.2 评价改进

5.3.2.1 开展TDM须按照医疗机构规定程序(或医疗新技术)进行申报,批准后方可实施。

5.3.2.2 TDM 临床干预效果应作为 TDM 质量持续改进指标，纳入药事管理考评。

5.3.2.3 推荐开展相应的 TDM 经济学评价，倡导从临床医护、患者和医务管理多角度，开展社会药学评价。

5.3.2.4 应定期整理汇总 TDM 质量控制问题，与相关人员沟通，并改进工作。

5.3.2.5 在保证 TDM 患者隐私权的情况下，宜进行业内交流，以提高 TDM 质量控制水平。

5.3.2.6 建议编制 TDM 工作年度报告（如监测工作量、质量控制、临床干预及研究成果等），作为 TDM 工作持续质量改进的自觉监督工具。

附 录 A

（资料性）

治疗药物监测申请单

TDM 申请单编号：×××××× 　　　　　　申请日期： 年 月 日

×××医院治疗药物监测申请单

TDM 编号

（此号由实验室填写）

于 _____ 时间前将标本送至治疗药物监测室

姓名		性别	年龄	门诊/住院 ID 号
身高 　（cm）		体重 　（kg）	科别	床号
费别		医保/ID 号		诊断

监测药物	■药物名称：		
	给药方案：_____；开始时间_____；用法用量：_____		
	□检测药物浓度	□谷浓度； □峰浓度； □其他时间点浓度：_____	
	□检测基因		
	监测目的：□常规监测；□方案调整；□药物选择；□其他：_____		
1. 标本状况（□上打"√"）			
采样部位	□外周静脉血；□中心静脉导管；□其他：_____		
标本来源	□血液；□脑脊液；□透析液；□引流液；□尿液；□灌洗液；□唾液；□组织,具体来源：_____；□靶部位/细胞,具体来源：_____		
保存条件	□常温；□2~8℃；□-20℃；□-80℃；□其他：_____		
2. 可能影响 TDM 药物 PK/PD 的药物、食物或其他（□上打"√"）			
药物	□无；□有,药物名称：_____,用法用量：_____		
食物	□无；□有,食物名称：_____,用法用量：_____		
其他	□无；□有,具体描述：_____		
3. 生理病理状态（□上打"√"）			
生理状态	□婴幼儿；□儿童；□老年；□孕期,孕周；□哺乳期；□其他：_____		
肝功能不全	Child-Pugh 分期：_____级		
肾功能亢进	□是；□否		
肾功能不全	CKD 分期：_____期；eGFR：_____ml/min/1.73m^2；CCr：_____ml/min		
特殊状态	□血液透析（HD）；□腹膜透析（PD）；□CRRT；□ECMO；□其他：_____		

申请人　　　　　　　采样人　　　　　　申请时间　　　　　　患者联系电话

申请人或患者应填写用药信息　　咨询电话：×××-××××××××　　治疗药物监测室

附 录 B

（资料性）

治疗药物监测报告单

XXX 医院治疗药物监测报告单

TDM

编号_____

姓名_____	性别_____	年龄_____	住院（门诊）ID 号_____
病区_____	床号_____	申请时间____年 月 日	
临床诊断:_____			

监测药物及结果:

药物浓度结果（方法）:

签名:　　　　　　　　　　　　　　　　　　　年 月 日

结果解释及建议:

签名:　　　　　　　　　　　　　　　　　　　年 月 日

联系电话:×××-××××××××　　　　　　　　　　　　　治疗药物监测室

附 录 C

（资料性）

个体化基因检测报告单

姓名：   性别：   年龄：

身高：   体重：   民族：

住院（门诊）ID 号：   科室：   床位号：

送检医生：   送检日期：   临床诊断：

基因测定结果：

序号	检测基因	检测位点	基因型

基因检测结论：

个体化用药建议：

说明：

检测者：   报告者：   审核者：   报告时间：   年 月 日

此报告只对本标本负责！

检测说明：

1. 个体化用药建议，是从药物基因组学和药物相互作用角度，为药物治疗提供一项参考依据，具体药物治疗方案，尚需结合受检者的生理病理等其他情况，综合考虑。

2. 受检者请遵医嘱服药，不可据此自行修改用药剂量。

3. 报告结果只对本次受检标本负责。请妥善保管该报告，由于个人原因造成信息外泄，本实验室概不负责。

4. 若因个人原因导致标本血样中白细胞数目减少，无法进行下一步检测，按有关要求免费重新检测。

5. 对检测报告有任何疑问，请与基因检测实验室联系。

6. 本检测报告仅针对上述基因突变位点进行分析，并未涵盖其他基因突变位点。因此当本次检测结果为野生型时，并不能完全排除被检测者带有其他基因突变位点。

7. 相同基因位点检测终身有效，无须重复检测。

附 录 D

（资料性）

治疗药物监测结果干预记录表

姓名		ID 号		疾病		TDM 时间	
性别	□男 □女	年龄		身高（cm）		体重（kg）	
上次浓度检测 时间及结果		本次浓度检测 时间及结果		基因检测 结果		联系电话	
TDM 药物及调整情况		药物名称：_____；用法用量： □未调整 □调整，具体情况描述：					
采样时机/采样部位依 从性		□正确 □错误，具体情况描述：					
TDM 药物剂量依从性		□正确 □错误，具体情况描述：					
TDM 药物用药时间/ 方式依从		□用药时间/方式正确 □用药时间/方式有误，具体情况描述：					
饮食依从性		□正常 □饮食有影响，具休情况描述：					
水果/饮料/茶依从性		□正常 □有影响，具体情况描述：					
影响 TDM 结果药物		□无 □有，具体情况描述：					
影响 TDM 结果疾病		□无 □有，具体情况描述：					
其他影响 TDM 结果因素		具体情况描述：					
TDM 干预方式		□ 直接建议患者，建议内容:（后附建议报告） □ 与医生商讨，建议内容:（后附建议报告） □建议咨询医生 建议时间： 年 月 日					
TDM 干预接受情况及 随访结果		接受情况：□患者接受；□患者不接受；□医生接受；□医生不接受； □其他： 接受具体情况描述： TDM 随访结果：□正常；□仍异常，再次建议：					

咨询干预时间： 年 月 日 　　　　　　　　　　　　　　　药师签名：

参 考 文 献

［1］ 国家卫生计生委,国家中医药管理局.关于印发进一步改善医疗服务行动计划（2018—2020年）的通知（国卫医发〔2017〕73号）［EB/OL］.（2018-01-04）［2022-01-01］.http://www.nhc.gov.cn/yzygj/s3594q/201801/9df87fced4da47b0a9f8e1ce9fbc7520.shtml.

［2］ 国家卫生健康委办公厅,国家中医药管理局办公室.关于印发2019年深入落实进一步改善医疗服务行动计划重点工作方案的通知（国卫办医函〔2019〕265号）［EB/OL］.（2018-01-04）［2022-01-01］.https://www.gov.cn/zhengce/zhengceku/2019-10/08/content_5436973.htm.

［3］ 中国医院协会药事专业委员会《医疗机构药学服务规范》编写组.医疗机构药学服务规范［J］.医药导报,2019,38（12）:1535-1556.

［4］ 上海市药学会,上海市医院协会,上海市医学会,等.上海市药事服务规范（试行）［EB/OL］.（2019-12-26）［2022-01-01］.https://www.shsma.org.cn/web/news/2415.

［5］ 国家卫生计生委医政医管局.国家卫生计生委医政医管局关于印发《药物代谢酶和药物作用靶点基因检测技术指南（试行）》和《肿瘤个体化治疗检测技术指南（试行）》的通知（国卫医医护便函〔2015〕240号）［EB/OL］.（2015-07-29）［2022-01-01］.http://www.nhc.gov.cn/yzygj/s3593/201507/fca7d0216fed429cac797cdafa2ba466.shtml.

［6］ 国家卫生计生委办公厅.感染性疾病相关个体化医学分子检测技术指南和个体化医学检测微阵列基因芯片技术规范（国卫办医函〔2017〕1190号）［EB/OL］.（2017-12-05）［2022-01-01］.http://www.nhc.gov.cn/yzygj/s3593/201712/44aa5e433ade4cbeaad8a3a8b95a8199.shtml.

［7］ 中国药理学会治疗药物监测研究专业委员会.治疗药物监测工作规范专家共识（2019版）［J］.中国医院用药评价与分析,2019,19（8）:897-902.

［8］ 中国药理学会治疗药物监测研究专业委员会,中国药学会医院药学专业委员会,中国药学会循证药学专业委员会,等.治疗药物监测（TDM）结果解读专家共识［J］.中国医院药学杂志,2020,40（23）:2389-2395.

［9］ 翟所迪,贺蓓,王睿,等.《中国万古霉素治疗药物监测指南》解读［J］.中国临床药理学杂志,2016,32（17）:1633-1636.

［10］ BIRDWELL KA, DECKER B, BARBARINO JM, et al. Clinical pharmacogenetics implementation consortium（CPIC）guidelines for CYP3A5 genotype and tacrolimus dosing［J］. Clin Pharmacol Ther, 2015, 98（1）: 19-24.

［11］ BRUNET M, VAN GELDER T, ÅSBERG A, et al. Therapeutic drug monitoring of tacrolimus-Personalized therapy: second consensus report［J］. Ther Drug Monit, 2019, 41（3）: 261-307.

［12］ RYBAK MJ, LE J, LODISE TP, et al. Therapeutic monitoring of vancomycin for serious methicillin-resistant Staphylococcus aureus infections: A revised consensus guideline and review by the American society of health-system pharmacists, the infectious diseases society of America, the pediatric infectious diseases society, and the society of infectious diseases pharmacists[J]. Am J Health Syst Pharm, 2019, 41（3）: 261-307.

[13] HIEMKE C, BAUMANN P, BERGEMANN N, et al. AGNP consensus guidelines for therapeutic drug monitoring in psychiatry: update 2011[J]. Pharmacopsychiatry, 2011, 44（6）: 195-235.

[14] HIEMKE C, BERGEMANN N, CLEMENT HW, et al. Consensus guidelines for therapeutic drug monitoring in neuropsychopharmacology: Update 2017[J]. Pharmacopsychiatry, 2018, 51（1）: 9-62.

[15] YU H, STEEGHS N, NIJENHUIS CM, et al. Practical guidelines for therapeutic drug monitoring of anticancer tyrosine kinase inhibitors: focus on the pharmacokinetic targets[J]. ClinPharmacokinet, 2014, 53（4）: 305-325.

[16] KUYPERS DRJ, LE MEUR Y, CANTAROVICH M, et al. Consensus report on therapeutic drug monitoring of mycophenolic acid in solid organ transplantation[J]. Clin J Am SocNephrol, 2010, 5（2）: 341-358.

[17] CANTAROVICH M, BROWN NW, ENSOM MHH, et al. Mycophenolate monitoring in liver, thoracic, pancreas, and small bowel transplantation: a consensus report[J]. Transplant Rev（Orlando）, 2011, 25（2）: 65-77.

[18] 中国药理学会治疗药物监测研究专业委员会, 中国药学会医药生物分析专业委员会, 中国科学院大连化学物理研究所. 色谱技术用于治疗药物监测质量保证的专家共识（2021版）[J]. 中国药学杂志, 2021, 56（17）: 1443-1448.

[19] 陈文倩, 张雷, 张弋, 等. 实体器官移植他克莫司个体化治疗专家共识[J]. 中国医院用药评价与分析, 2021, 21（12）: 1409-1424.

[20] 中国药理学会治疗药物监测研究专业委员会, 中国药学会循证药学专业委员会. 治疗药物监测指南的制订指南[J]. 中国循证医学杂志, 2021, 21（2）: 125-131.

ICS 11.020
C 07

团 体 标 准

医疗机构药事管理与药学服务

第 2-12 部分：临床药学服务　药学科普

Pharmacy administration and pharmacy practice in healthcare institutions——

Part 2-12: Pharmacy practice——Popular science in pharmacy

2022-11-26 发布　　　　　　　　　　2022-12-01 实施

中国医院协会　发　布

目　次

前　言

《医疗机构药事管理与药学服务》分为以下部分：

—— 第 1 部分　总则

—— 第 2 部分　临床药学服务

—— 第 3 部分　药学保障服务

—— 第 4 部分　药事管理

《医疗机构药事管理与药学服务　第 2 部分：临床药学服务》包括以下部分：

—— 第 2-1 部分：临床药学服务　药学门诊

—— 第 2-2 部分：临床药学服务　处方审核

—— 第 2-3 部分：临床药学服务　药物重整

—— 第 2-4 部分：临床药学服务　用药咨询

—— 第 2-5 部分：临床药学服务　用药教育

—— 第 2-6 部分：临床药学服务　药学查房

—— 第 2-7 部分：临床药学服务　药学监护

—— 第 2-8 部分：临床药学服务　居家药学服务

—— 第 2-9 部分：临床药学服务　药学会诊

—— 第 2-10 部分：临床药学服务　药学病例讨论

—— 第 2-11 部分：临床药学服务　治疗药物监测

—— 第 2-12 部分：临床药学服务　药学科普

—— 第 2-13 部分：临床药学服务　互联网医院药学服务

—— 第 2-14 部分：临床药学服务　围手术期药学服务

本标准是第 2-12 部分：临床药学服务　药学科普。

本标准按照 GB/T 1.1—2020 《标准化工作导则　第 1 部分：标准化文件的结构和起草规则》的规定起草。

本标准由中国医院协会提出并归口。

本标准起草单位：中国医院协会药事专业委员会，天津市第一中心医院，首都医科大学附属北京积水潭医院，海军军医大学第一附属医院（上海长海医院），中日友好医院，陆军军医大学第一附属医院，中国医院协会医院标准化专业委员会，中国人民解放军总医院。

本标准主要起草人：甄健存，徐彦贵，王卓，高申，陆进，夏培元，枉前，穆殿平，刘丽华，冯丹，刘月辉。

医疗机构药事管理与药学服务
第2-12部分：临床药学服务　药学科普

1　范围

本标准规范了药学相关内容的科普宣传活动的基本要求、过程管理、质量评价与持续改进各要素。

本标准适用于各级各类医疗机构。

2　规范性引用文件

下列文件中的内容通过文中的规范性引用而构成本文件必不可少的条款。其中,注日期的引用文件,仅该日期对应的版本适用于本文件;不注日期的引用文件,其最新版本(包括所有的修改单)适用于本文件。

GB/T 32844—2016　科普资源分类与代码

3　术语与定义

T/CHAS 20-1-3—2023界定的术语和定义适用于本文件。

3.1

药学科普　popular science in pharmacy

以健康科普的方式将药学领域的科学知识、科学方法、科学思想和科学精神传播给公众的,以培养、提高公众用药相关健康素养为目的的活动。

[来源:T/CHAS 20-1-3—2023,3.18]

4　关键要素

药学科普关键要素见图1。

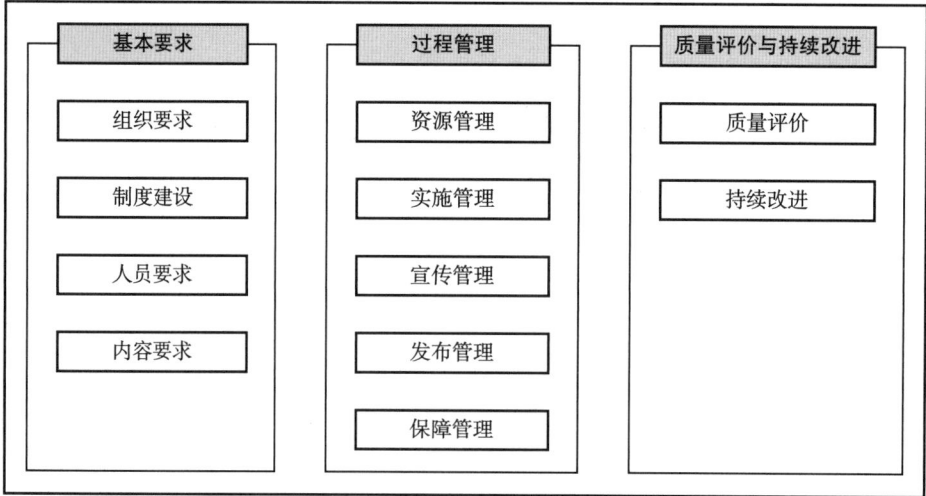

图 1　药学科普关键要素

5　要素规范

5.1　基本要求

5.1.1　组织要求

5.1.1.1　在国家及地方各级卫生健康委指导下,对药学科普实行政策引导,推动药学科普工作可持续发展。

5.1.1.2　医疗机构药学部门及其他行政部门,按照各自的职责范围,负责相关的药学科普工作。

5.1.1.3　医疗机构药学部门应有计划培养药学专业科普人员和提高全体药师药学科普能力。

5.1.2　制度建设

医疗机构药学部门应按照《中华人民共和国科学技术普及法》等相关法律法规要求,建立药学科普制度。其内容应明确开展药学科普工作的人员资质、科普对象、科普内容、科普形式、管理措施、监督管理、质量控制等环节。

5.1.3　人员要求

5.1.3.1　开展药学科普的药师应符合以下条件之一:

　　a) 具备高等学校药学专业全日制专科及以上学历;

　　b) 取得药士及以上专业技术职务任职资格。

5.1.3.2　药学科普审核人员应符合以下条件之一:

　　a) 具备丰富的科普工作经验的药学人员;

　　b) 接受过相关科普知识与技能培训的药学人员;

　　c) 取得主管药师及以上专业技术职务任职资格;

　　d）具有临床药学工作经验或门诊用药咨询工作经验。

5.1.4 内容要求

5.1.4.1 药学科普应包括药品研发、生产、流通、使用、监管等各环节与健康素养相关的科学知识。

5.1.4.2 药学科普内容应具有科学性、实用性、专业性、通俗性、趣味性相结合的特征。

5.1.4.3 鼓励原创性药学科普内容。

5.2 过程管理

5.2.1 资源管理

5.2.1.1 参照国家科普资源分类标准对药学科普内容和形式进行管理。分类原则应考虑科普内容的科学性、唯一性、实用性、兼容性、扩展性等因素。

5.2.1.2 本标准中的科普资源宜采用多种媒体科普形式,如实物、视频、图册等。

5.2.1.3 药学科普资料来源确证,应体现专业性、严谨性、实用性、科学性等。

5.2.2 实施管理

5.2.2.1 医疗机构应充分调动和发挥药师在药学科普方面的作用,推动组织建设和科普能力的提升。

5.2.2.2 开展药师药学科普宣教的技能培训,包括科普选题、脚本设计、媒体应用、制作技巧等。

5.2.2.3 加强药学科普的科学性、准确性、实用性、传播性等环节管理。

5.2.2.4 药学科普实施过程中应注意受众对象的要求及反馈,并根据实际情况加以完善,提高实施效果。

5.2.2.5 制订医疗机构药学科普实施计划、实施方案、管理内容;建立效果反馈机制等,保障药学科普有计划、有目的、有效果地实施。

5.2.3 宣传管理

5.2.3.1 药学科普应面向全社会,各组织各群体,所有公众。

5.2.3.2 医疗机构应积极参与和支持药学科普宣传活动。

5.2.3.3 医疗机构应探索多层级、多形式药学科普作品展示平台,如通过开展药学科普大赛、药学科普巡讲等形式拓展宣传。

5.2.3.4 医疗机构药师可利用药学门诊、药学咨询窗口、临床药学工作或健康大讲堂等形式对医院患者进行科普宣传;还可通过社区服务对慢性病患者开展科普宣传。

5.2.3.5 通过报刊、影视平台、网络平台等新闻媒介,面向全社会公众做好科普宣传工作。

5.2.3.6 宣传过程中,药学科普作品中的图片、影像、文字等资料应维护其原创性,标明出处。

5.2.4 发布管理

5.2.4.1 医疗机构药学部门负责药学科普的发布管理,并对发布渠道、方式、周期、内容等做具体规划。

5.2.4.2　药学科普内容发布前应由符合条件的药学科普人员审核,并由医疗机构药学部门批准。

5.2.4.3　创新科普传播方式。借助信息技术,特别是互联网技术的发展,实现科普传播方式的创新。

5.2.4.4　充分利用线上线下相结合的方式进行科普的发布宣传;采用问卷、投票等方式增强读者的参与感、体验感。

5.2.5　保障管理

5.2.5.1　医疗机构应重视药学科普工作,并给予保障支持。

5.2.5.2　医疗机构保障科普制作和宣教的场所、经费,提供发行出版的刊物、媒体平台等支持。

5.2.5.3　医疗机构有目的、有计划地培养药学科普人才,提供专业科普人才保障。

5.3　质量评价与持续改进

5.3.1　质量评价

5.3.1.1　各医疗机构药学部门应履行药学科普工作的责任和义务,对药学科普质量负责。

5.3.1.2　各医疗机构行政管理部门(如医务部门、医疗质量管理部门、宣传部门等)负责药学科普的监督管理。

5.3.1.3　质量控制应贯穿科普制作、科普宣传、科普发布等关键环节,增强关键环节的质量审查,责任到人。

5.3.1.4　建立科普质量管理台账,详细记录资料来源、制作过程、宣传方式、发布渠道、效果反馈及人员信息。

5.3.1.5　定期组织开展科普质量点评工作,设立评价指标(如点击量、阅读量、好评率等),并逐步形成药学科普质量评价体系。

5.3.1.6　从科学性、实用性、通俗性、趣味性、专业性及新颖性等方面进一步提升药学科普质量。

5.3.2　持续改进

5.3.2.1　将实施效果的动态监测和质量评价结果作为持续改进的重要依据。

5.3.2.2　鼓励组织和开展不同层级的,多种形式的药学科普竞赛,推动区域性、全国性药学科普发展。

5.3.2.3　推进区域性药学科普联动发展指数评价,实现国家对科普事业发展及公民科学素质的有效监测,全面提升健康素养。

参 考 文 献

［1］ 全国人民代表大会常务委员会.中华人民共和国科学技术普及法［EB/OL］.（2002-06-29）［2022-01-01］.https：//flk.npc.gov.cn/detail2.html?MmM5MDlmZGQ2NzhiZjE3OTAxNjc4YmY2MTQ5MTAyYTM%3D.

［2］ 全国人民代表大会常务委员会.中华人民共和国科学技术进步法［EB/OL］.（2021-12-24）［2022-01-01］.https：//flk.npc.gov.cn/detail2.html?ZmY4MDgxODE3ZDk5YTM5ZjAxN2RlYzU1NWRiODM0ZGE%3D.

［3］ 国家发展和改革委员会.中华人民共和国国民经济和社会发展第十四个五年规划和2035年远景目标纲要（十三届全国人民代表大会第四次会议通过）［EB/OL］.（2021-03-23）［2022-01-01］.https：//www.ndrc.gov.cn/xxgk/zcfb/ghwb/202103/t20210323_1270124.html.

［4］ 国务院.全民科学素质行动规划纲要（2021—2035年）（国发〔2021〕9号）［EB/OL］.（2021-06-03）［2022-01-01］.https：//www.gov.cn/gongbao/content/2021/content_5623051.htm.

［5］ 中国科学技术协会.中国科协科普发展规划（2021—2025年）（科协发普字〔2021〕52号）（2021-11-17）［2022-01-01］.https：//www.cast.org.cn/xw/KXXTSHGG/syfzgh/art/2023/art_8410e629fbb44c0f9e6409c36a3837ca.html.

ICS 11.020

C 07

团 体 标 准

T/CHAS 20-2-13—2023

医疗机构药事管理与药学服务

第 2-13 部分：临床药学服务
互联网医院药学服务

Pharmacy administration and pharmacy practice in healthcare institutions——

Part 2-13: Pharmacy practice—Pharmacy practice in e-hospital

2023-05-27 发布

2023-07-01 实施

中国医院协会 发 布

目　次

前　言

《医疗机构药事管理与药学服务》分为以下部分:

-- 第 1 部分　总则

-- 第 2 部分　临床药学服务

-- 第 3 部分　药学保障服务

-- 第 4 部分　药事管理

《医疗机构药事管理与药学服务　第 2 部分:临床药学服务》包括以下部分:

-- 第 2-1 部分:临床药学服务　药学门诊

-- 第 2-2 部分:临床药学服务　处方审核

-- 第 2-3 部分:临床药学服务　药物重整

-- 第 2-4 部分:临床药学服务　用药咨询

-- 第 2-5 部分:临床药学服务　用药教育

-- 第 2-6 部分:临床药学服务　药学查房

-- 第 2-7 部分:临床药学服务　药学监护

-- 第 2-8 部分:临床药学服务　居家药学服务

-- 第 2-9 部分:临床药学服务　药学会诊

-- 第 2-10 部分:临床药学服务　药学病例讨论

-- 第 2-11 部分:临床药学服务　治疗药物监测

-- 第 2-12 部分:临床药学服务　药学科普

-- 第 2-13 部分:临床药学服务　互联网医院药学服务

-- 第 2-14 部分:临床药学服务　围手术期药学服务

本标准是第 2-13 部分:临床药学服务　互联网医院药学服务。

本标准按照 GB/T 1.1—2020 《标准化工作导则　第 1 部分:标准化文件的结构和起草规则》的规定起草。

本标准由中国医院协会提出并归口。

本标准起草单位:中国医院协会药事专业委员会,复旦大学附属华山医院,首都医科大学附属北京积水潭医院,中国医学科学院北京协和医院,浙江大学医学院附属第一医院,福建医科大学附属第一医院,华中科技大学同济医学院附属同济医院。

本标准主要起草人:甄健存,钟明康,张威,梅丹,卢晓阳,黄品芳,刘东,邱晓燕。

医疗机构药事管理与药学服务
第 2-13 部分：临床药学服务 互联网医院药学服务

1 范围

本标准规范了医疗机构从事互联网医院药学服务的基本要求、服务内容、服务流程、质量管理与评价改进各要素。

本标准适用于开展互联网医院药学服务的各级各类医疗机构。

2 规范性引用文件

下列文件中的内容通过文中的规范性引用而构成本文件必不可少的条款。其中，注日期的引用文件，仅该日期对应的版本适用于本文件；不注日期的引用文件，其最新版本（包括所有的修改单）适用于本文件。

GB/T 30335—2023 药品物流服务规范

3 术语与定义

T/CHAS 20-1-3—2023 界定的术语和定义适用于本文件。

3.1

互联网医院药学服务 pharmacy practice in e-hospital

医疗机构药学专业技术人员运用专业知识与实践技能，根据相关规章制度、技术规范，对医疗机构内医师在互联网诊疗活动中为患者开具的电子处方进行审核，并进行处方调配、核发药品，以及对患者进行用药教育、提供用药咨询、识别与处理药品不良反应、慢性病药物治疗管理等一系列药学服务的过程。

［来源：T/CHAS 20-1-3-2023，3.19］

4 关键要素

互联网医院药学服务关键要素见图 1。

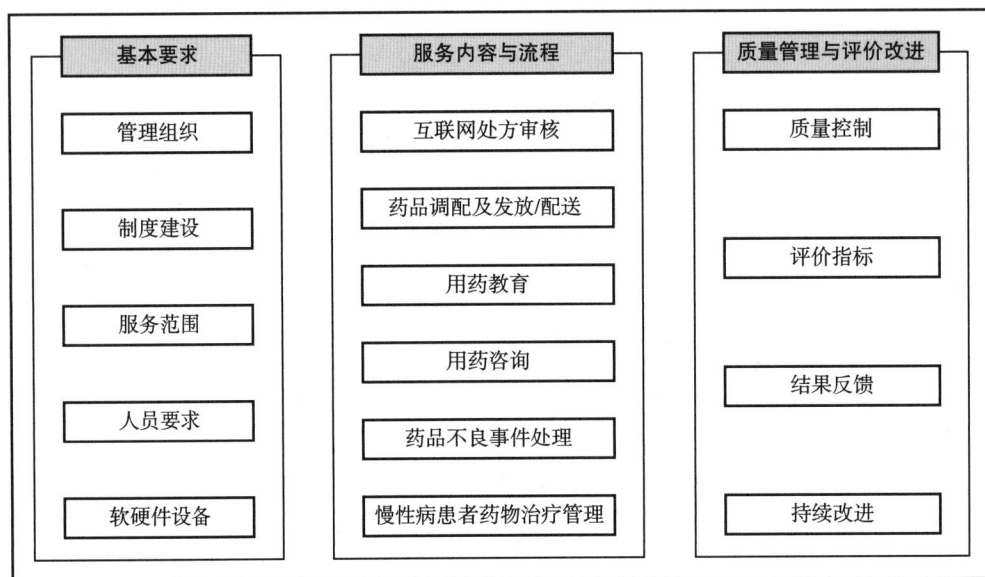

图 1　互联网医院药学服务关键要素

5　要素规范

5.1　基本要求

5.1.1　管理组织

5.1.1.1　互联网医院药学服务应在具备互联网医院资质的医疗机构内开展,由药学部门负责实施和管理。

5.1.1.2　药学部门应将互联网药学服务纳入科室质量管理体系,按统一要求进行管理。

5.1.1.3　医疗机构应成立由药学、临床医学、医疗管理及医院信息等多学科专家组成的专家组,为互联网医院药学服务工作提供指导和帮助。

5.1.2　制度建设

5.1.2.1　制度建设原则:医疗机构开展互联网医院药学服务,应坚持线上、线下一致的原则,遵守国家相关法律法规。建立包括但不限于互联网药学服务、信息系统使用、质量控制和评价、人员培训与考核、资料记录与保存等管理制度。

5.1.2.2　医疗机构应按照以下原则制订或调整本机构互联网药品供应目录:

　　a）参照本机构药品供应目录,保障常见病、慢性病患者治疗方案的连续性;

　　b）充分考虑患者用药安全性、有效性、经济性、依从性、适应性等因素,参考相关法律法规和规范性文件;

　　c）开展互联网医疗服务的临床科室可根据临床实际需要,在本机构现有目录中提出互联网药品供应目录需求,经药学部门评价后提交药事管理与药物治疗学委员会(组)批准后实施;

　　d）药学部门应根据药品特性和临床治疗的实际需要提出互联网药品供应目录的调整

建议,报药事管理与药物治疗学委员会(组)审批;

e)特殊管理药品不能列入互联网药品目录,注射剂药品、高警示药品、血液制品以及须定期监测指标的药品等暂不建议列入互联网药品目录,特殊储存条件药品可改为线下取药。

5.1.2.3 医疗机构应按照以下要求制订药品及患者信息的管理措施:

a)实现药品配发的全程可追溯,特别是针对关键流程的处理应当记录,并做好差错的纠正预案,必要时可加装监控设备;

b)建立互联网处方药品定期盘点制度,做到账物相符;

c)妥善保存电子处方,互联网电子处方与医院常规电子处方按照相同要求管理;

d)建立相关保障制度,保证互联网药学服务安全、顺利开展,防止患者个人信息、疾病信息、用药信息等个人隐私的泄露,并配备完善的信息系统安全与故障应急预案。

5.1.3 服务范围

医疗机构应明确限定互联网医院药学服务的范围:服务患者符合本医疗机构服务对象标准,且所罹患疾病应收录于本机构指定开展互联网医疗服务的病种目录的复诊患者。

5.1.4 人员要求

从事互联网医院药学服务的药师应符合相应线下药学服务工作的资质要求,并熟悉线上操作的流程。

5.1.5 软硬件设备

5.1.5.1 开展互联网处方审核工作应满足以下条件:

a)具备互联网处方审核平台;

b)互联网处方审核规则应与本医疗机构常规医疗处方审核规则保持一致;

c)有条件的应配备智能审方软件,其审方规则由本机构制定及定期维护。

5.1.5.2 开展互联网用药教育、用药咨询及慢性病药物治疗管理等药学服务应满足以下条件:

a)具备提供互联网药学服务的问诊平台,提供交流的形式包括文字、图片、语音、视频等,力求做到覆盖较广的年龄段;并具备一定时间段内的信息保存能力,以备评价改进等;

b)可获取患者电子就诊记录、历史检查记录、用药记录、药品不良反应记录等信息;

c)配备本机构用药教育信息库;

d)配备相关疾病诊疗指南、专家共识、文献资料、药品查询软件等。

5.1.5.3 其他软硬件设备:构建药师电子签章系统,实施药师电子签章。

5.2 服务内容与流程

5.2.1 互联网处方审核

5.2.1.1 处方审核应审查处方合法性、规范性、适宜性。

5.2.1.2 医师开具电子处方后,电子处方进入处方审核阶段。

5.2.1.3　处方审核可采用人工在线审核,或智能审方软件辅助人工审核的方式:首先通过审方软件初步审核,再由药师进行人工审核或复核。

5.2.1.4　审查合格,药师电子签章确认,直接进入药品调配、发放流程;审查不合格,应及时与医师沟通处方不合格原因。经沟通后,如果药师认可医师的意见,该处方转为合格处方,进行调配;如药师认为仍需要修改,处方医师不同意修改时,应拒绝调配,并在系统中记录。

5.2.1.5　对于涉及特殊人群(如老年人、儿童、妊娠期与哺乳期妇女、肝肾功能不全者等)的处方,药师应加强审核。

5.2.2　药品调配及发放 / 配送

5.2.2.1　电子处方审核通过后,患者线上缴费,并选择取药方式,同时生成电子发票。

5.2.2.2　药师调配已审核通过并缴费的处方,并添加药品清单,有条件的可添加唯一药品二维码,便于药品的收取并核验。

5.2.2.3　调配好的药品,根据患者选择的取药方式,发放或配送到患者手中。

　　a)送药到家:调配好的药品经核对后,交由具有药品物流服务资质的企业进行药品配送;

　　b)到医疗机构取药:患者自行到医疗机构取药的,执行线下药品调剂发放服务要求;

　　c)社区定点医疗机构或定点药房取药:将电子处方推送至定点医疗机构或定点药房,患者自主取药;

　　如上三种情况,患者均可在线查阅电子版药品清单及用药教育单。

5.2.3　用药教育

5.2.3.1　通过评估患者基本情况,依据患者选择的取药方式,提供纸质版或电子版药品清单及用药教育单。

5.2.3.2　用药教育内容包括但不限于药品名称、药品用途、用法用量、用药疗程、常见不良反应、注意事项等。

5.2.3.3　对于老年患者、沟通困难的患者,有条件的应制作相应语音或视频版用药教育资料,通过问诊软件平台 / 公众号推送给患者。问诊软件 / 公众号可以由药师协助患者安装并加关注,或者以二维码的形式印刷在用药教育单上。

5.2.4　用药咨询

5.2.4.1　患者选择用药咨询服务后,药师通过主动问询方式,对首次接受互联网药学服务的患者,了解用药后的相关情况,包括患者目前疾病情况、用药情况、依从性等信息,并纳入药学服务数据管理平台;对复诊患者,可直接调取患者电子就诊记录、既往检查记录、药学服务记录等,并对复诊信息进行补充,及时更新药学服务数据管理平台收录的患者用药情况。

5.2.4.2　发现患者的咨询内容超出互联网药学服务范畴或存在不适合线上诊疗的情形时,如病情无好转或加重,应建议其线下就诊。

5.2.5　药品不良事件处理

5.2.5.1　药师进行互联网药学服务时,应提醒和鼓励患者在疑似发生药品不良事件时,主动、及时上报服药后的不适症状。患者可通过互联网告知药师,药师结合患者主诉及用药记录、检验记录等,提供药品不良事件处置建议。

5.2.5.2 药师应判断不良事件的可能原因;必要时联系医师调整药物治疗方案,联系药品供应保障部门调整药品的供应,保障患者用药安全;并及时上报至药品不良反应自发呈报系统。

5.2.6 慢性病患者药物治疗管理

5.2.6.1 药师为接受互联网药学服务的慢性病患者提供慢性病药物治疗管理服务,包括:收集患者信息,建立信息化档案;进行药物重整,评估患者用药方案的合理性,避免多种药物联合使用导致疗效降低或不良反应加重的相互作用;结合患者用药及生活习惯,为患者合理安排用药时间,规范用药行为;根据治疗药物监测及药物基因检测提出个体化药物治疗建议;开展患者用药教育及随访等工作。

5.2.6.2 药师通过了解患者信息,调取患者电子诊疗记录、检查记录、用药记录等,同时依据疾病诊疗指南、专家共识、文献资料等,给予患者专业建议,或将相关情况及时反馈给处方医师,提出用药方案调整建议,由医师根据患者病情调整处方。

5.3 质量管理与评价改进

5.3.1 质量控制

5.3.1.1 医疗机构应参照《医疗机构处方审核规范》定期对互联网电子处方审核质量开展监测与评价,包括对已调配的处方进行处方点评,并对本机构或上级卫生主管部门在处方审核质量监测与评价过程中发现的问题及时采取干预和改进措施。建立不合理处方的反馈及考核机制,并有相应的记录。

5.3.1.2 医疗机构应与第二方公司签署信息安全保密协议,明确各方在信息安全和隐私保护方面的职责,并建立应急保障制度,当发生患者信息和医疗数据泄露时,立即采取有效应对措施。互联网医院督促第三方物流平台按照 GB/T 30335—2023《药品物流服务规范》加强药品质量、药品配送服务管理,加强对因调配、配送过程中产生的差错的控制与考核,并对配送过程产生的差错责任进行主体认定。

5.3.1.3 合作的社区定点医疗机构、社会药店以及其他药品配送机构应具备相应的合法资质,并签署合作协议。

5.3.1.4 医疗机构应定期对接受用药教育、用药咨询、慢性病药物治疗管理等一系列药学服务的患者进行抽样回访,发现问题及时改进。

5.3.2 评价指标

5.3.2.1 医疗机构应参照线下处方审核制度,建立互联网处方审核质量监测体系,利用处方点评对处方审核的数量、质量、效率和效果等进行评价,评价指标应包括处方审核率、处方干预率、干预成功率、处方合理率等。

5.3.2.2 医疗机构应根据本机构实际情况,结合互联网处方审核和处方点评过程中发现的问题,制订阶段性评价指标,分析问题及其改进情况。

5.3.2.3 医疗机构可通过调查问卷等形式,对药师提供的用药教育、用药咨询、慢性病患者药物治疗管理等药学服务进行满意度评价。

5.3.3 结果反馈

5.3.3.1 医疗机构药学部门应定期对不合理处方情况进行汇总、统计分析,上报医务部门、药事管理与药物治疗学委员会(组),对药物使用监测过程中出现的共性问题,制定相应持续改进管理措施。

5.3.3.2 医疗机构医务部门应定期将不合理处方及回访情况进行公示,并将处方问题反馈至临床科室和相关医师。

5.3.4 持续改进

5.3.4.1 医疗机构应定期依据国内外新版疾病诊疗指南、专家共识、药品说明书等专业医药学资料更新药学服务信息库。

5.3.4.2 医疗机构应组织对从事互联网医院药学服务的药学专业技术人员进行定期培训和考核。包括:

- a)相关法律、法规、政策,职业道德,工作制度和岗位职责,本岗位的相关要求和操作规程等;
- b)药学基本理论、基本知识、基本技能和进展;如涉及中医药的,还应当培训中医药基本理论、基本知识和基本技能;
- c)其他培训,参加院内、外举办的相关会议、学术论坛及培训班等。

5.3.4.3 从事互联网医院药学服务的药师应当接受继续教育,提高处方审核和药学服务专业能力,接受相关专业知识和技能考核。

5.3.4.4 参与互联网医院药学服务的药师对工作中发现的问题,应及时上报药学部门,药学部门应定期汇总、分析,并上报医务部门进行改进。

5.3.4.5 医务部门应针对药学部门反馈的问题,会同临床科室提出整改措施,督促相关科室落实、执行,并通过培训等形式加强临床医师对相关问题的关注。

5.3.4.6 医务部门、临床科室、药学部门应定期针对发现的问题进行再次评价,了解整改状况。针对再次评价过程中仍然存在的问题,应进一步采取改进措施,督促相关问题的解决。

5.3.4.7 医疗机构采取的改进措施和改进效果,应有相应记录。

参 考 文 献

［1］ 国家市场监督管理总局,中国国家标准化管理委员会.GB/T 1.1—2020　标准化工作导则　第1部分:标准化文件的结构和起草规则［S］.（2020-03-31）［2023-01-01］.https://openstd.samr.gov.cn/bzgk/gb/newGbInfo?hcno=C4BFD981E993C417EF475F2A19B681F1.

［2］ 全国人民代表大会常务委员会.中华人民共和国药品管理法［EB/OL］.（2019-08-26）［2023-01-01］.https://flk.npc.gov.cn/detail2.html?ZmY4MDgwODE2ZjNjYmIzYzAxNmY0NjI0MmQ2MTI3ZWQ%3D=.

［3］ 中国医院协会.T/CHAS 20-2-2—2021　医疗机构药事管理与药学服务　第2-2部分:临床药学服务　处方审核［S］.（2021-12-20）［2023-01-01］.https://www.cha.org.cn/site/content/78a82e91c4e99c21d984c913cd367301.html.

［4］ 中国医院协会.T/CHAS 20-2-4—2021　医疗机构药事管理与药学服务　第2-4部分:临床药学服务　用药咨询［S］.（2021-12-20）［2023-01-01］.https://www.cha.org.cn/site/content/78a82e91c4e99c21d984c913cd367301.html.

［5］ 中国医院协会.T/CHAS 20-2-5—2021　医疗机构药事管理与药学服务　第2-5部分:临床药学服务　用药教育［S］.（2021-12-20）［2023-01-01］.https://www.cha.org.cn/site/content/78a82e91c4e99c21d984c913cd367301.html.

［6］ 中华人民共和国国务院.医疗机构管理条例（中华人民共和国国务院令第149号）［EB/OL］.（2023-03-21）［2023-03-22］.http://www.nhc.gov.cn/fzs/s3576/202303/368c667ee1244ac4844a8a787185b8c6.shtml.

［7］ 中华人民共和国国务院.麻醉药品和精神药品管理条例（中华人民共和国国务院令第442号）［EB/OL］.（2016-02-06）［2023-01-01］.https://www.gov.cn/gongbao/content/2016/content_5139413.htm.

［8］ 卫生部.处方管理办法（中华人民共和国卫生部令第53号）［EB/OL］.（2007-02-14）［2023-01-01］.https://www.gov.cn/ziliao/flfg/2007-03/13/content_549406.htm.

［9］ 卫生部.抗菌药物临床应用管理办法（中华人民共和国卫生部令第84号）［EB/OL］.（2012-04-24）［2023-01-01］.https://www.gov.cn/flfg/2012-05/08/content_2132174.html.

［10］ 中华人民共和国国家卫生和计划生育委员会.医疗质量管理办法（中华人民共和国国家卫生和计划生育委员会〔2016〕令第10号）［EB/OL］.（2016-09-25）［2023-01-01］.https://www.gov.cn/gongbao/content/2017/content_5225870.html.

［11］ 国家卫生健康委办公厅.国家卫生健康委办公厅关于印发医疗机构药学门诊服务规范等5项规范的通知（国卫办医函〔2021〕520号）［EB/OL］.（2021-10-09）［2023-01-01］.http://www.nhc.gov.cn/yzygj/s7659/202110/f76fc77acd87458f950c86d7bc468f22.shtml.

〔12〕 国家卫生健康委.抗肿瘤药物临床应用管理办法（试行）（国卫医函〔2020〕487号）〔EB/OL〕.（2020-12-22）〔2023-01-01〕.http：//www.nhc.gov.cn/yzygj/s7659/202012/a7600740bed44d1db7015ca5a1be2cc0.shtml.

〔13〕 国家卫生健康委员会办公厅,国家中医药管理局办公室,中央军委后勤保障部办公厅.医疗机构处方审核规范（国卫办医发〔2018〕14号）〔EB/OL〕.（2018-06-29）〔2023-01-01〕.https：//www.gov.cn/zhengce/zhengceku/2018-12/31/content_5435182.html.

〔14〕 国家卫生健康委,国家中医药管理局.关于加快药学服务高质量发展的意见（国卫医发〔2018〕45号）〔EB/OL〕.（2018-11-21）〔2023-01-01〕.https：//www.gov.cn/zhengce/zhengceku/2018-12/31/content_5436829.html.

〔15〕 国家卫生健康委,教育部,财政部,等.关于加强医疗机构药事管理促进合理用药的意见（国卫医发〔2020〕2号）〔EB/OL〕.（2020-02-21）〔2023-01-01〕.http：//www.nhc.gov.cn/yzygj/s7659/202002/ea3b96d1ac094c47a1fc39cf00f3960e.shtml.

〔16〕 国家卫生健康委.三级医院评审标准（国卫医发〔2020〕26号）〔EB/OL〕.（2020-12-21）〔2023-01-01〕.https：//www.gov.cn/zhengce/zhengceku/2020-12/28/content_5574274.html.

〔17〕 国家卫生健康委,国家中医药管理局.互联网诊疗管理办法（试行）（国卫医发〔2018〕25号）〔EB/OL〕.（2018-07-17）〔2023-01-01〕.https：//www.gov.cn/gongbao/content/2019/content_5358684.html.

〔18〕 国家卫生健康委,国家中医药管理局.互联网医院管理办法（试行）（国卫医发〔2018〕25号）〔EB/OL〕.（2018-07-17）〔2023-01-01〕.https：//www.gov.cn/gongbao/content/2019/content_5358684.html.

〔19〕 国家卫生健康委,国家中医药管理局.远程医疗服务管理规范（试行）（国卫医发〔2018〕25号）〔EB/OL〕.（2018-07-17）〔2023-01-01〕.https：//www.gov.cn/gongbao/content/2019/content_5358684.html.

〔20〕 国务院办公厅.国务院办公厅关于促进"互联网＋医疗健康"发展的意见（国办发〔2018〕26号）〔EB/OL〕.（2018-04-28）〔2023-01-01〕.https：//www.gov.cn/zhengce/content/2018-04/28/content_5286645.html.

〔21〕 卫生部.医院处方点评管理规范（试行）（卫医管发〔2010〕28号）〔EB/OL〕.（2010-02-10）〔2023-01-01〕.http：//www.nhc.gov.cn/wjw/ywfw/201306/094ebc83dddc47b5a4a63ebde7224615.shtml.

〔22〕 卫生部,国家中医药管理局,总后勤部卫生部.医疗机构药事管理规定（卫医政发〔2011〕11号）〔EB/OL〕.（2011-03-30）〔2023-01-01〕.https：//www.gov.cn/zwgk/2011-03/30/content_1834424.html.

〔23〕 上海市药学会,上海市医学会,上海市医院协会,等.上海市药事服务规范（试行）〔EB/OL〕.（2019-12-26）〔2023-01-01〕.https：//www.shsma.org.cn/web/news/2415.

ICS 11.020
C 07

团 体 标 准

T/CHAS 20-2-14—2024

医疗机构药事管理与药学服务

第 2-14 部分：临床药学服务
围手术期药学服务

Pharmacy administration and pharmacy practice in healthcare institutions——

Part 2-14：Pharmacy practice—Perioperative pharmacy practice

2024-05-25 发布 　　　　　　　　　　2024-07-01 实施

中国医院协会　发　布

目 次

前　言

《医疗机构药事管理与药学服务》分为以下部分：

-- 第1部分　总则

-- 第2部分　临床药学服务

-- 第3部分　药学保障服务

-- 第4部分　药事管理

《医疗机构药事管理与药学服务　第2部分　临床药学服务》包括以下部分：

-- 第2-1部分：临床药学服务　药学门诊

-- 第2-2部分：临床药学服务　处方审核

-- 第2-3部分：临床药学服务　药物重整

-- 第2-4部分：临床药学服务　用药咨询

-- 第2-5部分：临床药学服务　用药教育

-- 第2-6部分：临床药学服务　药学查房

-- 第2-7部分：临床药学服务　药学监护

-- 第2-8部分：临床药学服务　居家药学服务

-- 第2-9部分：临床药学服务　药学会诊

-- 第2-10部分：临床药学服务　药学病例讨论

-- 第2-11部分：临床药学服务　治疗药物监测

-- 第2-12部分：临床药学服务　药学科普

-- 第2-13部分：临床药学服务　互联网医院药学服务

-- 第2-14部分：临床药学服务　围手术期药学服务

本标准是第2-14部分：临床药学服务　围手术期药学服务

本标准按照GB/T 1.1—2020《标准化工作导则　第1部分：标准化文件的结构和起草规则》的规定起草。

本标准由中国医院协会提出并归口。

本标准起草单位：中国医院协会药事专业委员会，首都医科大学附属北京积水潭医院，中日友好医院，中国医学科学院北京协和医院，天津市第一中心医院，哈尔滨医科大学附属第四医院，福建医科大学附属第一医院。

本标准主要起草人：甄健存，张威，陆进，梅丹，徐彦贵，吴玉波，黄品芳，武丹威。

医疗机构药事管理与药学服务
第 2-14 部分:临床药学服务　围手术期药学服务

1　范围

本标准规范了医疗机构药师提供围手术期药学服务的基本要求、服务过程、质量控制与评价改进各要素。

本标准适用于开展手术治疗的各级各类医疗机构。

2　规范性引用文件

下列文件中的内容通过文中的规范性引用而构成本文件必不可少的条款。其中,注日期的引用文件,仅该日期对应的版本适用于本文件;不注日期的引用文件,其最新版本(包括所有的修改单)适用于本文件。

T/CHAS 20-2-1—2021　医疗机构药事管理与药学服务　第 2-1 部分:临床药学服务　药学门诊

T/CHAS 20-2-3—2021　医疗机构药事管理与药学服务　第 2-3 部分:临床药学服务　药物重整

T/CHAS 20-2-5—2021　医疗机构药事管理与药学服务　第 2-5 部分:临床药学服务　用药教育

T/CHAS 20-2-6—2021　医疗机构药事管理与药学服务　第 2-6 部分:临床药学服务　药学查房

T/CHAS 20-2-7—2021　医疗机构药事管理与药学服务　第 2-7 部分:临床药学服务　药学监护

3　术语与定义

T/CHAS 20-1-3—2023 界定的术语和定义适用于本文件。

3.1

围手术期药学服务　perioperative pharmacy practice

从确定手术治疗起至与这次手术有关的治疗结束为止的时期,由医疗机构药学专业技术人员为保障患者用药安全、优化治疗方案、确保治疗效果和节约治疗费用而进行的相关服务,旨在发现和解决与患者围手术期用药相关问题。

［来源：T/CHAS 20-1-3—2023，3.16］

4 关键要素

围手术期药学服务关键要素见图1。

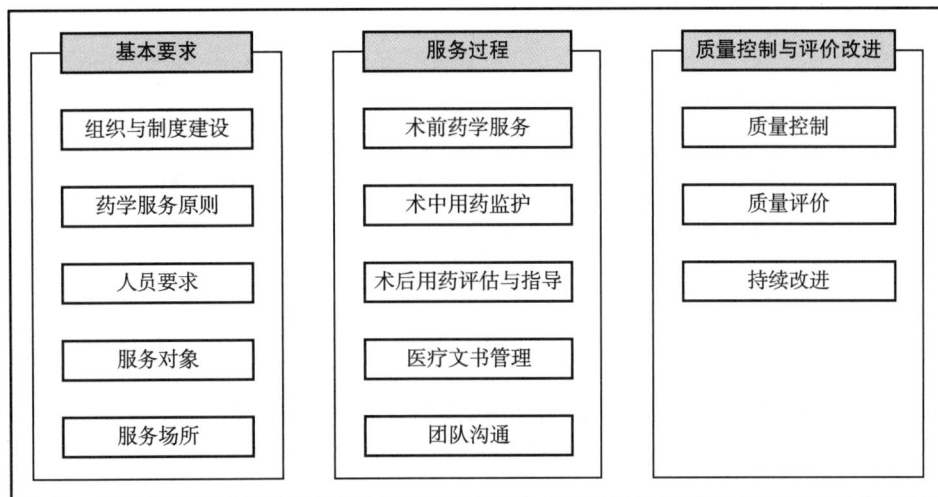

图1 围手术期药学服务关键要素

5 要素规范

5.1 基本要求

5.1.1 组织与制度建设

5.1.1.1 围手术期药学服务应由医疗机构的药学部门、手术科室、麻醉科室、医务部门、护理部门、医院感染管理等部门负责实施并管理,日常事务工作由药学部门牵头。

5.1.1.2 医疗机构药学部门开展围手术期药学服务应制订符合本机构的围手术期用药管理制度、人员要求及工作流程细则等。

5.1.2 药学服务原则

5.1.2.1 围手术期药学服务贯穿于术前、术中及术后的完整诊疗过程。

5.1.2.2 药师应以循证医学证据为基础,以诊疗规范、临床诊疗指南、临床路径和药品说明书等为依据,结合患者情况制订围手术期临床药物治疗方案,协助临床医师开展以合理用药为主的个体化、连续性的药物治疗管理工作,以保证患者围手术期用药安全、优化治疗方案、确保治疗效果和节约治疗费用。

5.1.3 人员要求

5.1.3.1 人员资质:围手术期药学服务人员资质应满足以下条件之一。

a）具有主管药师及以上专业技术职务任职资格、取得临床药师岗位培训证书并从事临床药学工作 2 年及以上；

b）具有副主任药师及以上专业技术职务任职资格、取得临床药师岗位培训证书并从事临床药学工作 1 年及以上。

5.1.3.2　应熟练掌握围手术期药学服务相关专业知识。

5.1.3.3　应熟练掌握常用医药工具书、数据库、软件、医药专业网站等信息检索技能。

5.1.4　服务对象

5.1.4.1　围手术期药学服务对象为拟手术患者。

5.1.4.2　重点应关注下列患者：

a）患有多种慢性病，接受多系统药物或多专科治疗的患者，重点关注患有自身免疫系统疾病、冠心病、脑卒中、高血压、糖尿病、慢性肾脏病等疾病的患者。

b）同时使用多种（≥ 5 种）药物的患者。

c）正在使用特定药物的患者，特定药物包括：

1）特殊管理药品；

2）高警示药品；

3）围手术期影响凝血，增加麻醉、感染风险的药物，包括但不限于抗凝 / 止血药物（如新型口服抗凝药物）、内分泌系统药物（如钠 - 葡萄糖协同转运蛋白 2 抑制剂）、风湿免疫类药物（如生物制剂）、肿瘤靶向药物等；

4）应用与围手术期常用药物如抗菌药物手术预防用药、镇痛药物、抗凝 / 止血药物及营养治疗用药等存在禁忌或相互作用的药物。

d）特殊人群：老年人、儿童、妊娠期与哺乳期妇女、肝肾功能不全患者、凝血功能异常者等。

e）医师提出有围手术期药学服务需求的患者。

5.1.5　服务场所

围手术期药学服务可在住院前或住院期间开展；住院前可在药学门诊、医师药师联合门诊或多学科协作门诊开展；住院期间可在患者入住的病区开展。

5.2　服务过程

5.2.1　术前药学服务

5.2.1.1　药学问诊　术前药学服务可于住院前按照 T/CHAS 20-2-1—2021 在药学门诊、医师药师联合门诊或多学科协作门诊进行或入院后开展。

5.2.1.2　信息采集　药师收集择期手术患者的信息，包括但不限于患者基本信息、现病史、既往史、家族史、过敏史、个人史、既往和当前用药、保健品服用情况、药品不良反应史、用药依从性、辅助检查结果、生活方式（吸烟及饮酒史）等。

5.2.1.3　药学评估及药学服务　药师根据患者病情诊断及采集的用药信息，对患者进行综合评估及药学服务，并于术前 24 小时完成。主要内容包括：

a）有基础疾病,长期用药,尤其是多重用药患者,服用药物涉及围手术期重点关注药物包括但不限于影响凝血,增加麻醉、感染风险的药物等;与围手术期常用药物存在禁忌或相互作用的药物。药师针对患者情况按照 T/CHAS 20-2-3—2021 进行药物重整,避免患者用药错误,对围手术期短期药物治疗方案进行个体化治疗的药学建议。若需要调整如停用、替代或桥接,应与相关手术科室、麻醉科室医护人员沟通,确定是否需要调整用药方案。

b）根据患者目前情况及药学评估预期与围手术期药物治疗方案无用药相关性问题,按照 T/CHAS 20-2-5—2021 对患者进行围手术期相关用药教育及生活方式教育。

5.2.1.4 围手术期用药方案制订 药师协助医师结合患者情况（特殊人群、肝肾功能等）制订围手术期用药方案如抗菌药物手术预防用药,使用镇痛药物、抗凝/止血及营养药物等。

5.2.1.5 围手术期药学服务记录单 针对药学问诊、药学评估、药物重整等药学服务形成围手术期药学服务记录单,交予相关手术科室、麻醉科室医护人员,由临床进一步综合评估,手术科室、麻醉科室确定最终方案。

5.2.1.6 用药教育 药师按照 T/CHAS 20-2-5—2021 对涉及围手术期用药方案调整的患者进行个体化术前用药教育,提高治疗依从性。

5.2.1.7 自备药管理 原则上住院患者不使用自备药,仅在医院无备药可供,病情确实需要的特殊情况下使用,患者须知情同意。药师针对患者在围手术期应用自备药可能出现的风险进行提示,同时在自备药使用过程中药师与临床医护人员共同监护。

5.2.2 术中用药监护

5.2.2.1 药师应关注手术用药方案的正确实施,重点关注抗菌药物手术预防用药、抗凝/止血、镇痛方案等,避免因不适当用药出现药源性疾病或术后并发症。

5.2.2.2 患者在术中如出现疑似药品不良反应情形（如过敏性休克等）须药师提供帮助时,药师应协助医师进行药品不良反应关联性判断,予以相关处置建议。

5.2.3 术后用药评估与指导

5.2.3.1 药学评估 药师按照 T/CHAS 20-2-6—2021 进行药学查房,对患者原患疾病、术中及术后常见并发症进行针对性评估,如疼痛、恶心/呕吐、血栓和出血风险、营养状态、感染及药品不良反应等。

5.2.3.2 药学监护 药师按照 T/CHAS 20-2-7—2021 对术后患者进行药学监护,包括但不限于临床症状及各项检查检验指标的变化、用药依从性、药品不良反应的观察与判断、用药方案变化等进行动态监护。

5.2.3.3 药物重整 如有术后用药调整需求,药师按照 T/CHAS 20-2-3—2021 根据术后医师评估及药师的药学评估实施药物重整,建议原有药物的恢复使用时机。药物调整须得到手术科室责任医师确认。

5.2.3.4 用药教育 术后药师按照 T/CHAS 20-2-5—2021 标准根据疾病类型、手术类别及用药情况针对重点患者（如围手术期涉及药物调整的患者,会诊后进行药物调整的患者）进行用药教育,内容包括但不局限于药物的适应证、用法用量、用药时间、用药疗程、注意事项、常见不良反应及生活方式调整等。

5.2.3.5 转科 如患者住院期间涉及转科,确保转科患者药物治疗的合理性及连续性。

5.2.3.6 患者随访 出院后可按照T/CHAS 20-2-1—2021在药学门诊对患者进行随访,保证患者药物治疗的连续性,随访目标人群主要为围手术期涉及药物调整的患者,形式可考虑面诊及电话等远程方式进行随访,随访内容包括药物治疗效果评价、是否出现新的药物治疗问题、用法用量是否正确、是否发生药品不良反应、用药依从性是否良好等。

5.2.4 医疗文书管理

5.2.4.1 医疗机构应建立围手术期药学服务记录并可追溯,记录内容包括但不限于患者基本信息、诊断、用药信息、生活方式及围手术期药学服务(如继续用药、停药、加药、恢复用药、换药等),并注明时间及原因。可参见围手术期药学服务记录单(附录A)。

5.2.4.2 医疗机构应妥善保存患者围手术期药学服务记录,注意信息保密和患者隐私保护。

5.2.4.3 有条件的医疗机构可建立围手术期药学服务工作进程,实现相关文档管理信息化。

5.2.5 团队沟通

5.2.5.1 围手术期药学服务应与手术科室、麻醉科室、内科科室、医务部门、护理部门、医院感染管理等部门的医护人员相互配合与协调。

5.2.5.2 药师对围手术期用药提出的建议,最终方案调整由手术科室责任医师、麻醉医师确定。

5.3 质量控制与评价改进

5.3.1 质量控制

5.3.1.1 医疗机构药学部门应根据围手术期药学服务制订培训方案、工作计划、标准操作规程。

5.3.1.2 提供围手术期药学服务药师应加强自身专业技能培训,参与学术交流,提高专业服务能力,保障围手术期药学服务质量。

5.3.2 质量评价

5.3.2.1 医疗机构可将围手术期药学服务纳入本机构医疗质量管理与控制体系,严格落实相关管理规范与规章制度,适时对围手术期药学服务进行检查、考核,保障医疗质量与医疗安全。

5.3.2.2 医疗机构可根据临床指标、人文指标、经济指标等进行测算,制定符合本机构实际的考核内容和标准,并有考核记录。

5.3.3 持续改进

5.3.3.1 医疗机构药学部门应定期对围手术期药学服务进行总结和分析评价,制订改进措施,督导落实。

5.3.3.2 围手术期药学服务的评价内容至少应包括围手术期药学服务记录、建议采纳率、临床反馈、患者满意度等方面。

5.3.3.3 对于围手术期药学服务中存在的共性问题,药学部门应定期进行沟通纠正,记录沟通过程和改正效果,形成良性循环。

5.3.3.4 药学部门应定期总结围手术期药学服务经验,组织分享学习围手术期药学服务经典案例,持续改进服务质量。

附 录 A
（资料性）
围手术期药学服务记录表

患者姓名：	性别：		年龄（岁）：		联系方式：
登记号：	身高：		体重（kg）：		手术科室：
诊断：					
既往史及现病史：					
不良反应：无□ 有□ ［描述食物 / 药品名称（通用名和商品名）、表现、处理和预后］					
过敏史：					
生活方式（吸烟史及饮酒史）：					
主要实验室结果	肝功能（谷丙转氨酶、门冬氨酸氨基转移酶、总胆红素等）	肾功能（肌酐清除率）		凝血功能（凝血酶原时间、活化凝血酶原时间等）	其他
术前药学服务					
药品名称（通用名及商品名）	用法用量	用药原因		开始时间	
用药依从性评估：					
围手术期建议及理由：（生活方式，专科就诊，用药建议等）					
临床是否确认：					
术前用药教育：					

续表

手术日期:		手术名称:			

术后药学服务

主要实验室结果	肝功能（谷丙转氨酶、门冬氨酸氨基转移酶、总胆红素等）	肾功能（肌酐清除率）	凝血功能（凝血酶原时间、活化凝血酶原时间等）		其他

围手术期调整或应用药品名称（通用名及商品名）	用法用量	用药原因	开始时间	停止时间	备注（围手术期用药建议及理由，临床是否确认）

术后药学监护（根据患者情况可行疼痛 NRS 评分、营养风险评分、PONV 危险因素评估、静脉血栓风险评分）：

住院期间药品不良反应：无□　有□（描述药物名称、表现、处理和预后）

出院用药教育：

生活方式教育：

患者反馈：

参　考　文　献

［1］　国家卫生健康委,国家中医药管理局.关于加快药学服务高质量发展的意见(国卫医发〔2018〕45号)［EB/OL］.(2018-11-21)［2024-01-01］.https://www.gov.cn/zhengce/zhengceku/2018-12/31/content_5436829.htm.

［2］　中国医院协会.关于进一步加强临床药师制体系建设的通知(医协会发〔2016〕30号)［EB/OL］.(2016-11-25)［2024-01-01］.https://www.cha.org.cn/site/content/12684ea215475297950c44757e123bc5.html.

［3］　国家卫生计生委办公厅,国家中医药管理局办公室.关于加强药事管理转变药学服务模式的通知(国卫办医发〔2017〕26号)［EB/OL］.(2017-07-12)［2024-01-01］.http://www.nhc.gov.cn/yzygj/s7659/201707/b44339ebef924f038003e1b7dca492f2.shtml.

［4］　国家卫生健康委办公厅.国家卫生健康委办公厅关于印发医疗机构药学门诊服务规范等5项规范的通知(国卫办医函〔2021〕520号)［EB/OL］.(2021-10-09)［2024-01-01］.http://www.nhc.gov.cn/yzygj/s7659/202110/f76fc77acd87458f950c86d7bc468f22.shtml.

［5］　广东省药学会.外科药学［M］.北京:中国医药科技出版社,2021.

［6］　广东省药学会.加速康复外科围手术期药物治疗管理医药专家共识［J］.今日药学,2020,30(6):361-371.

［7］　伍俊妍,张梅,王若伦,等.构建外科药师的知识体系:外科药学(Surgical pharmacy)［J］.今日药学,2021,31(1):1-6.

［8］　陈凛,陈亚进,董海龙,等.加速康复外科中国专家共识及路径管理指南(2018版)［J］.中国实用外科杂志,2018,38(1):1-20.

［9］　中国加速康复外科专家组.中国加速康复外科围手术期管理专家共识(2016)［J］.中华外科杂志,2016,54(6):413-418.

［10］　张惠,刘艳红,易杰,等.围术期用药安全专家共识(2018)［J］.麻醉安全与质控,2019,3(1):1-8.

［11］　北京协和医院.老年患者围手术期管理北京协和医院专家共识［J］.协和医学杂志,2018,9(1):36-41.

［12］　BICKHAM P,GOLEMBIEWSKI J,MEYER T,et al. ASHP guidelines on perioperative pharmacy services［J］. Am J Health Syst Pharm,2019,76(12):903-820.

［13］　LJUNGQVIST O,SCOTT M,FEARON KC. Enhanced recovery after surgery:a review［J］. JAMA Surg,2017,152(3):292-298.

［14］　LOVELY JK,HYLAND SJ,SMITH AN,et al. Clinical pharmacist perspective for optimizing pharmacotherapy within Enhanced Recovery After Surgery(ERAS®)programs［J］. Int J Surg,2019,63:58-62.

第三章

药学保障服务

ICS 11.020
C 07

团 体 标 准

T/CHAS 10-3-2—2019

中国医院质量安全管理

第 3-2 部分：医疗保障 药品保障

Quality and safety management of chinese hospital

Part 3-2: Medical service support——Drug supply service

2019-07-06 发布 2019-12-01 实施

中国医院协会 发 布

目　次

前　言

《中国医院质量安全管理》分为以下部分：
-- 第1部分　总则
-- 第2部分　患者服务
-- 第3部分　医疗保障
-- 第4部分　医疗管理

《中国医院质量安全管理　第3部分：医疗保障》包括以下部分：
-- 第3-1部分：医疗保障　人力资源
-- 第3-2部分：医疗保障　药品保障
-- 第3-3部分：医疗保障　医用材料
-- 第3-4部分：医疗保障　医疗设备
-- 第3-5部分：医疗保障　消毒供应
-- 第3-6部分：医疗保障　多学科联合诊疗
-- 第3-7部分：医疗保障　医疗信息
-- 第3-8部分：医疗保障　后勤物资
-- 第3-9部分：医疗保障　环境设施保障
-- 第3-10部分：医疗保障　社工保障

本标准是第3-2部分：医疗保障　药品保障。

本标准按照GB/T 1.1—2020《标准化工作导则　第1部分：标准化文件的结构和起草规则》的规定起草。

本标准由中国医院协会提出并归口。

本标准主要起草单位：中日友好医院，北京医院，北京大学第三医院。

本标准主要起草人：田献氢，张镭，商永光，郭冬杰，李靖，杨相湖，陈超，陈文倩，覃旺军，陆进，张相林，彭明强，谭玲，金鹏飞，胡欣，赵荣生，杨丽。

中国医院质量安全管理
第 3-2 部分:医疗保障　药品保障

1　范围

本标准规范了药品保障的准入管理,明确了药品采购、药品供应管理和药品质量与供应风险监控等主要质量安全管理相关的关键要素,并提出了药品供应的基本评价指标。

本标准适用于医疗机构开展药品供应及其质量安全的管理与评价。

2　规范性引用文件

下列文件中的内容通过文中的规范性引用而构成本文件必不可少的条款。其中,注日期的引用文件,仅该日期对应的版本适用于本文件;不注日期的引用文件,其最新版本(包括所有的修改单)适用于本文件。

GB/T 30335—2023　药品物流服务规范

T/CHAS 10-2-12—2019　中国医院质量安全管理　第 2-12 部分:患者服务　临床用药

3　术语与定义

T/CHAS 20-1-3—2023 界定的术语和定义适用于本文件。

3.1

药品保障　drug supply
医疗机构内药品的采购、仓储和发放的管理流程。
［来源:T/CHAS 20-1-3—2023,4.1］

3.2

医疗机构制剂　medical institution preparation
医疗机构根据本单位临床需要而市场上没有供应的品种,并经所在地省、自治区、直辖市人民政府药品监督管理部门批准或经备案,而常规配制、自用的固定处方制剂。
［来源:T/CHAS 20-1-3—2023,4.9］

4　关键要素

药品保障质量安全管理关键要素见图 1。

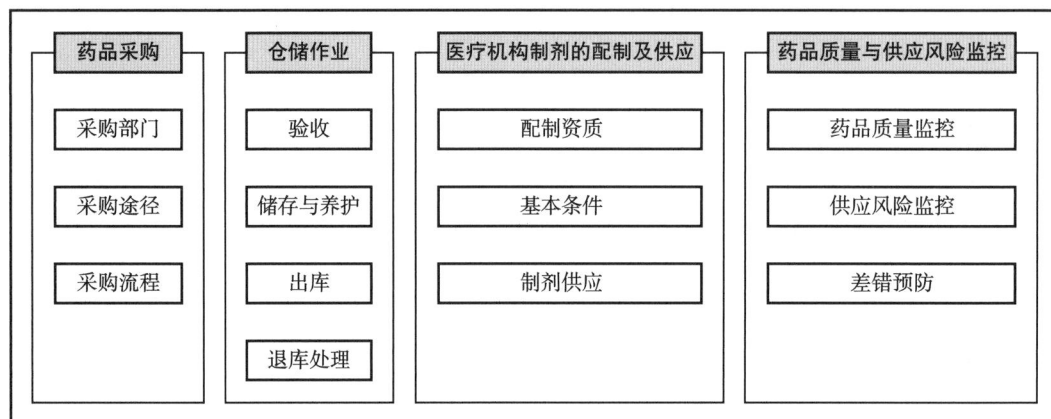

图 1　药品保障质量安全管理关键要素

5　要素规范

5.1　药品采购

5.1.1　采购部门

医疗机构使用的药品应当按照《医疗机构药事管理规定》,由药学部门统一采购,医疗机构其他科室和医务人员未经医疗机构批准不得自行采购。

5.1.2　采购途径

公立医疗机构应按照《医疗机构药品集中采购工作规范》,通过政府建立的非营利性药品集中采购平台采购药品。

5.1.3　采购流程

5.1.3.1　药学部门应依据各临床科室用药情况及药房药库库存数量制订药品采购计划。采购计划应按照本机构规定经相关人员审核后方可实施。

5.1.3.2　医疗机构应规范未纳入本机构药品目录药品的采购,制定审批及采购的相关管理制度和流程,还应明确用于危重患者救治和其他特殊患者治疗药品的应急采购审批流程。

5.1.3.3　应定期检查药品采购制度的执行情况,明确违规采购处理办法。

5.1.3.4　购进药品前,应查验药品供应企业的资质证明材料,材料包括但不限于:

a)《药品生产许可证》或者《药品经营许可证》;

b)《营业执照》;

c)所销售药品相关批准证明文件(包括药品注册证书等);

d)核实销售人员持有的授权书原件和身份证原件。

5.1.3.5 应妥善保存首次购进药品加盖供货单位公章的前述证明文件的复印件,保存期不得少于 3 年。

5.1.3.6 购进药品时,应向药品供应企业索取并留存供货企业的合法票据,建立药品购进记录,做到票、账、药相符,票据保存时间不得少于 3 年。合法票据包括税票及购进药品的详细清单,清单上应载明的内容应包括但不限于:

    a)药品供应企业名称;
    b)药品名称;
    c)生产企业名称;
    d)药品批号;
    e)数量;
    f)价格。

5.2 仓储作业

5.2.1 验收

5.2.1.1 药学部门应在符合药品存储要求的场地和规定的时间内,依据采购订单和供货企业提供的合法票据对药品进行逐批次验收并做好记录。验收不合格的药品应当场拒收。

5.2.1.2 药品验收项目应符合《医疗机构药品监督管理办法》和《药品流通监督管理办法》等规定的要求。验收内容应包括但不限于:药品的外观、名称、剂型、规格、生产厂家、批准文号、生产批号、有效期、数量和供货单位,包装和质量的检查。

5.2.1.3 须冷藏、冷冻等对保存温度有要求的药品到货时,还应对其运输过程的温度、运输时间等进行重点检查并记录,不符合保存温度要求的应当场拒收。

5.2.1.4 特殊管理的药品应按照《麻醉药品和精神药品管理条例》《医疗用毒性药品管理办法》和《放射性药品管理办法》的规定实行双人验收,并验货到最小包装。

5.2.2 储存与养护

5.2.2.1 搬运及装卸药品时,应轻拿轻放,按照药品包装箱图示要求在指定区域码放。

5.2.2.2 药品存放应依据其质量实施色标管理,分区存放。合格药品用绿色标识,存放在合格药品区;验收不合格或过期、变质、被污染等不合格药品用红色标识,存放在不合格药品区;待验收药品等质量待确定药品用黄色标识,存放在待确定药品区。

5.2.2.3 按照药品属性和类别分库、分区、分垛存放药品。药品与非药品应分开存放;中药饮片、中成药和化学药品应分别储存、分类存放;特殊管理的药品应按《麻醉药品和精神药品管理条例》《医疗用毒性药品管理办法》和《放射性药品管理办法》的规定存放。

5.2.2.4 应按药品说明书规定的温度、湿度储存药品。说明书没有注明具体储存温度的药品,应按照《中华人民共和国药典》[贮藏]项下的规定进行存放。

5.2.2.5 医疗机构应采取必要的控温、防潮、避光、通风、防火、防虫、防鼠、防污染等措施,保证药品储存的适宜环境,并建有应急预案应对药品储存环境条件异常情况的发生。

5.2.2.6 配备药品养护人员,定期对库存药品进行检查和养护,监测和记录储存区域的温度和湿度,维护储存设备设施,并建立养护记录。

5.2.2.7　对库存药品应采取近效期预警和近效期先出等措施,防止过期药品出库。

5.2.2.8　对库存药品应进行定期或不定期盘点,做到账物相符。

5.2.2.9　药品丢失和损坏时,应查找原因、分清责任,制订预防措施并及时补充库存。

5.2.3　出库

5.2.3.1　药库应按照药房或临床科室等用药部门的领药计划制订药品出库计划。

5.2.3.2　药品出库时,应按照出库计划清点实物,核准出库药品数量。如发现药品质量存在问题,不得出库,应做好记录、查明原因,并及时与用药部门和供货企业沟通,采取措施保障临床用药。

5.2.3.3　拆零药品拼箱出库时,应在包装箱上有醒目标识。

5.2.3.4　应采取措施保证药品出库转运途中的储存条件符合其说明书规定的温度要求。

5.2.3.5　出库药品送达药房或临床科室后,送货方和收货方应当场清点,清点内容应包括:药品名称、规格、数量、批号、生产企业;包装完好程度等。双方确认无误后,由收货方在出库单上签字确认,出库单一式两份,双方各自按规定留存。

5.2.3.6　出库药品到达病区的保管请参见 T/CHAS 10-2-12—2019 相关内容。

5.2.3.7　特殊管理的药品出库按《麻醉药品和精神药品管理条例》《医疗用毒性药品管理办法》和《放射性药品管理办法》的规定执行。

5.2.4　退库处理

5.2.4.1　从药库发往各药房或临床科室的药品,如因药品质量问题、停用、召回或周转等原因需要退回药库的,应清点药品品种、数量和批号并做好退库记录后退回药库,并应采取措施保证运输过程中其保存条件符合要求。

5.2.4.2　库房接收退库药品后,应依据药品质量状况和退库原因进行处理:

  a)破损、过期、变质或存在其他药品质量问题,无法继续使用的药品应放置在不合格药品区;待区分破损责任后,按药品报损处理或退回供货企业。

  b)召回的药品或本机构停用药品应放置在不合格药品区,待退回供货企业。

  c)因用量少,无法在有效期内使用完而退回的药品,应暂时放置在待确定药品区;待检查药品质量和有效期后,如可以继续使用的,调配至周转较快的药房使用或与供货企业协商后退回。

5.3　医疗机构制剂的配制及供应

5.3.1　配制资质

医疗机构配制制剂,应按照《中华人民共和国药品管理法》要求,具有省级药品监督管理部门颁发的《医疗机构制剂许可证》。其配制、使用的制剂品种应当是本单位临床需要而市场上没有供应的品种,并经省级药品监督管理部门批准。

5.3.2　基本条件

配制制剂的医疗机构应具有能够保证制剂配制、质量的人员、设施、设备、检验仪器和卫生条件。

5.3.3 制剂供应

5.3.3.1 制剂室应建立制剂管理制度、配制操作规程、检验操作规程、配制记录和检验记录,并按照药品监督管理部门批准的工艺和质量标准进行配制和检验。

5.3.3.2 医疗机构所配制的制剂品种仅限本机构使用。其他医疗机构使用非本医疗机构制剂,应取得省级以上(含省级)药品监督管理部门批准的医疗机构制剂调剂使用批件,并按批件批准的品种和数量进行购买或销售。

5.3.3.3 应制定并执行制剂排产、请领流程。制剂的验收、储存养护、出库和退库可参照本标准"5.2 仓储作业"项下对应各标准执行。

5.4 药品质量与供应风险监控

5.4.1 药品质量监控

5.4.1.1 医疗机构应采取措施监控本机构内所使用的药品。发现假药、劣药的,应立即停止使用、就地封存并妥善保管,并及时向所在地药品监督管理部门报告,同时通知临床科室采取相应措施。

5.4.1.2 发现存在用药安全隐患的药品,应立即停止使用,并通知药品生产企业或供货企业,及时向所在地药品监督管理部门报告。需要召回的,医疗机构应协助药品生产企业履行药品召回义务。

5.4.1.3 应定期分析、评估和总结期内入库、出库药品质量,制订持续改进措施,确保药品质量。

5.4.2 供应风险监控

5.4.2.1 应建立药品应急供应流程,确保临床用药的可及性。

5.4.2.2 应建立药品短缺或药品配送延迟等特殊情况下的药品应急供应预案,明确替代供应企业、替代生产企业、替代药品在内的替代供应方案。

5.4.2.3 与药品供应企业建立稳定、及时的信息沟通机制,定期评估本机构药品供应企业药品供应能力(包括登录国家相关药品监督管理部门网站检索供应商情况等),确保药品供应渠道的可靠性,并根据本机构药品使用监测结果及时调整药品采购方案,保障药品及时供应。

5.4.2.4 定期评估药品供应情况,持续改进药品供应的及时性,避免因自身采购和出库发放异常而导致的药品供应不及时。

5.4.2.5 定期评估本机构内药品库存及药品周转情况,制订适宜的药品周转率指标;在保障药品及时供应的前提下,兼顾机构内药品的周转速度。

5.4.3 差错预防

5.4.3.1 应建立药品供应差错预防制度,全员上报相关差错,并开展差错事件分析、总结与分享,持续改进药品供应质量。

5.4.3.2 可将入库准确率和出库差错率作为药品供应质量的主要评价指标,参考附录 A。

5.4.3.3 应建立听似、看似、一品多规等易混淆药品管理制度,归纳总结相似药品目录,通过张贴统一的相似药品标识来提示、区分相似药品,避免用药差错。

5.4.3.4 建立高警示药品管理制度,制定本机构高警示药品目录,明确高警示药品管理要求,通过张贴统一的高警示药品标识、分区存放,并在入出库时采用双人复核等措施来降低高警示药品相关用药差错。

附　录　A

（资料性）

药品供应质量的主要评价指标

1. 入库验收准确率

考核一定时间段内准确验收药品批次数占验收总批次数的百分比。按公式（1）计算：

$$入库验收准确率 = \frac{准确验收药品批次数}{验收总批次数} \times 100\% \qquad 公式（1）$$

2. 出库差错率

考核一定时间段内出库累计差错笔数占出库总笔数的百分比。按公式（2）计算：

$$出库差错率 = \frac{出库累计差错笔数}{出库总笔数} \times 100\% \qquad 公式（2）$$

参 考 文 献

［1］　全国人民代表大会常务委员会.中华人民共和国药品管理法［EB/OL］.（2019-08-26）［2019-08-30］.https://flk.npc.gov.cn/detail2.html?ZmY4MDgwODE2ZjNjYmIzYzAxNmY0NjI0MmQ2MTI3ZWQ%3D=.

［2］　国家药典委员会.中华人民共和国药典:2020年版［M］.北京:中国医药科技出版社,2020.

［3］　中华人民共和国国务院.麻醉药品和精神药品管理条例（中华人民共和国国务院令第442号）［EB/OL］.（2016-02-06）［2019-08-30］.https://www.gov.cn/gongbao/content/2016/content_5139413.htm.

［4］　卫生部.处方管理办法（中华人民共和国卫生部令第53号）［EB/OL］.（2007-02-14）［2019-08-30］.https://www.gov.cn/ziliao/flfg/2007-03/13/content_549406.html.

［5］　卫生部,国家中医药管理局,总后勤部卫生部.医疗机构药事管理规定（卫医政发〔2011〕11号）［EB/OL］.（2011-03-30）［2019-08-30］.https://www.gov.cn/zwgk/2011-03/30/content_1834424.html.

［6］　国家食品药品监督管理局.医疗机构制剂配制监督管理办法（试行）（国家食品药品监督管理局令第18号）［EB/OL］.（2005-04-14）［2019-08-30］.https://www.samr.gov.cn/zw/zfxxgk/fdzdgknr/bgt/art/2023/art_b51fc69fcdb04cc99fa0db20e8a70215.html.

［7］　国家食品药品监督管理局.药品流通监督管理办法（国家食品药品监督管理局令第26号）［EB/OL］.（2007-01-31）［2019-08-30］.https://www.gov.cn/gongbao/content/2008/content_934082.html.

［8］　国家食品药品监督管理局.医疗机构制剂配制质量管理规范（试行）（国家食品药品监督管理局令第27号）［EB/OL］.（2001-03-13）［2019-08-30］.https://www.samr.gov.cn/zw/zfxxgk/fdzdgknr/bgt/art/2023/art_15d8c2f6e8444b2bb9e1efc6e17ccf21.html.

［9］　国家食品药品监督管理局.医疗机构药品监督管理办法（试行）（国食药监安〔2011〕442号）［EB/OL］.（2011-10-17）［2019-08-30］.https://www.gov.cn/gzdt//2011-10/17/content_1971653.html.

［10］　卫生部,国务院纠风办,国家发展改革委,等.医疗机构药品集中采购工作规范（卫规财发〔2010〕64号）［EB/OL］.（2010-07-15）［2019-08-30］.http://www.nhc.gov.cn/zwgk/wtwj/201304/8d3665ef7d264b8db6aee135efa85153.shtml.

［11］　卫生部.卫生部办公厅关于印发《三级综合医院评审标准实施细则（2011年版）》的通知（卫办医管发〔2011〕148号）［EB/OL］.（2011-12-23）［2019-08-30］.http://www.nhc.gov.cn/wjw/gfxwj/201304/0404f9cd71764ab29b2365e069cfbf2d.shtml.

［12］　国家卫生计生委办公厅,国家中医药管理局办公室,解放军总后勤部卫生部药品器材局.抗菌药物临床应用指导原则（国卫办医发〔2015〕43号）［EB/OL］.（2015-07-

24）[2019-08-30]. https：//www.gov.cn/xinwen/2015-08/27/content_2920799.html.

[13] 国家卫生健康委员会,国家中医药管理局.国家基本药物目录（2018 版）（国卫药政发〔2018〕31 号）[EB/OL].（2018-09-30）[2019-08-30]. https：//www.gov.cn/zhengce/zhengceku/2018-12/31/content_5435470.html.

[14] 美国医疗机构评审国际联合委员会.美国医疗机构评审国际联合委员会医院评审标准[M].6 版.北京：中国协和医科大学出版社,2017.

[15] 美国卫生系统药师协会.药房管理规范（2012—2013）[M].北京：人民卫生出版社,2014.

ICS 11.020

C 07

团 体 标 准

T/CHAS 10-2-7—2018

中国医院质量安全管理

第 2-7 部分：患者服务　门诊处方

Quality and safety management of chinese hospital——

Part 2-7：Patient service—Outpatient prescription

2018-09-20 发布

2018-12-01 实施

中国医院协会　发　布

目　次

前　言

《中国医院质量安全管理》分为以下部分：

–– 第 1 部分　总则

–– 第 2 部分　患者服务

–– 第 3 部分　医疗保障

–– 第 4 部分　医疗管理

《中国医院质量安全管理　第 2 部分：患者服务》包括以下部分：

–– 第 2-1 部分：患者服务　患者安全目标

–– 第 2-2 部分：患者服务　院前急救

–– 第 2-3 部分：患者服务　急救绿色通道

–– 第 2-4 部分：患者服务　急诊服务

–– 第 2-5 部分：患者服务　预约服务

–– 第 2-6 部分：患者服务　门诊服务

–– 第 2-7 部分：患者服务　门诊处方

–– 第 2-8 部分：患者服务　住院服务

–– 第 2-9 部分：患者服务　手术服务

–– 第 2-10 部分：患者服务　镇痛麻醉服务

–– 第 2-11 部分：患者服务　重症监护

–– 第 2-12 部分：患者服务　临床用药

–– 第 2-13 部分：患者服务　临床用血

–– 第 2-14 部分：患者服务　临床检验

–– 第 2-15 部分：患者服务　临床病理

–– 第 2-16 部分：患者服务　医学影像

–– 第 2-17 部分：患者服务　放射治疗

–– 第 2-18 部分：患者服务　介入治疗

–– 第 2-19 部分：患者服务　内镜治疗

–– 第 2-20 部分：患者服务　血液净化

–– 第 2-21 部分：患者服务　器官移植

–– 第 2-22 部分：患者服务　疼痛治疗

–– 第 2-23 部分：患者服务　高压氧治疗

–– 第 2-24 部分：患者服务　住院患者静脉血栓栓塞症（VTE）防治

–– 第 2-25 部分：患者服务　日间手术

—— 第 2-26 部分：患者服务　临床研究

—— 第 2-27 部分：患者服务　中医药治疗

—— 第 2-28 部分：患者服务　康复治疗

—— 第 2-29 部分：患者服务　临床营养

—— 第 2-30 部分：患者服务　健康体检

—— 第 2-31 部分：患者服务　孕产妇保健

—— 第 2-32 部分：患者服务　儿童保健

—— 第 2-33 部分：患者服务　随访服务

—— 第 2-34 部分：患者服务　输液安全

—— 第 2-35 部分：患者服务　ERAS 管理

本标准是第 2-7 部分：患者服务　门诊处方。

本标准按照 GB/T 1.1—2020 《标准化工作导则　第 1 部分：标准化文件的结构和起草规则》的规定起草。

本标准由中国医院协会提出并归口。

本标准起草单位：中国医院协会药事专业委员会，首都医科大学附属北京积水潭医院，复旦大学附属华山医院，陆军军医大学第一附属医院，苏州大学附属第一医院，浙江大学医学院附属第一医院，中国科学技术大学附属第一医院 / 安徽省立医院，四川大学华西药学院。

本标准主要起草人：甄健存，钟明康，夏培元，缪丽燕，卢晓阳，姜玲，蒋学华，张威，林平。

中国医院质量安全管理
第 2-7 部分:患者服务　门诊处方

1　范围

本标准规范了医院门诊和急诊处方的开具、调剂、监督管理。
本标准适用于各级各类医疗机构。

2　规范性引用文件

下列文件中的内容通过文中的规范性引用而构成本文件必不可少的条款。其中,注日期的引用文件,仅该日期对应的版本适用于本文件;不注日期的引用文件,其最新版本(包括所有的修改单)适用于本文件。

中华人民共和国卫生部令第 53 号　处方管理办法
卫医管发〔2010〕28 号　医院处方点评管理规范(试行)
国卫办医发〔2018〕14 号　医疗机构处方审核规范
国中医药发〔2007〕11 号　医院中药饮片管理规范
国中医药医政发〔2010〕57 号　中药处方格式及书写规范

3　术语和定义

T/CHAS 20-1-3—2023 界定的术语和定义适用于本文件。

3.1

处方　prescription
由注册的执业医师和执业助理医师在诊疗活动中为患者开具的,由取得药学专业技术职务任职资格的药学专业技术人员审核、调配、核对,并作为患者用药凭证的医疗文书。处方包括纸质处方、电子处方和病区用药医嘱单。
〔来源:T/CHAS 20-1-3—2023,5.4〕

3.2

处方调剂　prescription dispensing
药师按规定对处方进行审核、调配、核对、发放和用药教育的全部操作过程。

[来源：T/CHAS 20-1-3—2023，4.2]

3.3

处方审核 prescription review
药学专业技术人员运用专业知识与实践技能，根据相关法律法规、规章制度与技术规范等，对医师在诊疗活动中为患者开具的处方，进行合法性、规范性和适宜性审核，并作出是否同意调配发药决定的药学技术服务。
[来源：T/CHAS 20-1-3—2023，3.5]

3.4

处方点评 prescription evaluation
根据相关法规、技术规范，对处方书写的规范性及药物临床使用的适宜性（用药适应证、药物选择、给药途径、用法用量、药物相互作用、配伍禁忌等）进行评价，发现存在或潜在的问题，制订并实施干预和改进措施，促进临床药物合理应用的过程。
[来源：T/CHAS 20-1-3—2023，5.21]

3.5

高警示药品 high-alert medications
一旦使用不当、发生用药错误，会对患者造成严重伤害，甚至会危及生命的药品。
[来源：T/CHAS 20-1-3—2023，5.34]

4 关键要素

门诊处方质量安全管理关键要素见图1。

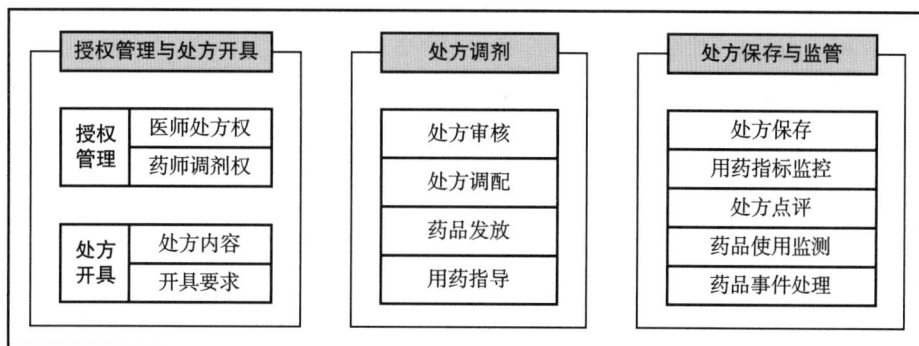

图 1 门诊处方质量安全管理关键要素

5　要素规范

5.1　授权管理

5.1.1　医师处方权

5.1.1.1　医疗机构应建立医师处方权限管理制度。

5.1.1.2　医疗机构的医师处方权限管理制度,应涵盖执业医师、执业助理医师、试用期医师、进修医师处方权限的管理,至少应包括:处方权的授予周期、授予条件、授予流程、取消情形等内容,具体条款应符合《处方管理办法》要求。

5.1.1.3　医疗机构应为医师提供专有的身份标识和识别手段,医师开具或修改处方时,应进行手写签名、签章或电子签名等身份验证并保留操作痕迹。

5.1.1.4　医疗机构应根据本单位实际情况,对特殊疾病(如:急性心肌梗死等发病急、危险程度高的疾病)、特殊人群(如:婴幼儿)或特殊管理药品(如:麻醉药品、精神药品、抗菌药物、化疗药物、中药饮片等)医师处方权限进行个性化管理。

5.1.1.5　医师麻醉药品、第一类精神药品、抗菌药物处方权的授予,应在完成麻醉药品、第一类精神药品、抗菌药物使用知识和规范化管理培训并考核合格后进行,其中,抗菌药物处方权应按照医师的专业技术职务任职资格分级授予。

5.1.1.6　医疗机构应建立管理措施,避免医师越权开具处方或不合理越级使用抗菌药物,防止医师将个人的处方权限或签章借予他人使用。

5.1.2　药师调剂权

5.1.2.1　医疗机构应建立药师处方调剂权限管理制度,明确处方审核、调配、核对、发药和用药指导各环节药师的资格授予周期、授予条件、授予流程、取消情形等内容。

5.1.2.2　医疗机构的药师处方调剂权限管理制度,应包括:正式职工、试用期人员、进修人员调剂权的授予情况。

5.1.2.3　负责处方审核、调配、核对、发药或用药指导的人员应符合《处方管理办法》《医疗机构处方审核规范》和《医院中药饮片管理规范》要求。

5.1.2.4　医疗机构应为药师提供专有的身份标识和识别手段,药师调剂处方时,应进行手写签名、签章或电子签名等身份验证并保留操作痕迹。

5.1.2.5　药师麻醉药品、第一类精神药品、抗菌药物调剂权的授予,应在完成相应培训并考核合格后进行,具体培训机构、培训和考核内容、授权机构同医师相应处方权的授予。

5.1.2.6　医疗机构应建立管理措施,避免药师越权调剂处方,或将个人调剂权限或签章借予他人使用。

5.2　处方开具

5.2.1　处方内容

5.2.1.1　医疗机构处方应包括前记、正文、后记三部分,各部分内容应符合《处方管理办法》要求。

5.2.1.2 医疗机构急诊处方、儿科处方、麻醉药品处方、精神药品处方应具有特定标识,标识内容及位置应遵循《处方管理办法》要求。

5.2.2 开具要求

5.2.2.1 医师接诊患者或开具处方前,应至少使用两种患者身份识别的方式核对患者信息,如:患者姓名、年龄、身份证号、就诊卡号等。

5.2.2.2 使用纸质处方的医疗机构,医师应根据患者特点、就诊类型、处方药品情况,选择相应颜色的处方用纸,处方用纸颜色应符合《处方管理办法》要求。

5.2.2.3 每张处方限于一名患者用药,医师签名或签章后生效,如需修改,纸质处方应在修改处签名并注明修改日期,电子处方应保留操作痕迹。

5.2.2.4 医师应遵循《处方管理办法》和《中药处方格式及书写规范》要求,规范地开具处方。

5.2.2.5 医师应当根据医疗、预防、保健需要,按照诊疗规范、药品说明书中的药品适应证、药理作用、用法、用量、禁忌、不良反应和注意事项等开具处方,如超说明书用药,应符合本单位制定的超说明书用药管理要求。

5.2.2.6 对于麻醉药品、精神药品的应用范围和处方剂量,应符合《处方管理办法》要求。

5.2.2.7 使用按体重确定给药剂量的药品时,医师应在明确患者体重情况下开具处方,并在处方中注明患者体重。

5.2.2.8 对门急诊患者实施电子病历管理的医疗机构,处方开具内容应与病历记录一致。

5.2.2.9 医师开具处方后,应对处方的规范性和内容的准确性进行核对。

5.2.2.10 安装有合理用药监控软件的医疗机构,信息系统应对医师开具处方的合理性进行实时把控,对于不合理用药,应有相应提示,必要时可对药物配伍禁忌、用药超量、处方越限等问题,进行拦截。

5.2.2.11 除实施紧急抢救情况外,医师不可下达口头临时医嘱,下达口头临时医嘱时,应准确说出药品的全称、剂型、单次剂量、给药途径和频次等信息,并要求护理人员进行完整重述确认,抢救结束后,医师应及时补记口头医嘱,并于医嘱本或临时医嘱单上签字确认。

5.2.2.12 医师下达口头临时医嘱时,如果有 2 名或以上患者进行急救,应清晰无误地说出患者的姓名、性别、年龄等识别信息。

5.3 处方调剂

5.3.1 处方审核

5.3.1.1 医师开具的处方应经药师审核通过后方可进入划价收费和调配环节,未经审核通过的处方不得收费和调配。

5.3.1.2 药师审核处方时,应按照《医疗机构处方审核规范》所规定的审核项目,对处方的合法性、规范性、适宜性进行逐一审核。

5.3.1.3　医疗机构可结合实际,考虑患者用药安全性、有效性、经济性、依从性等综合因素,参考专业学(协)会及临床专家认可的临床规范、指南等,制订适合本机构的临床用药规范、指南,为处方审核提供依据。

5.3.1.4　药师审核处方时,如判定为合理处方,应在纸质处方上签名或签章,或在电子处方上进行电子签名,以示审核通过。

5.3.1.5　药师发现不合理处方,应联系处方医师,请其确认或重新开具处方,发现严重不合理用药或用药错误时,应当拒绝审核通过。

5.3.1.6　对于审方过程中发现的问题,药师应及时采取处理措施,并做好记录(可参考《附录 A 医疗机构处方审核登记表》),定期将记录情况向医疗质量管理部门报告。

5.3.1.7　药师应加强对老人、儿童、孕妇、哺乳期妇女、肝肾功能不全患者等特殊人群用药以及化疗药物、高警示药品的审核。

5.3.1.8　医疗机构应当积极推进处方审核信息化,通过信息系统为处方审核提供必要的信息和技术支持。

5.3.2　处方调配

5.3.2.1　药师调配处方前,应核对患者信息、处方效期,以及处方是否经审核药师审核。

5.3.2.2　除检查用药外,处方应当日有效,特殊情况需要延长有效期的,由开具处方的医师注明有效期限,但有效期最长不得超过 3 天,有效期超过 3 天的处方,应由处方医师重新开具,或更改处方日期并签字后方可调配。

5.3.2.3　调配检查用药前,药师应与患者或医师进行确认,明确患者须进行相关检查后方可调配。

5.3.2.4　无审核药师签名或签章的处方,药师不得调配。

5.3.2.5　调配处方时,药师应检查药品性状和有效期,核实调配药品的质量,如发现药品过期、外观或性状异常等情况,应及时进行记录、上报,并采取处理措施。

5.3.2.6　调配化疗药物、高警示药品,包装相似、听似、看似、一品多规或多剂型药物时,药师应加强核对,避免用药错误。

5.3.2.7　药师调配过程中发生或发现的问题或安全隐患,应进行记录、上报。

5.3.2.8　调配近效期药品时,调配药师应告知发药药师,提醒患者注意。

5.3.2.9　调配数量以最小包装为单位的药品时,应附药品说明书或使用方法。

5.3.2.10　药品调配齐全后,药师应与处方逐条核对药品名称、剂型、规格、数量,必要时根据处方内容,准确规范地书写或打印用药指导材料,如:药袋、标签、用药指导单等。

5.3.2.11　除粘贴于药品表面的指导标签外,医疗机构用药指导材料应至少包括:患者姓名、患者标识号,药品名称、用法、用量。

5.3.2.12　药师完成处方调配后,应在处方指定位置签名或签章,以示调配完成。

5.3.2.13　药师调配麻醉药品和第一类精神药品处方时,应对处方按年月日逐日编制顺序号。

5.3.3 药品发放

5.3.3.1 发放药品时,药师应核对患者信息、药品信息、处方信息、用药指导材料是否正确、合理。

    a)核对患者信息包括:患者姓名、科室、年龄等可确认患者身份的信息;

    b)核对药品信息包括:药品的名称、剂型、规格、数量、性状和有效期;

    c)核对处方信息包括:处方药品的适应证、禁忌证、单次剂量、用药频度、给药途径、相互作用等项目;

    d)核对用药指导材料是指核对调配药师书写或打印的用药指导材料是否正确。

5.3.3.2 对于化疗药物、高警示药品,包装相似、听似、看似、一品多规或多剂型药物,药师应加强核对,避免用药错误。

5.3.3.3 发现不合理用药时,发药药师应及时通知审核药师,并进行记录。

5.3.3.4 发现调配错误或存在质量问题药品时,发药药师应及时通知调配药师更正或更换,并进行记录。

5.3.3.5 药品发放完毕,发药药师应在处方指定位置签名或签章,并提醒患者发药完成。

5.3.4 用药指导

5.3.4.1 发药药师在发放药品时,应根据患者需求,按照药品说明书或者处方用法,进行用药交代与指导。

5.3.4.2 药师进行用药指导时,语言应通俗易懂,便于患者理解、掌握,用药指导内容宜包括药品的用法用量、保存方法、常见注意事项等。

5.3.4.3 对于特殊人群用药、特殊剂型或特殊方法使用的药品、化疗药物和高警示药品,药师应进行详细交代或提供用药指导材料,必要时演示,帮助患者掌握正确使用方法。

    a)特殊人群包括:老人、儿童、不识字患者、孕妇及哺乳期妇女;

    b)特殊剂型或特殊方法使用的药品包括:缓控释制剂、肠溶制剂、气雾剂、粉吸入剂、鼻喷剂、滴耳剂、滴眼剂、眼膏、贴剂、栓剂、咀嚼片、泡腾片、含漱剂、植入剂等。

5.3.4.4 医疗机构应根据现状,设立用药咨询处和用药咨询电话,提供合理用药咨询服务。

5.3.4.5 对于患者咨询或用药过程中出现的问题,药师应做好相关记录,如患者发生药品不良反应或药害事件,应按规定上报。

5.4 处方保存与监管

5.4.1 处方保存

5.4.1.1 医疗机构应对每日发放的处方进行整理、归档、标注日期,并妥善保存。

5.4.1.2 普通处方、儿科处方、麻醉药品处方、精神药品处方应自发放日起,达到《处方管理办法》要求的保存期限后,方可销毁。

5.4.1.3 销毁处方时,应有医院业务主管院长的批准,并登记备案。

5.4.2　用药指标监控

5.4.2.1　医疗机构应定期统计医院用药情况。

5.4.2.2　统计项目至少包括:门诊和急诊平均每张处方用药品种数、抗菌药物使用百分比、注射剂使用百分比、基本药物占处方用药的百分比、药品通用名占处方用药的百分比、平均每张处方金额。

5.4.3　处方点评

5.4.3.1　医疗机构应根据《医院处方点评管理规范(试行)》相关要求,建立处方点评制度,开展处方点评工作,对处方开具的规范性和用药的适宜性进行定期评价。

5.4.3.2　处方点评的形式可分为常规点评和专项点评。

　　a)常规点评是对门急诊处方总体质量进行持续性监测的点评,应每月至少开展一次;

　　b)专项点评是医疗机构根据药事管理和药物临床应用管理的现状和存在的问题,确定点评范围和内容的阶段性点评,开展方式根据医院具体情况而定。

5.4.3.3　开展处方点评时,抽取的处方应能反映医院的整体状况,抽样方法应科学、合理。

5.4.3.4　医疗机构应成立处方点评专家组对处方点评结果进行技术把关,具体处方点评工作应由药学部门负责实施。

5.4.3.5　开展处方点评工作时,医疗机构应根据实际情况自行制定点评表格,对点评结果进行登记、汇总,点评表格应包括登记表和统计表,其中,登记表应具有可溯源性(可参考附录B医疗机构处方点评登记表)。

5.4.3.6　处方点评结果分为合理处方和不合理处方,医疗机构应定期对不合理处方进行汇总、分析,并将结果及时反馈临床科室。

5.4.3.7　医疗机构应将处方点评结果纳入临床科室及科室医师绩效考核和年度考核指标,建立健全相关的奖惩制度。

5.4.3.8　针对处方点评过程中发现的临床用药中存在和潜在的问题,医疗机构应制定行政或技术干预措施,督促改进,促进处方质量的提高。

5.4.4　药品使用监测

5.4.4.1　医疗机构应当建立药品动态监测和超常预警制度,对药物临床使用的安全性、有效性和经济性进行监测、分析、评估。

5.4.4.2　医疗机构的药品动态监测和超常预警制度,至少应包括监测对象、监测方式、结果反馈、处理措施等内容。

5.4.4.3　医疗机构负责药品动态监测和超常预警的部门,应定期对工作进展和改进状况进行汇总,报药事管理与药物治疗学委员会(组)。

5.4.4.4　药事管理与药物治疗学委员会(组)应领导医疗质量管理部门、药学部门、临床科室,对药品动态监测和超常预警结果进行分析,提出整改措施。

5.4.4.5　医疗机构应配备临床药师,参与药品使用监测工作。

5.4.5 药品事件处理

5.4.5.1 医疗机构应对就诊患者施行唯一标识管理,并且医务人员能通过该标识查询到患者联系方式。

5.4.5.2 医疗机构应建立药品不良反应、用药错误、药害事件的监测报告管理制度与程序,指导医务人员对患者用药情况进行监测、报告和处理。

5.4.5.3 医疗机构应建立药品召回管理制度与处理流程,发现药品调剂错误或有质量问题时,应及时追回,发现假、劣药品时,应按规定迅速召回并及时报告有关部门。

5.4.5.4 医疗机构应建立近效期药品和化疗药物、高警示药品,包装相似、听似、看似、一品多规或多剂型药品等重点药品的管理制度,降低用药风险。

附　录　A

（资料性）

医疗机构处方审核登记表

表 A.1　处方审核登记表

日期	患者标识号	处方号	医师	科室	相关药品	问题描述	干预结果*	备注	审核人

注:*"干预结果"可描述为医师修改后的情况。

附　录　B

（资料性）

医疗机构处方点评登记表

表 B.1　处方点评登记表

部门：			处方日期：			录入人：		复核人：	
日期	患者标识号	处方号	医师	科室	点评人	相关药品	问题代码*	问题描述	备注

注：* 问题代码及其对应的内容可参照《医院处方点评管理规范（试行）》设定。

参 考 文 献

［1］ 全国人民代表大会常务委员会.中华人民共和国电子签名法［EB/OL］.（2015-04-24）［2018-01-01］.https://flk.npc.gov.cn/detail2.html?MmM5MDlmZGQ2NzhiZjE3OTAxNjc4YmY3YjI5NjA3ZDU%3D.

［2］ 中华人民共和国国务院.麻醉药品和精神药品管理条例（中华人民共和国国务院令第442号）［EB/OL］.（2016-02-06）［2018-01-01］.https://www.gov.cn/gongbao/content/2016/content_5139413.html.

［3］ 卫生部.抗菌药物临床应用管理办法（中华人民共和国卫生部令第84号）［EB/OL］.（2012-04-24）［2018-01-01］.https://www.gov.cn/flfg/2012-05/08/content_2132174.html.

［4］ 卫生部,国家中医药管理局,总后勤部卫生部.医疗机构药事管理规定（卫医政发〔2011〕11号）［EB/OL］.（2011-03-30）［2018-01-01］.https://www.gov.cn/zwgk/2011-03/30/content_1834424.html.

［5］ 国家中医药管理局.国家中医药管理局关于进一步加强中药饮片处方质量管理强化合理使用的通知（国中医药医政发〔2015〕29号）［EB/OL］.（2015-12-17）［2018-01-01］.http://www.natcm.gov.cn/yizhengsi/gongzuodongtai/2018-03-24/2698.html.

［6］ 卫生部办公厅.北京市医疗机构处方专项点评指南（试行）（卫办医管函〔2012〕1179号）［EB/OL］.（2012-12-28）［2018-01-01］.http://www.nhc.gov.cn/yzygj/s3590/201212/93a34b9643bc47c5acf138228c69a60e.shtml.

［7］ 国家食品药品监督管理总局.药品经营质量管理规范（国家食品药品监督管理总局令第13号）［EB/OL］.（2010-04-20）［2018-01-01］.https://www.cnca.gov.cn/hlwfw/ywzl/fwrz/zcfg/art/2015/art_2f6cf951eaf04c9bbdfd758c00512a0a.html.

［8］ 卫生部.卫生部办公厅关于印发《三级综合医院评审标准实施细则（2011年版）》的通知（卫办医管发〔2011〕148号）［EB/OL］.（2011-12-23）［2018-01-01］.http://www.nhc.gov.cn/wjw/gfxwj/201304/0404f9cd71764ab29b2365e069cfbf2d.shtml.

［9］ 药学名词审定委员会.药学名词［M］.2版.北京:科学出版社,2014.

［10］ 美国医疗机构评审国际联合委员会.美国医疗机构评审国际联合委员会医院评审标准［M］.6版.北京:中国协和医科大学出版社,2012.

［11］ 合理用药国际网络中国中心组临床安全用药组,中国药理学会药源性疾病学专业委员会,中国药学会医院药学专业委员会,等.医疗机构给药环节用药错误防范指导原则［J］.药物不良反应杂志,2016,18（1）:4-6.

［12］ 合理用药国际网络中国中心组临床安全用药组,中国药理学会药源性疾病学专业委员会,中国药学会医院药学专业委员会,等.处方环节用药错误防范指导原则［J］.药

物不良反应杂志, 2017, 19 (2): 84-87.

［13］ 合理用药国际网络中国中心组临床安全用药组, 中国药理学会药源性疾病学专业委员会, 中国药学会医院药学专业委员会, 等. 高警示药品用药错误防范技术指导原则［J］. 药物不良反应杂志, 2017, 19 (6): 403-406.

ICS 11.020

C 07

团 体 标 准

T/CHAS 10-2-12—2019

中国医院质量安全管理

第 2-12 部分：患者服务　临床用药

Quality and safety management of chinese hospital——

Part 2-12：Patients service—Clinical medication

2019-07-06 发布

2019-12-01 实施

中国医院协会　发　布

目　次

前　言

《中国医院质量安全管理》分为以下部分：

—— 第 1 部分　总则

—— 第 2 部分　患者服务

—— 第 3 部分　医疗保障

—— 第 4 部分　医疗管理

《中国医院质量安全管理　第 2 部分：患者服务》包括以下部分：

—— 第 2-1 部分：患者服务　患者安全目标

—— 第 2-2 部分：患者服务　院前急救

—— 第 2-3 部分：患者服务　急救绿色通道

—— 第 2-4 部分：患者服务　急诊服务

—— 第 2-5 部分：患者服务　预约服务

—— 第 2-6 部分：患者服务　门诊服务

—— 第 2-7 部分：患者服务　门诊处方

—— 第 2-8 部分：患者服务　住院服务

—— 第 2-9 部分：患者服务　手术服务

—— 第 2-10 部分：患者服务　镇痛麻醉服务

—— 第 2-11 部分：患者服务　重症监护

—— 第 2-12 部分：患者服务　临床用药

—— 第 2-13 部分：患者服务　临床用血

—— 第 2-14 部分：患者服务　临床检验

—— 第 2-15 部分：患者服务　临床病理

—— 第 2-16 部分：患者服务　医学影像

—— 第 2-17 部分：患者服务　放射治疗

—— 第 2-18 部分：患者服务　介入治疗

—— 第 2-19 部分：患者服务　内镜治疗

—— 第 2-20 部分：患者服务　血液净化

—— 第 2-21 部分：患者服务　器官移植

—— 第 2-22 部分：患者服务　疼痛治疗

—— 第 2-23 部分：患者服务　高压氧治疗

—— 第 2-24 部分：患者服务　住院患者静脉血栓栓塞（VTE）防治

—— 第 2-25 部分：患者服务　日间手术

-- 第 2-26 部分：患者服务　临床研究

-- 第 2-27 部分：患者服务　中医药治疗

-- 第 2-28 部分：患者服务　康复治疗

-- 第 2-29 部分：患者服务　临床营养

-- 第 2-30 部分：患者服务　健康体检

-- 第 2-31 部分：患者服务　孕产妇保健

-- 第 2-32 部分：患者服务　儿童保健

-- 第 2-33 部分：患者服务　随访服务

-- 第 2-34 部分：患者服务　输液安全

-- 第 2-35 部分：患者服务　ERAS 管理

本标准是第 2-12 部分：患者服务　临床用药。

本标准按照 GB/T 1.1—2020 《标准化工作导则　第 1 部分：标准化文件的结构和起草规则》的规定起草。

本标准主要起草单位：中日友好医院、北京医院、北京大学第三医院。

本标准主要起草人：张镭，王晓星，陈文倩，商永光，覃旺军，李朋梅，张相林，彭明强，谭玲，金鹏飞，胡欣，赵荣生，冯丹，刘丽华，刘谦。

中国医院质量安全管理
第 2-12 部分：患者服务　临床用药

1　范围

本标准规范了病区药品管理、用药医嘱和用药服务等主要质量安全管理相关的临床用药服务，明确了药品保管、基数药品、抢救车药品、特殊药品、自带药品、临床试验用药品、医嘱开具、医嘱审核、医嘱执行、口头医嘱、临床药师制、药学会诊、药物重整、出院用药、静脉用药集中调配和治疗药物监测各要素。

本标准适用于各级各类医疗机构。

2　规范性引用文件

下列文件中的内容通过文中的规范性引用而构成本文件必不可少的条款。其中，注日期的引用文件，仅该日期对应的版本适用于本文件；不注日期的引用文件，其最新版本（包括所有的修改单）适用于本文件。

T/CHAS 10-2-7—2018　中国医院质量安全管理　第2-7部分：患者服务　门诊处方

T/CHAS 10-4-5—2019　中国医院质量安全管理　第4-5部分：医疗管理　用药安全管理

3　术语与定义

T/CHAS 20-1-3—2023 界定的以及下列术语和定义适用于本文件。

3.1

基数药品　nursing unit drug stock

为确保用药医嘱在合理的时间内执行，存放在病区或门急诊功能检查室内一定数量的基于预期用途的药品。

［来源：T/CHAS 20-1-3—2023, 4.3］

3.2

自带药品　medications from home

住院患者自行从本院门诊或院外获得，并在住院期间需要使用的药品。又称自备药品。

［来源：T/CHAS 20-1-3—2023, 4.4］

3.3

用药医嘱审核　medication order verification

药学专业技术人员运用专业知识与实践技能,对医师在诊疗活动中为患者开具的用药医嘱进行适宜性审核。

3.4

药物重整　medication reconciliation

药师在住院患者入院、转科或出院等重要环节,通过与患者沟通、查看相关资料等方式,了解患者用药情况,比较目前正在使用的所有药物与用药医嘱是否合理一致,给出用药方案调整建议,并与医疗团队共同对不适宜用药进行调整的过程。

［来源：T/CHAS 20-1-3—2023,3.6］

3.5

治疗药物监测　therapeutic drug monitoring（TDM）

通过测定患者体内的药物暴露、药理标志物或药效指标,利用定量药理模型,以药物治疗窗为基准,制订适合患者的个体化给药方案。其核心是个体化药物治疗。

［来源：T/CHAS 20-1-3—2023,3.17］

4　关键要素

临床用药质量安全管理关键要素见图1。

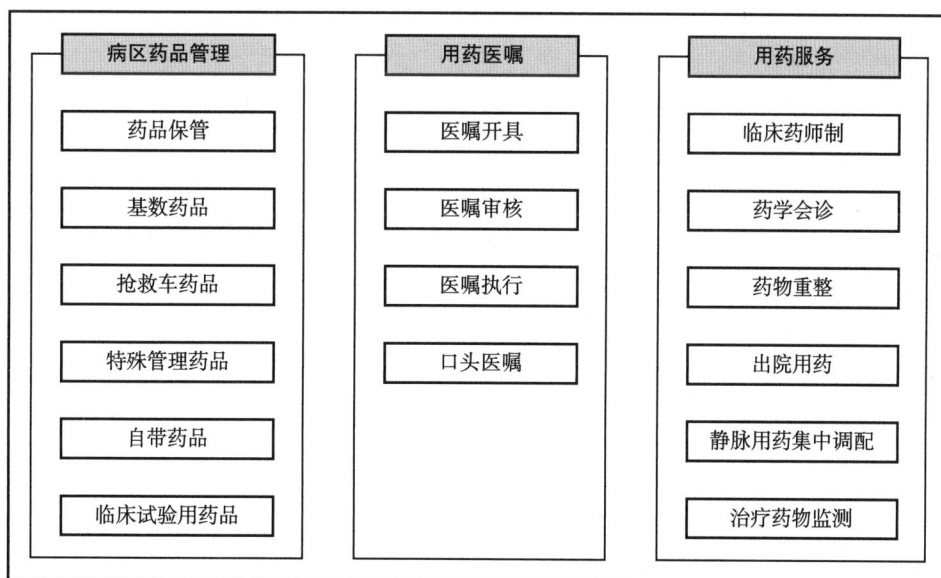

病区药品管理	用药医嘱	用药服务
药品保管	医嘱开具	临床药师制
基数药品	医嘱审核	药学会诊
抢救车药品	医嘱执行	药物重整
特殊管理药品	口头医嘱	出院用药
自带药品		静脉用药集中调配
临床试验用药品		治疗药物监测

图1　临床用药质量安全管理关键要素

5　要素规范

5.1　病区药品管理

5.1.1　药品保管

5.1.1.1　应制定相应的制度,规范病区药品的领用、保管和使用等流程。

5.1.1.2　所有在病区存放、使用的药品应由药学部门采购和验收。临床科室应指定专人负责管理病区药品,并接受药学部门的监督、检查和培训。

5.1.1.3　所有发放到病区的药品(包括口服药品和外用药品)都应有标签,标签内容应包括药品名称、规格(或浓度),非单剂量药品标签信息还应包括药品有效期。

5.1.1.4　高浓度电解质、神经肌肉阻滞剂、大容量非静脉输注用液体(灭菌注射用水、生理氯化钠溶液、冲洗液、器官保存液等)等高警示药品应与静脉输液分区存放。

5.1.1.5　病区应具备药品储存的相应条件,并通过日常检查记录药品储存环境温湿度,确保药品储存环境符合药品说明书贮藏条件的要求。

5.1.1.6　通过信息系统预警、人工检查等手段定期对药品有效期及外观、性状进行监控,并记录检查结果。发现近效期药品应及时登记、提醒、标示并加快周转;发现过期药品和外观、性状发生改变的药品,应及时记录并由药学部门统一回收处理。

5.1.1.7　药学部门应定期组织人员对病区药品储存条件、药品质量、有效期管理等进行现场检查并记录。

5.1.2　基数药品

5.1.2.1　应制定相应的制度,规范基数药品的备案、请领、保管和使用等流程。

5.1.2.2　采取措施限制病区基数药品的品种和数量,各病区应严格按照在药学部门备案的基数药品清单配备基数药品。

5.1.2.3　基数药品应分类存放,并在存放位置用标签标示药品的名称、规格等信息。

5.1.2.4　使用基数药品时,应依照"先进先出、近效期先用"的原则。

5.1.3　抢救车药品

5.1.3.1　应制定相应的制度,规范抢救车药品的备案、领药、存放和使用等流程。

5.1.3.2　应根据本机构内各区域开展的诊疗工作、诊疗对象和相关诊疗规范在相应区域配备抢救车药品。

5.1.3.3　应组织专家讨论确定抢救车药品配备清单。抢救车内药品的具体摆放位置宜做到本机构内统一。

5.1.3.4　定期对抢救车药品的有效期和外观、性状进行检查,及时更换和补充药品,确保抢救药品随时可及。

5.1.3.5　抢救车中除配备药品和药品清单外,还应提供与所配备药品剂量、剂型和浓度相一致的抢救药品标准化使用指导原则。

5.1.4 特殊管理药品

5.1.4.1 应依据国家相关法规,结合本机构实际情况制定本机构特殊药品管理制度,规范特殊药品的保管、核发和使用等流程,并配备相应的设备、设施及人员以确保病区特殊药品管理符合制度要求。

5.1.4.2 病区留存特殊管理药品作为基数药品的,其管理首先应符合 5.1.2 "基数药品" 项下标准。

5.1.5 自带药品

5.1.5.1 制定并实施患者自带药品管理制度,规范患者自带药品的适用情况与使用流程等。

5.1.5.2 患者住院期间,仅在经医师诊治后,确因其情况特殊,必须使用医疗机构无法提供的药品时,方可使用自带药品。

5.1.5.3 患者自带药品应为经国家食品药品监督管理部门批准在我国上市的合格药品。

5.1.5.4 患者使用自带药品须由经治医师开具相应医嘱,并经患者知情同意后签署《使用自带药品知情同意书》。

5.1.5.5 《使用自带药品知情同意书》内容应充分告知患者使用自带药品的风险、医患双方的责任等。医疗机构对诊断和用药负责,患者对自带药品的来源和质量负责。

5.1.6 临床试验用药品

5.1.6.1 应遵循相关法规、行业标准及政策性文件,结合本机构开展临床试验情况制定临床试验用药管理制度,规范临床试验用药的存储、领用、发放、使用和监管。

5.1.6.2 设置专门的区域,安排专人管理临床试验用药品,并按照药品储存要求配备设备、设施。

5.1.6.3 临床试验用药品不得挪作他用、销售或变相销售。

5.2 用药医嘱

5.2.1 医嘱开具

5.2.1.1 医师在执业地点获得处方权后,方可开立用药医嘱。具体医师处方权授权管理参照 T/CHAS 10-2-7—2018 执行。

5.2.1.2 制定并实施指导安全开具和传递用药医嘱的制度和流程,采用流程化、标准化和自动化的方式传递用药医嘱和其他药物相关信息,以降低用药差错风险。具体用药医嘱的开具要求参照 T/CHAS 10-2-7—2018 执行。

5.2.1.3 采用统一的法定计量单位来表示药物的剂量、浓度和输注速度等信息。

5.2.1.4 采用统一、标准的格式表示药品名称、规格和给药途径等信息。

5.2.1.5 用药医嘱内容应明确、完整。医疗机构应建立明确、畅通的沟通机制,及时处理笔迹模糊、难以辨认的医嘱,或停用存在潜在用药风险的医嘱。

5.2.2 医嘱审核

5.2.2.1 建立并实施用药医嘱审核工作制度,明确医师和药师的职责。

5.2.2.2 建立医嘱审核规范,指导医嘱开立与审核工作。

5.2.2.3 用药医嘱开具后应由药师审核。对于用药不适宜的医嘱,药师应提醒医师修改,并留存沟通或医嘱修改记录。存在严重安全风险的医嘱,药师可拒绝通过或调配。

5.2.2.4 医嘱审核的内容包括但不限于用药剂量、配伍禁忌、合并用药、超适应证用药和药物不良反应风险等。

5.2.2.5 可借助信息化手段提高医嘱审核的效率和准确率。通过信息化手段提示医师、药师药物剂量错误、配伍禁忌、相互作用等信息,提高医嘱审核的效率和准确率。

5.2.3 医嘱执行

5.2.3.1 建立相应制度和流程,保证病区用药医嘱的下发、调剂和药品配送能够按照医院制定的时间范围执行。

5.2.3.2 具体药品调剂参照 T/CHAS 10-2-7—2018 执行。

5.2.3.3 当患者因出院、医嘱改变等原因不再使用某种药品时,应及时将该药品从患者用药中移除并办理退药,避免造成该患者或其他患者意外用药。

5.2.3.4 建立标准化给药时间管理流程,用于帮助护士在正确的时间执行给药医嘱(如长期医嘱的标准化执行时间、首次给药为非标准时间的患者,后续给药时间如何确定等)。

5.2.3.5 全体医护人员应注意遵循手卫生规范,并在配制经静脉或肌内注射的注射用药物时,采用标准无菌操作。

5.2.3.6 宜使用单剂量注射用药。在配液、皮试、注射给药等多剂量用药无法避免时,必须确保"一人一针一管一次性使用",严禁重复使用针头及注射器。

5.2.3.7 注意滴眼剂、滴鼻剂或注射器等药物容器或器械导致的患者间交叉感染。严禁同一直接接触患者的药物容器或器械用于其他患者。

5.2.4 口头医嘱

5.2.4.1 制定制度及流程管理及验证口头、电话、短信用药医嘱。

5.2.4.2 非紧急情况下,不允许开具和执行口头医嘱。口头医嘱仅限于在难以或无法使用书面医嘱或电子医嘱的情况下(如紧急抢救时)使用。

5.2.4.3 接收口头医嘱者应立即完整地抄录医嘱或输入医嘱系统,并向下达口头医嘱者复述口头医嘱内容,以确认医嘱内容无误,并及时、完整补录口头医嘱内容。

5.2.4.4 口头医嘱应被完整地录入医嘱系统,确保药品调剂信息和医嘱执行信息被完整地记录。

5.3 用药服务

5.3.1 临床药师制

5.3.1.1 应在病区配备临床药师,建立临床药师参与临床药物治疗工作的相应制度、工作规范、流程与记录。

5.3.1.2 临床药师常规参与病区多学科查房,审核用药医嘱,为临床医师提供用药相关建议,如药物选择等。

5.3.1.3 将临床药师向患者提供药学监护和用药教育服务纳入常规工作内容。

5.3.2 药学会诊

5.3.2.1 建立并实施药学会诊制度,明确药学会诊范围、指征和会诊职责。

5.3.2.2 临床药师应参加院内疑难重症和危重患者的会诊,为患者药物治疗提供意见与建议。

5.3.2.3 临床药师应作为抗菌药物管理小组主要成员参与危重症患者抗感染治疗会诊和特殊管理抗菌药物应用相关会诊。

5.3.3 药物重整

5.3.3.1 采集患者既往用药信息,为用药医嘱的开具、审核、执行等提供参考。

5.3.3.2 当住院患者入院时,应收集患者完整的用药史,包括其目前使用的药品名称(包括非处方药、维生素等保健品及中草药)、用法用量、给药途径及适应证;记录既往药物过敏史等药物不良反应情况;药物滥用、烟草及酒精的使用情况也应一并收集。

5.3.3.3 临床药师应针对住院患者开展药物重整,获取患者就诊或入院前的院外用药清单,与入院后、院内转科后或出院时新开具的药品进行比较,以发现和解决存在的用药差异(如遗漏、重复、禁忌证、不清楚的药物信息)。

5.3.4 出院用药

5.3.4.1 应制定和实施相应制度、流程和记录,规范患者出院带药医嘱的开具、审核和患者教育工作。

5.3.4.2 患者出院前,药师应根据患者诊断、既往用药史及住院医嘱,审核出院带药医嘱。

5.3.4.3 药师应根据患者的出院带药医嘱完成出院患者用药教育。重点关注患者住院期间减少、新增或调整剂量的药物。

5.3.4.4 出院用药教育应包括但不限于药物的用法、用量、疗程、注意事项、不良反应及用药装置的使用。

5.3.5 静脉用药集中调配

5.3.5.1 医疗机构宜设置静脉用药调配中心,集中调配肠外营养液和静脉用细胞毒性药品等静脉用药。

5.3.5.2 静脉用药调配中心(室)的管理应符合相关法规及行业规范的要求。

5.3.5.3 配制静脉用药前,必须审核医嘱所列静脉用药混合配伍的合理性、相容性和稳定性,对不合理用药应与医师沟通,提出调整建议。对于用药错误或不能保证成品输液质量的处方或用药医嘱,药师应拒绝调配,并做记录与签名。

5.3.5.4 配制的静脉用药必须有标签。标签至少应包含患者识别信息(至少使用姓名和病案号两种方式确定患者身份)和药品信息(配制药品的浓度或含量及溶媒)。

5.3.5.5 静脉用药调配各环节均应有记录,记录内容包括患者信息、药品信息、各环节操作执行人和执行时间,确保药品调配过程可追溯。

5.3.5.6 配制完成的成品输液应核对配制过程并进行外观和性状检查。

5.3.5.7 建立静脉用药调配应急预案,内容包括但不限于:针刺伤应急预案,细胞毒性药品破损、溢出应急预案,输液不良反应应急预案等。

5.3.6　治疗药物监测

5.3.6.1　患者用药疗效和安全性监护的要求参照 T/CHAS 10–4–5—2019 执行。

5.3.6.2　应通过开展治疗药物监测,分析体内药物暴露和遗传因素影响,制订个体化给药方案,指导临床合理用药。

5.3.6.3　开展治疗药物监测应具备相应的设备、设施、场地、人员等。实验室工作区域设置及运行标准应符合相关法规及行业规范的要求。

5.3.6.4　开展治疗药物监测所采用的分析技术及设备应符合相应质量安全标准,具有药监、卫生行政部门许可文件。

5.3.6.5　采取内部质量控制和外部质量控制措施保障分析检测结果的真实性、准确性和可重复性。

5.3.6.6　临床药师依据治疗药物监测的结果、相应的指南或循证医学证据,结合药物药动学 / 药效学特征、患者的病生理情况、药物 - 药物 / 食物相互作用、药物基因型等制订和优化个体化用药方案,指导患者合理用药。

参 考 文 献

［1］ 全国人民代表大会常务委员会．中华人民共和国药品管理法［EB/OL］．（2019-08-26）［2019-08-30］．https：//flk.npc.gov.cn/detail2.html?ZmY4MDgwODE2ZjNjYmIzYzAxNmY0NjI0MmQ2MTI3ZWQ%3D=.

［2］ 中华人民共和国国务院．麻醉药品和精神药品管理条例（中华人民共和国国务院令第442号）［EB/OL］．（2016-02-06）［2019-08-30］．https：//www.gov.cn/gongbao/content/2016/content_5139413.html.

［3］ 卫生部．处方管理办法（中华人民共和国卫生部令第53号）［EB/OL］．（2007-02-14）［2019-08-30］．https：//www.gov.cn/ziliao/flfg/2007-03/13/content_549406.html.

［4］ 卫生部，国家中医药管理局，总后勤部卫生部．医疗机构药事管理规定（卫医政发〔2011〕11号）［EB/OL］．（2011-03-30）［2019-08-30］．https：//www.gov.cn/zwgk/2011-03/30/content_1834424.html.

［5］ 卫生部．抗菌药物临床应用管理办法（中华人民共和国卫生部令第84号）［EB/OL］．（2012-04-24）［2019-08-30］．https：//www.gov.cn/flfg/2012-05/08/content_2132174.html.

［6］ 卫生部．麻醉药品临床应用指导原则（卫医发〔2007〕38号）［EB/OL］．（2007-01-25）［2019-08-30］．http：//www.nhc.gov.cn/bgt/pw10704/200705/4381b0ae7f72464c9d364e81ed491022.shtml.

［7］ 卫生部．精神药品临床应用指导原则（卫医发〔2007〕39号）［EB/OL］．（2007-01-25）［2019-08-30］．http：//www.nhc.gov.cn/bgt/pw10704/200705/e407fbb6908f4d469a750a7dd23c7485.shtml.

［8］ 国家卫生计生委办公厅，国家中医药管理局办公室，解放军总后勤部卫生部药品器材局．抗菌药物临床应用指导原则（国卫办医发〔2015〕43号）［EB/OL］．（2015-07-24）［2019-08-30］．https：//www.gov.cn/xinwen/2015-08/27/content_2920799.html.

［9］ 国家卫生健康委员会办公厅，国家中医药管理局办公室，中央军委后勤保障部办公厅．医疗机构处方审核规范（国卫办医发〔2018〕14号）［EB/OL］．（2018-06-29）［2019-08-30］．https：//www.gov.cn/zhengce/zhengceku/2018-12/31/content_5435182.html.

［10］ 卫生部．关于印发二、三级综合医院药学部门基本标准（试行）的通知（卫医政发〔2010〕99号）［EB/OL］．（2010-12-03）［2019-08-30］．http：//www.nhc.gov.cn/yzygj/s3577/201103/ab90366a02fa4869953ad8c129f1f88d.shtml.

［11］ 卫生部．医疗机构临床实验室管理办法（卫医发〔2006〕73号）［EB/OL］．（2006-03-06）［2019-08-30］．http：//www.nhc.gov.cn/yzygj/s3577/200804/d3281df051d44badbd45cf12fe95a28e.shtml.

［12］ 卫生部．医疗机构临床基因扩增检验实验室管理办法（卫办医政发〔2010〕

194 号)[EB/OL].(2010-12-10)[2019-08-30]. http://www.nhc.gov.cn/cms-search/xxgk/getManuscriptXxgk.htm?id=49981.

[13] 国家药品监督管理局.药物临床试验管理规范(国家药品监督管理局令第13 号)[EB/OL].(1999-09-01)[2019-08-30]. https://www.gov.cn/gongbao/content/2000/content_60587.html.

[14] 卫生部.静脉用药集中调配质量管理规范(卫办医政发〔2010〕62 号)[EB/OL].(2010-04-20)[2019-08-30]. http://www.nhc.gov.cn/cms-search/xxgk/getManuscriptXxgk.htm?id=46963.

[15] 卫生部.药品生产质量管理规范(中华人民共和国卫生部令第 79 号)[EB/OL].(2011-01-17)[2019-08-30]. https://www.gov.cn/gongbao/content/2011/content_1907093.html.

[16] 美国医疗机构评审国际联合委员会.美国医疗机构评审国际联合委员会医院评审标准[M].6 版.北京:中国协和医科大学出版社,2017.

[17] American College of Clinical Pharmacy. Standards of practice for clinical pharmacists [J]. Pharmacotherapy, 2014, 34(8): 794-797.

[18] JOSEPH J, SASEEN, TONI L, et al. ACCP clinical pharmacist competencies[J]. Pharmacotherapy, 2017, 37(5): 630-636.

[19] KEN CHEN, XIANGLIN ZHANG, XIAOYAN KE, et al. Individualized medication of voriconazole: A practice guideline of the division of therapeutic drug monitoring, Chinese pharmacological society[J]. Ther Drug Monit, 2018, 40(6): 663-674.

[20] MARTIN M. Basics of Sterile Compounding. Quality assurance and quality control: Being prepared for US food and drug administration inspections and staying in compliance with United States pharmacopeia chapter〈797〉: Part 2[J]. International journal of pharmaceutical compounding, 2018, 22(6): 475-478.

ICS 11.020
C 07

团 体 标 准

T/CHAS 20-3-4—2022

医疗机构药事管理与药学服务

第 3-4 部分：药学保障服务　用药监护

Pharmacy administration and pharmacy practice in healthcare institutions——

Part 3-4：Pharmaceutical supply services—Drug monitoring

2022-11-26 发布　　　　　　　2022-12-01 实施

中国医院协会　发　布

目　次

前　言

《医疗机构药事管理与药学服务》分为以下部分：

-- 第 1 部分　总则

-- 第 2 部分　临床药学服务

-- 第 3 部分　药学保障服务

-- 第 4 部分　药事管理

《医疗机构药事管理与药学服务　第 3 部分：药学保障服务》包括以下部分：

-- 第 3-1 部分：药学保障服务　药品保障

-- 第 3-2 部分：药学保障服务　门诊处方

-- 第 3-3 部分：药学保障服务　临床用药

-- 第 3-4 部分：药学保障服务　用药监护

-- 第 3-5 部分：药学保障服务　静脉用药集中调配

-- 第 3-6 部分：药学保障服务　医疗机构制剂

-- 第 3-7-1 部分：药学保障服务　重点药品管理　高警示药品

-- 第 3-7-2 部分：药学保障服务　重点药品管理　易混淆药品

-- 第 3-7-3 部分：药学保障服务　重点药品管理　抢救车及病区基数药品

-- 第 3-7-4 部分：药学保障服务　重点药品管理　超说明书用药

-- 第 3-7-5 部分：药学保障服务　重点药品管理　输液安全

本标准是第 3-4 部分：药学保障服务　用药监护。

本标准按照 GB/T 1.1—2020 《标准化工作导则　第 1 部分：标准化文件的结构和起草规则》的规定起草。

本标准由中国医院协会提出并归口。

本标准起草单位：中国医院协会药事专业委员会，复旦大学附属华山医院，首都医科大学附属北京积水潭医院，中日友好医院，新疆医科大学第一附属医院，山东大学齐鲁医院，中国医院协会医院标准化专业委员会，中国人民解放军总医院。

本标准主要起草人：甄健存，钟明康，陆进，王建华，刘向红，马春来，刘丽华，冯丹，刘月辉。

医疗机构药事管理与药学服务
第 3-4 部分:药学保障服务　用药监护

1　范围

本标准规范了医疗机构用药全过程中的用药监护工作基本要求、监护过程、质量管理与评价改进各要素。

本标准适用于各级各类医疗机构。

2　规范性引用文件

T/CHAS 10-4-5—2019　中国医院质量安全管理　第4-5部分:医疗管理　用药安全管理

T/CHAS 10-2-7—2018　中国医院质量安全管理　第2-7部分:患者服务　门诊处方

T/CHAS 10-3-2—2019　中国医院质量安全管理　第3-2部分:医疗保障　药品保障

T/CHAS 20-2-2—2021　医疗机构药事管理与药学服务　第2-2部分:临床药学服务处方审核

卫医政发〔2011〕11号　医疗机构药事管理规定

国卫办医发〔2018〕14号　医疗机构处方审核规范

3　术语和定义

T/CHAS 20-1-3—2023界定的以及下列术语和定义适用于本文件。

3.1

用药监护　drug monitoring

医疗机构取得药学专业技术职务任职资格的药学专业技术人员在处方(医嘱)开具与传递、处方审核、处方调剂、药品发放、药品管理、药品使用与监测等用药全过程的保障药品质量和用药安全的技术服务。

［来源:T/CHAS 20-1-3—2023,4.5］

3.2

用药全过程 overall process of medication

用药全过程包括医疗机构药品处方(医嘱)开具与传递、处方审核、处方调剂、药品发放、药品管理、药品使用与监测等药品院内流通、使用及监管各个环节。

4 关键要素

用药监护关键要素见图1。

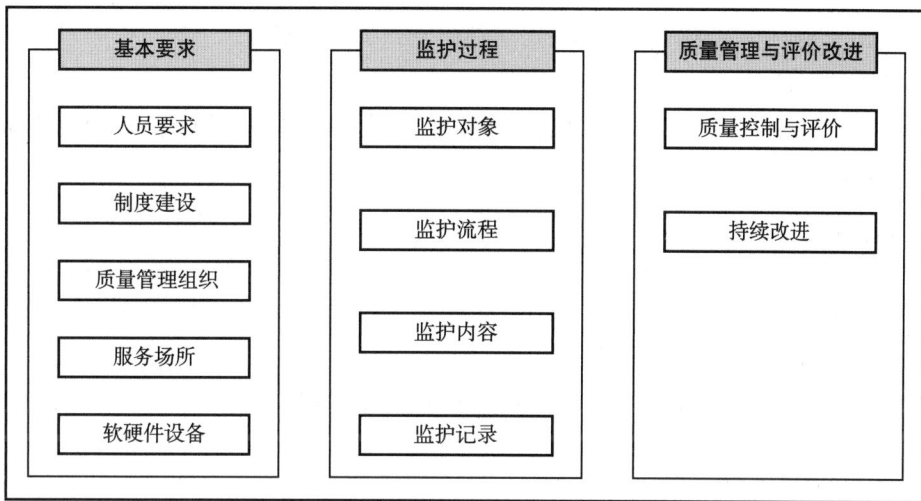

图 1 用药监护关键要素

5 要素规范

5.1 基本要求

5.1.1 人员要求

5.1.1.1 人员资质:具有药师及以上专业技术职务任职资格或从事药学工作2年及以上。

5.1.1.2 人员培训:医疗机构应组织、支持对药师进行继续教育培训,培训内容包括药学专业知识、专业技能、行业规范、法规等,并做好记录。

5.1.2 制度建设

5.1.2.1 医院药事管理制度的建立:医疗机构应在遵循药事管理法律法规和医疗部门行业政策的前提下,制定适合本机构的医院药事管理制度,明确药品处方(医嘱)开具与传递、处方审核、处方调剂、药品发放、药品管理、药品使用与监测等用药全过程的主要质量安全管理要素,并提出保障药品质量和用药安全的基本评价指标。

5.1.2.2 建立药品质量管理制度及操作规程,应包括但不限于医疗机构药品质量监督制度、药学部门质量管理体系审核制度与程序、药学部门质量持续改进制度、药学部门重大药品质量事件报告与处理制度及程序、用药错误管理制度、药品召回制度、药品质量随访制度等。

5.1.2.3　开展药品质量控制与评价,对药品在医疗机构发放和使用过程中的质量和安全进行追踪检查,查找质量安全隐患,实施质量持续改进,防范质量风险。

5.1.3　质量管理组织

应建立药品质量管理组织,包括部门、人员、设施设备和职责分工,建立药品质量管理、质量控制、风险管理、质量评价、质量持续改进等方面的质量管理体系;药品质量管理组织负责药品质量管理工作的执行、检查、评估、监督、指导、管理、培训等工作。

5.1.4　服务场所

服务场所包括各级药库、门急诊药房、住院药房、临床科室等。

5.1.5　软硬件设备

医疗机构配备软硬件设备,包括相关管理软件、电脑、冰箱、药柜、温湿度计、空调和报警监护设备等。

5.2　监护过程

5.2.1　监护对象

5.2.1.1　处方(医嘱)开具、审核和执行。

5.2.1.2　特殊管理药品、高警示药品、易混淆药品、抗菌药物、抗肿瘤药物等重点监控药品管理。

5.2.1.3　对药品的管理、使用进行监测和评价。

5.2.2　监护流程

5.2.2.1　用药监护的全过程包括处方(医嘱)开具与传递、处方审核、药品调剂、药品发放过程的沟通反馈和药品管理,用药后的监测(评价药物的疗效并做相应的工作记录)。

5.2.2.2　规范药品的领用、保管和使用等流程,保障药品的安全使用。

5.2.2.3　建立药品召回管理制度与处理流程,发现药品调剂错误或有质量问题时,应及时追回,发现假、劣药品时,应按规定迅速召回并及时报告有关部门。

5.2.2.4　规范医疗机构临床药学服务工作,促进合理用药,保障患者用药安全。

5.2.3　监护内容

5.2.3.1　药品保管

药品保管是整个药品监控系统的重要部分,应对医疗机构内药品储存环境实施分区管理、安全设施设备及效期管理,并通过信息系统预警、人工检查等手段定期监控,记录检查结果。可参照 T/CHAS 10-3-2—2019 "5.22　储存与养护"中相关内容和流程。

5.2.3.2　重点管理药品

有关特殊管理药品、高警示药品、易混淆药品、抗菌药物、抗肿瘤药物等重点管理药品可参照 T/CHAS 10-4-5—2019　5.3.2 中相关内容。

5.2.3.3 药品使用监测

a）医疗机构应根据药品动态监测和超常预警制度,对药品安全和质量以及药物临床使用的安全性、有效性、经济性和适宜性进行监测、分析、评估。评估报告至少应包括监测对象、监测方式、结果反馈、处理措施等内容;

b）医疗机构负责药品动态监测和超常预警的部门,应定期对工作进展和改进状况进行汇总,报药事管理与药物治疗学委员会(组);

c）药事管理与药物治疗学委员会(组)应指导医疗质量管理部门、药学部门和临床科室,根据用药动态监测制度、重点监控药品制度、超常预警机制、监测报告和反馈干预制度,重点监测用药金额较高和用量异常增长的品种,建立重点监控药品管理目录;针对用药监测过程中发现的问题,医疗机构应及时进行反馈和干预,并记录监测、反馈干预结果,实施动态管理;

d）医疗机构应配备临床药师,参与药品使用监测工作。

5.2.3.4 处方监管

5.2.3.4.1 处方(医嘱)开具

制定并实施指导安全开具和传递处方(医嘱)的制度和流程,可参照 T/CHAS 10-2-7—2018 5.2 中处方开具的相关内容和要求。

5.2.3.4.2 处方审核

处方审核是指药学专业技术人员运用专业知识与实践技能,根据相关法律法规、规章制度与技术规范等,对医师在诊疗活动中为患者开具的处方,进行合法性、规范性和适宜性审核,并作出是否同意调配发药决定的药学技术服务。应当建立处方审核工作制度和处方审核规范,可参照 T/CHAS 20-2-2—2021 5.2 中的相关内容。

5.2.3.4.3 处方执行

a）根据相应制度和流程,保证病区用药医嘱的下发、调剂和药品配送能够按照医院制定的时间范围执行;

b）当患者因出院、医嘱改变等原因不再使用某种药品时,应及时将该药品从患者用药中移除并办理退药,避免造成该患者或其他患者意外用药;

c）建立标准化给药时间管理流程,用于帮助护士在正确的时间执行给药医嘱(如长期医嘱的标准化执行时间、首次给药为非标准时间的患者,后续给药时间如何确定等);

d）宜使用单剂量注射用药。在配液、皮试、注射给药等多剂量用药无法避免时,必须确保"一人一针一管一次性使用",严禁重复使用针头及注射器;

e）注意滴眼剂、滴鼻剂或注射器等药物容器或器械导致的患者间交叉感染。严禁同一直接接触患者的药物容器或器械用于其他患者。

5.2.3.5 用药监护与评价

5.2.3.5.1 用药监护

用药监护内容应包括患者用药疗效和安全性的监测,建立合理的个体化药物治疗方案,以获得最佳疗效和最低治疗风险。

a）病区配备临床药师,建立临床药师参与临床药物治疗工作的相应制度、工作规范、流程与记录;

b）临床药师常规参与病区多学科查房,审核用药医嘱,为临床医师提供用药相关建议,如药物选择等;

c）将临床药师向患者提供用药教育等药学服务纳入常规工作内容;

d）实施药学会诊制度,明确药学会诊范围、指征和职责;

e）临床药师应针对住院患者开展药物重整,获取患者就诊或入院前的院外用药清单,与入院后、院内转科后或出院时新开具的药品进行比较,以发现和解决存在的用药差异（如遗漏、重复、禁忌证、不清楚的药物信息）;

f）药师应根据患者的出院带药医嘱完成出院患者用药教育,包括但不限于药物的用法、用量、疗程、注意事项、不良反应及用药装置的使用。

5.2.3.5.2 药品不良事件监测

根据药品不良事件管理组织及其职责、药品不良事件报告和监测管理制度、用药错误报告和监测管理制度,药品不良事件监测可参照 T/CHAS 10-4-5—2019 "5.4 药品监测与评价"中的相关规定。

5.2.3.5.3 处方点评

应按照《医院处方点评管理规范》,建立系统化、标准化和可持续改进的处方点评制度及专项处方点评制度,对处方及特定的药物或治疗特定疾病的药物使用情况进行处方点评,加强处方点评结果的反馈和应用。可参照 T/CHAS 10-2-7—2018 "5.4.3 处方点评"中的相关内容。

5.2.3.5.4 治疗药物监测

开展治疗药物监测,制订适合患者的个体化药物治疗方案。可参照 T/CHAS 10-2-12—2019 "5.3.6 治疗药物监测"中的相关内容。

5.2.4 监护记录

5.2.4.1 用药医嘱

药师必须准确记录每个处方处理过程,对配发的所有药品记录配制人的姓名、日期和审核人的姓名。根据需要还应记录处方接受时间和处理数据等其他信息。

5.2.4.2 给药记录

所有已经使用、拒绝使用或者放弃使用的药物剂量,都要根据规定程序记录到患者病历中。完成患者给药后,应该立即记录剂量情况,再进行下一个患者的给药。需要记录的信息包括药品名称、剂量和给药途径、给药日期和时间,以及给药负责人的姓名。

5.2.4.3 用药监护相关记录

治疗药物监测、药品不良反应、药品召回、处方点评工作应建立相应的书面程序,进行工作记录。应建立相应的书面程序对临床上发生的严重药品不良反应进行记录,并上报。

5.3 质量管理与评价改进

5.3.1 质量控制与评价

医疗机构应从以下方面对用药监护质量开展监测与评价：

a）药师接受过相关专业培训或资格认证，具备开展用药监护的专业技能，能接受药学继续教育等；

b）为药师配备完善的硬件设备（如电脑、互联网等）；药师获得查看医院信息系统、电子处方系统、药物信息查询系统等的权限；

c）药学部门设有人员组织架构、岗位设置、岗位职责及人员安排表，用药监护细则、行为准则、工作记录表等；

d）药师按照前述标准实施用药监护，包括监护对象、监护内容等；

e）用药监护的文档记录清晰、简明、可读性强、不带批判性语句、格式正确、尊重并保护患者隐私；

f）对用药监护的工作量进行统计，有针对监护结果的评价方案；

g）有用药动态监测及重点监控药品管理目录及用药评价记录；是否有反馈和干预。

5.3.2 持续改进

医疗机构应定期对用药监护质量开展监测与评价，制定用药监护管理质量控制持续改进方案等管理措施，制定符合实际的考核内容和标准，对用药监护工作进行定期考核并记录考核结果。

参 考 文 献

〔1〕 全国人民代表大会常务委员会.中华人民共和国药品管理法〔EB/OL〕.（2019-08-26）〔2022-01-01〕. https：//flk.npc.gov.cn/detail2.html?ZmY4MDgwODE2ZjNjYmIzYzAxNmY0NjI0MmQ2MTI3ZWQ%3D=.

〔2〕 卫生部.关于印发二、三级综合医院药学部门基本标准（试行）的通知（卫医政发〔2010〕99号）〔EB/OL〕.（2010-12-03）〔2022-01-01〕. http：//www.nhc.gov.cn/yzygj/s3577/201103/ab90366a02fa4869953ad8c129f1f88d.shtml.

〔3〕 卫生部.医疗机构临床实验室管理办法（卫医发〔2006〕73号）〔EB/OL〕.（2006-03-06）〔2022-01-01〕. http：//www.nhc.gov.cn/yzygj/s3577/200804/d3281df051d44badbd45cf12fe95a28e.shtml.

〔4〕 国家卫生健康委.静脉用药调配中心建设与管理指南（试行）（国卫办医函〔2021〕598号）〔EB/OL〕.（2021-12-10）〔2022-01-01〕. https：//www.gov.cn/zhengce/zhengceku/2021-12/21/content_5663666.html.

〔5〕 中国药理学会治疗药物监测研究专业委员会,中国药学会医院药学专业委员会,中国药学会循证药学专业委员会,等.治疗药物监测（TDM）结果解读专家共识〔J〕.中国医院药学杂志,2020,40（23）：2389-2395.

〔6〕 卫生部.医疗机构临床基因扩增检验实验室管理办法（卫办医政发〔2010〕194号）〔EB/OL〕.（2010-12-10）〔2022-01-01〕. http：//www.nhc.gov.cn/cms-search/xxgk/getManuscriptXxgk.htm?id=49981.

〔7〕 American Pharmacists Association and National Association of Chain Drug Stores Foundation. Medication therapy management in pharmacy practice：Core elements of an MTM service model version 2.0〔EB/OL〕.〔2022-01-01〕. http：//www.pharmacist.com/sites/default/files/files/core_elements_of_an_mtm_practice.pdf.

_____

ICS 11.020

C 07

团 体 标 准

T/CHAS 20-3-5—2022

医疗机构药事管理与药学服务

第 3-5 部分：药学保障服务　静脉用药集中调配

Pharmacy administration and pharmacy practice in healthcare institutions——

Part 3-5: Pharmaceutical supply services——Pharmacy intravenous admixture

2022-11-26 发布　　　　　　　　　　2022-12-01 实施

中国医院协会　发　布

目　次

前　言

《医疗机构药事管理与药学服务》分为以下部分:

-- 第 1 部分　总则

-- 第 2 部分　临床药学服务

-- 第 3 部分　药学保障服务

-- 第 4 部分　药事管理

《医疗机构药事管理与药学服务　第 3 部分:药学保障服务》包括以下部分:

-- 第 3-1 部分:药学保障服务　药品保障

-- 第 3-2 部分:药学保障服务　门诊处方

-- 第 3-3 部分:药学保障服务　临床用药

-- 第 3-4 部分:药学保障服务　用药监护

-- 第 3-5 部分:药学保障服务　静脉用药集中调配

-- 第 3-6 部分:药学保障服务　医疗机构制剂

-- 第 3-7-1 部分:药学保障服务　重点药品管理　高警示药品

-- 第 3-7-2 部分:药学保障服务　重点药品管理　易混淆药品

-- 第 3-7-3 部分:药学保障服务　重点药品管理　抢救车及病区基数药品

-- 第 3-7-4 部分:药学保障服务　重点药品管理　超说明书用药

-- 第 3-7-5 部分:药学保障服务　重点药品管理　输液安全

本标准是第 3-5 部分:药学保障服务　静脉用药集中调配。

本标准按照 GB/T 1.1—2020 《标准化工作导则　第 1 部分:标准化文件的结构和起草规则》的规定起草。

本标准由中国医院协会提出并归口。

本标准起草单位:中国医院协会药事专业委员会,北京大学第三医院,首都医科大学附属北京积水潭医院,首都医科大学附属北京友谊医院,北京医院,苏州大学附属第一医院,山东大学齐鲁医院,北京大学肿瘤医院,首都医科大学附属北京安贞医院,首都医科大学附属北京朝阳医院,中日友好医院,中国医院协会医院标准化专业委员会,中国人民解放军总医院。

本标准主要起草人:甄健存,赵荣生,沈素,胡欣,缪丽燕,刘向红,张艳华,林阳,安卓玲,杜雅薇,毕玉,陆进,刘丽华,冯丹,刘月辉。

医疗机构药事管理与药学服务
第 3-5 部分：药学保障服务　静脉用药集中调配

1　范围

本标准规范了静脉用药集中调配工作的基本要求、药品与耗材管理、流程管理、质量管理与评价改进各要素。

本标准适用于开展静脉用药集中调配工作的各级各类医疗机构。

2　规范性引用文件

下列文件中的内容通过文中的规范性引用而构成本文件必不可少的条款。其中，注日期的引用文件，仅该日期对应的版本适用于本文件；不注日期的引用文件，其最新版本（包括所有的修改单）适用于本文件。

GB 50016　建筑设计防火规范

GB 50457　医药工业洁净厂房设计标准

DB11/T 1701—2019　静脉用药集中调配规范

国卫办医函〔2021〕598 号　静脉用药调配中心建设与管理指南（试行）

3　术语和定义

T/CHAS 20-1-3—2023 界定的术语和定义适用于本文件。

3.1

静脉用药集中调配　pharmacy intravenous admixture

医疗机构药学部门根据医师处方或用药医嘱，经药师进行适宜性审核干预，由药学专业技术人员按照无菌操作要求，在洁净环境下对静脉用药品进行加药混合调配，使其成为可供临床直接静脉输注使用的成品输液的过程。

［来源：T/CHAS 20-1-3—2023，4.6］

3.2

静脉用药调配中心　pharmacy intravenous admixture service

医疗机构为患者提供静脉用药集中调配专业技术服务的部门。静配中心通过静脉用药处方医嘱审核干预、加药混合调配、参与静脉输液使用评估等药学服务,为临床提供优质可直接静脉输注的成品输液。

［来源:T/CHAS 20-1-3—2023,4.7］

3.3

危害药品 hazardous drugs

能产生职业暴露危险或者危害的药品,即具有遗传毒性、致癌性、致畸性,或者对生育有损害作用,以及在低剂量下可产生严重的器官或其他方面毒性的药品。

［来源:T/CHAS 20-1-3—2023,4.8］

3.4

高警示药品 high-alert medications

一旦使用不当、发生用药错误,会对患者造成严重伤害,甚至会危及生命的药品。

［来源:T/CHAS 20-1-3—2023,5.34］

4 关键要素

静脉用药集中调配关键要素见图1。

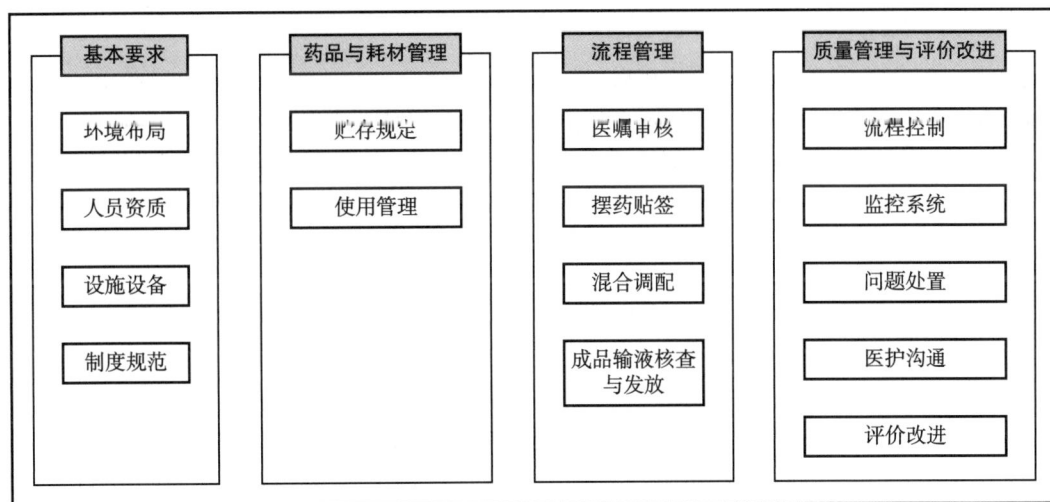

图 1 静脉用药集中调配关键要素

5 要素规范

5.1 基本要求

5.1.1 环境布局

5.1.1.1 静脉用药调配中心选址应远离各种污染源,不宜建于地下室或半地下室。宜设于人员流动少的安静区域,便于与医护人员沟通和成品输液的运送。总体区域应有足够的空间,与工作量相适应。

5.1.1.2 布局应符合《静脉用药调配中心建设与管理指南(试行)》要求,应根据服务范围设有:洁净区,非洁净控制区和辅助工作区等不同功能区。

5.1.2 人员资质

5.1.2.1 静脉用药调配中心人员应符合《静脉用药调配中心建设与管理指南(试行)》要求。负责人应由具有药学专业本科及以上学历、药学专业中级及以上专业技术职务任职资格、具有药品调剂工作经验和管理能力的药师担任。

5.1.2.2 负责用药医嘱审核的人员应具有药学专业本科及以上学历、药师及以上专业技术职务任职资格、具有 3 年及以上门急诊或病区处方调剂工作经验,接受过处方审核相关岗位的专业知识培训并考核合格。

5.1.2.3 负责摆药贴签核对、加药混合调配的人员,原则上应当具有药士及以上专业技术职务任职资格;负责成品输液核查的人员,应具有药师及以上专业技术职务任职资格,不得由非药学专业技术人员从事此项工作。

5.1.2.4 静脉用药调配中心人员应建立健康档案。每年应接受与其岗位相适应的继续教育,可定期接受心理健康辅导。

5.1.3 设施设备

5.1.3.1 静脉用药调配中心通风系统、照明设备、操作台等设备的选择和运行维护均应符合《静脉用药调配中心建设与管理指南(试行)》要求。

5.1.3.2 应按照《静脉用药调配中心建设与管理指南(试行)》要求做生物安全柜和水平层流洁净台沉降菌和浮游菌监测、物体表面监测,定期更换空气过滤器。

5.1.3.3 信息系统应具有用药医嘱录入、用药医嘱审核、标签打印以及药品管理等功能,宜为全程信息化管理建立移动终端设备。

5.1.4 制度规范

5.1.4.1 开展静脉用药集中调配工作的各级各类医疗机构应规范基本的管理制度,如:人员管理制度、设备管理制度、药品管理制度、流程管理制度、质量控制制度等。

5.1.4.2 应结合各医疗机构静脉用药集中调配工作特点规范各项操作的标准规程,如:静脉用药集中调配操作规程、应急预案管理与处置操作规程、更衣操作规程等。

5.2 药品与耗材管理

5.2.1 贮存规定

5.2.1.1 药品贮存宜设有独立的库房并分设冷处、阴凉处和常温区域,冷处温度 2~10℃,湿度 35%~75%;阴凉处温度≤20℃,湿度 35%~75%;常温区域温度 10~30℃,湿度 35%~75%。

5.2.1.2 药品贮存应按"分区分类、货位编号"的方法进行定位存放,高警示药品应设置显著的警示标志、单独区域存放,可保留独立包装并有醒目标识。

5.2.1.3 药品堆码与散热或者供暖设施的间距不应小于 30cm,距离墙壁间距不应小于

20cm,距离房顶及地面间距不应小于10cm。

5.2.1.4 耗材应分类定位存放,不可大量堆放在洁净区内,可建立专门的耗材库房。遵照药品的管理规范进行管理。

5.2.1.5 应有药品和耗材领发和使用记录,定期检查核对。

5.2.2 使用管理

5.2.2.1 药品和耗材应按批号及有效期远近有序堆码,遵循"先产先用""先进先用""近期先用"和按批号发放使用的原则。

5.2.2.2 药品和耗材在每次使用前均应检查包装及有效期,有包装破损、超过有效期的不得使用。

5.2.2.3 对不合格的药品和耗材应设专区存放,并设置特殊标示,定期上报、统一销毁处理并保留记录。

5.3 流程管理

5.3.1 医嘱审核

5.3.1.1 可建立多级审核制度,特殊医嘱可请临床药师参与审核。

5.3.1.2 医嘱审核常用临床用药依据包括:药品说明书、国家药品管理相关法律法规和规范性文件、国家处方集、国家卫生主管部门发布的临床诊疗规范、指南和临床路径等权威技术资源。

5.3.1.3 审核内容应包括合理选择药品的剂量和溶媒,关注使用频率和配伍禁忌,确保用药的适宜性和稳定性。对临床用药有特殊交代或注意事项的应在输液标签上做注解或标识,如:滴速、避光、冷藏等。

5.3.1.4 特殊人群用药应与临床充分沟通,备注相关信息,保留记录。

5.3.1.5 关注患者综合用药情况,对多重用药患者应确保静脉给药途径和其他给药途径间无配伍禁忌。

5.3.2 摆药贴签

5.3.2.1 用药医嘱经审核合格后方可打印输液标签,标签内容应包括患者基本信息、用药信息及各岗位操作的药学专业人员信息。

5.3.2.2 应实行双人摆药贴签制度,摆药前应再次核对标签信息,确保其准确性与完整性。

5.3.2.3 摆药贴签时应核查药品名称、规格、剂量等是否与标签内容一致,同时检查药品质量、包装有无破损及在药品有效期内等,并签名或盖章。

5.3.3 混合调配

5.3.3.1 加药混合调配管理应符合《静脉用药调配中心建设与管理指南(试行)》要求,调配危害药品和肠外营养液时应遵照药品特性规范调配流程。

5.3.3.2 操作前应核对标签信息并检查药品,确认无误后进行加药混合调配。

5.3.3.3 操作时应符合《静脉用药调配中心建设与管理指南(试行)》要求,危害药品溢出的处理及职业防护应有应急预案。

5.3.3.4　操作结束后应再次核对标签信息与药品,对于非整支用量药品应重点核查,并检查成品输液质量。

5.3.3.5　每日完成加药混合调配后应及时清理洁净区环境、操作台。

5.3.4　成品输液核查与发放

5.3.4.1　成品输液核查时应按输液标签再次核对药品,确保成品输液外观整洁,无破损或渗漏,无变色、浑浊、沉淀、结晶或其他可见异物等。肠外营养液还应检查有无油滴析出、分层等。

5.3.4.2　危害药品、肠外营养液、高警示药品和某些特殊药品加药混合调配非整支用药量计算时,应实行双人核对与签名。

5.3.4.3　成品输液有质量问题应立即停用并重新调配,做好相关记录并立即上报负责人。

5.3.4.4　包装、发放与运送应符合《静脉用药调配中心建设与管理指南(试行)》要求。成品输液的贮运容器应适宜,应由封闭车或箱运送,应有专人配送、专人签收,确保数量准确,质量合格后方可使用。

5.3.4.5　审核完成后应及时送至病区,确保药品的稳定性。危害药品成品输液运送过程中须配备溢出处理包,肠外营养液应用专用包装袋单独包装,避免重压。

5.4　质量管理与评价改进

5.4.1　流程控制

　　调配工作应符合静脉用药集中调配操作规程的基本要求,具体流程见图2。每项工作完成后应在标签相应位置签名或盖章。

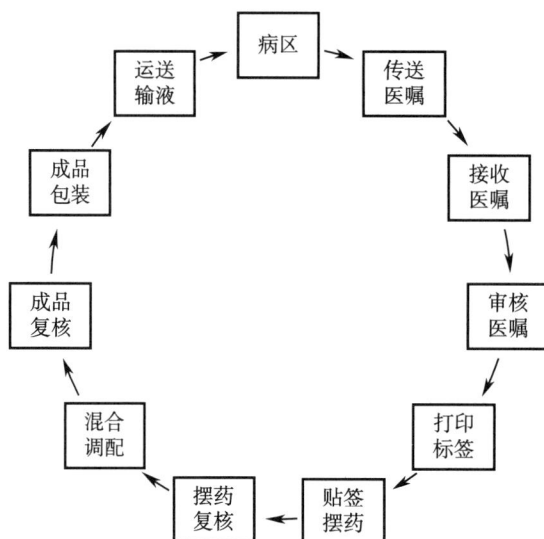

图2　静脉用药集中调配流程图

5.4.2　监控系统

5.4.2.1　视频安防监控系统为利用视频探测技术,监视设防区域并实时显示、记录现场图像的电子系统或网络。

5.4.2.2 覆盖面积可根据本机构经济情况、安全管理要求、建设投资规模等因素决定。

5.4.2.3 监控系统的建立应做到安全可靠、技术成熟、经济适用,以提升静脉用药调配中心数字化、网络化、智能化水平。

5.4.2.4 涉及公民个人信息的,应依法依规进行处理,包括收集、储存、使用、加工、传输、提供、公开等。

5.4.2.5 使用的设备、材料应符合国家相关标准或行业标准的规定,并经检测或认证合格。

5.4.3 问题处置

5.4.3.1 存在问题的药品、耗材或成品输液应结合信息系统和监控系统溯源并保留记录。

5.4.3.2 成品输液发现差错应查明原因,重新调配并保留记录。

5.4.3.3 临床使用成品输液发生不良反应时应立即停药,及时上报并保留记录。

5.4.3.4 出现临床药品不良事件、信息系统故障、停电、漏水等突发事件应立即启用应急预案。

5.4.4 医护沟通

5.4.4.1 应定期就药品贮存的温度、湿度、避光条件等内容为临床提供宣教服务。

5.4.4.2 针对调配方法有特殊要求的药品应为医师或护师提供讲解服务。

5.4.4.3 应为医师或护师提供完成调配成品输液的贮存条件和稳定时限等药品信息咨询服务。

5.4.4.4 宜与病房共同建立时效管理规范,梳理成品输液送至病区到患者完成用药的全流程,分解流程各时间段,设定每个环节的目标时间,保证用药安全。

5.4.4.5 对特殊给药途径的药品(如肠外营养液)应重点审核,与医师或护师充分沟通,确保用药安全。

5.4.4.6 应为医师或护师提供高警示药品和新药的调配方法及使用说明。

5.4.5 评价改进

5.4.5.1 新建静脉用药调配中心应在验收合格后方可运营。

5.4.5.2 静脉用药调配中心应建设完善的药品质量管理与控制组织体系,全面负责本中心的药品质量管理及控制工作。

5.4.5.3 应设立质量管理小组,指定药品质量监督人员,规范相关职责要求。

5.4.5.4 对要求临床医生修改的问题医嘱应定期整理总结,形成质量管理记录。

5.4.5.5 宜定期开展临床满意度调查,针对临床反馈的意见进行总结改进。

5.4.5.6 可定期对运行数据进行统计分析,并基于科学管理方法进行优化。

5.4.5.7 可加强智能化建设,提升效率、提高质量。

参 考 文 献

［1］ 国家市场监督管理总局,中国国家标准化管理委员会.GB/T 1.1—2020 标准化工作导则 第1部分:标准化文件的结构和起草规则［S］.（2020-03-31）［2022-01-01］.https://openstd.samr.gov.cn/bzgk/gb/newGbInfo?hcno=C4BFD981E993C417EF475F2A19B681F1.

［2］ 中华人民共和国住房和城乡建设部,中华人民共和国国家质量监督检验检疫总局.GB 50591—2010 洁净室施工及验收规范［S］.（2010-07-15）［2022-01-01］.https://ebook.chinabuilding.com.cn/zbooklib/bookpdf/probation?SiteID=1&bookID=57819.

［3］ 国家市场监督管理总局,中国国家标准化管理委员会.GB/T 21741—2021 住宅小区安全防范系统通用技术要求［S］.（2021-12-31）［2022-01-01］.https://std.samr.gov.cn/gb/search/gbDetailed?id=D4BEFFF4EAB4B241E05397BE0A0AF581.

［4］ 卫生部.静脉用药集中调配质量管理规范（卫办医政发［2010］62号）［EB/OL］.（2010-04-20）［2022-01-01］.http://www.nhc.gov.cn/cms-search/xxgk/getManuscriptXxgk.htm?id=46963.

［5］ 全国人民代表大会常务委员会.中华人民共和国标准化法［EB/OL］.（2017-11-04）［2022-01-01］.https://flk.npc.gov.cn/detail2.html?MmM5MDlmZGQ2NzhiZjE3OTAxNjc4YmY4NzY0MzBhOTE%3D.

［6］ 卫生部.药品生产质量管理规范（中华人民共和国卫生部令第79号）［EB/OL］.（2011-01-17）［2022-01-01］.https://www.gov.cn/gongbao/content/2011/content_1907093.html.

［7］ 国家食品药品监督管理总局.药品经营质量管理规范（国家食品药品监督管理总局令第13号）［EB/OL］.（2010-04-20）［2022-01-01］.https://www.cnca.gov.cn/hlwfw/ywzl/fwrz/zcfg/art/2015/art_2f6cf951eaf04c9bbdfd758c00512a0a.html.

［8］ 卫生部.处方管理办法（中华人民共和国卫生部令第53号）［EB/OL］.（2007-02-14）［2022-01-01］.https://www.gov.cn/ziliao/flfg/2007-03/13/content_549406.html.

［9］ 蔡卫民,袁克俭.静脉药物配置中心实用手册［M］.北京:中国医药科技出版社,2005.

［10］ 中国医药教育协会高警示药品管理专业委员会,中国药学会医院药学专业委员会,中国药理学会药源性疾病学专业委员会.中国高警示药品临床使用与管理专家共识［J］.药物不良反应杂志,2017,19（6）:409-413.

ICS 11.020

C 07

团 体 标 准

T/CHAS 20-3-6—2022

医疗机构药事管理与药学服务

第 3-6 部分：药学保障服务 医疗机构制剂

Pharmacy administration and pharmacy practice in healthcare institutions——

Part 3-6：Pharmaceutical supply services——Medical institution preparation

2022-11-26 发布 2022-12-01 实施

中国医院协会 发 布

目　次

前　言

《医疗机构药事管理与药学服务》分为以下部分：

-- 第 1 部分　总则

-- 第 2 部分　临床药学服务

-- 第 3 部分　药学保障服务

-- 第 4 部分　药事管理

《医疗机构药事管理与药学服务　第 3 部分：药学保障服务》包括以下部分：

-- 第 3-1 部分：药学保障服务　药品保障

-- 第 3-2 部分：药学保障服务　门诊处方

-- 第 3-3 部分：药学保障服务　临床用药

-- 第 3-4 部分：药学保障服务　用药监护

-- 第 3-5 部分：药学保障服务　静脉用药调配

-- 第 3-6 部分：药学保障服务　医疗机构制剂

-- 第 3-7-1 部分：药学保障服务　重点药品管理　高警示药品

-- 第 3-7-2 部分：药学保障服务　重点药品管理　易混淆药品

-- 第 3-7-3 部分：药学保障服务　重点药品管理　抢救车及病区基数药品

-- 第 3-7-4 部分：药学保障服务　重点药品管理　超说明书用药

-- 第 3-7-5 部分：药学保障服务　重点药品管理　输液安全

本标准是第 3-6 部分：药学保障服务　医疗机构制剂。

本标准按照 GB/T 1.1—2020 《标准化工作导则　第 1 部分：标准化文件的结构和起草规则》的规定起草。

本标准由中国医院协会提出并归口。

本标准起草单位：中国医院协会药事专业委员会，北京大学第三医院，首都医科大学附属北京积水潭医院，北京医院，复旦大学附属华山医院，中国医科大学附属盛京医院，山东大学齐鲁医院，新疆医科大学第一附属医院，江苏省人民医院，重庆医科大学附属第二医院，中日友好医院，中国医院协会医院标准化专业委员会，中国人民解放军总医院。

本标准主要起草人：甄健存，赵荣生，金鹏飞，钟明康，菅凌燕，刘向红，王建华，王永庆，钱妍，江华，庞宁，陆进，刘丽华，冯丹，刘月辉。

医疗机构药事管理与药学服务
第 3-6 部分:药学保障服务　医疗机构制剂

1　范围

本标准规范了医疗机构制剂的配制及管理,明确了基本条件、物料及药品管理、卫生管理、制剂配制、制剂质量管理等各要素。

本标准适用于具有医疗机构制剂配制资质的各级各类医疗机构。

2　规范性引用文件

下列文件中的内容通过文中的规范性引用而构成本文件必不可少的条款。其中,注日期的引用文件,仅该日期对应的版本适用于本文件;不注日期的引用文件,其最新版本(包括所有的修改单)适用于本文件。

中华人民共和国主席令第三十一号　中华人民共和国药品管理法

中华人民共和国卫生部第 79 号令　药品生产质量管理规范

国家食品药品监督管理局令第 27 号　医疗机构制剂配制质量管理规范(试行)

国家食品药品监督管理局令第 24 号　药品说明书和标签管理规定

3　术语与定义

T/CHAS 20-1-3—2023 界定的以及下列术语和定义适用于本文件。

3.1

医疗机构制剂 medical institution preparation

医疗机构根据本单位临床需要而市场上没有供应的品种,并经所在地省、自治区、直辖市人民政府药品监督管理部门批准或经备案,而常规配制、自用的固定处方制剂。

[来源:T/CHAS 20-1-3—2023,4.9]

3.2

药用辅料 pharmaceutical excipients

指生产药品和调配处方时使用的赋形剂和附加剂;是除活性成分或前体以外,在安全性方面已进行了合理的评估,并且包含在药物制剂中的物质。

3.3

待检品 goods to be inspected

待检品是指需要进行检验的所有物品总称,包括制剂原辅料、包装材料、中间品及成品等。

4 关键要素

医疗机构制剂关键要素见图 1。

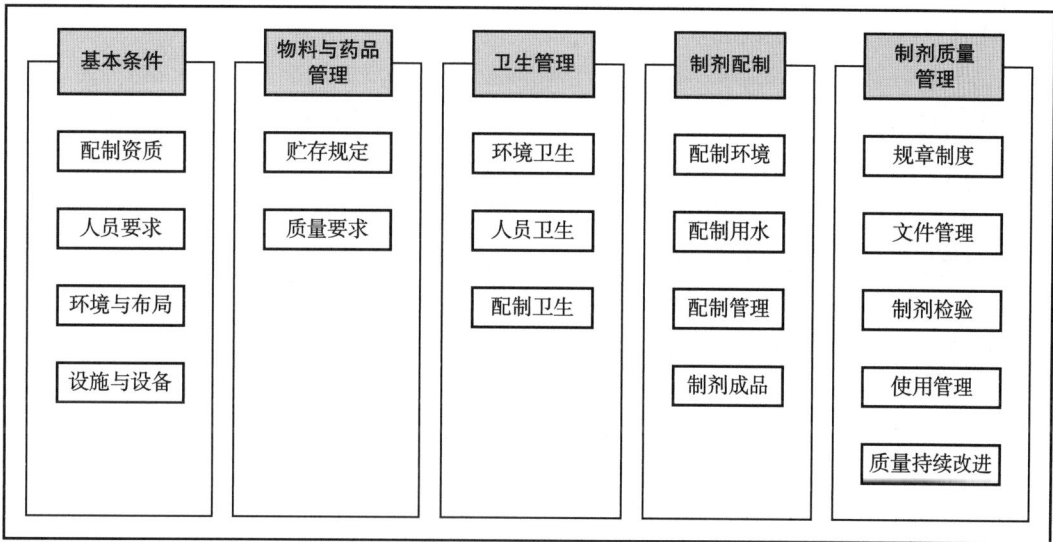

图 1 医疗机构制剂关键要素

5 要素规范

5.1 基本条件

5.1.1 配制资质

医疗机构配制制剂,应按照《中华人民共和国药品管理法》和《医疗机构制剂配制质量管理规范(试行)》要求,具有省(自治区、直辖市)人民政府药品监督管理部门颁发的《医疗机构制剂许可证》及申报文件,验收、整改记录。其配制、使用的制剂应当是本单位临床需要而市场上没有供应的品种,并经省(自治区、直辖市)人民政府药品监督管理部门批准或备案。

5.1.2 人员要求

5.1.2.1 医疗机构制剂室配制和药检负责人应具备药学专业大专以上学历或主管药师以上专业技术职务任职资格,熟悉药品管理法规,具有制剂质量管理能力并对制剂质量负责。

配制和药检的负责人不得互相兼任。

5.1.2.2 药学技术人员应具有药士及以上专业技术职务任职资格或药学专业中专以上学历,其他人员应具有高中以上学历并经培训合格后持证上岗。药检室检验人员应由药师或药学专业大专以上学历的技术人员担任并保持相对稳定。技术人员所占比例不得少于制剂人员总数的50%。

5.1.2.3 应制订年度人员培训计划,对各类人员进行药品管理法律法规及专业技术培训,每年至少考核一次,并有考核记录备存。

5.1.3 环境与布局

5.1.3.1 药检室的使用面积与设施应与其所开展的检验任务相适应。

5.1.3.2 制剂室应按相关法律法规要求的环境条件进行布局,外部环境应保持清洁,最大限度地避免污染、交叉污染。

5.1.3.3 制剂室房屋和面积应与所配制品种的要求相适应,按制剂工序合理布局,人流、物流分开,一般区和洁净区分开,内服制剂与外用制剂分开,无菌制剂与其他制剂分开,办公室、休息室与配制室分开。

5.1.3.4 制剂室内墙壁、顶棚、地面应平整、光洁,不得有脱落物和缝隙,应耐清洗和消毒。制剂室的使用面积和设施首先应满足安全生产要求。

5.1.3.5 中药材的前处理、提取、浓缩等应与其后续工序严格分开,筛选、切片、粉碎等操作应有有效的除尘、排风设施。

5.1.4 设施与设备

5.1.4.1 应有与所配制的医疗机构制剂的剂型和品种相适应、符合制剂质量要求的设备、衡器、量具等,内服和外用制剂所用器具应分开。设备的设计、选型、安装应符合生产要求,应易于清洗、消毒或灭菌,应便于生产操作和维修、保养,应能防止差错和减少污染。

5.1.4.2 应配备与配制品种相适应的检验仪器设备,国家强制检定的设备应检定合格后方可使用。

5.1.4.3 所有设备应有明显的状态标识,并定期维修、保养和验证。设备经验证后方可使用。

5.2 物料与药品管理

5.2.1 贮存规定

5.2.1.1 应配备用于贮存配制医疗机构制剂所需原辅料、包装材料等物料的库房,应保证通风良好,各类物料不得露天堆放。

5.2.1.2 所有物料应按质量标准购入并经验收合格后方可入库。

5.2.1.3 所有物料应严格管理,合格物料、待验物料及不合格物料应分开存放,并有明显标识。不合格的物料,应按有关规定及时处理。

5.2.1.4 应将中间品、待检品、制剂成品分区存放,并有明显标识。

5.2.1.5 成品制剂应专库(柜)存放,专人保管,按实际需要领用。

5.2.1.6 麻醉药品、精神药品、医疗用毒性药品、药品类易制毒化学品及易燃、易爆和其他危险品的贮存、保管应严格执行国家有关规定。

5.2.2 质量要求

5.2.2.1 配制医疗机构制剂所需原辅料应符合药用要求,从合法单位购入,有批准文号和生产批号,并在有效期内使用。

5.2.2.2 配制医疗机构制剂时直接接触药品的包装材料应符合质量标准的要求且不得重复使用,不得外购软包装输液袋用于大容量注射剂的灌装。

5.2.2.3 成品制剂的标签、使用说明书应与药品监督管理部门批准的内容、式样、文字一致,不得随意更改。

5.3 卫生管理

5.3.1 环境卫生

5.3.1.1 各制剂配制岗位应有相应的防火、防盗、防鼠、防潮、防虫、排尘等措施,地面应无积水。

5.3.1.2 根据制剂工艺及剂型要求,参照国家相关法规,洁净室应划分空气洁净度等级,微生物数和尘粒数应符合规定,并定期检测和记录。

5.3.1.3 洁净室仅限于相关配制人员和批准人员进入。

5.3.1.4 工作区域内不得存放与生产工作无关的个人物品和杂物。

5.3.1.5 配制中产生的废弃物应及时处理,确保不对环境造成污染。

5.3.2 人员卫生

5.3.2.1 制剂人员应有健康档案,并每年至少体检一次。患有传染病、皮肤病或体表有伤口者不得从事制剂的配制和分装工作。

5.3.2.2 工作服的选材、式样及穿戴方式应与配制操作和洁净室等级要求相适应,不得混穿。洁净室工作服的质地应光滑、不产生静电、不脱落纤维和颗粒性物质。无菌工作服应包盖全部头发、胡须及脚部,并能阻留人体脱落物。

5.3.2.3 不同洁净等级房间使用的工作服(鞋、帽、口罩)应定期分开清洗、整理,必要时进行消毒或灭菌。洗涤时不应带入附加颗粒物质。

5.3.2.4 配制人员不得化妆和佩戴饰物,不得裸手直接接触物料、包材等。

5.3.3 配制卫生

5.3.3.1 物料须脱去外包装,外表擦拭干净,方可进入制剂室洁净区。

5.3.3.2 配制间和制剂设备、容器、操作台应该有清洁规程,内容包括清洁方法、程序、间隔时间、使用清洁剂和消毒剂、清洁工具的清洁方法和存放地点等。

5.3.3.3 配制操作台使用前须确认清场合格,清除与本批次配制无关物品。

5.4 制剂配制

5.4.1 配制环境

5.4.1.1 制剂室洁净室使用洁净厂房空调系统,保证生产环境洁净。应定期检测洁净室内空气的微生物数和尘粒数,并有记录。

5.4.1.2 洁净室应有足够照明,主要工作间的照度宜为 300 勒克斯(lx)以上。

5.4.2 配制用水

5.4.2.1 制剂用水应符合《中华人民共和国药典》的规定。普通制剂应使用纯化水配制,无菌制剂应使用注射用水配制。

5.4.2.2 配制大容量注射剂所使用的注射用水,应采用多效蒸馏水器制备,并符合《中华人民共和国药典》要求。

5.4.2.3 配制用水应符合质量标准并定期检验,根据检验结果,规定检验周期。

5.4.3 配制管理

5.4.3.1 配制制剂应有处方、配制规程和标准操作规程,相关文件应按规定的程序审批修订,不得随意更改。

5.4.3.2 不同制剂(包括同一制剂的不同规格)的配制操作不应同一时间在同一配制操作间进行。

5.4.3.3 配制含麻醉药品、医疗用毒性药品、精神药品、药品类易制毒化学品等的制剂应严格执行相应规定。

5.4.3.4 每次配制前后应清场,并填写清场记录。每次配制前应确认无上次遗留物,配制后剩余物料及时退库。

5.4.3.5 每批制剂应进行物料平衡检查,如物料平衡有显著差异,应查明原因,在得出合理解释、确认无潜在质量问题后方可按正常程序处理。

5.4.3.6 配制过程中应避免称量、过筛等可能造成粉尘分散而引起交叉污染。粉碎时应在单独的粉碎间进行,以免尘埃产生和扩散造成污染。

5.4.3.7 配制过程中使用的容器、设备须有醒目的状态标志,每批制剂应有能反映配制各个环节的完整记录。操作人员应及时填写记录,记录要清晰、内容真实、数据完整,并由操作人、复核人及清场人签字,保证配制记录可追溯。

5.4.4 制剂成品

5.4.4.1 每批制剂均应有能反映各配制环节的完整记录。配制记录应完整归档并至少保存两年。

5.4.4.2 每批制剂均应编制配制批号,并标明配制日期、贮存条件及有效期。

5.4.4.3 制剂标签应印制清楚,标明品名、批准文号、规格、数量、批号、适应证、用法用量、禁忌、注意事项、贮存要求、有效期、内服、外用、眼用等。不同用途制剂标识应明显。标签不能全部注明的应标出主要内容并附使用说明书,标签、说明书内容应与制剂注册批件一致。

5.5 制剂质量管理

5.5.1 规章制度

5.5.1.1 有保证药品质量的规章制度,并符合医疗机构制剂配制质量管理规范(附录 A)。

5.5.1.2 制剂质量管理组织由药学部门及制剂室、药检室负责人组成。

5.5.1.3 制剂质量管理组织应在主管院长和药学部门负责人的直接领导下,负责制订质量管理文件、建立质量保证系统,对涉及产品质量的全过程进行有效的监控,并组织实施制剂系统的自检工作。

5.5.2 文件管理

制剂室应有相应的质量管理体系和与之对应的文件管理体系,应包括以下文件:《医疗机构制剂许可证》及申报文件、验收、整改记录;制剂品种申报及批准文件;制剂室年检、抽检及监督检查文件及记录;应有物料、设备、配制、检验、卫生等的管理职责、制度和操作规程等。文件的制定应符合《中华人民共和国药品管理法》和相关法律、法规等要求;并建立文件管理制度,有关配制及检验记录应完整归档,至少保留2年备查。

5.5.3 制剂检验

5.5.3.1 医疗机构制剂药检室负责制剂检验。

5.5.3.2 制剂成品应按照药品监督管理部门批准的方法进行检验。

5.5.3.3 制剂成品的检验应有完整的检验原始记录及所有批号的制剂检验报告单。检验记录应书写规范、字迹清晰,并有检验人、复核人签章,如有更改应有更改人签章。制剂成品检验报告单应由负责人审核后签章方可发出。检验原始记录应保留2年。

5.5.3.4 委托检验。无检验条件的医疗机构可委托具有资质的第三方机构进行制剂检验。

5.5.3.5 药检室负责制剂配制全过程的检验并对洁净区环境进行监测。

5.5.3.6 药检室须按相关法规要求制定和修订待检品的内控标准和检验操作规程,制定取样和留样制度;制定检验用设备、仪器、试剂、试液、标准品等管理办法,评价待检品的质量稳定性,为确定物料储存期和制剂有效期提供数据。

5.5.4 使用管理

5.5.4.1 检验合格后的制剂成品发放前由质量管理组织审查制剂配制全过程,未经质量管理组织或授权人批准不得发放使用。

5.5.4.2 经检验合格的制剂应根据制剂特点按照要求入库存放,制剂的出库和配发应有完整记录或凭据,并应在有效期内于医疗机构内使用。

5.5.4.3 制剂在使用过程中出现质量问题时,制剂质量管理组织应及时处理,出现质量问题的制剂应立即收回,并填写收回记录。

5.5.4.4 因条件限制需要委托加工的制剂,按照本省(自治区、直辖市)内有关部门的相关规定办理。

5.5.4.5 医疗机构制剂只能在本医疗机构内凭医师处方使用,确有需要医疗机构制剂使用的单位,按国家有关规定进行调拨使用。

5.5.4.6 使用过程中发现不良反应的,应按《药品不良反应报告和监测管理办法》的规定予以记录、上报,并保留病历和有关检验、检查报告等原始记录至少1年备查。

5.5.5　质量持续改进

5.5.5.1　医疗机构质量管理组织应定期组织自检。应按预定的程序、内容进行自检,以证实与本标准的一致性。自检应有记录并写出自检报告,包括评价及改进措施等。

5.5.5.2　应定期对医疗机构制剂的质量风险进行评估,以保证产品质量,消除、降低和控制风险。完成风险评估工作后,由各部门撰写风险评估报告,制剂室负责人、质量管理负责人审核后归档。

附 录 A

（资料性）

记录表及制度列表

项目	记录表	规章制度
基本条件	药学及相关专业技术人员、技术工人登记表 个人培训记录 设备台账 净化空调机组运行记录 纯化水系统水质监测及运转记录 制备蒸馏水记录 设备、天平使用维修及保养记录 温湿度记录 设备状态标志 进入洁净区作业人员卫生培训情况 检验设备、仪器使用记录	制剂室质量管理负责人岗位职责 质量管理组织职责 制剂室负责人岗位职责 制剂室生产人员岗位职责 文件管理规程 记录填写管理制度 制剂室工作制度 定期体检管理制度 安全管理制度 人员培训及考核管理制度 设备管理制度 计量器具和仪器、仪表管理制度
物料与药品管理	标签、说明书接收发放记录 包装材料接收发放记录 原辅料接收发放记录 不合格物料处理记录 物料退货记录 试剂、试液、标准品使用记录	原辅料管理制度 标签、说明书管理制度 包装材料管理制度 不合格原辅料、包装材料管理制度 特殊药品贮存保管制度 贵细药材管理制度 易燃、易爆、危险品的储存保管制度 物料退货、销毁管理制度 特殊药品配制防止交叉污染管理制度 待检品检验制度
卫生管理	工作服工作鞋清洗记录 洁净区清洁、消毒记录 一般生产区清洁卫生记录 卫生用具清洁与存放记录 容器具清洁记录 消毒剂使用记录	工作服管理制度 设备清洁管理制度 洁净区卫生管理制度 工艺卫生管理制度 卫生用具清洁与存放管理制度 一般生产区卫生管理制度 垃圾管理制度 环境监测制度

续表

项目	记录表	规章制度
制 剂 配 制	批配制记录 返工记录 清场记录	制剂配制管理制度 配制返工管理制度 投料监督管理制度 物料平衡管理制度 清场管理制度 标准品、化学试剂管理制度 取样和留样制度 制剂用水质量管理制度
制 剂 质 量 管 理	差错事故记录 药品召回记录 制剂不良反应处理记录 制剂成品出入库及报损记录 制剂自检记录表 成品报损记录 不合格品销毁记录 待检品检验记录	验证管理制度 质量事故管理制度 制剂召回制度 制剂自检制度 制剂不良反应报告及处理制度 不合格品报损管理制度 制剂质量管理风险评估制度 药检室岗位职责 药检室工作制度 微生物检定制度 检验用仪器、设备管理制度 制剂质量投诉和反馈管理制度 检验差错处理制度

资料来源:北京市药品监督管理局.药品生产质量管理规范实施指南[M].北京:中国商业出版社,2010.

参 考 文 献

［1］ 国家药典委员会.中华人民共和国药典（2020版）［M］.北京：中国医药科技出版社，2020.

［2］ 国家食品药品监督管理局.医疗机构制剂配制监督管理办法（试行）（国家食品药品监督管理局令第18号）［EB/OL］.（2005-04-14）［2022-01-01］.https：//www.samr.gov.cn/zw/zfxxgk/fdzdgknr/bgt/art/2023/art_b51fc69fcdb04cc99fa0db20e8a70215.html.

［3］ 北京市药品监督管理局.药品生产质量管理规范实施指南［M］.北京：中国商业出版社，2010.

［4］ 中国药学会医院药学专业委员会.医疗机构药学工作质量管理规范操作手册［M］.北京：人民卫生出版社，2016.

［5］ 孙路路，徐建立.医院制剂配制实践指南［M］.北京：中国医药科技出版社，2013.

ICS 11.020

C 07

团 体 标 准

T/CHAS 20-3-7-1—2023

医疗机构药事管理与药学服务

第 3-7-1 部分：药学保障服务　重点药品管理 高警示药品

Pharmacy administration and pharmacy practice in healthcare institutions—

Part 3-7-1：Pharmaceutical supply services—Key drugs management— High-alert medications

2023-10-28 发布　　　　　　　　　　　　2023-12-01 实施

中国医院协会　发　布

目　次

前　言

《医疗机构药事管理与药学服务》分为以下部分：

—— 第 1 部分　总则

—— 第 2 部分　临床药学服务

—— 第 3 部分　药学保障服务

—— 第 4 部分　药事管理

《医疗机构药事管理与药学服务　第 3 部分：药学保障服务》包括以下部分：

—— 第 3-1 部分：药学保障服务　药品保障

—— 第 3-2 部分：药学保障服务　门诊处方

—— 第 3-3 部分：药学保障服务　临床用药

—— 第 3-4 部分：药学保障服务　用药监护

—— 第 3-5 部分：药学保障服务　静脉用药集中调配

—— 第 3-6 部分：药学保障服务　医疗机构制剂

—— 第 3-7-1 部分：药学保障服务　重点药品管理　高警示药品

—— 第 3-7-2 部分：药学保障服务　重点药品管理　易混淆药品

—— 第 3-7-3 部分：药学保障服务　重点药品管理　抢救车及病区基数药品

—— 第 3-7-4 部分：药学保障服务　重点药品管理　超说明书用药

—— 第 3-7-5 部分：药学保障服务　重点药品管理　输液安全

本标准是第 3-7-1 部分：药学保障服务　重点药品管理　高警示药品。

本标准按照 GB/T 1.1—2020《标准化工作导则　第 1 部分：标准化文件的结构和起草规则》的规定起草。

本标准由中国医院协会提出并归口。

本标准起草单位：中国医院协会药事专业委员会，浙江大学医学院附属第一医院，首都医科大学附属北京积水潭医院，中国科学技术大学附属第一医院 / 安徽省立医院，复旦大学附属中山医院，河北医科大学第二医院，广西壮族自治区人民医院。

本标准主要起草人：甄健存，卢晓阳，姜玲，吕迁洲，李晓宇，张志清，陈英，马葵芬。

医疗机构药事管理与药学服务
第 3-7-1 部分：药学保障服务　重点药品管理
高警示药品

1　范围

本标准规范了医疗机构高警示药品管理工作中的组织与制度建设、目录与警示标识制定、用药管理、质量控制与改进各要素。

本标准适用于各级各类医疗机构。

2　规范性引用文件

下列文件中的内容通过文中的规范性引用而构成本文件必不可少的条款。其中,注日期的引用文件,仅该日期对应的版本适用于本文件;不注日期的引用文件,其最新版本(包括所有的修改单)适用于本文件。

T/CHAS 10-2-7—2018　中国医院质量安全管理　第 2-7 部分:患者服务　门诊处方

3　术语与定义

T/CHAS 20-1-3—2023 界定的术语和定义适用于本文件。

3.1

高警示药品 high-alert medications
一旦使用不当、发生用药错误,会对患者造成严重伤害,甚至会危及生命的药品。
[来源:T/CHAS 20-1-3—2023,5.34]

4　关键要素

高警示药品管理关键要素见图 1。

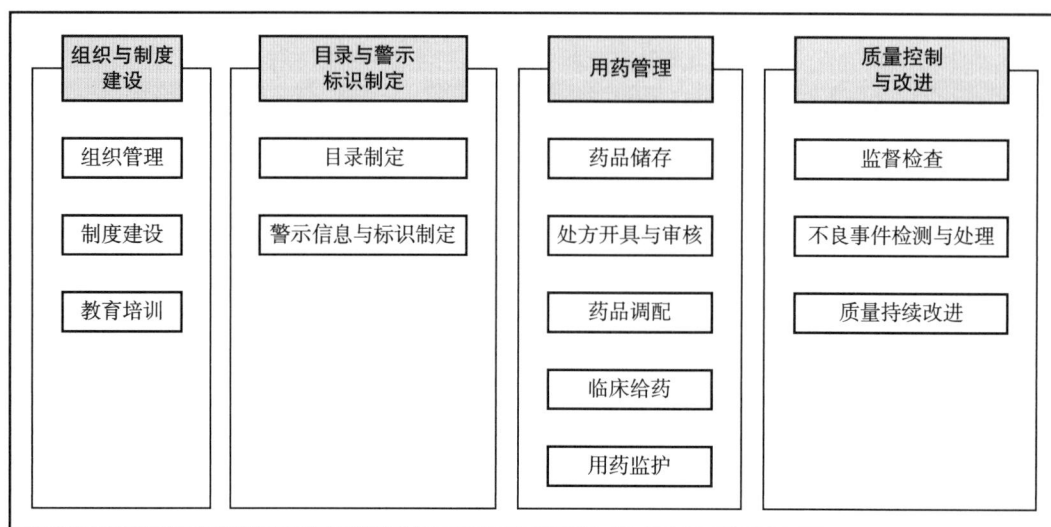

图 1　高警示药品管理关键要素

5　要素规范

5.1　组织与制度建设

5.1.1　组织管理

5.1.1.1　医疗机构药事管理与药物治疗学委员会（组）［以下简称药事会（组）］负责组织与指导高警示药品目录及警示标识制定、用药各环节的风险管理、督查及教育培训。

5.1.1.2　高警示药品管理的日常事务工作由药学部门牵头，会同医务部门和护理部门负责落实。

5.1.2　制度建设

5.1.2.1　医疗机构应依据药事管理相关法律、法规和行业政策，制定适合本机构的高警示药品管理制度。制度内容包括高警示药品目录与标识制定、用药管理、质量控制与改进等。

5.1.2.2　医疗机构应建立高警示药品严重不良事件紧急处理预案及操作规程。

5.1.3　教育培训

5.1.3.1　医疗机构根据制定的相应制度和操作规程，对医务人员进行宣教和培训。

5.1.3.2　培训内容可包括高警示药品制度、警示标识、易发生用药错误环节、用药错误类型、用药错误处置、典型案例以及严重不良事件紧急处理预案及操作规程。

5.1.3.3　医疗、药学、护理多学科合作，为患者提供高警示药品用药指导与咨询服务，让患者及其家属了解用药后可能出现的不良反应和正确的处置方法。鼓励患者及其家属主动参与医疗安全管理。

5.2 目录与警示标识制定

5.2.1 目录制定

5.2.1.1 药事会（组）结合全国及本机构药品不良事件监测数据和本机构药品使用情况，遴选本机构高警示药品分类及具体药品目录，医疗机构药品供应目录改变时应及时更新。药品目录制定可参考美国药物安全使用协会（Institute for Safe Medication Practices, ISMP）的分类和中国药学会医院药学专业委员会的推荐目录。

5.2.1.2 医疗机构根据高警示药品临床使用中可能造成的不良后果严重程度，可将高警示药品分为 A、B、C 三级。

> a）A 级：一旦发生用药错误，可导致患者死亡，即风险等级最高的药品，医疗机构应重点管理和监护；
>
> b）B 级：一旦发生用药错误，会给患者造成严重伤害，但给患者造成伤害的风险等级较 A 级低的药品；
>
> c）C 级：一旦发生用药错误，会对患者造成伤害，但对患者造成伤害的风险等级较 B 级低的药品。

5.2.2 警示信息与标识制定

5.2.2.1 信息系统标识：在医院信息系统（处方开具系统、处方审核系统、药品调配系统、护理操作系统）、智能设备操作系统和各类作业单据上，对高警示药品进行特殊标记。在高警示药品名称前进行标识，如加"危""☆"；或以不同颜色、斜体字体等进行醒目提示。

5.2.2.2 储存警示标识：医疗机构应制定本院统一的储存警示标识。可参考中国药学会医院药学专业委员会推荐的警示标识；对于执行分级管理的医疗机构宜制定分级警示标识。

5.3 用药管理

5.3.1 药品储存

5.3.1.1 根据高警示药品分级，对于风险程度较高的高警示药品（如 A 级）采取专区/专柜存放、专人负责，制定适合的储存量，定期养护。

5.3.1.2 储存高警示药品的位置应设置医院统一的储存警示标识。

5.3.1.3 除抢救车外，临床科室若有备用高警示药品需求，应向管理部门申请，经批准后，由临床科室按具体申请数量实行基数管理并设置储存警示标识。

5.3.2 处方开具与审核

5.3.2.1 除紧急抢救等特殊情况外，高警示药品应采用电子处方，避免使用口头或手写处方。

5.3.2.2 医师应严格按照适应证、适用人群及用法用量的相关规定开具处方。

5.3.2.3 在医院信息系统嵌入高警示药品的用药风险点（药物浓度、给药途径等），在处方开具系统、处方审核系统增加警示、限制等功能，对不合理处方应用信息化手段给予提醒或拦截。

5.3.2.4 药师应根据高警示药品相关临床诊疗规范、指南、临床路径、药品说明书、国家处方集等,对医生开具的处方进行合法性、规范性、适宜性审核,对不合理处方进行干预。

5.3.3 药品调配

5.3.3.1 药师调配高警示药品时,应认真履行"四查十对"原则,调配时应双人核对。

5.3.3.2 在配制静脉用高警示药品时,严格遵守无菌配制操作规程,双人复核,注意配制时限要求、配伍禁忌、溶媒选择、配制浓度等,确保药品配制准确。

5.3.3.3 药品调剂部门在发放风险程度较高的高警示药品(如 A 级)时,宜使用专用箱、专用袋或在药品上粘贴 / 盖印高警示药品的标识。

5.3.4 临床给药

5.3.4.1 严格核对药品和患者信息,临床给药时应执行双人核查制度,核查内容包括患者信息、药品品种、给药途径和用法用量,遵医嘱发放药品,交代用药注意事项。

5.3.4.2 使用静脉用高警示药品时应特别注意滴速要求、避光要求,并严格观察患者用药后反应。

5.3.4.3 可以使用条码辅助技术等信息化手段提高临床用药安全度。

5.3.5 用药监护

5.3.5.1 临床药师应关注高警示药品的临床应用,必要时进行药学监护和重点监测;发现存在安全风险的处方,与临床医师沟通提出调整建议。

5.3.5.2 临床药师应重视高警示药品的个体化给药,开展治疗药物监测与精准药物治疗,根据监测结果提出治疗方案调整建议。

5.4 质量控制与改进

5.4.1 监督检查

5.4.1.1 药事会(组)负责高警示药品管理的监督工作,定期检查、抽查高警示药品相关制度和规程的落实情况,纳入绩效考评。

5.4.1.2 应对高警示药品设置监测指标,可包括高警示药品储存、处方、调配、给药、不良事件上报等风险点的管理。

5.4.1.3 应在日常药品质量控制检查内容中纳入高警示药品的管理。

5.4.2 不良事件监测与处理

5.4.2.1 认真开展高警示药品不良事件监测工作,包括高警示药品的用药错误、药品不良反应、药物滥用等。

5.4.2.2 涉及高警示药品相关的用药错误等不良事件均应按照医疗机构不良事件监测报告制度进行上报。

5.4.2.3 对于高警示药品的严重不良事件应及时处置,并在 24 小时内逐级上报科室负责人、药学部门、医务部门和分管院长等。

5.4.3 质量持续改进

5.4.3.1 通过教育、讲评各项管理措施和信息沟通反馈,形成发现问题、解决问题、减少风险的管理机制,开展高警示药品全流程安全管理。

5.4.3.2 药学部门定期对高警示药品相关不良事件进行总结、分析、反馈,减少不良事件的发生,促进高警示药品管理质量持续改进。

5.4.3.3 可运用质量管理工具如 PDCA 循环、根本原因分析(root cause analysis,RCA)、失效模式与效应分析(failure mode and effect analysis,FMEA)等解决高警示药品管理存在的问题。

参 考 文 献

［1］　中国医药教育协会,高警示药品管理专业委员会,中国药学会医院药学专业委员会,等.中国高警示药品临床使用与管理专家共识［J］.药物不良反应杂志,2017,19（6）:409-413.

［2］　合理用药国际网络中国中心组临床安全用药组,中国药理学会药源性疾病学专业委员会,中国药学会医院药学专业委员会,等.高警示药品用药错误防范技术指导原则［J］.药物不良反应杂志,2017,19（6）:403-408.

［3］　中国药学会医院药学专业委员会.中国药学会医院药学专业委员会高警示药品推荐目录（2019版）［EB/OL］.（2019-07-18）［2022-06-30］.https://www.cpa.org.cn/index.php?do=info&cid=75014.

［4］　孙世光,李秀敏,崔杰,等.医院高危药品管理模式研究［J］.药学服务与研究,2010,10（4）:256-259.

［5］　张幸国,吴永佩.高危药品安全管理的实践与对策［J］.中华医院管理杂志,2009（9）:600-602.

［6］　刘芳,张婷,张晓乐,等.基于专家共识和医务人员调查的高警示药品目录建立［J］.中国药学杂志,2018,53（17）:1523-1528.

［7］　刘芳,张晓乐,朱珠.加强高警示药品用药错误防范策略研究［J］.药物不良反应杂志,2018,20（5）:321-323.

［8］　张波,梅丹.医院高危药物管理和风险防范［J］.中国药学杂志,2009,44（1）:3-6.

ICS 11.020
C 07

团 体 标 准

T/CHAS 20-3-7-2—2024

医疗机构药事管理与药学服务

第 3-7-2 部分：药学保障服务　重点药品管理
易混淆药品

Pharmacy administration and pharmacy practice in healthcare institutions——

Part 3-7-2：Pharmaceutical supply services —Key medications management—

Look-alike/sound-alike medications

2024-05-25 发布　　　　　　　　　　　2024-07-01 实施

中国医院协会　发　布

目 次

前　言

《医疗机构药事管理与药学服务》分为以下部分:

-- 第1部分　总则

-- 第2部分　临床药学服务

-- 第3部分　药学保障服务

-- 第4部分　药事管理

《医疗机构药事管理与药学服务》　第3部分:药学保障服务包括以下部分:

-- 第3-1部分:药学保障服务　药品保障

-- 第3-2部分:药学保障服务　门诊处方

-- 第3-3部分:药学保障服务　临床用药

-- 第3-4部分:药学保障服务　用药监护

-- 第3-5部分:药学保障服务　静脉用药集中调配

-- 第3-6部分:药学保障服务　医疗机构制剂

-- 第3-7-1部分:药学保障服务　重点药品管理　高警示药品

-- 第3-7-2部分:药学保障服务　重点药品管理　易混淆药品

-- 第3-7-3部分:药学保障服务　重点药品管理　抢救车及病区基数药品

-- 第3-7-4部分:药学保障服务　重点药品管理　超说明书用药

-- 第3-7-5部分:药学保障服务　重点药品管理　输液安全

本标准是第3-7-2部分:药学保障服务　重点药品管理　易混淆药品。

本标准按照GB/T 1.1—2020《标准化工作导则　第1部分:标准化文件的结构和起草规则》的规定起草。

本标准由中国医院协会提出并归口。

本标准起草单位:中国医院协会药事专业委员会,复旦大学附属中山医院,首都医科大学附属北京积水潭医院,中国科学技术大学附属第一医院/安徽省立医院,浙江省人民医院,江苏省人民医院。

本标准主要起草人:甄健存,吕迁洲,李晓宇,姜玲,黄萍,王永庆,吴轶。

医疗机构药事管理与药学服务
第 3-7-2 部分:药学保障服务　重点药品管理
易混淆药品

1　范围

本标准规范了医疗机构易混淆药品管理工作中的基本要求、环节管理及质量控制与评价改进各要素。

本标准适用于各级各类医疗机构。

2　规范性引用文件

下列文件中的内容通过文中的规范性引用而构成本文件必不可少的条款。其中,注日期的引用文件,仅该日期对应的版本适用于本文件;不注日期的引用文件,其最新版本(包括所有的修改单)适用于本文件。

T/CHAS 20-4-11-2—2023　医疗机构药事管理与药学服务　第 4-11-2 部分:药事管理　药品不良事件管理　用药错误管理

T/CHAS 20-2-2—2021　医疗机构药事管理与药学服务　第 2-2 部分:临床药学服务　处方审核

T/CHAS 20-4-4—2023　医疗机构药事管理与药学服务　第 4-4 部分:药事管理　药房自动化与信息技术

3　术语与定义

T/CHAS 20-1-3—2023 界定的术语和定义适用于本文件。

3.1

易混淆药品　look-alike/sound-alike(LASA)medications
特征相似的药品,包括外形相似、名称读音相似、同一药品不同剂型、同一药品不同规格、同一药品不同厂家等。
［来源:T/CHAS 20-1-3—2023,5.35］

3.2

用药错误 medication errors（ME）

药品在临床使用及管理全过程中出现的、任何可以防范的用药疏失,这些疏失可导致患者发生潜在的或直接的损害。用药错误可发生于处方(医嘱)开具与传递,药品储存、调剂与分发,药品使用与监测,用药指导及药品管理、信息技术等多个环节。其发生可能与专业医疗行为、医疗产品(药品、给药装置等)和工作流程与系统有关。

［来源：T/CHAS 20-1-3—2023，5.33］

4 关键要素

易混淆药品管理关键要素见图1。

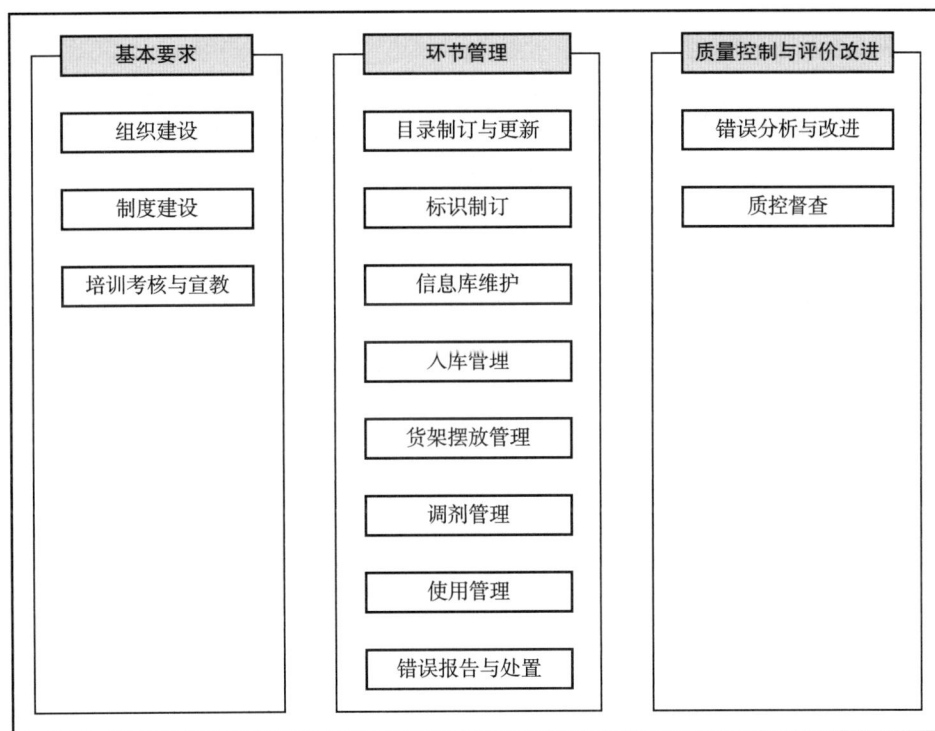

图 1 易混淆药品管理关键要素

5 要素规范

5.1 基本要求

5.1.1 组织建设

5.1.1.1 医疗机构易混淆药品管理在本机构药事管理与药物治疗学委员会(组)和药品质

量管理小组的指导下进行。

5.1.1.2　易混淆药品管理的日常工作由药学部门牵头,会同医务部门和护理部门负责落实,制定本机构易混淆药品管理制度、制订与修订目录和警示标识。

5.1.1.3　医疗机构药学部门指派药学人员负责本机构易混淆药品管理工作,包括质量监控、目录维护和系统标识制作等,确保易混淆药品管理工作质量持续改进。

5.1.2　制度建设

5.1.2.1　医疗机构应在遵循药事管理相关法律法规和行业政策基础上,制定本机构易混淆药品相关管理制度。

5.1.2.2　具体内容包括但不限于易混淆药品目录/标识/信息库维护、药品入库、货架摆放、药品养护、调剂、使用、调剂/使用错误报告与处置、质量控制、培训与考核等相关管理要求、岗位职责和操作规程。

5.1.3　培训考核与宣教

医疗机构应建立并实施易混淆药品培训考核机制,定期对药师、医师和护士等医务人员进行培训、考核与宣教工作。

a）培训具体工作可参照 T/CHAS 20-4-11-2—2023 "5.32　宣教与培训"部分。

b）培训内容包括但不限于《中华人民共和国药品管理法》《中华人民共和国医师法》《处方管理办法》《医疗机构药事管理规定》《国家基本药物处方集》《中国国家处方集》《医院处方点评管理规范》《药品集中采购监督管理办法》等相关法律、法规、规章和规范性文件;本机构易混淆药品相关管理制度、岗位职责和操作规程,易混淆药品目录及更新目录、标识、货架摆放,易混淆药品鉴别要点、风险点、调剂/使用错误相关实例,应加强高警示药品的易混淆情况培训。

c）依据本机构易混淆药品相关培训内容,对药学人员、医生和护士分别开展具有针对性的笔试或实操考核。

d）宣教形式宜包括目录文稿、易混淆药品对比图示(参考附录 A)、实物演示,以及运用新媒体制作视频在工作现场的电子触屏滚动/自选播放。

5.2　环节管理

5.2.1　目录制订与更新

5.2.1.1　由药学部门联合医务部门和护理部门共同制订易混淆药品目录,并根据本机构药品供应目录变化中存在的易混淆情况进行定期调整和更新。

5.2.1.2　按照易混淆药品发生情况不同,对目录药品进行分类:

a）看似:外观或包装相近或相似,容易发生视觉混淆的不同药品。

b）听似:药品名称读音相同或相似,容易发生听觉混淆的不同药品。

c）多规格:具有相同药品名称,但剂型、规格、包装以及生产企业不同的药品。

5.2.1.3　易混淆药品目录应根据本机构药品供应目录调整、各药房库存药品的品种变更而及时更新,对易混淆药品目录实施动态管理。

5.2.1.4 由药库根据药品供应更新目录,药房和临床科室提交易混淆药品错误分析报告,整理并提交易混淆药品拟更新目录。

5.2.1.5 易混淆药品目录应在本机构进行通告。推荐采取电子目录录入医院信息系统(HIS)或个人数码助理(PDA)/医院网站悬挂方式,以及制作易混淆药品目录清单/手册/图册等。目录通告的位置应清晰明了,便于临床各使用部门随时获取,进而开展内部宣教与培训。通告内容应随本机构易混淆药品目录调整及时更新。

5.2.2 标识制定

5.2.2.1 医疗机构应根据本机构易混淆药品目录分类情况,制定"看似""听似""多规格"警示标识(参见附录B)。

5.2.2.2 医疗机构药品库易混淆药品的警示标识宜根据机构各部门具体药品情况张贴于药架药品标签处;信息化建设完善的医疗机构可将警示标识显示于药品电子标签上。

5.2.2.3 医疗机构内易混淆药品警示标识应实现药库、药房、临床科室等各药品存放区的同质化管理,按机构目录更新情况及时调整并定期维护,确保标识完好无疏漏、正确无误。

5.2.3 信息库维护

5.2.3.1 医疗机构应按本机构易混淆药品目录分类情况,对信息系统中相关药品标记易混淆药品"系统标识",确保药师、医师、护士操作信息系统时,均能在醒目位置获得易混淆药品标识的警示提醒,同时支持系统操作后打印相应药品单据显示对应的标识。

5.2.3.2 医疗机构宜完善审方系统建设,确保发生易混淆药品医嘱不合理时,系统能第一时间拦截和提示。具体参照 T/CHAS 20-2-2—2021 5.1.5 执行。

5.2.3.3 医疗机构应建立易混淆药品信息系统定期维护机制,并由专人负责。确保易混淆药品信息库随本机构的易混淆药品目录同步更新。

5.2.4 入库管理

5.2.4.1 医疗机构药品入库中首次验收新药时,验收药师应参照本机构易混淆药品目录管理制度进行初步研判,符合纳入标准的应完成相应易混淆药品药架标识的配置和信息系统标识的设置,做好记录并形成报告,提请更新目录。

5.2.4.2 医疗机构应建立新进易混淆药品通告机制,运用院内网发布/邮件/纸质通知等形式,对各药房、相关临床科室和护理单元人员进行通告宣教。

5.2.5 货架摆放管理

5.2.5.1 医疗机构应建立统一的易混淆药品货架摆放方案,库区面积适宜执行分区存储,若存储面积有限应执行分柜或分层摆放,应避免相似易混淆药品同排、相邻放置;对仅有唯一药架存储药品的三级部门或病区,尽量不放置易混淆药品,确须放置的应错开摆放,若不可避免须相近摆放的,宜在药品之间放置专用隔离装置(装置上加贴警示标识),以作分隔提醒。

5.2.5.2 对存在药品集中批量拆零的部门(如静脉用药调配中心、口服单剂量分包区等),应执行拆零药品"分柜分类、货位编号"的方法定位存放,对拆零用药盒宜结合颜色管理法进行分类使用或专药专用,对自动分包机等设备宜结合药盒扫码上架等技术手段形成更精细化、智能化的药品货架摆放方案。

5.2.6　调剂管理

5.2.6.1　药学专业技术人员开始调剂前,应先认真审阅处方/药品调配单,对有警示标识的易混淆药品执行"四查十对""双人复核",确认准确无误后方可发放。若只有一人当班时,调配药师应按核对药师操作流程完成复核工作。

5.2.6.2　当同类易混淆药品出现在同一张处方/药品调配单中时,调配人员可运用提示标识或辅助工具等措施将易混淆药品做加强提醒或物理分隔,以警醒后续流程工作人员或取药患者。

5.2.6.3　对开展自动化药房建设并使用自动分拣机、自动配液机器人、整盒发药机、单剂量片剂分包机、分包核对机等设备的医疗机构,具体参照 T/CHAS 20-4-4—2023 进行自动化调剂设备的硬件配备与信息平台建设,运用智慧化方法保障易混淆药品的调剂安全。

5.2.7　使用管理

5.2.7.1　医护人员执行用药

  a）医师开具用药医嘱时,应根据易混淆药品"系统标识"提醒信息进行二次自我确认,保证用药医嘱正确。

  b）护士执行用药应执行"三查八对",操作前应重点关注护士工作站和 PDA 系统中出现的易混淆药品"系统标识"和加强提醒信息,对警示提醒的药品应进行二次自我核对,使用易混淆药品时应实施双人复核,推荐使用 PDA 记录执行医嘱的具体信息,确保遵医嘱正确用药。

  c）集中使用易混淆药品的诊疗科室(如放射科等),医务人员应对此类药品使用全流程执行"三查八对"和双人复核,推荐运用刷卡/扫码等信息技术保障诊疗用药正确规范。

  d）建立本机构药物配制操作规程,对易混淆药品的配制应设置风险防范的操作流程。做好换班时易混淆药品的交接班工作,宜运用电子显示平板等实现易混淆药品交接提醒的可视化,保证患者用药准确无误。

5.2.7.2　患者用药指导

  a）医疗机构应建立为患者/家属提供易混淆药品内容告知、使用指导,以及离院后药物咨询的服务机制。服务内容应包括但不限于药品的易混淆点、易混淆的用法和用量、安全储存方法等,让患者/家属充分了解易混淆药品辨识方法和预防处置办法。同时,应鼓励患者/家属及时提出疑问,主动参与到治疗过程中,保证患者用药准确规范。

  b）明确易混淆药品用药指导执行环节,包括医生查房开具医嘱时、药师/护士执行医嘱发放使用药品时,以及医疗机构开设的药学门诊、床旁用药指导等临床药学服务。

  c）建立多元化易混淆药品用药指导方式,包括但不限于口头指导、易混淆宣教材料指导、易混淆警示标贴、实物演示指导,宜运用新媒体技术制作短文/视频/音频提示等。

5.2.8 错误报告与处置

当发生易混淆药品相关的调剂 / 使用错误时,积极救治患者并及时上报。

5.3 质量控制与评价改进

5.3.1 错误分析与改进

5.3.1.1 医疗机构各药品管理部门应定期对发生的易混淆药品调剂 / 使用错误进行整理、分析、评价、反馈及改进,具体参照 T/CHAS 20-4-11-2—2023 执行。

5.3.1.2 各部门根据易混淆药品错误分析报告,落实改进措施,包括但不限于:

a) 对报告中重复发生和新发生的易混淆点进行对比分析,为纳入或调整目录分类提供依据。

b) 对分析报告中相关药品进行货架警示标识及系统标识提醒调整,避免错误再次发生。

c) 组织部门内全体医务人员学习易混淆错误内容,吸取经验教训。

5.3.1.3 不同部门宜根据本部门特点,运用追踪方法学、根因分析法、PDCA 等质量管理工具,对重点易混淆药品调剂错误进行质量持续改进,形成改善对策和标准作业书(SOP),促进形成易混淆药品差错防止机制。

5.3.2 质控督查

医疗机构药品质量管理小组应严格按照卫生健康行政部门和药品监督管理部门关于医疗质量管理控制工作的有关要求,对本机构内各部门进行易混淆药品质量管理与控制督查工作,及时总结并进行分析反馈。

附 录 A

（资料性）

易混淆药品对比表

表 A.1 易混淆药品对比表

易混淆类型：□ 看似 □ 听似 □ 多规格	
（药品 A 照片） 醒目框选易混淆点	（药品 B 照片） 醒目框选易混淆点
药品通用名（商品名）：	药品通用名（商品名）：
规格 / 厂家：	规格 / 厂家：
易混淆鉴别要点： 日期：	

附 录 B
（资料性）
易混淆药品警示标识

1）"看似"警示标识

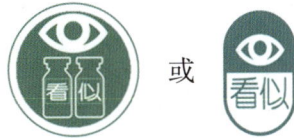

2）"听似"警示标识

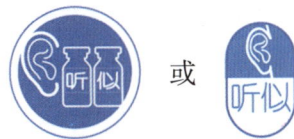

3）"多规格"警示标识

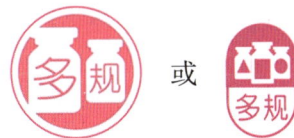

说明：易混淆药品警示标识推荐"圆形""胶囊形"两种样图，各医疗机构选择一种形状标识，进行全院统一张贴。

参 考 文 献

［1］ 中国医院协会 . T/CHAS 10-4-5—2019 中国医院质量安全管理 第 4-5 部分：医疗管理 用药安全管理［S］.（2019-07-06）［2024-01-01］. https：//www.cssn.net.cn/cssn/productDetail/dc74905c31c551b4111ade8d3b13aef3.

［2］ 中国医院协会 . T/CHAS 10-2-12—2019 中国医院质量安全管理 第 2-12 部分：患者服务 临床用药［S］.（2019-07-06）［2024-01-01］. https：//cssn.net.cn/cssn/productDetail/15a3cc28d556b620345a102e6e81c038.

［3］ 国家卫生健康委 . 国家卫生健康委关于印发《三级医院评审标准（2022 年版）》及其实施细则的通知（国卫医政发〔2022〕31 号）［EB/OL］.（2022-12-06）［2024-01-01］. https：//www.gov.cn/zhengce/zhengceku/2022-12/18/content_5732583.html.

［4］ 国家卫生健康委，国家中医药管理局 . 关于进一步加强用药安全管理提升合理用药水平的通知（国卫医函〔2022〕122 号）［EB/OL］.（2022-07-27）［2024-01-01］. https：//www.gov.cn/zhengce/zhengceku/2022-07/30/content_5703604.html.

［5］ 林小华，贺筱彬，欧阳浩仪 . 医院易混淆药品管理模式探讨及应用［J］. 中国现代医生，2019，57（20）：1-7.

［6］ 韩龙，闫美兴，曲素欣 . 我院用药差错与临界差错事件分析与整改措施［J］. 儿科药学杂志，2020，26（2）：45-47.

［7］ 刘翠文，宋再伟，杨毅恒，等 . 基于人机料法环方法的住院药房易混淆药品管理与差错分析［J］. 中国药业，2022，31（1）：4-7.

［8］ 邹艳洁 . 用药差错事件的原因分析和改进［J］. 江苏卫生事业管理，2022，33（3）：305-307.

［9］ 刘红，白羽，闫建民，等 . 肿瘤专科医院用药错误上报数据分析及管理模式探讨［J］. 中国医院药学杂志，2024，44（5）：602-606.

———————————

ICS 11.020
C 07

团 体 标 准

T/CHAS 20-3-7-3—2024

医疗机构药事管理与药学服务

第 3-7-3 部分：药学保障服务　重点药品管理 抢救车与基数药品

Pharmacy administration and pharmacy practice in healthcare institutions ——

Part 3-7-3：Pharmaceutical supply services—Key drugs management—

Rescue vehicle and nursing unit drug stock management

2024-05-25 发布　　　　　　　　　　2024-07-01 实施

中国医院协会　发　布

目 次

前　言

《医疗机构药事管理与药学服务》分为以下部分：

-- 第 1 部分　总则

-- 第 2 部分　临床药学服务

-- 第 3 部分　药学保障服务

-- 第 4 部分　药事管理

《医疗机构药事管理与药学服务　第 3 部分：药学保障服务》包括以下部分：

-- 第 3-1 部分：药学保障服务　药品保障

-- 第 3-2 部分：药学保障服务　门诊处方

-- 第 3-3 部分：药学保障服务　临床用药

-- 第 3-4 部分：药学保障服务　用药监护

-- 第 3-5 部分：药学保障服务　静脉用药集中调配

-- 第 3-6 部分：药学保障服务　医疗机构制剂

-- 第 3-7-1 部分：药学保障服务　重点药品管理　高警示药品

-- 第 3-7-2 部分：药学保障服务　重点药品管理　易混淆药品

-- 第 3-7-3 部分：药学保障服务　重点药品管理　抢救车与基数药品

-- 第 3-7-4 部分：药学保障服务　重点药品管理　超说明书用药

-- 第 3-7-5 部分：药学保障服务　重点药品管理　输液安全

本标准是第 3-7-3 部分：药学保障服务　重点药品管理　抢救车与基数药品。

本标准按照 GB/T 1.1—2020 《标准化工作导则　第 1 部分：标准化文件的结构和起草规则》的规定起草。

本标准由中国医院协会提出并归口。

本标准起草单位：中国医院协会药事专业委员会，河北医科大学第二医院，首都医科大学附属北京积水潭医院，中国科学技术大学附属第一医院 / 安徽省立医院，浙江大学医学院附属第一医院，复旦大学附属中山医院。

本标准主要起草人：甄健存，张志清，姜玲，卢晓阳，李晓宇，武玺坤。

医疗机构药事管理与药学服务
第 3-7-3 部分：药学保障服务 重点药品管理
抢救车与基数药品

1 范围

本标准规范了医疗机构抢救车与基数药品管理工作的基本要求、管理过程和质量管理与评价改进各要素。

本标准适用于各级各类医疗机构。

2 规范性引用文件

下列文件中的内容通过文中的规范性引用而构成本文件必不可少的条款。其中，注日期的引用文件，仅该日期对应的版本适用于本文件；不注日期的引用文件，其最新版本（包括所有的修改单）适用于本文件。

T/CHAS 10-2-12—2019 中国医院质量安全管理 第 2-12 部分：患者服务 临床用药

T/CHAS 20-4-12-1—2023 医疗机构药事管理与药学服务 第 4-12-1 部分：药事管理 药品临床应用管理 特殊管理药品

T/CHAS 20-3-7-1—2023 医疗机构药事管理与药学服务 第 3-7-1 部分：药学保障服务 重点药品管理 高警示药品

T/CHAS 20-3-7-2—2023 医疗机构药事管理与药学服务 第 3-7-2 部分：药学保障服务 重点药品管理 易混淆药品

3 术语与定义

T/CHAS 20-1-3—2023 界定的术语和定义适用于本文件。

3.1

基数药品 nursing unit drug stock

为确保用药医嘱在合理的时间内执行，存放在病区或门急诊功能检查室内一定数量的基于预期用途的药品。

［来源：T/CHAS 20-1-3—2023，4.3］

4 关键要素

抢救车与基数药品管理关键要素见图1。

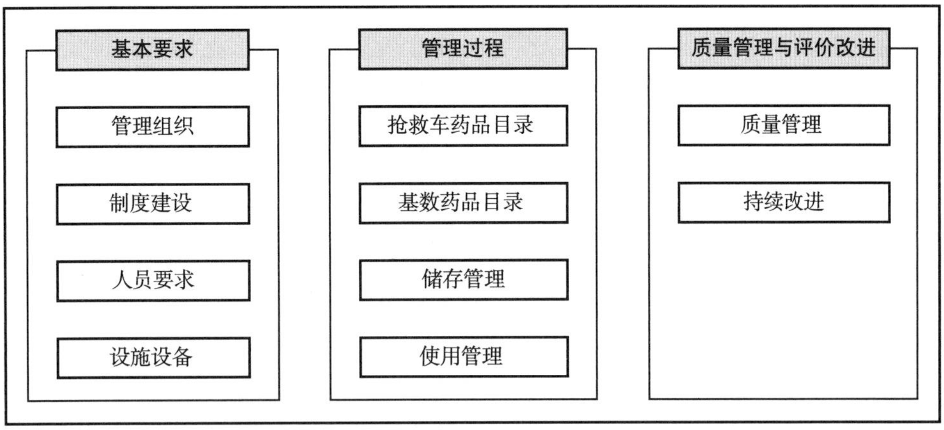

图 1 抢救车与基数药品管理关键要素

5 要素规范

5.1 基本要求

5.1.1 管理组织

5.1.1.1 医疗机构抢救车与基数药品管理在本机构药事管理与药物治疗学委员会（组）和药品质量管理小组的指导下进行。

5.1.1.2 医疗机构应形成包括药学、护理、医务等多部门的协调机制，对抢救车与基数药品的配备、储存及使用进行有效管理和质量控制。

5.1.2 制度建设

5.1.2.1 医疗机构应制定和完善本机构抢救车与基数药品相关管理制度，保证各项工作有章可循，确保管理工作质量。

5.1.2.2 医疗机构的抢救车与基数药品管理制度至少应包括各部门工作职责、工作制度、抢救车与基数药品工作流程等。

5.1.3 人员要求

5.1.3.1 从事抢救车与基数药品管理的药学人员应具备以下条件：

　a）具有药师及以上药学专业技术职务任职资格；

　b）通过药品管理尤其是特殊管理药品、高警示药品等相关培训。

5.1.3.2 负责抢救车与基数药品管理的护理人员应具备以下条件：

　a）具有护师及以上护理专业技术职务任职资格；

　b）通过药品管理尤其是特殊管理药品、高警示药品等相关培训。

5.1.4　设施设备

5.1.4.1　医疗机构应为各病区/诊室配备统一的抢救车（特殊病区/诊室可根据工作需要配备抢救药箱），抢救车内药品、器械、耗材等的摆放由医疗机构护理部门确定，全院统一布局。

5.1.4.2　各病区/诊室应根据基数药品品种、数量等情况，配备相应的药品柜或药架，用于基数药品存放。

5.1.4.3　配备包含麻醉药品、精神药品、医疗用毒性药品、冷藏药品等基数药品的病区/诊室，应按要求分别配备相应的储存设施和监控设施，有条件的医疗机构可配备智能药柜。

5.1.4.4　抢救车与基数药品宜按照药品说明书储存条件进行储存，存放处应有温湿度记录，有条件的医疗机构可使用智能温湿度监控设备。

5.2　管理过程

5.2.1　抢救车药品目录

5.2.1.1　抢救车内配备的药品由医疗机构护理、药学、医务部门共同商定，药品品种、规格、数量相对固定，清单格式全院统一，抢救时可及时、准确获取，避免延误治疗和发生用药错误。

5.2.1.2　抢救车内可设定专科抢救药品配备区域，由各临床科室根据本专业特点和抢救需要，配备个性化专科抢救药品并明确标识。

5.2.1.3　抢救车内应备有抢救车内药品目录和布局清单，方便取用和检查核对。

5.2.1.4　抢救车内宜配备药品剂量查询表或换算表，如儿科病区/诊室的抢救车可提供儿童用量推荐表，避免因剂量换算误延误抢救时间。

5.2.2　基数药品目录

5.2.2.1　基数药品目录应限于抢救药品及临床应急治疗药品，药品种类和基数根据各病区/诊室的诊疗需要确定。

5.2.2.2　各病区/诊室应根据本专业特点，以满足抢救和一般应急治疗为目的确定基数药品种类和基数，报护理部门和药学部门同意。

5.2.2.3　基数药品目录一经确定，应相对固定，不得随意更改。如果需要调整基数药品的种类和基数，应经病区/诊室护士长、科主任签字，护理部门和药学部门负责人同意。

5.2.2.4　基数药品目录一式三份，分别在护理部门、药学部门及相关病区/诊室留存。

5.2.2.5　有条件的医疗机构可通过信息系统对基数药品目录进行管理，并对药学部门、护理部门和相关病区/诊室的权限进行限制。

5.2.3　储存管理

5.2.3.1　抢救车与基数药品由药学部门统一配备，抢救车与基数药品撤销或调整时，撤出的药品应退回药学部门妥善处理。

5.2.3.2　抢救车药品应存放在抢救车内固定位置。抢救车应加封条/一次性锁扣等方法实行封闭保管,并注明封闭日期和时间,遇有临床抢救时方可开启;抢救工作结束后应按基数要求及时补充所用抢救药品,检查抢救车内药品无异常后方可再次封闭或锁闭。

5.2.3.3 基数药品应按照药品类别分类存放,标识清晰。注射剂、内服药应与外用药分开放置;听似、看似、多规格等易混淆药品应分开放置,并设置全院统一警示标识;麻醉药品、第一类精神药品应在专用保险柜存放,双人双锁管理;第二类精神药品、医疗用毒性药品应专柜或专用抽屉加锁存放;避光、冷藏等特殊保存的药品按照要求进行保存。

5.2.3.4 抢救车与基数药品应根据药品说明书上的储存条件进行存放,并记录温湿度情况,有条件的医疗机构可使用智能温湿度监控系统完成每日检查和记录工作。

5.2.3.5 抢救车药品与基数药品接近有效期时应粘贴近效期标识,并及时退还药学部门或调剂给其他科室使用,同时补充新效期药品。

5.2.4 使用管理

5.2.4.1 使用抢救车与基数药品时应按照医师开具的用药医嘱单执行医嘱。紧急抢救时使用口头医嘱应及时补充记录,可按照 T/CHAS 10-2-12—2019 执行。

5.2.4.2 抢救车药品与基数药品的使用应遵循 "先进先出、近期先用" 的原则,并在使用后及时补充,以保持抢救车药品与基数药品的品种和数量不变。

5.2.4.3 抢救车药品与基数药品应确认在有效期内方可使用,如有过期、沉淀、变色、药品标签与瓶内药品不符、标签模糊或涂改等情况不得使用。

5.2.4.4 抢救车与基数药品中的麻醉药品、精神药品、医疗用毒性药品等特殊管理药品使用管理按照 T/CHAS 20-4-12-1—2023 执行;高警示药品的使用管理按照 T/CHAS 20-3-7-1—2023 执行;易混淆药品的使用管理按照 T/CHAS 20-3-7-2—2024 执行。

5.2.4.5 对于抢救车与基数药品中开启包装多次使用的药品(如胰岛素),应在容器外部注明开启日期和失效期,开启时间不详或超过保存期限的药品不得使用。

5.3 质量管理与评价改进

5.3.1 质量控制

5.3.1.1 医疗机构应采取有效措施对本机构抢救车与基数药品进行监管,确保抢救车与基数药品管理质量。

5.3.1.2 病区/诊室应安排相对固定的责任护士负责抢救车与基数药品的日常管理,至少每月一次全面检查并做好相关记录,包括药品的品种、数量、包装、性状、有效期、药品标签、警示标识等,发现问题及时整改。

5.3.1.3 药学部门每月一次对抢救车与基数药品的管理和使用进行检查,填写抢救车与基数药品检查表(参考附录 A);涉及麻醉药品、第一类精神药品的,应填写麻醉药品、第一类精神药品检查表(参考附录 B),相关结果报送护理部门和医务部门,对于发现的问题提出整改建议。

5.3.1.4 药品质量管理小组应定期对抢救车与基数药品管理工作进行检查,发现管理工作中存在的问题并及时分析反馈、落实整改。

5.3.2 持续改进

5.3.2.1 抢救车与基数药品管理应列入医疗机构药事管理及护理质量管理体系,持续改进抢救车与基数药品管理质量。

5.3.2.2 药品质量管理小组应定期分析抢救车与基数药品管理存在的问题,提出整改措施并督促相关科室落实,了解整改状况,必要时报本机构药事管理与药物治疗学委员会(组)进行论证,确认相关问题的改善策略及总体工作部署。

5.3.2.3 医疗机构应建立抢救车与基数药品差错预防与上报相关工作流程,开展差错事件汇总、分析、总结和反馈。

附　录　A

（资料性）

医疗机构抢救车与基数药品检查表

医疗机构名称：　　　　　　　　检查部门：　　　　　　　　年　月　日

检查内容		
抢救车药品		
1. 药品品种、数量是否与抢救车药品目录相符	□ 是	□ 否
2. 是否按规定位置存放、标识清楚	□ 是	□ 否
3. 存放药品是否存在质量问题（变色、变质、沉淀、浑浊、过期、破损等）	□ 是	□ 否
4. 药品摆放是否依据有效期从左至右,先进先出	□ 是	□ 否
5. 抢救车存放处是否有完整的温湿度记录	□ 是	□ 否
其他基数药品		□ 不适用
1. 药品品种、数量是否与基数药品目录相符	□ 是	□ 否
2. 药品是否按类别分类储存、标识清楚	□ 是	□ 否
3. 存放药品是否存在质量问题（变色、变质、沉淀、浑浊、过期等）	□ 是	□ 否
4. 药品摆放是否依据有效期从左至右,先进先出	□ 是	□ 否
5. 药品存放室是否有完整的温湿度记录	□ 是	□ 否
6. 是否符合基数管理要求	□ 是	□ 否
第二类精神药品		□ 不适用
1. 是否单独保管,专柜或专用抽屉存放	□ 是	□ 否
2. 是否符合基数管理要求	□ 是	□ 否
高警示药品		□ 不适用
1. 是否单独存放并有明确标识	□ 是	□ 否
2. 是否符合基数管理要求	□ 是	□ 否
检查意见： 检查人：　　　　　　　　日期：		
整改计划： 被检查人：　　　　　　　　日期：		

附 录 B

（资料性）

医疗机构麻醉药品、第一类精神药品检查表

医疗机构名称： 检查部门： 年 月 日

检查内容		
设备设施及管理制度		
1. 防盗设施是否完好	□ 是	□ 否
2. 是否实行专人负责	□ 是	□ 否
3. 专用保险柜是否执行双人双锁管理	□ 是	□ 否
专用账册记录		
1. 麻醉药品、第一类精神药品检查登记表填写是否正确	□ 是	□ 否
2. 麻醉药品、第一类精神药品账册是否正确	□ 是	□ 否
3. 麻醉药品、第一类精神药品使用记录表填写是否符合要求	□ 是	□ 否
4. 麻醉药品、第一类精神药品余液处置记录表填写是否符合要求	□ 是	□ 否
药品储存		
1. 药品、空安瓿、废贴数量是否正确	□ 是	□ 否
2. 存放药品是否存在质量问题（变色、变质、沉淀、浑浊、过期等）	□ 是	□ 否
3. 药品摆放是否依据有效期从左至右，先进先出，标识是否正确	□ 是	□ 否
4. 是否做到账物相符	□ 是	□ 否
处方保管与交接班		
1. 未取药的处方是否由专管护士妥善保管	□ 是	□ 否
2. 是否有交接班记录	□ 是	□ 否
检查意见： 检查人： 日期：		
整改计划： 被检查人： 日期：		

参 考 文 献

[1] 国家市场监督管理总局,中国国家标准化管理委员会.GB/T 1.1—2020 标准化工作导则 第1部分:标准化文件的结构和起草规则[S].(2020-03-31)[2024-01-01].https://openstd.samr.gov.cn/bzgk/gb/newGbInfo?hcno=C4BFD981E993C417EF475F2A19B681F1.

[2] 中国医院协会.T/CHAS 10-2-12—2019 中国医院质量安全管理 第2-12部分:患者服务 临床用药[S].(2019-07-06)[2024-01-01].https://cssn.net.cn/cssn/productDetail/15a3cc28d556b620345a102e6e81c038.

[3] 中国医院协会.T/CHAS 10-4-5—2019 中国医院质量安全管理 第4-5部分:医疗管理 用药安全管理[S].(2019-07-06)[2024-01-01].https://www.cssn.net.cn/cssn/productDetail/dc74905c31c551b4111ade8d3b13aef3.

[4] 中国医院协会.T/CHAS 10-2-7—2018 中国医院质量安全管理 第2-7部分:患者服务 门诊处方[S].(2018-09-20)[2024-01-01].https://cssn.net.cn/cssn/productDetail/8846c008e5c4a80f21cd09b5d67cb46b.

[5] 中国医院协会.T/CHAS 20-4-2—2022 医疗机构药事管理与药学服务 第4-2部分:药事管理 药品质量管理及控制[S].(2022-11-26)[2024-01-01].https://cssn.net.cn/cssn/productDetail/4b23b36ed7ef99708fd3c1fdb534b6be.

[6] 国家卫生计生委.卫生标准管理办法(国卫法制发〔2014〕43号)[EB/OL].(2014-07-11)[2024-01-01].https://www.sac.gov.cn/xxgk/flfg/art/2015/art_90c441722f1240179d2d9667a7d881a9.html.

[7] 国家标准化管理委员会.关于进一步加强行业标准管理的指导意见(国标委发〔2020〕18号)[EB/OL].(2020-04-15)[2024-01-01].https://www.sac.gov.cn/xxgk/zcwj/art/2020/art_a2d57eb72bfc41ffa7bafe32d5c226ee.html.

[8] 卫生部.卫生技术人员职务试行条例(职改字〔1986〕第20号)[EB/OL].(1986-03-15)[2024-01-01].http://wjw.liaocheng.gov.cn/channel_l_swsjkwzxk_wsjkflzc_zcjd7129/doc_6449554286c922f698a32302.html.

[9] 全国人民代表大会常务委员会.中华人民共和国药品管理法[EB/OL].(2019-08-26)[2024-01-01].https://flk.npc.gov.cn/detail2.html?ZmY4MDgwODE2ZjNjYmIzYzAxNmY0NjI0MmQ2MTI3ZWQ%3D=.

[10] 卫生部,国家中医药管理局,总后勤部卫生部.医疗机构药事管理规定(卫医政发〔2011〕11号)[EB/OL].(2011-03-30)[2024-01-01].https://www.gov.cn/zwgk/2011-03/30/content_1834424.html.

[11] 国家卫生健康委.三级医院评审标准(国卫医发〔2020〕26号)[EB/OL].(2020-12-21)[2024-01-01].https://www.gov.cn/zhengce/zhengceku/2020-12/28/

content_5574274.html.

　　［12］　国家卫生健康委,国家中医药管理局.关于加快药学服务高质量发展的意见(国卫医发〔2018〕45号)［EB/OL］.(2018-11-21)［2024-01-01］.https：//www.gov.cn/zhengce/zhengceku/2018-12/31/content_5436829.html.

　　［13］　国家卫生健康委,教育部,财政部,等.关于加强医疗机构药事管理促进合理用药的意见(国卫医发〔2020〕2号)［EB/OL］.(2020-02-21)［2024-01-01］.http：//www.nhc.gov.cn/yzygj/s7659/202002/ea3b96d1ac094c47a1fc39cf00f3960e.shtml.

　　［14］　国家卫生健康委办公厅.国家卫生健康委办公厅关于印发医疗机构药学门诊服务规范等5项规范的通知(国卫办医函〔2021〕520号)［EB/OL］.(2021-10-09)［2024-01-01］.http：//www.nhc.gov.cn/yzygj/s7659/202110/f76fc77acd87458f950c86d7bc468f22.shtml.

　　［15］　中华人民共和国国务院.麻醉药品和精神药品管理条例(中华人民共和国国务院令第442号)［EB/OL］.(2016-02-06)［2024-01-01］.https：//www.gov.cn/gongbao/content/2016/content_5139413.html.

　　［16］　中国医药教育协会高警示药品管理专业委员会,中国药学会医院药学专业委员会,中国药理学会药源性疾病学专业委员会.中国高警示药品临床使用与管理专家共识［J］.药物不良反应杂志,2017,19(6):409-413.

ICS 11.020
C 07

团 体 标 准

T/CHAS 20-3-7-4—2023

医疗机构药事管理与药学服务

第 3-7-4 部分：药学保障服务 重点药品管理 超说明书用药

Pharmacy administration and pharmacy practice in healthcare institutions——

Part 3-7-4：Pharmaceutical supply services—Key medications

management—Off-label uses

2023-05-27 发布　　　　　　　　　　2023-07-01 实施

中国医院协会 发 布

目　次

前　言

《医疗机构药事管理与药学服务》分为以下部分：

-- 第 1 部分　总则

-- 第 2 部分　临床药学服务

-- 第 3 部分　药学保障服务

-- 第 4 部分　药事管理

《医疗机构药事管理与药学服务　第 3 部分：药学保障服务》包括以下部分：

-- 第 3-1 部分：药学保障服务　药品保障

-- 第 3-2 部分：药学保障服务　门诊处方

-- 第 3-3 部分：药学保障服务　临床用药

-- 第 3-4 部分：药学保障服务　用药监护

-- 第 3-5 部分：药学保障服务　静脉用药集中调配

-- 第 3-6 部分：药学保障服务　医疗机构制剂

-- 第 3-7-1 部分：药学保障服务　重点药品管理　高警示药品

-- 第 3-7-2 部分：药学保障服务　重点药品管理　易混淆药品

-- 第 3-7-3 部分：药学保障服务　重点药品管理　抢救车及病区基数药品

-- 第 3-7-4 部分：药学保障服务　重点药品管理　超说明书用药

-- 第 3-7-5 部分：药学保障服务　重点药品管理　输液安全

本标准是第 3-7-4 部分：药学保障服务　重点药品管理　超说明书用药。

本标准按照 GB/T 1.1—2020 《标准化工作导则　第 1 部分：标准化文件的结构和起草规则》的规定起草。

本标准由中国医院协会提出并归口。

本标准起草单位：中国医院协会药事专业委员会，中国医学科学院北京协和医院，首都医科大学附属北京积水潭医院，中国科学技术大学附属第一医院 / 安徽省立医院，浙江大学医学院附属第一医院，复旦大学附属中山医院，河北医科大学第二医院，广西壮族自治区人民医院。

本标准主要起草人：甄健存，张波，张威，姜玲，卢晓阳，吕迁洲，张志清，陈英，刘容吉，左玮。

医疗机构药事管理与药学服务
第 3-7-4 部分：药学保障服务 重点药品管理
超说明书用药

1 范围

本标准规范了医疗机构超说明书用药管理工作中的制度与组织建设、管理流程、质量控制与评价改进等管理规范。

本标准适用于各级各类医疗机构。

2 规范性引用文件

本文件中没有规范性引用文件。

3 术语与定义

T/CHAS 20-1-3—2023 界定的术语和定义适用于本文件。

3.1

超说明书用药 off-label uses

药品使用的适应证、剂量、疗程、途径或人群等未在国家药品监督管理部门批准的说明书记载范围内。

［来源：T/CHAS 20-1-3—2023，5.36］

3.2

医疗风险 medical risk

存在于医疗机构内部、可能导致医院或患者各种损失或伤害事件的可能性或不确定性，主要包括：医疗事故、医疗差错、不良反应／事件和并发症等。

［来源：T/CHAS 20-1-3—2023，5.37］

3.3

循证医学 evidence-based medicine

以证据为基础的临床医学。是指在临床诊疗实践中，针对临床需要解决的具体问题，将医生个人的临床经验和专业知识技能与现有临床研究的最佳证据结合,并充分考虑患者的价值观和意愿需求,做出临床诊治决策的过程。

[来源:T/CHAS 20-1-3—2023,5.38]

3.4

知情同意 informed consent

患方(患者及其近亲属)依法享有知情同意的权利。医务人员在诊疗活动中应当向患者说明病情和医疗措施。需要实施手术、特殊检查、特殊治疗的,医务人员应当及时向患者具体说明医疗风险、替代医疗方案等情况,并取得其明确同意;不能或者不宜向患者说明的,应当向患者的近亲属说明,并取得其明确同意。

[来源:T/CHAS 20-1-3—2023,5.39]

4 关键要素

超说明书用药关键要素见图 1。

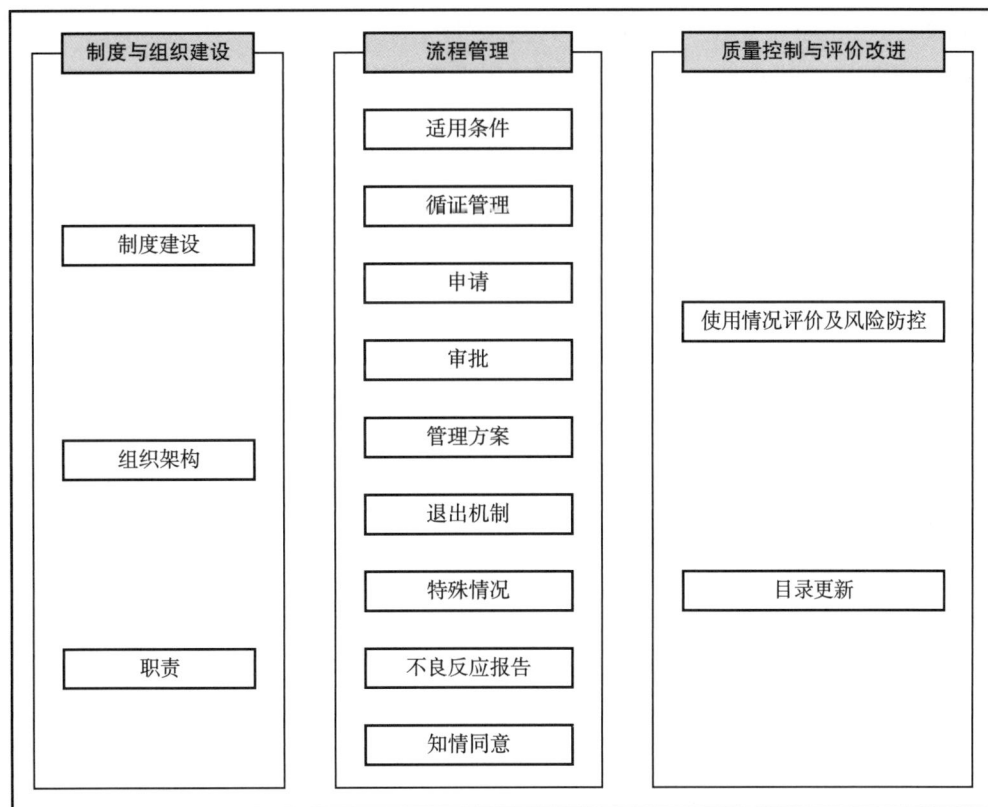

图 1 超说明书用药关键要素

5　要素规范

5.1　制度与组织建设

5.1.1　制度建设

医疗机构应在遵循《中华人民共和国药品管理法》《中华人民共和国医师法》《医疗机构管理条例》《处方管理办法》等法律法规和行业规范的前提下,制定适合本机构的超说明书用药管理制度,制度内容应包含组织架构、职责、适用条件、循证管理、申请、审批、管理方案、退出机制、特殊情况下的管理策略、不良反应报告、知情同意、使用情况评价及风险防控、目录更新等。

5.1.2　组织架构

医疗机构药事管理与药物治疗学委员会(组)为医疗机构超说明书用药的主管机构,医务部门、药学部门及相关临床科室具体落实超说明书用药各项管理工作。

5.1.3　职责

5.1.3.1　药事管理与药物治疗学委员会(组)职责应至少包括:制定、修订医疗机构超说明书用药管理制度;审批临床科室提交的超说明书用药及退出申请;制订医疗机构内超说明书用药目录;定期开展超说明书用药质控和评价工作。

5.1.3.2　医务部门、药学部门职责应至少包括:收集临床科室提交的超说明书用药申请材料;定期组织超说明书用药评审工作;定期对本机构医务人员及药师进行超说明书用药培训。

5.1.3.3　临床科室职责应至少包括:对本科室范围内的超说明书用药进行全面的收集整理,及时发起超说明书用药及退出申请;对本科室超说明书用药使用情况进行监管;保护患者知情同意权并尊重自主决定权;用药过程中监测评估患者状况,及时上报超说明书用药相关不良反应。

5.2　管理流程

5.2.1　适用条件

使用超说明书用药需要同时具备下列条件:

a) 因患者治疗需要,在影响患者生活质量或危及生命的情况下,无合理的可替代药品;用药目的不是试验研究,权衡利弊保障患者的治疗权益;

b) 有科学的医学实践证据证明该治疗方案的疗效、安全性和经济性,如有充分的文献报道、循证医学研究结果、多年临床实践证明及申请扩大药品适应证、调整剂量或途径、扩大使用人群等的研究结果等;

c) 须经本医疗机构药事管理与药物治疗学委员会(组)审批,特殊情况下(如罕见病患者、儿童、妊娠期患者、肿瘤患者等超说明书用药),可由药事管理与药物治疗学委员会(组)和医疗伦理委员会共同审批;

d）应保护患者的知情权并尊重其自主决定权,对循证医学证据强度较低、用药风险较高的超说明书用药,还应签署知情同意书;

e）定期监测评估患者状况,对超说明书用药的不良反应有风险防控预案。

5.2.2 循证管理

5.2.2.1 医疗机构药事管理与药物治疗学委员会（组）在审批超说明书用药时,须参考相关循证医学证据。

5.2.2.2 超说明书用药采纳的循证医学证据强度由高到低依次为:国外药品说明书已批准而国内药品说明书未批准的用法;国际/国内权威学协会/组织指南;系统评价或Meta分析;随机对照试验;队列研究;专家共识;病例对照研究;病例系列;病例报告等。必要时需要对二次来源的证据进行溯源和再评价。

5.2.2.3 某些特殊人群（儿童、老年及妊娠期与哺乳期妇女等）和特殊疾病的超说明书用药循证医学证据较少,医疗机构可制订适合本医疗机构的审批流程。

5.2.3 申请

5.2.3.1 申报材料 临床科室申报超说明书用药时,应提交如下申报材料:超说明书用药申报表。超说明书用药依据材料,比如,1. 国外药品说明书已批准而国内药品说明书未批准的用法,提供国外药品说明书;2. 国际权威学协会/组织指南;3. 国内权威学协会/组织指南;4. 系统评价或Meta分析;5. 随机对照试验;6. 队列研究;7. 专家共识;8. 病例对照研究;9. 病例系列;10. 病例报告等（注:应为最新、最权威的循证医学证据）。用药方案。知情同意书模板及风险防控预案。

5.2.3.2 申报流程 临床科室填写《超说明书用药申报表》（见附录A）,经科室主任签字后上报药学部门进行初审,通过后报医务部门审核,审核通过后视为完成申报流程。

5.2.4 审批

由医务部门负责定期组织超说明书用药评审工作,药学部门协助。医院药事管理与药物治疗学委员会（组）负责审批临床科室申报的超说明书用药。原则上,未通过审批,不得超说明书使用。特殊情况下（如儿童、妊娠期患者、肿瘤患者、罕见病患者等超说明书用药）,可由药事管理与药物治疗学委员会（组）和医疗伦理委员会共同审批。

5.2.5 管理方案

5.2.5.1 医疗机构应加强对本机构医师、药师超说明书用药相关知识的培训考核与超说明书用药医师处方权的授予管理,明确可以开具超说明书用药处方的医师应当满足的条件,包括医师的专业、职称、培训及考核情况。原则上,对循证医学证据强度较低、用药风险较高的超说明书用药,应由相关专业具有高级专业技术职务任职资格的医师开具。

5.2.5.2 医疗机构应当将药事管理与药物治疗学委员会（组）审核批准的超说明书用药,列入本机构编写的"医疗机构药品处方集"该药品项内,并应单独设置"超说明书用药"一项,内容包括:超说明书用药内容（如超适应证、剂量、疗程、途径或人群等）、主要依据、潜在风险和防控措施、需要对患者特别告知的事项等。医师开具超说明书用药处方、药师审核该处方时,应当按照本机构药品处方集的规定规范处理。医疗机构应完善相关信息系统建设,将审核批准的超说明书用药嵌入医院信息系统,并监测是否存在超常使用情况。

5.2.6　退出机制

医疗机构应建立合适的退出机制,当出现以下情况时,临床科室或药学部门应当及时向医院药事管理与药物治疗学委员会(组)发起退出申请:

a)某超说明书用药已获批进入我国法定说明书;

b)某超说明书用法已被最新循证证据证实无效或弊大于利;

c)某超说明书用法在临床使用期间监测到因超说明书用药而发生严重不良反应;

d)其他情况。

5.2.7　特殊情况

如遇危重、抢救等紧急情况须使用未备案的超说明书用药,使用后,临床科室应及时向药学部门和医务部门报备和申请,并按相关制度进行管理。

5.2.8　不良反应报告

医务人员在超说明书用药过程中应加强药品不良反应监测,在发生不良反应时,应积极救治患者并及时上报。

5.2.9　知情同意

应保护患者知情同意权并尊重其自主决定权。所有超说明书用药均应向患方告知用药理由和目的、治疗方案、预期效果及可能出现的风险、费用支付情况(超说明书用药均不在基本医疗保险报销范围内)等,应征得患方的同意。对循证医学证据强度较低、用药风险较高的超说明书用药,还须签署书面《知情同意书》(见附录B),并将患者病案存档,申请科室应制订风险防控及应急预案。

5.3　质量控制与评价改进

5.3.1　使用情况评价及风险防控

医疗机构药事管理与药物治疗学委员会(组)应定期开展超说明书用药质控和评价工作,通过处方点评、用药监测等方式,定期分析并评价该超说明书用药的安全性、有效性、经济性和适宜性,并对违规使用情况进行干预。对临床需求小、循证医学证据强度较低、用药风险较高的超说明书用药应进行更为严格的管理,提出申请的临床科室应制订风险防控及应急预案。

5.3.2　目录更新

应根据超说明书用药审批结果、药品说明书更新情况及循证医学证据进展,定期更新医疗机构超说明书用药目录,动态调整"医疗机构药品处方集"。

附 录 A

（资料性）

超说明书用药申报表

表 A.1 超药品说明书用药申报表

药品基本信息

通用名_____ 商品名_____ 剂型_____ 规格_____

超说明书内容 （请画"√"）	适应证	剂量	人群	途径	其他	依据类别	依据
适应证____ 剂量____ 人群 ____ 途径____ 其他 ____							
适应证____ 剂量____ 人群 ____ 途径____ 其他 ____							
适应证____ 剂量____ 人群 ____ 途径____ 其他 ____							
申报原因							

填表说明：

1. 除画"√"项，所有空白项均应填写；

2. "超说明书用药"依据类别请按以下 10 个级别填写序号：

①国外药品说明书已批准而国内药品说明书未批准的用法；

②国际权威学协会 / 组织指南；

③国内权威学协会 / 组织指南； 　　　　　　　　　科室_____ 申报人_____

④系统评价或 Meta 分析；

⑤随机对照试验；

⑥队列研究；

⑦专家共识；

⑧病例对照研究；

⑨病例系列； 　　　　　　　　　　　　　　科主任签字_____ 日期_____

⑩病例报告。

3. "依据"一栏请附相关循证医学证据（纸质或电子版）

附　录　B

（资料性）

超说明书用药知情同意书

表 B.1　超药品说明书用药知情同意书

姓名：	性别：	科室：	病案号：

年龄：　　　　　身份证号码：　　　　　　　　　联系电话：

通信地址：

一、病情及所需特殊治疗

1. 医生解释如下病情（诊断）：

2. 这种疾病的治疗选择：

　　①常规治疗；

　　②特殊药物治疗如＿＿＿＿＿＿＿＿＿＿＿＿＿＿＿＿＿；

　　如您选择应用＿＿＿＿＿＿＿＿＿进行特殊治疗,其疗效个体化差异较大,需要定期随访观察是否有效,用药治疗后的效果为<u>可能有效、可能无效或者原有疾病加重</u>。

二、药物治疗

　　超药品说明书用药,是指药品使用的适应证、给药方法或剂量不在药品监督管理部门批准的说明书之内的用法。超说明书用药是为了患者利益,在疾病影响患者生活质量或危及生命的情况下,缺乏合理的可替代药品,在充分考虑疗效、不良反应、禁忌证和注意事项,权衡患者获得的利益有可能大于用药风险时,选择的相对最佳治疗方案。

　　药品说明书更新往往滞后于临床医学的进步,＿＿＿＿＿药物中文药品说明书里用法（或用量）未能涵盖。但＿＿＿＿＿药物在＿＿＿＿＿方面的使用,有合理的医学实践依据。

三、药物治疗的适应证、用法、不良反应及注意事项（对超出说明书的内容加以说明）

1. 根据该药品说明书,超说明书内容为：＿＿＿＿＿＿＿＿＿＿＿＿＿＿＿＿＿＿＿＿＿＿＿

2. 根据现有文献和临床证据查询,用法用量为：＿＿＿＿＿＿＿＿＿＿＿＿＿＿＿＿＿＿＿＿

3. 根据现有文献和临床证据查询,其他注意事项：＿＿＿＿＿＿＿＿＿＿＿＿＿＿＿＿＿＿＿＿

四、相关替代治疗方案

1. 医生已充分解释如下相关替代治疗方案：

2. 医生已充分解释选择相关替代治疗方案的如下风险：

五、医生声明

1. 我已向患者本人 / 近亲属 / 代理人解释如下情况:

● 目前病情发展、严重程度及治疗的必要性

● 声明_____药物属于超药品说明书用药,中文说明书里未涵盖需要的适应证、用法用量

● 所需治疗及其风险

● 相关替代治疗方案及其风险

● 上述风险发生后的可能后果

2. 我已给予患者本人 / 近亲属 / 代理人询问上述情况相关问题及其他问题的机会。

_____（医生签名、日期）

六、患者声明

医生已向我声明药物属于超药品说明书用药,中文说明书里未涵盖适应证、用法用量,对安全性和有效性不能确定的相关重要内容。

● 我已了解_____治疗相关风险及并发症,以及这些风险 / 并发症带来的后果。

● 我同意_____治疗,相关医生根据用药情况选择下一步或其他治疗方案。

● 我了解当_____治疗过程中出现特殊状况时,可能会抽取血样或体液进行特殊化验。

● 我确认所提供的信息准确无误并且无所保留。

● 我确认本人具备合法资格签署本同意书。

● 医生已解释替代治疗方案及其风险。

● 医生已解释可能的预后及不进行治疗所面临的风险。

● 我了解医生无法保证_____治疗可以缓解病情。

● 医生已向我充分解释病情及_____治疗的具体方案。我已了解相关风险及后果,包括最易出现的风险。

● 我就病情、_____治疗、相关风险以及替代治疗方案提出相关问题。医生已回答相关问题。我对医生的回答感到满意。

● 我已了解_____治疗,相应的费用需要自费负担。

如您确认以上内容,请签字及日期

（请在横线上抄写:"申请_____治疗,愿意承担相关风险" 或 "拒绝_____治疗,愿意承担相关风险"）

_____

（患者本人 / 近亲属 / 代理人签名及日期）

_____

（如为 <18 岁患者,需要父母双方签字,注明与患者关系、签名及日期）

参 考 文 献

［1］　中国医院协会 . T/CHAS 10-4-5—2019　中国医院质量安全管理　第 4-5 部分：医疗管理　用药安全管理［S］.（2019-07-06）［2023-01-01］. https：//www.cssn.net.cn/cssn/productDetail/dc74905c31c551b4111ade8d3b13aef3.

［2］　全国人民代表大会常务委员会 . 中华人民共和国医师法［EB/OL］.（2021-08-20）［2023-01-01］. https：//flk.npc.gov.cn/detail2.html?ZmY4MDgxODE3YjY0NTBlNjAxN2I2NTddiYTk1MDAxMTY%3D.

［3］　全国人民代表大会 . 中华人民共和国民法典［EB/OL］.（2020-05-28）［2023-01-01］. https：//flk.npc.gov.cn/detail2.html?ZmY4MDgwODE3MjlkMWVVmZTAxNzI5ZDUwYjVjNTAwYmY%3D.

［4］　卫生部 . 药品不良反应报告和监测管理办法（中华人民共和国卫生部令第 81 号）［EB/OL］.（2011-05-04）［2023-01-01］. https：//www.gov.cn/flfg/2011-05/24/content_1870110.html.

［5］　国家卫生计生委办公厅, 国家中医药管理局办公室 . 关于加强药事管理转变药学服务模式的通知（国卫办医发〔2017〕26 号）［EB/OL］.（2017-07-12）［2023-01-01］. http：//www.nhc.gov.cn/yzygj/s7659/201707/b44339ebef924f038003e1b7dca492f2.shtml.

［6］　张波, 郑志华, 李大魁 . 超药品说明书用药参考［M］.2 版 . 北京：人民卫生出版社, 2019.

［7］　广东省药学会 . 医疗机构超药品说明书用药管理专家共识［J］. 中国现代应用药学, 2017, 34（3）：436-438.

［8］　张镭, 谭玲, 陆进 . 超说明书用药专家共识［J］. 药物不良反应杂志, 2015（2）：101-103.

［9］　陈孝, 黄志军, 侯连兵, 等 . 药品未注册用法专家共识［J］. 今日药学, 2010, 20（4）：1-3.

［10］　广东省药学会 . 医疗机构超药品说明书用药管理专家共识［J］. 中国现代应用药学, 2017, 34（3）：436-438.

［11］　刘容吉, 牛子冉, 左玮, 等 . 国外对超说明书用药的态度和医保覆盖情况及其启示［J］. 中华医院管理杂志, 2021（10）：838-842.

［12］　ZUO W, SUN Y, LIU R, et al. Management guideline for the off-label use of medicine in China（2021）［J］. Expert Rev Clin Pharmacol, 2022, 15（10）：1253-1268.

———————

ICS 11.020

C 07

团 体 标 准

T/CHAS 10-2-34—2020

中国医院质量安全管理

第 2-34 部分：患者服务　输液安全

Quality and safety management of chinese hospital—

Part 2-34：Patients service—Transfusion safety

2020-10-23 发布　　　　　　　　　　　2021-01-01 实施

中国医院协会　发　布

目　次

前　言

《中国医院质量安全管理》分为以下部分：
-- 第 1 部分：总则
-- 第 2 部分：患者服务
-- 第 3 部分：医疗保障
-- 第 4 部分：医疗管理

《中国医院质量安全管理　第 2 部分：患者服务》包括以下部分：
-- 第 2-1 部分：患者服务　患者安全目标
-- 第 2-2 部分：患者服务　院前急救
-- 第 2-3 部分：患者服务　急救绿色通道
-- 第 2-4 部分：患者服务　急诊服务
-- 第 2-5 部分：患者服务　预约服务
-- 第 2-6 部分：患者服务　门诊服务
-- 第 2-7 部分：患者服务　门诊处方
-- 第 2-8 部分：患者服务　住院服务
-- 第 2-9 部分：患者服务　手术服务
-- 第 2-10 部分：患者服务　镇痛麻醉服务
-- 第 2-11 部分：患者服务　重症监护
-- 第 2-12 部分：患者服务　临床用药
-- 第 2-13 部分：患者服务　临床用血
-- 第 2-14 部分：患者服务　临床检验
-- 第 2-15 部分：患者服务　临床病理
-- 第 2-16 部分：患者服务　医学影像
-- 第 2-17 部分：患者服务　放射治疗
-- 第 2-18 部分：患者服务　介入治疗
-- 第 2-19 部分：患者服务　内镜治疗
-- 第 2-20 部分：患者服务　血液净化
-- 第 2-21 部分：患者服务　器官移植
-- 第 2-22 部分：患者服务　疼痛治疗
-- 第 2-23 部分：患者服务　高压氧治疗
-- 第 2-24 部分：患者服务　住院患者静脉血栓栓塞症（VTE）防治
-- 第 2-25 部分：患者服务　日间手术

本标准是第 2-34 部分：患者服务 输液安全。

本标准按照 GB/T 1.1—2020 《标准化工作导则 第 1 部分：标准化文件的结构和起草规则》的规定起草。

本标准由中国医院协会提出并归口。

本标准起草单位：中南大学湘雅医院、国家老年疾病临床医学研究中心（湘雅医院）、南京鼓楼医院 / 南京大学医学院附属鼓楼医院、天津医科大学总医院、中山大学附属第一医院、华中科技大学同济医学院附属协和医院、中国人民解放军总医院、扬州大学附属医院、宁夏回族自治区人民医院、首都医科大学附属北京天坛医院、四川大学华西医院。

本标准主要起草人：龚志成、雷光华、尹桃、罗平、刘万里、刘韶、王栋、于泳浩、张玉、陈孝、葛卫红、赵志刚、杜书章、王健、吕永宁、史琛、黄富宏、何金汗、郭曲练、张丽娜、张娟、王霞、傅荣、陈利芬、莫晓叶、王娜、彭倩宜、徐媛、王基云、陆钊罡、聂会娟、聂春杰、周晓燕、李坤、王羽、曾嘉炜、王敏、彭竹竹、周伯庭、曾双双、吕淑河、胡琴、戴婷婷、朱敏文、张赞玲、李湘平、黄琼、丁海云、张聪、辜明、冯丹。

中国医院质量安全管理
第2-34部分：患者服务 输液安全

1 范围

本文件规范了医疗机构输液安全管理、输液前评估、输液中监测、输液后改进等环节质量安全管理的相关关键要素。

本文件适用于各级各类医疗机构输液质量安全管理与评价。

2 规范性引用文件

下列文件中的内容通过文中的规范性引用而构成本文件必不可少的条款。其中,注日期的引用文件,仅该日期对应的版本适用于本文件;不注日期的引用文件,其最新版本(包括所有的修改单)适用于本文件。

GBZ/T 213—2008 血源性病原体职业接触防护导则

GB 15982—2012 医院消毒卫生标准

WS/T 433 静脉治疗护理技术操作标准

WS/T 368—2012 医院空气净化管理规范

T/CPHARMA 001—2019 医疗机构静脉用细胞毒性药物调配治疗管理工作规范

中华人民共和国卫生部令〔2006〕第53号 处方管理办法

卫医政发〔2011〕11号 医疗机构药事管理规定

卫医政发〔2010〕62号 静脉用药集中调配质量管理规范

中华人民共和国国家卫生和计划生育委员会令第10号 医疗质量管理办法

卫医政发〔2010〕99号 二、三级综合医院药学部门基本标准(试行)

卫医管发〔2010〕28号 医院处方点评管理规范

中华人民共和国卫生部令第84号 抗菌药物临床应用管理办法

国卫办医发〔2018〕14号 医疗机构处方审核规范

3 术语和定义

T/CHAS 20-1-3—2023界定的以及下列术语和定义适用于本文件。

3.1

静脉用药集中调配 pharmacy intravenous admixture

医疗机构药学部门根据医师处方或用药医嘱,经药师进行适宜性审核干预,由药学专业技术人员按照无菌操作要求,在洁净环境下对静脉用药品进行加药混合调配,使其成为可供临床静脉注射直接使用的成品的过程。

〔来源:T/CHAS 20-1-3—2023,4.6〕

3.2

处方审核 prescription review

药学专业技术人员运用专业知识与实践技能,根据相关法律法规、规章制度与技术规范等,对医师在诊疗活动中为患者开具的处方,进行合法性、规范性和适宜性审核,并做出是否同意调配发药决定的药学技术服务。

〔来源:T/CHAS 20-1-3—2023,3.5〕

3.3

输液标签 ivdrip label

依据医师制定的含输液药品的处方(或用药医嘱),经药师审核后生成的处方信息标签,输液标签的内容应包含:患者信息、病区信息、用药医嘱信息、特殊注意事项和静脉用药调配各岗位操作人员信息等。

3.4

交叉调配 cross admixture

在同一操作台面上同时进行两组(袋、瓶)或两组以上静脉用药混合调配的操作。

3.5

成品输液 compounding admixtures

按照医师处方或用药医嘱,经药师审核,按照无菌技术操作要求将一种或数种静脉用药品混合调配,供患者直接静脉输注的药液。

3.6

药物渗出 infiltration of drug

静脉输液过程中,非腐蚀性药液渗入静脉管腔以外的周围组织。

3.7

药物外渗 extravasation of drug
静脉输液过程中,腐蚀性药液进入静脉管腔以外的周围组织。

3.8

导管相关性血流感染 catheter related blood stream infection（CRBSI）
经血管内置入导管或者拔除血管内导管48h内的患者,出现菌血症或真菌血症,并伴有发热（体温>38℃）、寒战或者低血压等感染表现,排除了其他明确的感染源。实验室微生物学检查显示外周静脉血培养细菌或真菌阳性,或者从导管段和外周血培养出相同种类、相同药敏结果的致病菌。

3.9

经外周静脉置入中心静脉导管 peripherally inserted central catheter（PICC）
经上肢贵要静脉、肘正中静脉、头静脉、肱静脉、颈外静脉（新生儿还可通过下肢大隐静脉、头部颞静脉、耳后静脉等）穿刺置管,尖端位于上腔静脉或下腔静脉的导管。

3.10

中心静脉导管 central venous catheter（CVC）
经锁骨下静脉、颈内静脉、股静脉置管,尖端位于上腔静脉或下腔静脉的导管。

3.11

液体治疗 fluid therapy
是将大量的药物溶液直接经患者静脉输入到全身的治疗方法,是为维持良好的组织灌注、内环境和生命体征稳定的重要措施之一。

3.12

目标导向液体治疗 goal directed fluid therapy（GDFT）
是指通过监测血流动力学指标,判断机体对液体需求,进而采取个体化的补液疗法。

3.13

超说明书用药 off-label uses
药品使用的适应证、剂量、疗程、途径或人群等未在国家药品监督管理部门批准的说明书记载范围内。
［来源：T/CHAS 20-1-3—2023,5.36］

3.14

药品不良事件　adverse drug event（ADE）

药品治疗过程中所发生的任何不良的医疗卫生事件。而这种事件不一定与药品治疗有因果关系。包括两个要素：一是不良事件的发生是由上市药品或药品临床试验期间引起的相关事件；二是产生的结果对人体有害。按照事件产生成因，分为药品标准缺陷、药品质量问题、药品不良反应、用药错误以及药品滥用等事件。

〔来源：T/CHAS 20-1-3—2023，5.29〕

3.15

药品不良反应　adverse drug reaction（ADR）

合格药品在正常用法用量下出现的与用药目的无关的有害反应。

〔来源：T/CHAS 20-1-3—2023，5.28〕

4　关键要素

输液安全关键要素见图1。

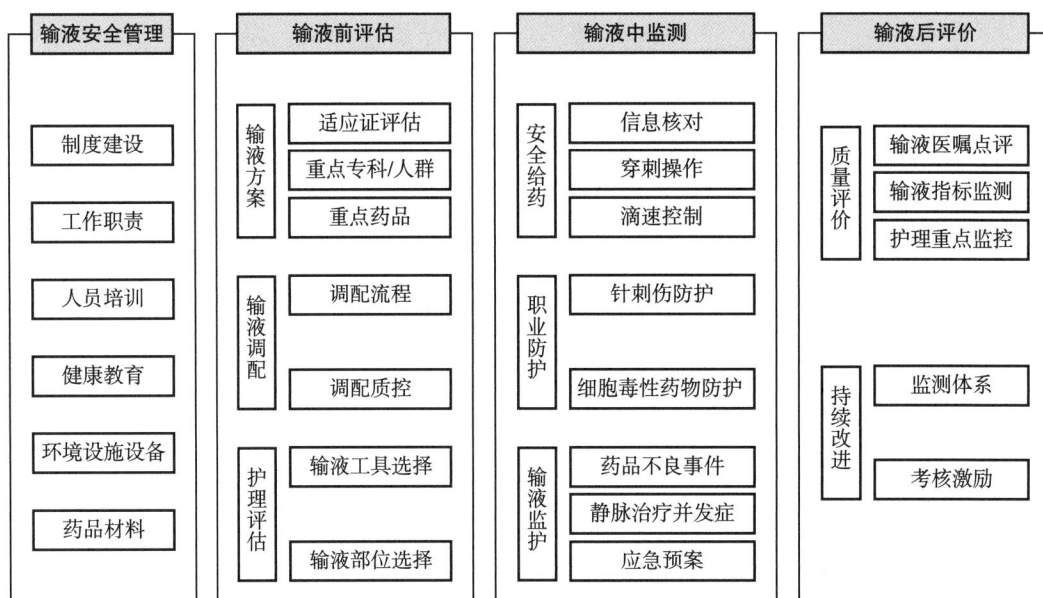

图1　输液安全关键要素

5 要素规范

5.1 输液安全管理

5.1.1 制度建设

医疗机构应制订输液安全管理制度、操作规范、流程及相关应急预案。包含但不限于以下制度和规范:输液合理处方(医嘱)、输液治疗专科规范、输液环境安全、输液调配安全、输液操作安全,合理安全输液的监测控制、宣传教育、质量评价、考核激励、安全文化和输液不良反应应急预案等。

5.1.2 工作职责

5.1.2.1 医务、护理、药学等多部门联合,开展临床输液安全的全流程、多环节管理。应在医院医疗质量与安全管理委员会下成立输液安全管理委员会或管理工作小组,指定专人负责输液安全日常管理。

5.1.2.2 医院输液安全管理委员会或管理工作小组,负责输液安全的规范化管理和技术指导,开展全方位的输液质量安全宣教和培训,按照相关管理制度和操作规范,定期督查、考核和评价静脉输液的安全性和合理性。

5.1.2.3 医疗、药学、护理岗位人员职责:

a)医师负责评估患者输液治疗适应证、输液安全风险,制订合理的输液治疗方案,包括输液药品品种选择,适宜的剂量、给药方法、给药疗程等。

b)药师负责审核静脉输液处方(医嘱),审核输液适应证,干预不合理输液处方;输液转口服用药的及时提示,正确调配输液药品,监测输液不良事件/反应,点评输液处方(医嘱)。

c)护理人员负责患者静脉输液信息查对、安全性评估、输注操作;正确选择输液部位和输液工具,准确执行医嘱,输液过程中定时巡视。

5.1.3 人员培训

5.1.3.1 加强输液安全培训,强化全员输液安全风险防范意识,培育输液安全文化。

5.1.3.2 输液安全培训范围包括医疗、护理、药学等卫生技术人员。培训内容包含但不限于:输液基本理论、基本知识、基本技能,输液指征、过度输液危害,输液安全管理制度、规范、流程及监测指标,输液安全相关的新技术、新方法,输液风险典型案例分析等。

5.1.4 健康教育

5.1.4.1 将输液安全纳入健康教育内容,面向社会公众、患者及其家属定期开展输液安全意识、安全风险及其防范宣教。

5.1.4.2 输液安全的宣教内容包括但不限于:能口服就不肌内注射、能肌内注射就不静脉滴注的用药原则,过度输液的危害,输液的常见误区,输液安全注意事项等。

5.1.5 环境设施设备

5.1.5.1 配备相应调剂室、静脉用药调配中心(室)、药品冷藏柜、麻醉和第一类精神药品专用柜、药品专用储存柜(遮光等)、温湿度控制系统,输液药品的储存条件符合相关管理规定。

5.1.5.2　卫生与消毒

a) 静脉用药调配中心(室)各功能区和病区临时医嘱配制治疗室环境洁净区按照《医院空气净化管理规范》要求进行监测,定期维护、保养空气过滤装置,其洁净标准应符合国家相关规定。

b) 每年至少检测一次净化设施风速、每年更换高效过滤器、每年检查空气中的尘埃粒子数;洁净区内每月进行一次沉降菌检测;洁净区的照明、温度、湿度、气压、通风应实时监控,符合规定。

5.1.5.3　仪器设备应按使用区域及功能分类管理,明确其使用与维护的标准操作规程,建立仪器设备档案。设专人管理,定期巡查、校准、维修及保养,并记录。

5.1.6　药品材料

5.1.6.1　药品、医用耗材和物料由药学及有关主管部门按有关规定统一采购。基础输液及静脉用药的包装材料符合国家规定的质量标准。

5.1.6.2　药品、医用耗材和物料的领取、验收、使用、贮存与养护应符合相关规定。

5.1.6.3　药品、医用耗材和物料实施有效期管理,近期先用,损坏或超过有效期的,不得使用。

5.2　输液前评估

5.2.1　输液治疗方案

5.2.1.1　适应证评估

a) 医师应严格掌握静脉输液指征,对患者是否需要静脉输液治疗进行评估,能经口或胃肠道服药、补充液体的患者应优先选用口服或经胃肠道给药、尽早停用输液或减少静脉液体输注量。依据患者病史、临床体征、辅助检查检验结果,如血气分析、血电解质、彩色多普勒超声检查等,明确水、电解质代谢失衡和酸碱失衡的诊断及补充液体需求。

b) 按照专科诊疗规范与相关液体治疗要求,制定符合本单位实际的液体治疗专科规范并实施,如急诊科、麻醉科、重症医学科、儿科等专科液体治疗规范。

c) 宜开展静脉输液信息化建设,将输液处方自助审核系统嵌入医院信息系统。医生开具输液处方医嘱时,有自动警告、拦截、提示功能。

d) 药师对静脉输液处方、医嘱审核时,重点关注适应证、遴选药品、用法、用量、溶媒选择、药物浓度、给药途径、联合用药、重复给药、配伍禁忌、相互作用、输注时间、超说明书用药等。皮试药品应注明过敏试验及结果。对用药不适宜处方,药师应告知处方医师确认并修改,对严重不合理用药或者用药错误的医嘱和处方,拒绝调配。

5.2.1.2　重点专科/人群

a) 下列专科(包含但不限于)的患者应重点监控:急诊科、重症医学科、儿科、麻醉科、肿瘤科、感染科等专科患者的输液治疗,应重点监测、分析、评价并改进。

b）下列人群（包含但不限于）应重点关注：危重症、围手术期、脓毒症、化疗患者,妊娠期及哺乳期妇女、老年、儿童等；根据患者性别、年龄、体重、疾病特点、全身状况和血循环容量状态等,采取个体化补液方案,开展目标导向液体治疗；选择合适的液体,包括晶体液和胶体液,关注液体的电解质、含糖量、渗透浓度和 pH 值,选择适宜的输液途径、滴度与剂量,及时评价治疗效果,动态调整治疗方案。

5.2.1.3 重点药品

a）高警示药品,医生在制订高警示药品输液医嘱前应正确评估患者适应证和用药必要性；药师谨慎审核高警示药品医嘱,调剂时严格执行四查十对（查处方,对科别、姓名、年龄；查药品,对药名、剂型、规格、数量,查配伍禁忌,对药品性状、用法用量；查用药合理性,对临床诊断）,双人或多人复核。

b）细胞毒性药物的调配执行《医疗机构静脉用细胞毒性药物调配质量管理工作规范》。

c）麻醉药品、精神药品的输液治疗遵照《处方管理办法》相关条款。

d）建立超说明书用药品种备案,已备案的超说明书用药输液前应向患者或家属充分告知用药理由、治疗方案、预期效果以及潜在风险,履行知情同意。

5.2.2 输液调配

按照《医疗机构药事管理规定》《静脉用药集中调配质量管理规范》《医疗质量管理办法》明确药品调配人员、环境、器具和特殊药品调配等,落实相关要求。

5.2.2.1 调配流程

静脉输液调配流程包括：静脉用约处方（医嘱）的信息传递、接收、审核、标签生成、打印、排药、贴签、核对、无菌配制、成品核对、包装计数、分发等环节。实际操作中应该严格执行标准化调配流程。

5.2.2.2 调配质控

静脉输液调配质控的重点环节包括：

a）输液标签,严格核对标签内容,确保全程可追溯。

b）输液调配,成立了静脉用药调配中心的医疗机构,按照《静脉用药集中调配质量管理规范》开展静脉输液调配工作；未成立静脉用药调配中心的医疗机构,参照《静脉用药集中调配质量管理规范》开展静脉输液调配。

c）输液查对,履行"四查十对"原则,不得交叉调配；肠外营养应按规定调配顺序调配；查对中发现异常应停止调配,按规定上报,查明原因,登记（近似）差错,记录处理分析情况。

d）成品检查,逐瓶检视成品输液质量,确认有无漏液、标签信息不完整、异物,输液颜色、液体量,各工序签名等。核对合格成品输液适宜包装,高警示药品的外包装上应有明显标识,避光药品的外包装应增加避光袋。

e）输液配送,应根据成品输液的稳定性和时效及时为患者输注。配送人员与配液药师、接收护士按程序核对、交接成品输液,配送过程中不得暴力装卸。配送过程中任何环节发现成品输液问题,均应立即封存并上报。

5.2.3　护理评估

5.2.3.1　输液工具选择

a) 根据输液治疗方案、预期治疗时间、血管特性,结合患者年龄、合并症、输液治疗史,以及患者对血管通路装置位置偏好、护理人员技能和可用资源等,遵循选择"安全型、管径最细、管腔数量最少、对患者伤害小"输液工具的原则。

b) 制订特殊人群输液工具评估计划,如新生儿、儿童、肾功能不全和老年人群等,采取必要外周静脉保护措施。

c) 一次性静脉输液钢针宜用于短期或单次给药,不应用于腐蚀性药物治疗、胃肠外营养、渗透压超过 900mOsm/L 的补液。

d) 外周静脉留置针、中等长度导管不宜用于持续腐蚀性药物治疗、胃肠外营养、渗透压超过 900mOsm/L 的补液。

e) 中心血管通路装置,如 PICC、CVC、植入式静脉输液港等,适用于任何性质的药物输注。

f) 高压注射泵注射造影剂时应使用耐高压导管。

g) 血管可视化技术宜选择导管: 血管比例低于 45% 的导管。

h) 特殊输液工具的选择应充分告知,征得患者或家属同意,按要求履行知情同意。

i) 输液工具置入遵守无菌技术要求。一次性使用注射用具应"一人一针一管一用一废弃";可复用注射用具应"一人一针一管一用一清洗灭菌";注射用具及注射药品不得共用。

5.2.3.2　输液部位选择

a) 输液部位应与输液工具外径和长度相匹配并采取相应外周静脉保护措施。

b) 儿童输液不宜选肘、腕或指区;尚未行走儿童,可选足部血管;头皮静脉不宜为儿童首选输液部位。

c) 成人宜选择上肢静脉作为穿刺部位,应避开关节、静脉瓣及有药物外渗史、疤痕、炎症、硬结、外伤创面等部位。

d) 不应在接受乳房根治术和腋下淋巴结清扫的同侧、淋巴水肿或动静脉瘘 / 移植的上肢末端、有血栓史或血管手术史的部位穿刺置管。

e) 不宜在放射部位、偏瘫肢体穿刺置管。

f) 中心血管通路装置不宜在锁骨下肿大淋巴结或有肿块侧、安装起搏器侧置管。

5.3　输液中监测

5.3.1　安全给药

5.3.1.1　信息核对

护理人员应在给药操作前、操作中和操作后核对床号、姓名、住院号、药名、剂量、浓度、用法、时间及有效期。高警示药品应至少由 2 名医护人员共同核对并签名。

5.3.1.2 穿刺操作

a) 限制输液附加装置的使用,减少污染及错接风险。

b) 危重患者宜使用精密输液器过滤溶液和药物,降低全身性炎症反应风险。

c) 确认输液系统的完整性和密闭性,包括螺口是否连接紧密。

d) 输入刺激性、腐蚀性药物过程中,应注意观察回血情况,确保导管在静脉内。

e) 输液过程中,定时巡视,观察患者有无输液反应,穿刺部位有无红、肿、热、痛、渗出等表现。

5.3.1.3 滴速控制

以医嘱或者药品说明书推荐速度进行静脉输液。必要时,可使用电子输液装置精确控制药品输液速度。告知患者及家属改变输液速度的潜在风险,不应随意调节输液速度。

5.3.2 职业防护

5.3.2.1 针刺伤防护

a) 操作人员在进行暴露于血液、体液、分泌物、排泄物(汗液除外)、破损皮肤、黏膜及可能含有传染性感染源输液操作时,应采取标准预防措施。

b) 确保易于获得足够、适合的个人防护装置和安全设计的器材,如能够隔离或消除血源性病原体危害的自动保护套穿刺针。

c) 开展注射器使用和安瓿瓶开启方法规范化培训,纠正导致锐器伤的高危行为。

d) 根据《血源性病原体职业接触防护导则》执行针刺伤防护操作,制订职业暴露控制计划。

e) 确定、报告和记录有潜在感染的暴露或锐器伤害,追踪随访暴露后处理情况。监控和分析职业暴露相关数据趋势,根据需要,改进预防暴露相关措施。

5.3.2.2 细胞毒性药物防护

细胞毒性药物调配参照 5.2.1.3 给药时,操作者应戴双层手套和一次性外科口罩,静脉给药时宜采用全密闭式输注系统。细胞毒性药物污染物品应丢弃在有毒性药物标识的容器中。

5.3.3 输液中监护

5.3.3.1 药品不良反应/事件

a) 发生药品不良反应/事件后,应及时停药和救治患者,并按照不良反应/事件管理要求上报;发生严重不良反应/事件者应组织救治团队抢救;发生群体不良反应/事件后,应立即上报医院输液安全管理委员会或管理工作小组、当地药品不良反应监测中心和卫生健康委,并及时填写《药品群体不良事件基本信息表》,对药品群体不良事件进行分析、评价。

b) 过敏性休克是最严重的药品不良反应,输液场所应配备肾上腺素、地塞米松等抗过敏抗休克急救药品和必要的抢救设施。患者出现可疑过敏症状时,立即停止输液治疗,并组织抢救。

5.3.3.2 静脉治疗并发症

a）药物渗出：告知患者及家属药物渗出的表现，护士定时巡视。出现并发症时，应拔除导管，抬高肢体，正确使用冷热敷，必要时，遵医嘱使用外用药；评估神经血管，做好渗出皮肤标记，估算药物渗出量。

b）药物外渗：全面评估和早期识别，控制药物外渗到血管外组织的量；发现药物外渗后，应立即停止输液，从原导管中尽量回抽药物，然后拔除外周导管，抬高肢体，禁止对外渗区域施压，正确应用冷热敷。必要时遵医嘱使用解毒剂；定期监测并记录外渗症状和体征的进展和／或对治疗的反应。必要时申请多学科会诊。

c）导管相关性静脉血栓形成：指导患者置管侧肢体尽早活动，正常进行日常活动，轻柔地锻炼，补充足够的水分；可采用多普勒超声、静脉造影术诊断静脉血栓形成，使用计算机断层扫描或磁共振成像评估锁骨或肋骨遮挡静脉；可疑导管相关性静脉血栓形成时，应抬高患肢，并根据具体情况制动，不应热敷、按摩、压迫等；发生静脉血栓时，如导管尖端位置正确，抽回血通畅，功能正常并且没有任何感染证据时，一般不拔除导管，患者宜接受系统的抗凝治疗。

d）导管堵塞：执行规范的冲、封管方法，输液前评估导管功能；明确导管堵塞的潜在原因，首先排除堵塞的机械性原因；不应强行推注生理盐水；确认导管堵塞时，外周静脉短导管应立即拔除，PICC、CVC、植入式静脉输液港应遵医嘱及时处理并记录；溶栓药物等只能在导管中使用。

e）导管相关性血流感染：严格执行无菌操作，尽量减少使用附加装置，尽早拔除不必要的输液工具。可疑导管相关性血流感染时，应立即通知医生，根据医嘱正确采集标本。遵医嘱进行抗感染治疗，如果对疑似血流感染的治疗无效，则可能需要拔除该中心静脉导管。

f）发热反应：体温正常患者输液过程中出现发热，应严格检查药液质量、输液用具包装及有效期，严格无菌技术操作，避免致热物质进入体内。患者出现可疑发热反应时，护士应减慢输液速度或停止输液，保留剩余液体及输液用具并密封，及时通知医生，对症处理，必要时送检微生物培养，查找发热反应原因。

g）循环负荷过重：儿童、老年人、心肾肺功能不良等的特殊患者应严格控制输液滴速和输液量。患者出现可疑循环负荷过重时，应根据患者病情及治疗需要调整输液速度，及时通知医生，配合抢救，使患者取端坐位，两腿下垂，加压给氧。准确遵医嘱用药，必要时四肢轮流结扎止血带。

h）静脉炎：严格执行手卫生和无菌操作，刺激性药物应充分稀释后应用，选择合适的血管通路。宜使用静脉炎评估量表评估穿刺部位静脉炎表现。患者出现可疑静脉炎时，应抬高患者肢体，正确使用局部冷热敷。必要时遵医嘱使用外用药。

i）空气栓塞：输液前，应排尽输液管内气体，输液过程中密切观察，加压输液应有专人守护。患者出现可疑空气栓塞时，应立即停止输液，确认空气栓塞后，立即使病人左侧卧位和头低足高位，吸入氧气，通知医生并配合抢救。

5.3.3.3 应急预案

医疗机构应制订静脉输液相关安全问题应急预案、抢救流程并定期演练。应加强输液安全培训,严格输液适应证,避免不必要的输液治疗。发现成品输液质量问题时,应立即采取应急措施,查找差错原因,通报、记录。患者发生输液并发症、急性过敏反应时应立即对症处理、抢救、治疗。医务人员发生危害性药物意外暴露、锐器伤、针刺伤等应急事件时应立即紧急处理和治疗,同时上报科室负责人,必要时进行检测、随访和追踪。

5.4 输液后评价

5.4.1 质量评价

5.4.1.1 输液处方(医嘱)点评

根据《医院处方点评管理规范(试行)》和医疗机构静脉输液处方点评制度,定期开展处方(医嘱)点评,重点对处方开具的规范性和用药的适宜性进行定期评价。处方点评的形式可分为常规点评和专项点评,常规点评每月至少开展一次,对全院的门急诊、住院患者的输液处方(医嘱)进行抽查点评。专项点评每两月一次,主要针对重点专科、重点人群和重点药品,如急诊科、重症医学科、儿科、麻醉科、肿瘤科、感染病科,危重症、围手术期、脓毒症、化疗患者,妊娠期及哺乳期妇女、老年、儿童,高警示药品、全静脉营养液、抗菌药物、细胞毒性药品、中药注射剂、重点监控药品等。

5.4.1.2 分析评价输液处方(医嘱)的合理性与安全性

a)评估患者是否需要输液治疗。

b)评价输液药品选择、剂量、规格、给药间隔、给药途径、疗程、药物浓度、溶媒等合理性,静脉输液配伍禁忌,药物不良相互作用,输液量、输液疗程的适宜性。

c)了解输液过程中是否发生不良事件以及与药品本身、药品使用方法的相关性。评价不良事件的处理和报告是否正确到位。

5.4.1.3 监测输液安全指标

包括但不限于以下指标:门急诊(住院)输液使用率、输液合理率、输液使用药品数量、输液费用、输液不良反应发生率;中药注射剂输液使用率、抗菌药物输液使用率、糖皮质激素药物输液使用率、质子泵抑制剂输液使用率等,以及重点专科、重点人群的输液监测指标,跟踪上述各指标的动态变化。

5.4.1.4 护理重点监控指标包括但不限于

a)中心静脉导管相关血流感染例次数/同期患者中心静脉导管留置总日数×1 000=导管相关性血流感染发生率(‰)

b)药物外渗的数量/外周导管的总数量×100=药物外渗发生率(%)

c)静脉炎的发生数量/外周导管的总数量×100=外周静脉炎发生率(%)

5.4.2 持续改进

5.4.2.1 监测体系

医疗机构应整合医院的医务部、药学部、护理部、信息处及临床科室,利用管理信息系统中的病历数据、检验检查数据、医嘱数据、审方数据、护理数据等全部临床诊疗数据进行合理安全输液的预警管控,构建针对输液合理性、安全性、不良反应的实时与事后监控、可持续性的监管方案,实现合理、安全输液的最终目标。

5.4.2.2　考核激励

医疗机构应制订符合本单位实际的输液安全考核内容和标准,有定期考核记录,并针对考核结果给予相应激励机制和处罚措施。

附　录　A

（资料性）

A.1　常用液体的成分

成分	人体血浆	生理盐水	乳酸林格氏液	醋酸林格氏液	碳酸林格氏液	5%葡萄糖	5%白蛋白	明胶	6%羟乙基淀粉电解质液
Na^+（mmol/L）	142	154	140	130	130	—	145+15	154	137
K^+（mmol/L）	4.2	—	4.5	—	4	—	<2.5	<0.4	4
Cl^-（mmol/L）	103	154	109	98	109	—	100	120	110
Ca^{2+}（mmol/L）	5	—	3	—	3	—	—	<0.4	—
Mg^{2+}（mmol/L）	3	—	—	3	2	—	—	<0.4	1.5
醋酸盐（mmol/L）	—	—	—	27	—	—	—	—	34
乳酸盐（mmol/L）	1.2	—	28	—	—	—	—	—	—
碳酸盐（mmol/L）	—	—	—	—	28	—	—	—	—
葡萄糖（mmol/L）	—	—	—	—	—	5	—	—	—
pH	7.4	5.0	6.5	7.4	7.3	—	—	7.4	5.7~6.5
渗透浓度（mmol/L）	290	308	274	295	277	252	330	274	310

资料来源：《围手术期液体治疗共识声明》（国际液体治疗优化小组）。

附　录　A

（资料性）

A.2　脱水症状和体征

症状/体征	轻度（体重的 3%~<5%）	中度（体重的 5%~<10%）	重度（≥体重的 10%）
心率增快	无	有	有
脉搏	可触及	可触及（减弱）	明显减弱
血压	正常	体位性低血压	低血压
皮肤弹性	正常	正常	减少，出现花纹
前囟	正常	轻度凹陷	凹陷
黏膜	湿润	干燥	非常干燥
眼泪	有	有或无	无
呼吸	正常	深，也可快	深和快
尿量	正常	少尿	无尿或严重少尿

资料来源：陈孝平，汪建平，赵继宗.外科学［M］.9版.北京：人民卫生出版社，2018.

附 录 A

（资料性）

A.3 新生儿和婴幼儿脱水程度的评估

体征与症状	轻度	中度	重度
失水量占体重比例	3%~5%	6%~9%	≥10%
全身情况	激惹,不安	口渴,嗜睡	冷,出虚汗,虚弱
脉搏	正常	快,细弱	快,微弱
呼吸	正常	深,快	深,快
囟门	正常	凹陷	极度凹陷
收缩压	正常	正常或降低	降低,难以测定
皮肤张力	正常	减弱	明显减弱
眼睛	正常	凹陷,干燥	交叉性凹陷
黏膜	潮湿	干燥	极度干燥
尿量	正常	减少	色暗少尿,无尿
毛细血管充盈时间（s）	正常	<2	>3
估计失水量（ml/kg）	30~50	60~90	100

资料来源：FELD LG, NEUSPIEL DR, FOSTER BA, et al. Clinical practice guideline: Maintenance intravenous fluids in children. Pediatrics［J］. 2018, 142（6）: e20183083.

附 录 A

（资料性）

A.4 补钠计算公式

类目	男性	女性
应补钠总量（mmol）	［142−病人血 Na^+（mmol/L）］× 体重（kg）× 0.6	［142−病人血 Na^+（mmol/L）］× 体重（kg）× 0.5
应补氯化钠总量（g）	［142−病人血 Na^+（mmol/L）］× 体重（kg）× 0.035	［142−病人血 Na^+（mmol/L）］× 体重（kg）× 0.03
应补生理盐水（ml）	［142−病人血 Na^+（mmol/L）］× 体重（kg）× 3.888	［142−病人血 Na^+（mmol/L）］× 体重（kg）× 3.311
应补 3% 氯化钠（ml）	［142−病人血 Na^+（mmol/L）］× 体重（kg）× 1.166 6	［142−病人血 Na^+（mmol/L）］× 体重（kg）× 3.311
应补 5% 氯化钠（ml）	［142−病人血 Na^+（mmol/L）］× 体重（kg）× 0.7	［142−病人血 Na^+（mmol/L）］× 体重（kg）× 0.596

资料来源：陈孝平,汪建平,赵继宗.外科学［M］.9 版.北京:人民卫生出版社,2018.

注：上述式中 142 为正常血 Na^+ 值,以 mmol/L 计。

附　录　A
（资料性）

A.5　脓毒症治疗

拯救脓毒症运动 1h Bundle（2018 修订版）
测定乳酸水平,如初始乳酸 >2mmol/L,则须重新测定
在应用抗菌药物前获取血培养
应用广谱抗生素
对低血压或乳酸≥4mmol/L 的患者以 30ml/kg 开始快速补充晶体液
若为维持 MAP≥65mmHg,患者在液体复苏期间或之后仍存在低血压应使用升压药
拯救脓毒症运动 6h Bundle（2015 修订版）
应用升压药物维持 MAP≥65mmHg（若初始液体复苏治疗无法纠正低血压）
若经容量复苏治疗后仍持续低血压或初始乳酸水平 >4mmol/L,重新评估容量及组织灌注:
1. 有经验的医师重点评估生命体征、心肺功能、毛细血管充盈、脉搏与皮肤改变
2. 应用中心静脉压、上腔静脉血氧饱和度、床旁超声、被动抬腿试验或液体负荷试验评估容量反应性（任意两项）
如果初始乳酸水平升高,应重复测定乳酸（目标达正常）
拯救脓毒症运动 6h Bundle（2012 版）
CVP 8~12mmHg;
MAP≥65mmHg,
尿量≥0.5ml/(kg·h)$^{-1}$;
ScvO$_2$≥70% 或 SvO$_2$≥65%

资料来源:RHODES A,EVANS LE,ALHAZZANI W,et al. Surviving sepsis campaign:international guidelines for management of sepsis and septic shock:2016[J]. Intensive Care Med, 2017, 43（3）:304-377.

附　录　A
（资料性）

A.6　静脉用药调配中心差错事件登记表

序号	日期	差错事件描述	发现方式	处理措施	结果	事件相关人	记录人

资料来源:《静脉用药集中调配质量管理规范》（卫医政发〔2010〕62 号）。

参 考 文 献

［1］ 卫生部.GBZ/T 213—2008 血源性病原体职业接触防护导则［S］.（2009-03-02）［2020-01-01］.http：//www.nhc.gov.cn/wjw/pyl/200909/42930.shtml.

［2］ 中华人民共和国国家质量监督检验检疫总局,中国国家标准化管理委员会.GB 15982—2012 医院消毒卫生标准［S］.（2012-06-29）［2020-01-01］.http：//www.nhc.gov.cn/wjw/s9488/201410/0e39d3b287e347ccb317a16ae2a4899f.shtml.

［3］ 中华人民共和国国家卫生和计划生育委员会.WS/T 433—2013 静脉治疗护理技术操作规范［S］.（2013-11-14）［2020-01-01］.https：//www.cssn.net.cn/cssn/productDetail/01d1d35b0387896bf17ee8db2b0ef38d.

［4］ 卫生部.WS/T 368—2012 医院空气净化管理规范［S］.（2012-04-05）［2020-01-01］.http：//www.nhc.gov.cn/wjw/s9496/201204/54511.shtml.

［5］ 中国药学会.T/CPHARMA 001—2019 医疗机构静脉用细胞毒性药物调配质量管理工作规范［S］.（2019-09-06）［2020-01-01］.https：//www.cpa.org.cn/cpadmn/attached/file/20191126/1574758881101103.pdf.

［6］ 卫生部.处方管理办法（中华人民共和国卫生部令第53号）［EB/OL］.（2007-02-14）［2020-01-01］.https：//www.gov.cn/ziliao/flfg/2007-03/13/content_549406.html.

［7］ 卫生部,国家中医药管理局,总后勤部卫生部.医疗机构药事管理规定（卫医政发〔2011〕11号）［EB/OL］.（2011-03-30）［2020-01-01］.https：//www.gov.cn/zwgk/2011-03/30/content_1834424.html.

［8］ 卫生部.静脉用药集中调配质量管理规范（卫办医政发〔2010〕62号）［EB/OL］.（2010-04-20）［2020-01-01］.http：//www.nhc.gov.cn/cms-search/xxgk/getManuscriptXxgk.htm?id=46963.

［9］ 中华人民共和国国家卫生和计划生育委员会.医疗质量管理办法（中华人民共和国国家卫生和计划生育委员会〔2016〕令第10号）［EB/OL］.（2016-09-25）［2020-01-01］.https：//www.gov.cn/gongbao/content/2017/content_5225870.html.

［10］ 卫生部.关于印发二、三级综合医院药学部门基本标准（试行）的通知（卫医政发〔2010〕99号）［EB/OL］.（2010-12-03）［2020-01-01］.http：//www.nhc.gov.cn/yzygj/s3577/201103/ab90366a02fa4869953ad8c129f1f88d.shtml.

［11］ 卫生部.医院处方点评管理规范（试行）（卫医管发〔2010〕28号）［EB/OL］.（2010-02-10）［2020-01-01］.http：//www.nhc.gov.cn/wjw/ywfw/201306/094ebc83dddc47b5a4a63ebde7224615.shtml.

［12］ 卫生部.抗菌药物临床应用管理办法（中华人民共和国卫生部令第84号）［EB/OL］.（2012-04-24）［2020-01-01］.https：//www.gov.cn/flfg/2012-05/08/content_2132174.html.

［13］ 国家卫生健康委员会办公厅,国家中医药管理局办公室,中央军委后勤保障部办公厅.医疗机构处方审核规范(国卫办医发〔2018〕14 号)［EB/OL］.(2018-06-29)［2020-01-01］.https://www.gov.cn/zhengce/zhengceku/2018-12/31/content_5435182.html.

［14］ 中华医学会外科学分会.外科病人围手术期液体治疗专家共识(2015)［J］.中国实用外科杂志,2015,35(9):960-966.

［15］ 陈孝平,汪建平,赵继宗.外科学［M］.9 版.北京:人民卫生出版社,2018:10-20.

［16］ RHODES A,EVANS L E,ALHAZZANI W,et al. Surviving sepsis campaign:International guidelines for management of sepsis and septic shock:2016［J］. Intensive Care Med,2017,43(3):304-377.

［17］ NAVARRO L H,BLOOMSTONE J A,AULER J O,et al. Perioperative fluid therapy:a statement from the international fluid optimization group［J］. Perioper Med(Lond),2015,4:3.

［18］ GIRDWOOD S T,PARKER M W,SHAUGHNESSY E E. AAP clinical practice guideline:maintenance intravenous fluids in children［J］. J Hosp Med,2019,14(3):170-171.

药 事 管 理

ICS 11.020
C 07

团 体 标 准

T/CHAS 20-4-1—2024

医疗机构药事管理与药学服务

第 4-1 部分：药事管理　组织与制度管理

Pharmacy administration and pharmacy practice in healthcare institutions—

Part 4-1：Pharmacy administration—Organization and regulation management

2024-05-25 发布　　　　　　　　　　2024-07-01 实施

中国医院协会　发　布

目　次

前　言

《医疗机构药事管理与药学服务》分为以下部分:

-- 第 1 部分　总则

-- 第 2 部分　临床药学服务

-- 第 3 部分　药学保障服务

-- 第 4 部分　药事管理

《医疗机构药事管理与药学服务　第 4 部分:药事管理》包括以下部分:

-- 第 4-1 部分:药事管理　组织与制度管理

-- 第 4-2 部分:药事管理　药品质量管理及控制

-- 第 4-3 部分:药事管理　应急药事管理

-- 第 4-4 部分:药事管理　药房自动化与信息技术

-- 第 4-5 部分:药事管理　用药安全文化建设

-- 第 4-6 部分:药事管理　医院药学研究

-- 第 4-7 部分:药事管理　教育与教学

-- 第 4-8-1 部分:药事管理　药学培训管理　临床药师培训

-- 第 4-8-2 部分:药事管理　药学培训管理　临床药师师资培训

-- 第 4-9 部分:药事管理　处方点评

-- 第 4-10 部分:药事管理　药品使用监测与评价

-- 第 4-11-1 部分:药事管理　药品不良事件管理　药品不良反应管理

-- 第 4-11-2 部分:药事管理　药品不良事件管理　用药错误管理

-- 第 4-11-3 部分:药事管理　药品不良事件管理　药品质量问题处置

-- 第 4-12-1 部分:药事管理　药品临床应用管理　特殊管理药品

-- 第 4-12-2 部分:药事管理　药品临床应用管理　抗菌药品

-- 第 4-12-3 部分:药事管理　药品临床应用管理　抗肿瘤药物

本标准是第 4-1 部分:药事管理　组织与制度管理。

本标准按照 GB/T 1.1—2020 《标准化工作导则　第 1 部分:标准化文件的结构和起草规则》的规定起草。

本标准由中国医院协会提出并归口。

本标准起草单位:中国医院协会药事专业委员会,北京医院,北京大学肿瘤医院,中日友好医院,首都医科大学附属北京积水潭医院,中国医学科学院北京协和医院,中国科学技术大学附属第一医院/安徽省立医院。

本标准主要起草人:甄健存,谭玲,张艳华,陆进,张威,梅丹,姜玲,王洋。

医疗机构药事管理与药学服务
第4-1部分:药事管理　组织与制度管理

1　范围

本标准规范了医疗机构药事管理组织体系与制度体系。

本标准适用于各级各类医疗机构。

2　规范性引用文件

下列文件中的内容通过文中的规范性引用而构成本文件必不可少的条款。其中,注日期的引用文件,仅该日期对应的版本适用于本文件;不注日期的引用文件,其最新版本(包括所有的修改单)适用于本文件。

T/CHAS 20　医疗机构药事管理与药学服务(系列标准)

T/CHAS 10-4-5—2019　中国医院质量安全管理　第4-5部分:医疗管理　用药安全管理

T/CHAS 10-3-2—2019　中国医院质量安全管理　第3-2部分:医疗保障　药品保障

T/CHAS 10-2-7—2018　中国医院质量安全管理　第2-7部分:患者服务　门诊处方

T/CHAS 10-2-12—2019　中国医院质量安全管理　第2-12部分:患者服务　临床用药

3　术语和定义

T/CHAS 20-1-3—2023界定的术语和定义适用于本文件。

3.1

医疗机构药事管理　pharmacy administration in healthcare institutions

医疗机构以患者为中心,以临床药学为基础,对临床用药全过程进行有效的组织实施与管理,促进临床科学、合理用药的药学技术服务和相关的药品管理工作。

[来源:T/CHAS 20-1-3—2023,5.1]

3.2

药学部门　pharmacy department

负责药品管理、药学专业技术服务和药事管理工作,开展以患者为中心,以合理用药为核心的临床药学工作,组织药师参与临床药物治疗,提供药学专业技术服务的部门。

[来源 : T/CHAS 20-1-3—2023 , 5.6]

3.3

药事管理与药物治疗学委员会　pharmacy and therapeutics committee（P&T）

医疗机构监督、指导本机构对临床用药全过程进行有效的组织实施与管理,促进临床科学、合理用药的药事管理工作机构,旨在建立药物管理和使用的规则、控制和管理用药,达到促进药物合理使用及降低医疗成本,节约医疗卫生资源的目的。

[来源 : T/CHAS 20-1-3—2023 , 5.5]

4　关键要素

药事管理组织与制度管理关键要素见图1。

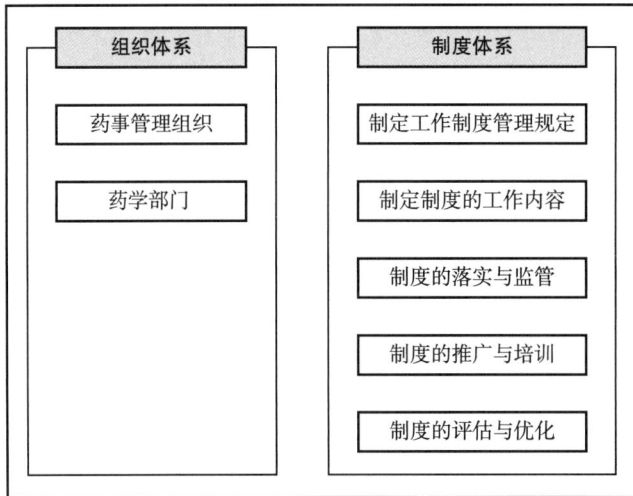

图 1　药事管理组织与制度管理关键要素

5　要素规范

5.1　组织体系

5.1.1　药事管理组织

5.1.1.1　按照法律法规要求,医疗机构应设立药事管理与药物治疗学委员会（组）[以下简称药事会（组）],负责监督、指导医疗机构临床用药安全,确保临床科学、合理用药。

5.1.1.2　药事会（组）人员组成、任职符合规定。

5.1.1.3　医务部门负责与医疗机构药物治疗相关的行政事务管理工作;药学部门具体负责药品管理、药学专业技术服务和药事管理工作。日常工作由药学部门负责。

5.1.1.4　医疗机构可按相关文件在药事会（组）下建立相关工作组,分别负责相关药事管

理专项工作,包括:

  a)药品采购管理;

  b)特殊管理药品管理;

  c)抗菌药物管理;

  d)抗肿瘤药物管理;

  e)药品不良反应/事件监测与管理;

  f)药事质量管理与控制;

  g)处方点评;

  h)儿童用药(有儿科的医疗机构);

  i)其他文件要求增设的药事管理工作组。

5.1.2 药学部门

5.1.2.1 科室设置(详见附录A药学部门组织结构图)

  a)三级医疗机构设置药学部,二级医疗机构设置药剂科,其他医疗机构设置药房。

  b)药学部应设置与本机构业务功能及工作量相适应的科(室),应至少包括:药品保障科(药库)、药品调剂科(室)、临床药学科(室)、质量监控科(室)。承担教学和科研任务的药学部门,可设置相应的教学科研岗位。有条件的医疗机构可设置制剂室、静脉用药调配中心(室)等。有互联网医院资质的医疗机构可设置互联网医院药房。二级及以下医疗机构参照执行。

  c)药学部门的面积、布局和流程合理,应当能够保障其正常工作开展的需要;区域划分合理,工作区与非工作区应当分别设置。

5.1.2.2 药学人员管理

  a)医疗机构应根据国家相关法律、法规的要求,配备依法经过资格认定的药师或者其他药学技术人员,负责药品管理、处方审核和调配、合理用药指导等工作。非药学技术人员不得直接从事药学技术工作。

  b)医疗机构应根据本机构性质、任务、规模配备适当数量临床药师,宜按每百床配备一名临床药师标准配备。承担教学和科研任务的三级医疗机构,应根据其任务和工作量适当增加药学技术人员数量。

  c)药学技术人员应取得相应的药学技术职务任职资格,并通过继续医学教育考核。

  d)医疗机构应当加强对药学技术人员的培养、考核和管理,制订培训计划,组织药学技术人员参加毕业后规范化培训和继续医学教育,将完成培训及取得继续医学教育学分情况,作为药学技术人员考核、晋升专业技术职务任职资格和专业岗位聘任的条件之一。

5.2 制度体系

5.2.1 制定制度的管理规定

5.2.1.1 制度制定原则

  a)制度制定应符合国家法律法规、行业标准以及医疗机构规定等。

b）制度内容应简明扼要,便于阅读、理解,避免产生歧义,工作流程通畅、可执行性强、权责清晰。

c）制度格式符合医疗机构文稿管理统一格式、规范和编码的要求。

d）根据国家法律法规、行业标准以及实际工作需要随时修订。

5.2.1.2　制度制定工作流程:包括起草、会签、审批、公(发)布、执行、监管、修订与废止、管理归档等。

5.2.1.3　制度的编制

a）主要由工作制度、岗位操作规程、工作记录及表格等部分组成。

b）应有统一的格式,可包括:制度名称、制度编码、页次、编制部门(或人)、审核部门、批准部门、颁发部门、执行日期、目的、责任人、内容等,必要时应附编制说明。

c）应有统一的制度编码、名称缩写规定。

d）应有统一的字体、字号、字间距、行距等规定。

5.2.2　制定制度的工作内容

5.2.2.1　建立药事会(组)管理制度,包括但不限于:章程、会议制度、医院药事管理制度以及覆盖药事管理全部内容的制度。

5.2.2.2　建立覆盖药品保障、贮存、调剂、使用及监测全过程的管理制度。

a）建立药品保障制度,包含但不限于:药品遴选、药品目录与药品处方集制订、药品采购、药品验收、应急药品保障、医疗机构制剂生产及质量管理等制度。详见附录B。

b）建立药品贮存管理制度,包含但不限于药品储存及养护、药品有效期、易混淆药品、高警示药品、抢救车及基数药品、自动化设备、药品账务等管理制度。详见附录C。

c）建立药品调剂管理制度,包含但不限于:处方管理、长期处方管理、处方审核等管理制度,开展静脉用药集中调配的医疗机构应建立静脉用药调配管理制度,互联网医院应建立相应的药品调剂管理制度。详见附录D。

d）建立药品使用管理制度,包含但不限于:药品使用、患者用药服务、患者自备药品使用、超说明书用药等管理制度。详见附录E。

e）建立药物监测和药物警戒相关制度,包含但不限于:药品使用监测与评价、用药动态监测超常预警、处方点评、药品不良反应监测和报告,用药错误监测和报告等制度。详见附录F。

5.2.2.3　建立药品临床应用管理制度,包含但不限于:特殊管理药品、含特殊管理药品复方制剂、抗菌药物、抗肿瘤药物、中药注射剂、重点监控药品等临床应用管理制度。详见附录G。

5.2.2.4　建立药品质量管理及控制制度,包含但不限于:药品质量管理及控制、药品质量事件报告与处置、差错事故管理、药品追溯、药品质量持续改进等制度。药品质量管理及控制应纳入药品保障、贮存、调剂、使用及监测全过程。详见附录H。

5.2.2.5　建立临床药师制及临床药学服务管理制度,包含但不限于:药学门诊、处方审核、药物重整、用药咨询、用药教育、药学查房、药学监护、居家药学服务、药学会诊、药学病例讨论、治疗药物监测、药学科普、互联网医院药学服务、围手术期药学服务等制度,以保证药品合理使用。详见 T/CHAS 医疗机构药事管理与药学服务第 2 部分临床药学服务(系列标准)。

5.2.3 制度的落实与监管

5.2.3.1 医疗机构应制定制度监管与评价制度,对制度的执行和落实情况进行验证,内容包括但不限于:

　　a) 确定制度落实监管与评价的管理部门,负责组织监督检查的实施。各部门应定期组织自查,并积极配合检查部门的督导检查。

　　b) 制订检查计划,重点检查重要制度、经常出现问题的制度、新制定及修订的制度等。

　　c) 可采用定期检查或不定期抽查方式实施检查。

　　d) 检查过程可采用查阅文件、检查记录、访谈询问及现场核实等多种方式展开。

　　e) 检查内容可包括制度执行情况,评价操作过程是否规范、监测指标是否符合、对上期监管问题是否进行整改、是否有持续改进等。

　　f) 填写落实情况监管记录,内容包括但不限于检查内容、制度落实情况、存在问题、改进措施、效果评价。

5.2.3.2 制度落实评价结果与部门及个人绩效相关,可建立奖惩机制,加大制度的执行力度。

5.2.3.3 在制度执行过程中应主动发现制度的不适宜及不完善,及时反馈管理部门进行修改和完善。

5.2.3.4 应持续改进监管与评价制度。

5.2.4 制度的培训与考核

　　医疗机构应建立制度培训与考核的工作机制,对医务人员进行制度的培训及考核,根据制度的性质、内容、适用范围,组织开展制度的推广、宣传、培训工作,提升各级管理者及员工对制度体系的意义与相应制度的认知,关注培训效果,保障制度执行。

5.2.5 制度的评估与优化

　　医疗机构应建立制度评估与优化机制,定期梳理现行制度。制度应随着国家相关法律法规、行业标准、指南共识、国家政策、文献数据以及相应领域的管理目标与过程的变化而进行调整,应结合实际动态,及时制定和修订,不断更新完善。

附 录 A

（资料性）

药学部门组织结构图

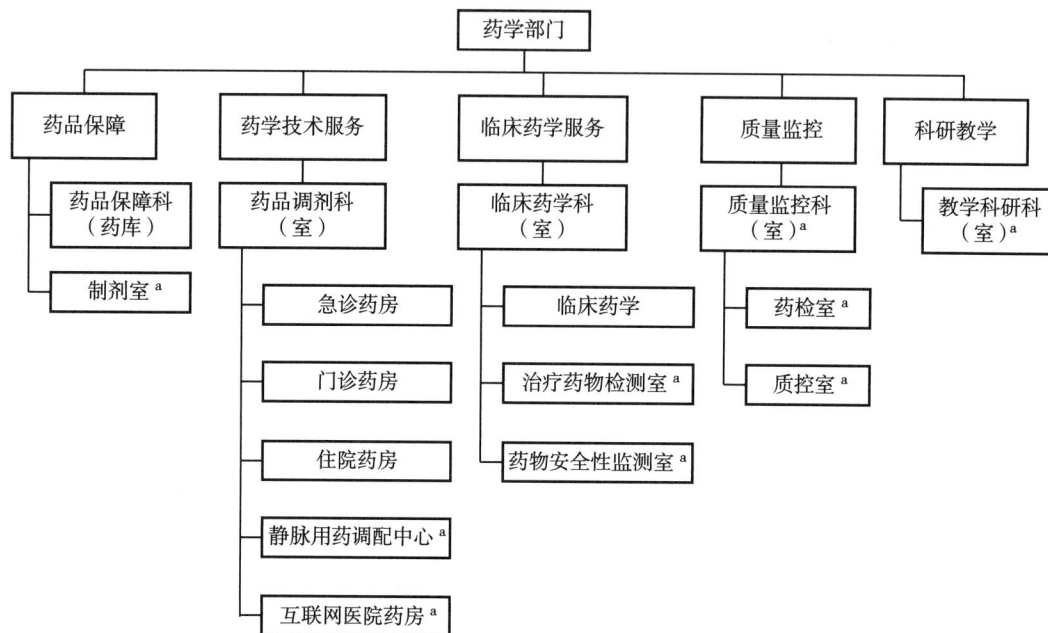

图 A.1 药学部门组织结构图

注：^a 可根据医院实际情况设置。

附　录　B

（资料性）

药品保障制度

B.1　药品遴选制度

内容至少包含：成立药品遴选工作组，遴选的新药应符合临床需要、安全有效、质量优先、价格合理的原则；优先选用国家基本药物、国家医保目录内药品、国家组织集中采购和使用药品、国家谈判药品、通过药品一致性评价药品、符合疾病诊疗指南推荐药品、纳入国家重大疾病保障重大公共卫生项目药品、其他国家及本省市要求优先配备的药品；建立药品目录遴选、周期性评价、品种增补和替换、停用的原则、范围、方法和程序；药品遴选流程至少应包括：临床科室申请、药学部门评估、药事会（组）审议和批准、公示及采购；建立药品处方集制订、药品临时采购的原则、范围和程序；建立短缺药品采购储备、突发事件药品供应等制度及操作规程等。详见 T/CHAS 10-3-2—2019、T/CHAS 10-4-5—2019。

B.2　药品采购制度

内容至少包含：医疗机构使用的药品应由药学部门统一采购；制订药品采购预算，以保证药品能够及时供应，保证资金安全，提高药品的周转率、降低储存成本等为原则，分类采购药品；药品采购计划应经相关人员审核后方可实施；应通过药品集中采购平台采购药品；规范未纳入本机构目录药品以及用于危重患者救治药品的采购；应查验采购药品供应企业的资质证明材料并妥善保存药品供应企业的资质证明材料的复印件，保存期符合规定；建立药品购进记录，做到票、账、药相符，票据保存时间符合规定。详见 T/CHAS 10-3-2—2019。

B.3　药品验收制度

内容至少包含：药学部门应在符合药品存储要求的场地和规定的时间内，依据采购订单和供货企业提供的合法票据对药品进行逐批次验收并做好记录；验收内容应包括药品的外观、名称、剂型、规格、生产厂家、批准文号、生产批号、有效期、数量和包装等；须冷藏、冷冻等对保存温度有要求的药品到货时，还应对其运输过程的温度、运输时间等进行重点检查并记录；特殊管理的药品应按照相关的规定验收。详见 T/CHAS 10-3-2—2019。

B.4　应急药品保障管理制度

内容至少包含：应急药品中有关急救药品储备、重大突发事件药品供应、短缺药品供应、急救借药、捐赠药品等管理制度，详见 T/CHAS 20-4-3—2023。

B.5　医疗机构制剂生产及质量管理相关制度

内容至少包含:医疗机构制剂生产必须取得省级药品监督管理部门颁发的制剂生产许可证;保证制剂生产的人员、环境、设备设施管理;物料及药品管理;与生产相关的配制环境、配制用水、生产配制管理;成品制剂的管理;制剂检验管理;建立文件管理制度、质量持续改进制度等。详见 T/CHAS 20-3-6—2022。

附 录 C
（资料性）
药品贮存制度

C.1 药品储存及养护制度

内容至少包含：区域应包括医疗机构所有储存药品的场所；实行药品分区存放，实施色标管理；采取必要的控温、防潮、避光、通风、防火、防虫、防鼠、防污染、防盗等措施；定期对库存药品进行检查和养护，监测和记录储存区域的温湿度，维护储存设备设施，并建立养护记录等内容；严格执行有效期管理、易混淆药品管理、高警示药品管理、抢救车及基数药品管理以及药品账务管理等制度；新引进的药品正式使用之前，药学部门应发布新药安全警讯，告知新药的有关注意事项、禁忌证、用法用量等。详见 T/CHAS 10-3-2—2019。

C.2 药品有效期管理制度

内容至少包含：定义近效期药品，全院同质化管理；近效期药品应有采购、贮存、养护、调剂、使用等方面特殊管理要求；各药品存放单元有定期检查、核对、汇总药品有效期的规定，按流程上报和处理，药学部门应定期对非药房区域存放的药品有效期进行监管；根据医疗机构、临床科室使用情况，制定近效期药品退库时限；应制定并实施对即将失效和过期药品的使用和处理流程；通过信息化实现药品有效期的智能管理。详见 T/CHAS 10-3-2—2019、T/CHAS 10-4-5—2019。

C.3 易混淆药品管理制度

内容至少包含：明确易混淆药品警示标识、储存、查对和复核要求，有避免错拿、错用的措施；应制订易混淆药品目录，实施动态管理；易混淆目录药品应与货架药品标识相对应；全院同质化管理。详见 T/CHAS 20-3-7-2—2024。

C.4 高警示药品管理制度

内容至少包含：制订本机构高警示药品目录，明确高警示药品管理要求，分区贮存，并张贴高警示药品标识。详见 T/CHAS 20-3-7-1—2023。

C.5 抢救车及基数药品管理制度

内容至少包含：易混淆药品目录/标识/信息库维护、药品入库、货架摆放、药品养护、调剂、使用、调剂/使用错误报告与处置、质量控制、培训与考核等相关管理要求、岗位职责和操作规程等。详见 T/CHAS 20-3-7-3—2024。

C.6 自动化设备管理制度

内容至少包含：自动化设备管理、信息登记管理及相关软硬件维护保养等制度。详见 T/CHAS 20-4-4—2023。

C.7 药品账务管理制度

内容至少包含：建立药品清点、药品购入退出、报损及销毁管理等制度及相关流程。详见 T/CHAS 10-3-2—2019。

附 录 D

（资料性）

药品调剂制度

D.1 处方管理制度

内容至少包含：明确处方范围（门诊处方、医嘱、互联网医院处方、长期处方等）；医师处方开具权限、药师处方调剂权限管理；处方书写规则、限量、签名及信息化支持等要求；处方调配、发放的流程与步骤、遵循的原则，对有特殊调剂要求的药品应建立并执行相关的管理制度，如特殊管理药品、高警示药品、近效期药品等；处方的保管及销毁等。详见T/CHAS 10-2-7—2018。

D.2 处方审核制度

内容至少包含：明确处方审核定义；明确处方审核权限管理，包括处方审核人员资格的授予周期、授予条件、授予流程、取消情形等内容；明确处方审核岗位的工作范围及内容；宜采用处方审核信息化辅助系统与人工审核相结合方式开展处方审核工作；做好处方审核质量管理，对处方审核数量、质量、效率和效果进行评价。详见 T/CHAS 20-2-2—2021。

D.3 静脉用药集中调配管理制度

内容至少包含：人员管理制度、设备管理制度、药品及耗材管理制度、流程管理制度、医疗废物管理制度、质量控制制度等。其中流程管理包括医嘱审核管理、无菌操作管理、摆药贴签核对管理、成品输液发放管理、用药闭环信息化管理、突发事件应急管理等制度。为保证药品调配后的稳定性，应建立对成品输液全程监测管理的静脉输液安全执行模式，以保证调配后药品在稳定时间内使用。详见 T/CHAS 20-3-5—2022。

D.4 互联网医院药品调剂制度

在执行上述相关药品调剂制度的基础上，内容还至少包含：处方医师及审核药师资质应电子实名认证；明确医师处方药品目录及范围；制订配送流程等。详见 T/CHAS 20-2-13—2023。

附　录　E

（资料性）

药品使用制度

E.1　药品使用制度

内容至少包含：

a）门诊发出药品时应当指导患者合理用药，可开设药物咨询窗口 / 室 / 中心、设置药物咨询热线、开展药学门诊和互联网医院药学服务等，指导和促进患者合理用药。

b）执行用药医嘱的医务人员要在正确的时间执行给药医嘱；按规定核对药品；遵循手卫生规范；在配制注射剂等有特殊要求的药品时，采用标准无菌操作；为避免患者间交叉感染，严禁不同患者共同使用滴眼剂、注射剂等同一最小包装药品。可通过信息化、自动化技术，进行患者用药身份的识别及智能药柜给药等。

c）以上内容详见 T/CHAS 10-2-7—2018、T/CHAS 10-2-12—2019。

E.2　患者用药服务制度

内容至少包含：广泛开展患者用药服务，如：患者用药交代、用药咨询、用药教育、药学门诊、居家药学服务、药学科普、互联网医院药学服务等，以保证药品合理使用。详见 T/CHAS 医疗机构药事管理与药学服务第 2 部分临床药学服务（系列标准）。

E.3　患者自备药使用管理制度

内容至少包含：建立患者自备药（又称自带药品）使用管理制度，自备药选用须由经治医师开具医嘱，并经患者知情同意方可使用。详见 T/CHAS 10-2-12—2019、T/CHAS 20-4-2—2022。

E.4　超说明书用药管理制度

内容至少包含：确定超说明书用药的准入流程，包括科室申请、用药论证、审批、备案、处方权限授予、患者告知和知情同意等；建立超说明书用药目录，并纳入处方审核信息化辅助系统；明确监管职责。详见 T/CHAS 20-3-7-4—2023。

附 录 F

（资料性）

药品使用监测和药物警戒相关制度

F.1 药品使用监测与评价制度

内容至少包含：监测内容和指标、监测方法、评价方法、评价依据、结果反馈、质量控制和持续改进等内容。基于国家"国家二级、三级公立医院绩效考核"工作背景，构建医疗机构药事管理内控评价指标体系。详见 T/CHAS 20-4-10—2023。

F.2 药品用药动态监测超常预警制度

内容至少包含：监测对象、监测方式、结果反馈、处理措施等内容；应定期对工作进展和改进情况进行汇总，报药事会（组），由医务部门和药学部门主要负责制定并落实整改措施；完成临床用药监测信息等相关数据报送工作。详见 T/CHAS 20-4-10—2023。

F.3 处方点评制度

内容至少包含：组织管理、人员资质、处方点评的形式，点评周期、点评范围、点评数量、记录、结果、结果反馈、点评结果的应用与持续改进；处方点评结果应纳入临床科室及医师绩效考核和年度考核指标。详见 T/CHAS 20-4-9—2023。

F.4 药品不良事件（ADE）报告和监测管理制度

内容至少包含：对药品不良反应（ADR）、用药错误（ME）进行监测；医疗机构药事管理组织主管本机构 ADE 监测管理工作；建立全院 ADE 监测网，制定 ADE 报告与处置流程及要求，对收集到的 ADE 报告和监测资料进行分析、评价与分享，采取有效措施减少和防范 ADE 的重复发生；做好 ADE 报告和监测的宣传、培训等。详见 T/CHAS 20-4-11-1—2023、T/CHAS 20-4-11-2—2023。

附　录　G

（资料性）

药品临床应用管理制度

G.1　特殊管理药品管理制度

内容至少包含：对麻醉药品、精神药品、医疗用毒性药品、放射性药品、药品类易制毒化学品等国家特殊管理药品进行管理，内容包括各类药品的采购、验收、储存、保管、发放、调配、使用、残余量处置、报残损、销毁、丢失及被盗案件报告、值班巡查、药品专项检查等，制定各岗位人员职责；药品实行批号管理，开具的药品可溯源到患者；加强临床科室及医技科室特殊管理药品管理；有特殊管理药品的应急预案；有提高特殊管理药品信息化管理水平的制度要求和具体措施。详见 T/CHAS 20-4-12-1—2023。

G.2　含特殊管理药品复方制剂管理制度

内容至少包含：含特殊管理药品复方制剂的界定，须明确本机构含特殊管理药品复方制剂按第二类精神药品管理目录进行管理；含特殊管理药品复方制剂的遴选、采购、储存、处方、调配、临床应用和药物监测评价的全过程管理。详见 T/CHAS 20-4-12-1—2023。

G.3　抗菌药物临床应用管理制度

内容至少包含：设立抗菌药物管理工作组，建立完善的工作机制；加强对抗菌药物遴选、采购、处方、调剂、临床应用和药品评价的管理；建立抗菌药物分级管理制度，制订抗菌药物分级管理目录；应严格执行抗菌药物医师处方权和药师调剂权的资格管理；开展医务人员抗菌药物临床应用和规范化管理的培训。详见 T/CHAS 20-4-12-2—2023。

G.4　抗肿瘤药物临床应用管理制度

内容至少包含：建立抗肿瘤药物管理工作组；开展抗肿瘤药物遴选、采购、储存、处方、调配、临床应用和药物评价的全过程管理；对抗肿瘤药物的使用实施分级管理，制订抗肿瘤药物分级管理目录；制订抗肿瘤药物的监测和使用应急预案，及时发现并处置出现外漏或严重不良反应等事件；明确抗肿瘤治疗相关的医疗废物管理，以及相关工作人员的职业卫生安全防护管理；开展医务人员抗肿瘤药物临床应用和规范化管理的培训。详见 T/CHAS 20-4-12-3—2023。

G.5　中药注射剂临床应用管理制度

内容至少包含：中药注射剂的遴选、采购、储存、处方、调配、临床应用和药物监测评价的全过程管理；加强中药注射剂不良反应监测；制订对过敏性休克等紧急情况进行抢救的规程等。详见 T/CHAS 10-4-5—2019。

G.6 重点监控药品临床应用管理制度

内容至少包含：确定重点监控药品目录，制定纳入原则，国家发布重点监控药品必须纳入，其他可根据医疗机构药品使用动态监测与超常预警结果纳入；制订管理目标；实施目录的动态管理；加强目录药品采购、处方开具、调剂、应用、监测、评价等各环节的全程管理；将重点监控药品合理使用作为医疗机构绩效考核工作的重要内容等。详见 T/CHAS 10-4-5—2019、T/CHAS 20-4-10—2023。

附　录　H

（资料性）

药品质量管理及控制制度

H.1　药品质量管理及控制制度

内容至少包含：建立药品质量管理院、科两级管理组织；建立覆盖药事管理全部内容的质量管理制度；建立《药品质量事件报告与处理制度》《药品召回制度》《药品差错管理制度》，对药品质量事件过程进行管理。医疗机构建立覆盖药品购进、贮存、使用的全过程追溯体系，开展追溯数据校验和采集，按规定提供药品追溯信息。医疗机构定期开展药品质量管理相关法规与制度、药品质量管理与控制方法及操作规程的培训和考核；开展药品质量监管持续改进工作。详见 T/CHAS 20-4-2—2022。

H.2　药品质量事件报告与处置制度

内容至少包含：药品质量问题处置制度、药品退出制度、药品召回制度、药品质量问题追踪与上报制度和应急预案等。详见 T/CHAS 20-4-11-3—2024。

H.3　差错事故管理制度

内容至少包含：应明确差错事故定义、分类；差错事故发生后，按分类以及视情节轻重逐级上报；要积极采取补救措施，及时止损；登记发生差错、事故的经过、原因并及时组织讨论和总结；倡导差错分享学习文化，减少差错、事故的再次发生。详见 T/CHAS 20-4-11-2—2023。

H.4　药品追溯制度

内容至少包含：应贯穿整个药品采购、贮存、使用质量管理体系；保存完整的购销记录，保证采购药品全过程信息真实、准确、完整和可追溯；以医疗机构计算机系统为药品追溯管理系统，设定的程序可实现药品追溯的药品采购、验收、保管、出库、使用的工作流程；计算机系统实行常态化、动态化管理，实时更新，做到可按药品基本信息查询药品来源和流向。详见 T/CHAS 20-3-4—2022、T/CHAS 20-4-2—2022。

H.5　药品质量持续改进制度等

内容至少包含：应建立全员参与、专人负责、覆盖临床诊疗服务全过程的药品质量管理及控制的体系和制度。应严格按照卫生健康行政部门和药品监督管理部门的有关要求，积极配合开展工作，及时、准确地报送本机构药品质量安全相关数据信息，促进药品质量持续改进。应定期开展药品管理相关法律法规、制度、操作规范的培训和考核。应用质量管理工具开展药品质量管理与自我评价,及时收集相关信息,形成本机构的药品质量数据。应基于药品退出、替代和引进等环节建立药品质量竞争管理机制,控制药品质量。详见 T/CHAS 20-3-4—2022、T/CHAS 20-4-2—2022。

参 考 文 献

［1］　中华人民共和国国家质量监督检验检疫总局,中国国家标准化管理委员会.GB/T 19000—2016　质量管理体系　基础和术语［S］.（2016-12-30）［2024-01-01］.https：//std.samr.gov.cn/gb/search/gbDetailed?id=71F772D814ACD3A7E05397BE0A0AB82A.

［2］　国家卫生健康委员会.WS/T 433—2023　静脉治疗护理技术操作规范［S］.（2023-08-29）［2024-01-01］.http：//www.nhc.gov.cn/fzs/s7852d/202309/5a9febf13a91445a9b729900440951bc/files/cfbad8865a8440048016c30fd1c13799.pdf.

［3］　全国人民代表大会常务委员会.中华人民共和国药品管理法［EB/OL］.（2019-08-26）［2024-01-01］.https：//flk.npc.gov.cn/detail2.html?ZmY4MDgwODE2ZjNjYmIzYzAxNmY0NjI0MmmQ2MTI3ZWQ%3D=.

［4］　全国人民代表大会常务委员会.中华人民共和国中医药法［EB/OL］.（2016-12-25）［2024-01-01］.https：//flk.npc.gov.cn/detail2.html?MmM5MDlmZGQ2NzhiZjE3OTAxNjc4YmY4MzgyODA5YWI%3D.

［5］　中华人民共和国国务院.医疗用毒性药品管理办法（中华人民共和国国务院令第 23 号）［EB/OL］.（1988-12-27）［2024-01-01］.http：//www.nhc.gov.cn/wjw/flfg/200804/f57c418589ad4c9395174788cda08768.shtml.

［6］　中华人民共和国国务院令.医疗机构管理条例（中华人民共和国国务院令第 149 号）［EB/OL］.（2023-03-21）［2024-01-01］.http：//www.nhc.gov.cn/fzs/s3576/202303/368c667ee1244ac4844a8a787185b8c6.shtml.

［7］　中华人民共和国国务院.医疗废物管理条例（中华人民共和国国务院令第 380 号）［EB/OL］.（2003-06-16）［2024-01-01］.https：//www.gov.cn/gongbao/content/2003/content_62236.html.

［8］　中华人民共和国国务院.麻醉药品和精神药品管理条例（中华人民共和国国务院令第 442 号）［EB/OL］.（2016-02-06）［2024-01-01］.https：//www.gov.cn/gongbao/content/2016/content_5139413.html.

［9］　中华人民共和国国务院.易制毒化学品管理条例（中华人民共和国国务院令第 445 号）［EB/OL］.（2005-08-26）［2024-01-01］.https：//www.gov.cn/gongbao/content/2005/content_91170.html.

［10］　国务院办公厅.国务院办公厅关于加强三级公立医院绩效考核工作的意见（国办发［2019］4 号）［EB/OL］.（2009-01-30）［2024-01-01］.https：//www.gov.cn/zhengce/content/2019-01/30/content_5362266.html.

［11］　卫生部.卫生技术人员职务试行条例（职改字［1986］第 20 号）［EB/OL］.（1986-03-15）［2024-01-01］.http：//wjw.liaocheng.gov.cn/channel_l_swsjkwzxk_wsjkflzc_zcjd7129/doc_6449554286c922f698a32302.html.

［12］ 卫生部.医疗卫生机构医疗废物管理办法（中华人民共和国卫生部令第36号）［EB/OL］.（2003-10-15）［2024-01-01］.https：//www.gov.cn/gongbao/content/2004/content_62768.html.

［13］ 卫生部.处方管理办法（中华人民共和国卫生部令第53号）［EB/OL］.（2007-02-14）［2024-01-01］.https：//www.gov.cn/ziliao/flfg/2007-03/13/content_549406.html.

［14］ 卫生部.药品类易制毒化学品管理办法（中华人民共和国卫生部令第72号）［EB/OL］.（2010-03-18）［2024-01-01］.https：//www.gov.cn/flfg/2010/04/06/content_1574278.html.

［15］ 卫生部.药品不良反应报告和监测管理办法（中华人民共和国卫生部令第81号）［EB/OL］.（2011-05-04）［2024-01-01］.https：//www.gov.cn/flfg/2011-05/24/content_1870110.html.

［16］ 卫生部.抗菌药物临床应用管理办法（中华人民共和国卫生部令第84号）［EB/OL］.（2012-04-24）［2024-01-01］.https：//www.gov.cn/flfg/2012-05/08/content_2132174.html.

［17］ 卫生部.关于印发《继续医学教育规定（试行）》的通知（卫科教发〔2000〕477号）［EB/OL］.（2000-12-27）［2024-01-01］.https：//wsjkw.sh.gov.cn/bsgcywl/20180815/0012-59062.html.

［18］ 卫生部.医院处方点评管理规范（试行）（卫医管发〔2010〕28号）［EB/OL］.（2010-02-10）［2024-01-01］.http：//www.nhc.gov.cn/wjw/ywfw/201306/094ebc83dddc47b5a4a63ebde7224615.shtml.

［19］ 卫生部,国务院纠风办,国家发展改革委,等.医疗机构药品集中采购工作规范（卫规财发〔2010〕64号）［EB/OL］.（2010-07-15）［2024-01-01］.http：//www.nhc.gov.cn/zwgk/wtwj/201304/8d3665ef7d264b8db6aee135efa85153.shtml.

［20］ 卫生部.关于印发二、三级综合医院药学部门基本标准（试行）的通知（卫医政发〔2010〕99号）［EB/OL］.（2010-12-03）［2024-01-01］.http：//www.nhc.gov.cn/yzygj/s3577/201103/ab90366a02fa4869953ad8c129f1f88d.shtml.

［21］ 卫生部,国家中医药管理局,总后勤部卫生部.医疗机构药事管理规定（卫医政发〔2011〕11号）［EB/OL］.（2011-03-30）［2024-01-01］.https：//www.gov.cn/zwgk/2011-03/30/content_1834424.html.

［22］ 国家卫生计生委,国家发展改革委,工业和信息化部,等.国家基本药物目录管理办法（国卫药政发〔2015〕52号）［EB/OL］.（2015-04-14）［2024-01-01］.http：//www.nhc.gov.cn/yaozs/s3581/201504/8147002103b741179217eced1ad77efc.shtml.

［23］ 国家卫生健康委员会办公厅,国家中医药管理局办公室,中央军委后勤保障部办公厅.医疗机构处方审核规范（国卫办医发〔2018〕14号）［EB/OL］.（2018-06-29）［2024-01-01］.https：//www.gov.cn/zhengce/zhengceku/2018-12/31/content_5435182.html.

［24］ 国家卫生健康委员会,国家中医药管理局.国家基本药物目录（2018版）（国卫

药政发〔2018〕31号）[EB/OL].（2018-09-30）[2024-01-01].https：//www.gov.cn/zhengce/zhengceku/2018-12/31/content_5435470.html.

〔25〕 国家卫生健康委办公厅.关于加强医疗机构麻醉药品和第一类精神药品管理的通知（国卫办医发〔2020〕13号）[EB/OL].（2020-09-15）[2024-01-01].http：//www.nhc.gov.cn/yzygj/s7659/202009/ee4a21c2756f440e98f78d2533d7539a.shtml.

〔26〕 国家卫生健康委,国家中医药管理局.医疗机构依法执业自查管理办法（国卫监督发〔2020〕18号）[EB/OL].（2020-09-08）[2024-01-01].https：//www.gov.cn/gongbao/content/2021/content_5581080.html.

〔27〕 国家卫生健康委.抗肿瘤药物临床应用管理办法（试行）（国卫医函〔2020〕487号）[EB/OL].（2020-12-22）[2024-01-01].http：//www.nhc.gov.cn/yzygj/s7659/202012/a7600740bed44d1db7015ca5a1be2cc0.shtml.

〔28〕 国家卫生健康委办公厅,国家医保局办公室.关于印发长期处方管理规范（试行）的通知（国卫办医发〔2021〕17号）[EB/OL].（2021-08-10）[2024-01-01].https：//www.gov.cn/zhengce/zhengceku/2021-08/13/content_5631140.html.

〔29〕 国家卫生健康委.静脉用药调配中心建设与管理指南（试行）（国卫办医函〔2021〕598号）[EB/OL].（2021-12-10）[2024-01-01].https：//www.gov.cn/zhengce/zhengceku/2021-12/21/content_5663666.html.

〔30〕 国家卫生健康委.国家卫生健康委关于印发《三级医院评审标准（2022年版）》及其实施细则的通知（国卫医政发〔2022〕31号）[EB/OL].（2022-12-06）[2024-01-01].https：//www.gov.cn/zhengce/zhengceku/2022-12/18/content_5732583.html.

〔31〕 国家卫生健康委办公厅.国家卫生健康委办公厅关于进一步加强儿童临床用药管理工作的通知（国卫办医政函〔2023〕11号）[EB/OL].（2023-01-16）[2024-01-01].https：//www.gov.cn/zhengce/zhengceku/2023-01/20/content_5738134.html.

〔32〕 国家卫生健康委医院管理研究所.《医疗机构制度管理制度》制定方法专家共识（2023年版）（国卫医研函〔2023〕166号）[EB/OL].（2023-09-08）[2024-01-01].https：//niha.org.cn/prod-api/web/normal/detail/2402.

〔33〕 国家卫生健康委办公厅.国家卫生健康委办公厅关于印发医疗机构药学门诊服务规范等5项规范的通知（国卫办医函〔2021〕520号）[EB/OL].（2021-10-09）[2024-01-01].http：//www.nhc.gov.cn/yzygj/s7659/202110/f76fc77acd87458f950c86d7bc468f22.shtml.

〔34〕 卫生部,国家中医药管理局.医院中药房基本标准的通知（国中医药发〔2009〕4号）[EB/OL].（2009-03-16）[2024-01-01].http：//www.natcm.gov.cn/yizhengsi/gongzuodongtai/2018-03-25/6575.html.

〔35〕 国家中医药管理局.国家中医药管理局办公室关于印发三级中医医院、三级中西医结合医院、三级民族医医院评审标准有关文件的通知（国中医药办医政发〔2017〕26号）[EB/OL].（2017-09-18）[2024-01-01].http：//www.natcm.gov.cn/yizhengsi/zhengcewenjian/2018-03-24/3151.html.

［36］ 国家药品监督管理局.药品召回管理办法(国家药品监督管理局令〔2022〕第 92 号)［EB/OL］.(2022-10-24)［2024-01-01］.https：//www.gov.cn/zhengce/zhengceku/2022-10/28/content_5722317.html.

［37］ 国家食品药品监督管理总局,国家卫生计生委.关于加强含可待因复方口服液体制剂管理的通知(食药监药化监〔2015〕46 号)［EB/OL］.(2015-05-05)［2024-01-01］.https：//www.ccfdie.org/cn/yjxx/yphzp/webinfo/2015/05/1481297436749967.html.

［38］ 国家药监局,公安部,国家卫生健康委.国家药监局 公安部 国家卫生健康委关于将含羟考酮复方制剂等品种列入精神药品管理的公告(2019 年 第 63 号)［EB/OL］.(2019-07-11)［2024-01-01］.https：//www.gov.cn/xinwen/2019-08/07/content_5419527.html.

［39］ 中国医药教育协会高警示药品管理专业委员会,中国药学会医院药学专业委员会,中国药理学会药源性疾病学专业委员会.中国高警示药品临床使用与管理专家共识［J］.药物不良反应杂志,2017,19(6)：409-413.

［40］ 合理用药国际网络(JNRUD)中国中心组临床安全用药组,中国药理学会药源性疾病学专业委员会,中国药学会医院药学专业委员会,等.中国用药错误专家管理共识［J］.药物不良反应杂志,2014,16(6)：321-326.

［41］ 美国医疗机构评审国际联合委员会.美国医疗机构评审国际联合委员会医院评审标准［M］.6 版.北京：中国协和医科大学出版社,2017.

ICS 11.020
C 07

团 体 标 准

T/CHAS 20-4-2—2022

医疗机构药事管理与药学服务

第 4-2 部分：药事管理　药品质量管理及控制

Pharmacy administration and pharmacy practice in healthcare institutions——

Part 4-2：Pharmacy administration—Drug quality management and control

2022-11-26 发布　　　　　　　　2022-12-01 实施

中国医院协会　发　布

目　次

前　言

《医疗机构药事管理与药学服务》分为以下部分：
-- 第 1 部分　总则
-- 第 2 部分　临床药学服务
-- 第 3 部分　药学保障服务
-- 第 4 部分　药事管理

《医疗机构药事管理与药学服务　第 4 部分：药事管理》包括以下部分：
-- 第 4-1 部分：药事管理　组织与制度管理
-- 第 4-2 部分：药事管理　药品质量管理及控制
-- 第 4-3 部分：药事管理　应急药事管理
-- 第 4-4 部分：药事管理　药房自动化与信息技术
-- 第 4-5 部分：药事管理　用药安全文化建设
-- 第 4-6 部分：药事管理　医院药学研究
-- 第 4-7 部分：药事管理　教育与教学
-- 第 4-8-1 部分：药事管理　药学培训管理　临床药师培训
-- 第 4-8-2 部分：药事管理　药学培训管理　临床药师师资培训
-- 第 4-9 部分：药事管理　处方点评
-- 第 4-10 部分：药事管理　药品使用监测与评价
-- 第 4-11-1 部分：药事管理　药品不良事件管理　药品不良反应管理
-- 第 4-11-2 部分：药事管理　药品不良事件管理　用药错误管理
-- 第 4-11-3 部分：药事管理　药品不良事件管理　药品质量问题处置
-- 第 4-12-1 部分：药事管理　药品临床应用管理　特殊管理药品
-- 第 4-12-2 部分：药事管理　药品临床应用管理　抗菌药物
-- 第 4-12-3 部分：药事管理　药品临床应用管理　抗肿瘤药物

本标准是第 4-2 部分：药事管理　药品质量管理及控制。

本标准按照 GB/T 1.1—2020 《标准化工作导则　第 1 部分：标准化文件的结构和起草规则》的规定起草。

本标准由中国医院协会提出并归口。

本标准起草单位：中国医院协会药事专业委员会,中南大学湘雅医院,首都医科大学附属北京积水潭医院,福建医科大学附属第一医院,中日友好医院,中国医院协会医院标准化专业委员会,中国人民解放军总医院。

本标准主要起草人：甄健存,龚志成,刘韶,黄品芳,陆进,胡琴,刘丽华,冯丹,刘月辉。

医疗机构药事管理与药学服务
第4-2部分：药事管理 药品质量管理及控制

1 范围

本标准规范了医疗机构药品质量管理及控制的组织与制度建设、质量监管、风险控制、药品质量问题处理和持续改进各要素。

本标准适用于各级各类医疗机构开展药品质量管理及控制工作。

2 规范性引用文件

下列文件中的内容通过文中的规范性引用而构成本文件必不可少的条款。其中，注日期的引用文件，仅该日期对应的版本适用于本文件；不注日期的引用文件，其最新版本（包括所有的修改单）适用于本文件。

T/CHAS 10-3-2—2019 中国医院质量安全管理 第3-2部分：医疗保障 药品保障

T/CHAS 10-4-5—2019 中国医院质量安全管理 第4-5部分：医疗管理 用药安全管理

T/CHAS 10-2-34—2020 中国医院质量安全管理 第2-34部分：患者服务 输液安全

T/CHAS 10-4-6 2018 中国医院质量安全管理 第4-6部分：医疗管理 医疗安全（不良）事件管理

3 术语和定义

T/CHAS 20-1-3—2023界定的术语和定义适用于本文件。

3.1

药品质量 drug quality
反映药品符合法定质量标准和预期效用的特征之总和。即药品应具备的有效性、安全性、稳定性、均一性。
［来源：T/CHAS 20-1-3—2023，5.8］

3.2

药品质量管理及控制 drug quality management and control
医疗机构对机构内供应和使用的符合药品质量标准的药品（包括但不限于市售药

品、医疗机构制剂、自备药品）的准入、仓储转运、调剂、使用与评价等全过程的管理和控制。

［来源：T/CHAS 20-1-3—2023，5.9］

3.3

药品质量问题 drug quality issues

药品在生产、流通、配置、使用环节出现质量问题而导致药品的有效性、安全性、稳定性、均一性等不符合质量标准。主要问题包括药品装量差异、标识错误、内外包装破损或污染、药品变质、其他药品混入等。

［来源：T/CHAS 20-1-3—2023，5.10］

4　关键要素

药品质量管理及控制关键要素见图1。

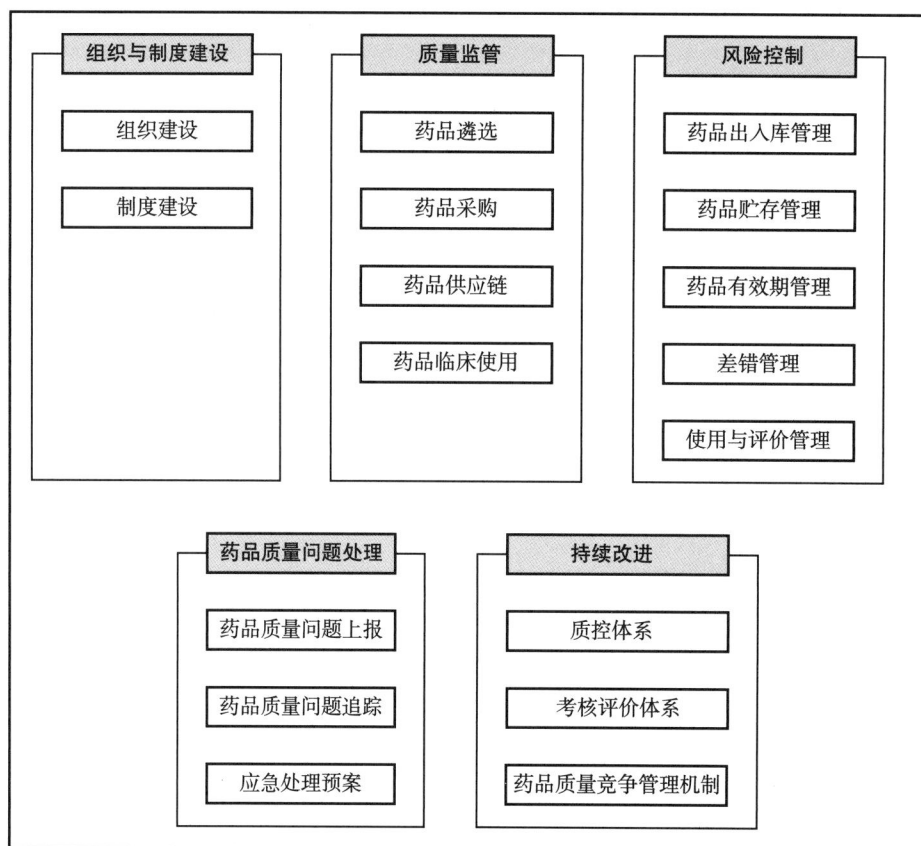

图1　药品质量管理及控制关键要素

5 要素规范

5.1 组织与制度建设

5.1.1 组织建设

5.1.1.1 医疗机构应建设完善药品质量管理及控制组织体系,全面负责本机构的药品质量管理及控制工作。按照《医疗机构药事管理规定》要求,设立药事管理与药物治疗学委员会(组),下设院级药品质量管理组织;药学部门应建立药品质量管理小组,指定药品质量监督人员。

5.1.1.2 药品质量管理小组由药学部门主任、药学各部门负责人、药品采购负责人、质控员等组成。药品质量监督人员应按照国家有关规定取得相应的药学专业技术职务任职资格。

5.1.1.3 药品质量管理组织工作职责应包括:

a) 定期召开药品质量管理会议,对全院在用药品质量情况进行分析、总结,为药品遴选提供建议;

b) 协助开展医疗机构药品质量管理方面知识和基本技能的教育或培训;

c) 定期对药学各部门开展药品质量监督检查;

d) 定期对本机构各临床科室备用药品、抢救车药品、自备药品的保管和质量情况进行监督检查;

e) 定期对本机构特殊药品的使用与管理开展专项检查;

f) 负责本机构内药品质量的查询、药品质量事故或药品质量投诉的调查、处理及报告;

g) 发生重大药品质量事件时向本机构负责人及药品监督管理部门、卫生健康主管部门等相关上级部门报告。

5.1.1.4 药品质量管理小组及药品质量监督人员职责应包括:

a) 定期(每季度)对药品质量情况进行检查。严格控制药品在有效期内使用,并观察药品内外包装是否完好,药品外观是否有变色、受潮、沉淀、碎片、发霉、变质、虫咬等现象,抽检量不得低于本部门所有品种的1%,抽检结果填"药品质量抽检记录"逐级上报至药检部门。

b) 及时发现影响药品质量的内外因素,及时报告部门负责人并采取措施。

c) 密切关注国内外药品质量相关的药物警戒和药品安全信息。

5.1.1.5 药品质量管理组织和药品质量管理小组应利用质量管理工具,对药品质量进行系统追踪,开展药品质量控制与评价,及时发现药品质量安全隐患,防范质量风险。

5.1.2 制度建设

医疗机构应在遵循药事管理法律法规和行业政策的前提下,制定适合本机构的药品质量管理及控制制度,制度内容应包括但不限于医疗机构制剂质量管理制度、自备药品管理制度、药品物流配送制度、重大药品质量事件报告与处理制度、药品召回制度、药品质量持续改进制度和药品质量随访制度。药品遴选制度、药品采购制度、药品保管制度应将药品质量特性纳入相关工作指导原则。

5.2　质量监管

5.2.1　药品遴选

5.2.1.1　药品遴选工作应由药事管理与药物治疗学委员会（组）负责。

5.2.1.2　医疗机构应按照国家及当地卫生健康主管部门的有关规定、结合临床需求制定药品遴选制度,包括药品遴选原则、遴选范围和遴选流程。

5.2.1.3　医疗机构应根据《国家基本药物目录》《处方管理办法》《国家处方集》等制定本机构《药品处方集》和《基本用药供应目录》,建立动态药品评价和遴选机制,在药品遴选时以药品质量特性为原则,包括有效性、安全性、稳定性、均一性、适宜性和经济性等。

5.2.1.4　医疗机构药品质量管理组织应掌握药品质量动态、药品市场信息及循证药学依据,在全面评价药品质量和临床应用情况后,宜向药事管理与药物治疗学委员会（组）建议淘汰质量不合格、临床疗效不确切或不良反应严重的药品。

5.2.2　药品采购

5.2.2.1　医疗机构应根据国家相关规定,坚持公开、公平、公正的原则,建立药品采购制度,对国家基本药物、国家医保谈判药品、国家组织药品集中采购中选药品分别制定相应的采购制度和流程。

5.2.2.2　医疗机构应规范未纳入本机构药品目录药品的采购,制定审批及采购的相关管理制度和流程,还应明确用于危重患者救治和其他特殊患者治疗药品的应急采购流程。

5.2.2.3　医疗机构应建立相对稳定的药品供货渠道,向依法取得资质证书、信誉好、具备药品供应保障能力及无违法违规记录的药品生产经营企业采购药品,并建立资料档案。对新增药品供应企业,在签订购销合同前,应查验药品供应企业的资质证明材料,材料包括但不限于:加盖企业印章的《药品生产许可证》或《药品经营许可证》《营业执照》;所销售药品相关批准证明文件（包括药品注册证书等）;核实销售人员持有的授权书原件和身份证原件等。

5.2.2.4　医疗机构应建立药品配送企业的质量审计制度,定期追踪配送企业质量管理情况,包括但不限于函调、现场调研等,与药品供应商定期签订质量保证协议、廉洁协议。

5.2.2.5　医疗机构应建立应对药品短缺的处理机制和管理流程。

5.2.3　药品供应链

5.2.3.1　医疗机构应建立药品物流配送制度,依托一定的物流设备、技术和物流管理信息系统,有效整合营销渠道上下游资源,通过优化药品供销配运环节中的验收、存储、分拣、配送等作业过程,减少药品分拣差错、减少库存周转、提高配送效率、保障药品质量。

5.2.3.2　医疗机构应对自制制剂建立制剂质量管理制度,依法取得《医疗机构制剂许可证》和制剂生产批准文号,应有保证制剂生产和制剂质量的设施、设备、检验仪器和卫生环境。

5.2.3.3　医疗机构发现假药、劣药或存在用药安全隐患的药品,应立即停止使用、就地封存并妥善保管,通知临床科室采取相应措施,及时向所在地药品监督管理部门报告。

5.2.3.4 医疗机构应明确药品召回流程、标识、存放和处置方式。当发现或高度怀疑药品质量问题可能影响医疗安全与质量时,立即启动药品召回流程,并按规定处置,不得再次使用。

5.2.4 药品临床使用

5.2.4.1 医疗机构医务人员在临床诊疗过程中使用药品应落实和执行药品质量管理各个风险环节的规章制度。

5.2.4.2 医疗机构应加强药品临床使用全过程的质量管理。医务人员在用药前应检查药品外观和性状,发现假药、劣药、药品变质应立即停止使用并就地封存,上报给院内药品质量管理组织和上级监督管理部门。在药品配制时应选择正确的溶媒类型、溶媒量、配伍药物、输注速度和输液器材质,及时发现影响药品质量的因素,保证临床使用过程中的药品质量。用药后应观察患者的用药反应,及时发现药品质量相关的不良事件,对药品溯源并上报药品不良反应监测管理系统。

5.2.4.3 医疗机构应组织医务人员开展药品质量管理相关培训,树立正确的药品质量管理意识。宜开展临床药学服务、加强用药监护,及时发现药品质量问题,保障患者用药的安全性和有效性。

5.3 风险控制

5.3.1 药品出入库管理

5.3.1.1 药品入库验收

a) 应建立并执行药品入库验收制度,验明药品合格证明和其他标识,不符合规定的,不得入库和使用。验收内容应包括但不限于:对药品名称、剂型、规格、生产厂家、批准文号、生产批号、有效期、数量和供货单位进行核验,对药品外观、包装和质量进行检查。

b) 应对验收合格药品、不合格药品、待验收药品(含待确定质量药品),分别实施色标管理,分区存放。

c) 须冷藏、冷冻等对贮存温度有要求的药品到货时,应对其转运过程的温度、时间等进行重点检查并记录,不符合贮存温度要求的应拒绝验收入库。

5.3.1.2 药品核查出库

a) 药库应按照药房或临床科室等用药部门的领药计划制订药品出库计划,并按照"先进先出,近效期先出,按批号发药"的原则出库。

b) 药品出库时,应按照出库计划清点实物,核准出库药品数量。如发现药品质量存在问题,不得出库,应做好记录、查明原因,并及时与用药部门和供货企业沟通。

c) 应采取措施保证药品出库转运途中的储存条件符合其说明书规定的要求。

5.3.1.3 药品退库

a) 及时发现药品破损、过期、变质或其他质量问题,无法继续使用的药品应放置在不合格药品区,待区分责任后,按药品报损处理或退回供货企业。

b) 召回药品应放置在不合格药品区,本机构停用药品应放置在退货药品区,待退回供货企业。

c) 因用量少,无法在有效期内使用完而退库的药品,应暂时放置在待确定质量药品区;待检查药品质量和有效期后,如可以继续使用的应尽快调配使用,否则退回供货企业。

5.3.1.4　特殊药品应按照《麻醉药品和精神药品管理条例》《医疗用毒性药品管理办法》《放射性药品管理办法》和《药品类易制毒化学品管理办法》等相关规定进行出入库管理。

5.3.1.5　宜建设完善药品信息化管理系统,对本机构内药品流向进行精准动态管理。

5.3.2　药品贮存管理

5.3.2.1　应按药品说明书规定的温度、湿度储存药品。说明书没有注明具体贮存温度的药品,应按照《中华人民共和国药典》[贮藏]项下的规定进行存放。

5.3.2.2　应采取必要的控温、防潮、避光、通风、防火、防虫、防鼠、防污染等措施,保证药品贮存的适宜环境,并建有应急预案应对药品储存环境条件异常情况的发生。

5.3.2.3　应根据药品贮存和保管要求,设立相应的常温库、冷藏库(或冰箱)、阴凉库、麻精药品库(柜)、危险品库等。

5.3.2.4　应建立医疗机构内冷链药品管理系统,制定相关制度和流程,有条件的医疗机构宜配备信息化的温控系统。

5.3.2.5　应配备药品养护人员,定期对库存条件进行检查、记录和养护。

5.3.3　药品有效期管理

5.3.3.1　医疗机构应定期检查药品有效期。有效期≤6个月的在库药品应做好分析,采取近效期预警标识、近效期先出等措施,防止药品过期。

5.3.3.2　一般情况下药品有效期≤6个月时应拒绝入库,特殊情况下采购人员应写明原因,必要时报科室负责人,方可限量购进,加强养护管理。

5.3.3.3　宜根据医疗机构、临床科室使用情况,制定近效期药品退库时限,建立风险防范措施,对药品的有效期严格管理,确保用药安全。

5.3.3.4　过期药品应按规定报损,按药物性废物处理。特殊管理的药品报损应按照《麻醉药品和精神药品管理条例》《医疗用毒性药品管理办法》和《放射性药品管理办法》的规定处理。

5.3.3.5　若因管理不善导致药品超过有效期,应由药品质量管理监督员报告药学部门负责人作报损处理后,予以销毁,并追究相关人员责任。

5.3.3.6　医疗机构宜配置药库管理子系统,通过信息化实现药品有效期管理。

5.3.4　差错管理

5.3.4.1　应建立药品供应差错管理制度,实行全员上报,开展差错事件分析、总结与分享,减少类似差错再次发生。

5.3.4.2　应建立读音相似、外观相似及一品多规等易混淆药品管理制度,归纳总结相似药品目录,通过张贴相似药品标识进行提示和区分,避免用药差错。

5.3.4.3 建立高警示药品管理制度,制订本机构高警示药品目录,明确高警示药品管理要求,分区贮存,并张贴高警示药品标识。

5.3.4.4 新引进的药品正式使用之前,药学部门应发布新药安全警讯,告知新药的有关注意事项、禁忌证、用法用量等。

5.3.5 使用与评价管理

5.3.5.1 使用药品时应按照药品说明书中的【注意事项】,在溶媒选择、稀释和溶解过程、输注时间、输注环境控制等环节,采取必要的措施保证药品在使用过程中的稳定性和均一性。

5.3.5.2 使用药品后应密切观察有无与药品质量相关的药品不良事件,并按照有关规定如实、及时上报。

5.3.5.3 有条件的医疗机构宜组织相关人员基于循证医学、药物经济学和医学伦理学等开展药品有效性、安全性、经济性等评价,促进医疗机构内药品品种结构优化。

5.4 药品质量问题处理

5.4.1 药品质量问题上报

5.4.1.1 药品质量问题处理的基本原则:及时发现、及时报告、及时处理,保证用药安全。

5.4.1.2 临床医务人员在药品使用过程中发现质量问题时,应就地封存,及时报告药学部门。因病区保管不当或使用不当造成的药品质量问题,可不予退换。

5.4.2 药品质量问题追踪

5.4.2.1 应建立覆盖药品采购、贮存、使用的全过程追溯体系,开展数据采集和校验,按规定提供药品追溯信息。

5.4.2.2 对因药品质量问题或其他因素导致的严重、新发和群体药品不良事件应进行实时追踪和讨论,并事后分析、总结,制订相应防范措施,组织培训。

5.4.3 应急处理预案

5.4.3.1 医疗机构应制订药品质量相关安全问题应急预案、抢救流程并定期演练。发现药品质量问题时,应立即停用问题药品,启动药品召回流程,将问题药品全部退库封存,同时立即采取应急措施,查找问题原因并记录和通报。

5.4.3.2 因药品质量引起的群体事件,应立即停用可疑药品,并将可疑药品统一退回药库封存,同时启动应急预案。

5.5 持续改进

5.5.1 质控体系

5.5.1.1 应建立全员参与、专人负责、覆盖临床诊疗服务全过程的药品质量管理及控制的体系和制度。

5.5.1.2 应严格按照卫生健康主管部门和质控组织的有关要求,积极配合质控组织开展工作,及时、准确地报送本机构药品质量安全相关数据信息,促进药品质量持续改进。

5.5.2 考核评价体系

5.5.2.1 应定期开展药品管理相关法律法规与制度、药品质量管理与控制方法及操作规范的培训和考核。

5.5.2.2 应运用质量管理工具开展药品质量管理与自我评价,及时收集相关信息,形成本机构的药品质量数据。

5.5.3 药品质量竞争管理机制

应基于药品退出、替代和引进等环节建立药品质量竞争管理机制,控制药品质量。

参 考 文 献

［1］ 全国人民代表大会常务委员会.中华人民共和国药品管理法［EB/OL］.（2019-08-26）［2022-01-01］.https://flk.npc.gov.cn/detail2.html?ZmY4MDgwODE2ZjNjYmIzYzAxNmY0NjI0MmQ2MTI3ZWQ%3D=.

［2］ 卫生部,国务院纠风办,国家发展改革委,等.医疗机构药品集中采购工作规范（卫规财发〔2010〕64号）［EB/OL］.（2010-07-15）［2022-01-01］.http://www.nhc.gov.cn/zwgk/wtwj/201304/8d3665ef7d264b8db6aee135efa85153.shtml.

［3］ 国家食品药品监督管理局.医疗机构药品监督管理办法（试行）（国食药监安〔2011〕442号）［EB/OL］.（2011-10-17）［2022-01-01］.https://www.gov.cn/gzdt//2011-10/17/content_1971653.html.

［4］ 国家食品药品监督管理局.药品流通监督管理办法（国家食品药品监督管理局令第26号）［EB/OL］.（2007-01-31）［2022-01-01］.https://www.gov.cn/gongbao/content/2008/content_934082.html.

［5］ 国家食品药品监督管理总局.药品经营质量管理规范（国家食品药品监督管理总局令第13号）［EB/OL］.（2010-04-20）［2022-01-01］.https://www.cnca.gov.cn/hlwfw/ywzl/fwrz/zcfg/art/2015/art_2f6cf951eaf04c9bbdfd758c00512a0a.html.

［6］ 卫生部,国家中医药管理局,总后勤部卫生部.医疗机构药事管理规定（卫医政发〔2011〕11号）［EB/OL］.（2011-03-30）［2022-01-01］.https://www.gov.cn/zwgk/2011-03/30/content_1834424.html.

［7］ 国家药品监督管理局.药品召回管理办法（国家药品监督管理局令〔2022〕第92号）［EB/OL］.（2022-10-24）［2022-01-01］.https://www.gov.cn/zhengce/zhengceku/2022-10/28/content_5722317.html.

［8］ 中华人民共和国国家卫生和计划生育委员会.医疗质量管理办法（中华人民共和国国家卫生和计划生育委员会〔2016〕令第10号）［EB/OL］.（2016-09-25）［2022-01-01］.https://www.gov.cn/gongbao/content/2017/content_5225870.html.

［9］ 国家卫生计生委,国家发展改革委,工业和信息化部,等.关于做好国家谈判药品集中采购的通知（国卫药政发〔2016〕19号）［EB/OL］.（2016-04-25）［2022-01-01］.https://www.gov.cn/xinwen/2016-05/20/content_5075022.html.

［10］ 国家卫生健康委办公厅.关于印发药事管理和护理专业医疗质量控制指标（2020年版）的通知（国卫办医函〔2020〕654号）［EB/OL］.（2020-08-04）［2022-01-01］.https://www.gov.cn/zhengce/zhengceku/2020-08/05/content_5532636.html.

ICS 11.020

C 07

团 体 标 准

T/CHAS 20-4-3—2023

医疗机构药事管理与药学服务

第 4-3 部分：药事管理　应急药事管理

Pharmacy administration and pharmacy practice in healthcare institutions——

Part 4-3：Pharmacy administration—Pharmacy administration in emergencies

2023-05-27 发布

2023-07-01 实施

中国医院协会　发　布

目　次

前　言

《医疗机构药事管理与药学服务》分为以下部分：

-- 第 1 部分　总则

-- 第 2 部分　临床药学服务

-- 第 3 部分　药学保障服务

-- 第 4 部分　药事管理

《医疗机构药事管理与药学服务　第 4 部分：药事管理》包括以下部分：

-- 第 4-1 部分：药事管理　组织与制度管理

-- 第 4-2 部分：药事管理　药品质量管理及控制

-- 第 4-3 部分：药事管理　应急药事管理

-- 第 4-4 部分：药事管理　药房自动化与信息技术

-- 第 4-5 部分：药事管理　用药安全文化建设

-- 第 4-6 部分：药事管理　医院药学研究

-- 第 4-7 部分：药事管理　教育与教学

-- 第 4-8-1 部分：药事管理　药学培训管理　临床药师培训

--第 4-8-2 部分：药事管理　药学培训管理　临床药师师资培训

-- 第 4-9 部分：药事管理　处方点评

-- 第 4-10 部分：药事管理　药品使用监测与评价

-- 第 4-11-1 部分：药事管理　药品不良事件管理　药品不良反应管理

-- 第 4-11-2 部分：药事管理　药品不良事件管理　用药错误管理

-- 第 4-11-3 部分：药事管理　药品不良事件管理　药品质量问题处置

-- 第 4-12-1 部分：药事管理　药品临床应用管理　特殊管理药品

-- 第 4-12-2 部分：药事管理　药品临床应用管理　抗菌药品

-- 第 4-12-3 部分：药事管理　药品临床应用管理　抗肿瘤药物

本标准是第 4-3 部分：药事管理　应急药事管理。

本标准按照 GB/T 1.1—2020 《标准化工作导则　第 1 部分：标准化文件的结构和起草规则》的规定起草。

本标准由中国医院协会提出并归口。

本标准起草单位：中国医院协会药事专业委员会，首都医科大学附属北京积水潭医院，中国医学科学院北京协和医院，苏州大学附属第一医院，复旦大学附属华山医院，海军军医大学第一附属医院 / 上海长海医院，北京大学第三医院，首都医科大学附属北京地坛医院。

本标准主要起草人：甄健存，张威，梅丹，缪丽燕，钟明康，高申，赵荣生，战寒秋，饶晶晶。

医疗机构药事管理与药学服务
第 4-3 部分:药事管理　应急药事管理

1　范围

本标准规范了医疗机构应急药事管理工作的应急机制、应急保障、应急服务各要素。

本标准适用于二级及以上医疗机构,其他医疗机构参照执行。

2　规范性引用文件

本文件没有规范性引用文件。

3　术语与定义

T/CHAS 20-1-3—2023 界定的以及下列术语和定义适用于本文件。

3.1

应急药事管理　pharmacy administration in emergencies
医疗机构为有效预防、控制和处理突发事件而实施的药品保障、储备、使用和善后处理以及为突发事件涉及的患者提供药学服务等系列行为措施。

［来源:T/CHAS 20-1-3—2023,5.11］

3.2

突发事件　emergency events
突然发生,造成或者可能造成严重社会危害,需要采取应急处置措施予以应对的自然灾害、事故灾难、公共卫生事件和社会安全事件。

3.3

突发公共卫生事件　public health emergency events
突然发生,造成或者可能造成社会公众健康严重损害的重大传染病疫情、群体性不明原因疾病、重大食物和职业中毒以及其他严重影响公众健康的事件。

3.4

捐赠药品 donated medicines

国内外自然人、法人和其他组织自愿无偿向医疗机构提供的用于疾病诊断、预防、治疗与保健等相关的药品。

［来源：T/CHAS 20-1-3—2023，5.12］

3.5

同情用药 compassionate use

对于严重或危及生命疾病的患者，在不能通过现有药品或入选临床试验来得到有效治疗时，可以申请在临床试验之外使用未经上市许可的试验用药物，又称"扩大使用"，实际上是一种"拓展性临床试验"。

［来源：T/CHAS 20-1-3—2023，5.13］

4 关键要素

应急药事管理关键要素见图 1。

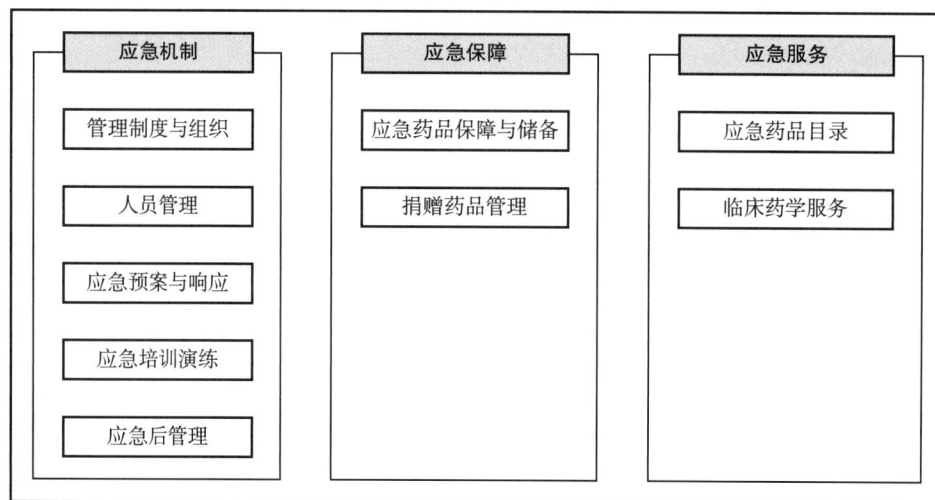

图 1 应急药事管理关键要素

5 要素规范

5.1 应急机制

5.1.1 管理制度与组织

5.1.1.1 医疗机构应在遵循突发事件及药事管理法律法规和行业政策的前提下，制定适合本机构的应急药事管理制度。

5.1.1.2　医疗机构药事管理与药物治疗学委员会（组）应建立应急药事管理组织,包括但不限于应急管理领导组、工作组（药品保障组、药学服务组）,明确各组职责。

　　a）应急管理领导组由药学部门和医务部门等负责人组成,药学部主任任组长。负责组织制定和修订应急规章制度、应急预案和工作流程,指导应急工作组的工作实施;组织、监督、考核应急相关培训和应急预案演练;进行药学人员管理和调配及物资保障;审核突发事件相关用药目录、治疗及预防用药方案、药物安全性监测方案;

　　b）药品保障组由药学部门分管药品采购和供应的负责人和相关药师组成,宜包括药库、调剂、制剂室和静脉药物配置中心等部门人员。负责应急药品采购计划制订,药品采购、验收、保管、发放及质量管理;短缺药品预警信号发放及上报;捐赠药品管理;药品调剂及质量管理;临床用药需求收集及短缺药品信息反馈;必要时设立特殊药房或开展线上药学服务;

　　c）药学服务组由药学部门分管临床药学的负责人和临床药师组成,医疗机构可根据自身情况纳入科研药师或信息药师。负责收集与整理突发事件相关诊疗方案和药品信息;制订突发事件药品目录、相关疾病防治用药方案、药物安全性监测方案;开展药学监护;进行药品不良反应监测、收集、上报及反馈;进行人文关怀、科普宣教、信息资讯发布;参与临床试验研究和开展突发事件相关科研。

5.1.2　人员管理

5.1.2.1　应建立应急药学人员管理和调配机制,根据突发事件类型、级别、国家及本机构整体应对原则,结合药事工作经验及突发事件事态变化,进行药学人员管理和调配统筹、调度,并制订突发事件时期的绩效考核方案。

5.1.2.2　应制订应急药事响应人员联络表,内容包括但不限于:各应急组组长、各岗位主要负责人名单、主要职责及联系方式,应急人员应相对固定,并定期对联络表进行更新。

5.1.2.3　发生突发事件时应及时动员本机构人员参与一线工作,做好物资保障,关注人员心理健康及情绪管理,必要时评估心理状况,对有需要的人员进行心理疏导。

5.1.3　应急预案与响应

5.1.3.1　应针对多发易发的突发事件类型、级别和主要风险,依据法律法规和规章制度,结合具体应急工作的职责与任务,制订应对突发事件的应急预案,包括整体预案、各部门预案及专项预案等。

5.1.3.2　应急预案的种类和内容须结合实际情况不断补充、完善,应具有针对性、科学性、可操作性及协调性。

5.1.3.3　药品保障供应和药事管理应急预案的核心要素应包括但不限于:组织指挥机制、人员配备与职责、应急药品目录及相关药品适量储备、药品采购渠道及备用渠道、配送方式及时限要求、药品短缺处理流程、医疗队外派装载携行要求、外派任务工作流程、临时药房场所要求及工作流程、信息化支持与保密、脱网工作流程、账务管理、应急后处理等。

5.1.3.4　应建立突发事件应急药事监测与预警制度,明确发生突发事件或收到突发事件信息时的上报时限与逐级上报流程。

5.1.3.5　应急领导组应根据突发事件类型、性质及级别,按照上级部门部署启动应急响应与应急预案,进行信息报告与发布,立即开展应急药事处置工作,应急响应流程,可参考附录 A。

5.1.3.6　发生突发传染病等公共卫生事件时,应针对药学部门各工作岗位特点进行风险评估,依据国家及本机构防控的相关要求进行人员安全防护、工作设施及环境消杀,加强药学人员健康监测、预警和统计上报,及时传达防控相关工作要求。

5.1.4　应急培训演练

5.1.4.1　应制订应急药事管理培训方案及考核计划,定期对全员进行相关法律法规、应急预案、应急知识及技能等培训,并组织考核。

5.1.4.2　应针对当地多发易发的突发事件,按照预案管理要求定期组织药学部门全员开展应急演练,确保预案落地见效。

5.1.4.3　应对各应急小组负责人或核心骨干人员进行重点培训及强化演练,以便可以快速组建药学应急队伍进行相应突击训练。

5.1.4.4　应根据应急培训、演练情况及发现的问题,结合法律法规、规章制度等重要信息的变化,对应急药事管理的预案及工作流程进行评估和修订。

5.1.5　应急后管理

5.1.5.1　突发事件结束后,应按照本机构及上级部门的通报和要求,由应急领导组确定应急终止,对应急药事管理工作进行综合评估和总结,根据结果对已制订的应急药品目录、规章制度、预案及工作流程进行完善和修订,持续改进,并组织开展后续恢复及重建工作。

5.1.5.2　突发事件结束后的应急药事管理工作还应包括人员善后、药品处理及药物性废物处理。

　　a）应建立应急基本药品、医疗队自用药品、捐赠药品及疫区使用药品等应急后管理制度及处置流程,做好清算、交接、再调配、退回等工作;

　　b）应关注药品的储存环境、储存条件及有效期,对剩余药品的质量进行评估;

　　c）应建立突发事件人员奖惩及补偿机制,结合实际情况对相关人员进行奖励、惩罚或补偿;

　　d）应依据相关法律法规建立药物性废物处理流程,对于因过期、淘汰、变质或被污染而废弃的药物性废物,做好收集、运送、储存、销毁等工作,做好职业防护和人员培训,确保药物性废物妥善、规范处置。

5.2　应急保障

5.2.1　应急药品保障与储备

5.2.1.1　医疗机构使用的应急药品应由药学部门统一采购,医疗机构其他科室和医务人员不得自行采购。

5.2.1.2　应结合不同医疗机构定位制订药品应急采购机制及审批流程,发生突发事件时,对于在本机构药品目录范围内的应急药品,可按照常备药品采购流程进行采购,不在本机构药品目录范围内的应急药品,应按照应急采购机制及审批流程进行采购,必要时可简化流程,保证应急药品及时供应,所对应的药品须及时登记,以便事后进行目录整理。

5.2.1.3 药品采购人员根据拟定的应急药品目录,结合应急现场需求和反馈,以及药品库存数量等,制订应急药品采购计划,并在应急领导组的指导下做必要的补充和调整。

5.2.1.4 药品采购人员应按照采购计划进行药品采购,药品采购应符合国家及当地的药品采购相关政策。

5.2.1.5 应建立备用供应商或代储供应商目录及配送人员联系方式,建议与供应商签订《应急药品配送协议》,明确配送方式、配送时限、配送包装、货款结算方式、药品近效期退货方式、代储药品质量、数量等要求。

5.2.1.6 应建立应对应急药品短缺或延迟配送的预警及供应流程,可参考附录B,对药品库存实行动态监测和管理。

5.2.1.7 应建立与地方及中央医药储备的联动机制,如遇应急药品短缺,采购不到且无替代方案时,立即启动联动机制,求助当地医药储备主管部门,申请调拨储备药品。

5.2.1.8 应建立针对药品出现临时短缺情况的应急处理措施,保障临床正常用药,处理措施包括但不限于:限制科室权限、限制医生处方权限、限制药品处方量和增加药品特殊申请或审批等。

5.2.1.9 应严格遵守法律法规及行业标准对应急药品进行验收、保管、配送并加强质量管理。

5.2.1.10 应急药品配送至专有药房、病区或医疗队时,应有专门的配送、使用清单和汇总账目,配送至医疗队的药品还需要根据运输要求进行特殊包装,并贴有标签及标识。

5.2.1.11 发生突发事件时应建立应急特殊药品管理制度,保证特殊药品的合法、安全、合理使用,特殊药品应包括麻醉药品和第一类精神药品、医疗用毒性药品、应急用捐赠药品、应急用同情用药等。

5.2.1.12 应急常态化时应坚持疗效明确、质量稳定、使用方便、利于储存运输、经济适用的原则,对应急药品做适量储备,有条件的医院宜配备应急药品专用储存库和应急药品医疗箱,与常规药品分开管理,列明药品清单,便于实时转运与使用,并由专人负责管理,定期对应急药品进行盘点,做好账物管理、基数化管理及动态调整。

5.2.1.13 负责国家应急药品储备的医疗机构应按照《国家医药储备管理办法》落实药品储备工作。

5.2.2 捐赠药品管理

5.2.2.1 医疗机构应以法人名义接受社会捐赠药品,医疗机构职能部门和个人一律不得接受捐赠;特殊情况下,捐赠资助方要求以个人名义接受捐赠资助的,应事先报告医疗机构负责人审核同意,并由本机构财务部门统一管理使用。

5.2.2.2 医疗机构应根据法律法规制定捐赠药品管理制度,药学部门负责捐赠药品的资质验证、接收、存储、发放、台账登记、质量管理、合理用药指导、药品不良反应监测等工作。

5.2.2.3　捐赠药品的资质验证和接收应实行双人验收,严格按药品验收管理制度执行,做好登记并留存票据。

5.2.2.4　捐赠药品应单独存放,标识清晰,并由专人负责管理,按照药品的理化性质、作用用途、贮藏条件和管理要求,进行妥善储存、养护及质量管理。捐赠药品的质量标准应与常规药品标准统一,不得出现双重标准。

5.2.2.5　捐赠药品应做好相关台账登记,建立捐赠药品专用入库账目和领用登记账目,并交财务处、审计处和纪检部门(办公室),相关信息根据捐赠人的意愿向社会公示并由专人负责。

5.2.2.6　应按照法律法规相关要求使用捐赠药品,未在医院使用过的药品,临床药师应实时整理捐赠药品的适应证、用法用量、不良反应等信息,编制捐赠药品使用手册,供临床医生参考使用,对没有中文标识的境外生产的药品,在分发时应附中文标签及简要说明或说明书。

5.2.2.7　医疗机构对捐赠药品目录、药品用药指导等信息应实时更新公布。

5.2.2.8　突发事件结束后医疗机构应根据法律法规要求对剩余药品进行使用、转用或销毁。

5.3　应急服务

5.3.1　应急药品目录

5.3.1.1　应根据突发事件类型、阶段,突发事件发生季节、所在地自然环境,本医疗机构定位,以卫生行政管理部门、专业协会或学会等发布的临床诊疗技术指南所涉及的药品为基准,结合文献调研、既往经验、临床实际需求及本机构药品目录,制订有针对性的应急药品目录,并实施动态管理。

5.3.1.2　根据突发事件类型,应急药品目录可包括但不限于《地震灾害基本药品目录》《水灾基本药品目录》《火灾基本药品目录》《不明原因肺炎基本药品目录》等,具体可参考附录C。

5.3.1.3　医疗机构应根据本机构不同阶段医疗救治任务、救治患者预估人数、治疗周期及本机构药品目录确定应急药品的规格及数量。

5.3.1.4　应根据突发事件类型、事态变化、临床救治用药反馈、药品采购渠道及药品短缺等因素及时调整并修订应急药品目录。

5.3.1.5　发生突发事件时,一线医疗队队员宜根据身体情况、出征季节、用药需求携带预防用药及自身慢性病用药,《医疗队员自用药品目录》可参考附录D。

5.3.1.6　发生突发事件时,医疗机构应适当储备需要长期使用且停药可能导致较为严重不良后果的药品,为慢性病患者长期用药提供保障,《长期治疗中断后风险较大的药品目录》可参考附录E。

5.3.2　临床药学服务

5.3.2.1　临床药师应收集整理突发事件的药物治疗信息,及时跟进突发事件不断更新的诊疗方案,协助制订应急药品目录,编写应急药品处方集或使用指导手册,药品短缺时的替代药物治疗方案等。

5.3.2.2 发生突发事件时临床药师宜通过参加临床交班、查房、会诊、病例讨论等多种形式,协助医生制订安全、有效、经济的个体化给药方案,特殊情况下可利用互联网开展应急情况下远程药学服务。

5.3.2.3 临床药师对于新上市、临床用药经验少的药品,同情用药,超说明书用药等情况,应收集循证证据并开展相关研究,为临床合理用药提供决策支持,并加强药学监护,关注药品临床疗效、不良反应及相互作用等,必要时制定药物临床使用路径或规范。

5.3.2.4 临床药师应依据法律法规、相关标准、规范、临床诊疗指南等资料加强突发事件发生时的处方审核,重点关注药物适应证、相互作用、特殊人群用药、重复用药、超说明书用药等问题。

5.3.2.5 发生突发事件时临床药师宜利用信息技术和新媒体,根据互联网医院药学服务标准及时为临床及患者提供用药咨询及用药指导,发布药讯,开展公共卫生用药的管理与宣教。

附　录　A

（资料性）

应急响应流程

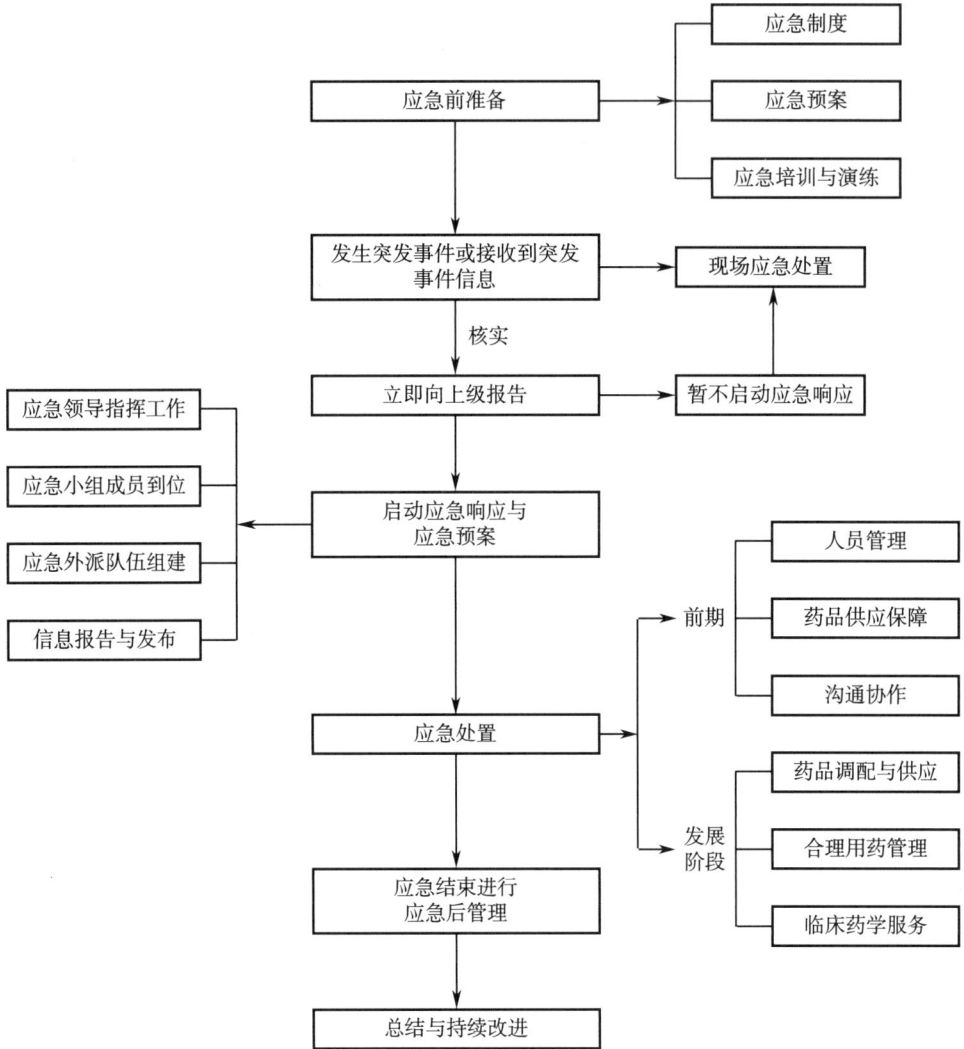

图 A.1　应急响应流程

附 录 B
（资料性）
应急药品短缺预警及供应流程

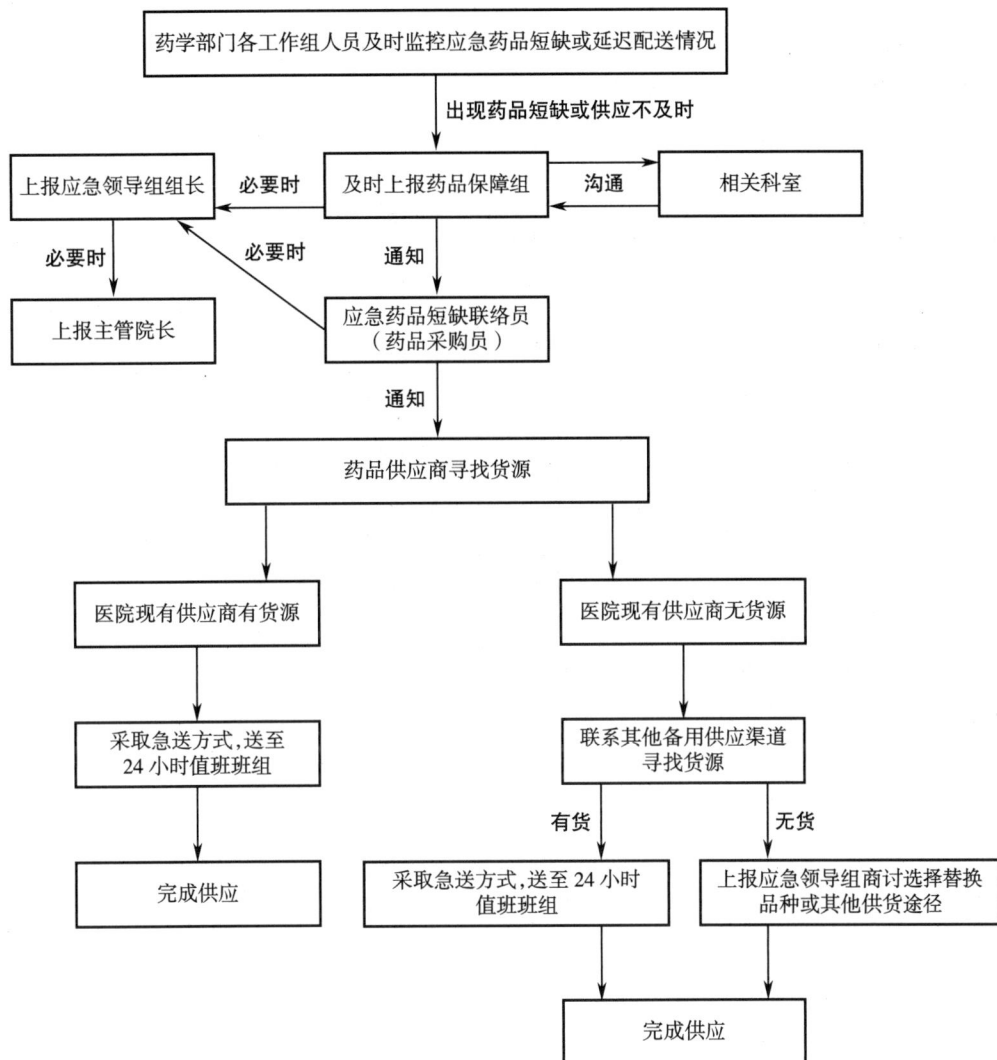

图 B.1　应急药品短缺预警及供应流程

附　录　C
（资料性）

应急药品目录及推荐药品

本附录应急药品目录及推荐药品是通过文献调研、专家评审、论证修改后制订,包括：《地震灾害基本药品目录》《水灾基本药品目录》《火灾基本药品目录》《不明原因肺炎基本药品目录》,各医疗机构可在此基础之上结合实际情况制订适合本医疗机构的应急药品目录。

表 C.1　地震灾害基本药品目录

类别	药品	剂型	规格	单位	备注 （数量／特殊要求等）
抗休克、循环系统用药	肾上腺素	注射剂	1mg：1ml	支	
	去甲肾上腺素	注射剂	2mg：1ml	支	
	异丙肾上腺素	注射剂	1mg：2ml	支	
	多巴胺	注射剂	20mg：2ml	支	
	去乙酰毛花苷	注射剂	0.4mg：2ml	支	
	硝酸甘油	注射剂	5mg：1ml	支	
	地塞米松	注射剂	5mg：1ml	支	
	甲泼尼龙琥珀酸钠	注射剂	40mg	支	
中枢兴奋药	尼可刹米	注射剂	0.375g：1.5ml	支	
镇痛、镇静及麻醉药	盐酸曲马多	注射剂	100mg：2ml	支	
	盐酸曲马多	缓释片	100mg	片	
	吗啡	注射剂	10mg：1ml	支	
	对乙酰氨基酚	片剂、胶囊	0.65g	片／粒	
	咪达唑仑	注射剂	50mg：10ml	支	
	地西泮	注射剂	10mg：2ml	支	
	利多卡因	注射剂	0.1g：5ml	支	
代血浆及电解质平衡药	羟乙基淀粉	注射剂	6% 500ml	袋	
	葡萄糖	注射剂	5% 500ml	袋	
	氯化钠	注射剂	0.9% 500ml	袋	
	氯化钾	注射剂	1g：10ml	支	
	葡萄糖酸钙	注射剂	1g：10ml	支	
	甘露醇	注射剂	20% 250ml	瓶	
	口服补液盐	散剂	14.75g	袋	

续表

类别	药品	剂型	规格	单位	备注 （数量／特殊要求等）
抗感染药	头孢呋辛钠	注射剂	0.75g	支	
	头孢曲松钠	注射剂	1g	支	
	克林霉素磷酸酯	注射剂	0.6g：4ml	支	
	头孢哌酮舒巴坦钠	注射剂	1.5g	支	
	环丙沙星	注射剂	0.1g	袋	
	甲硝唑	注射剂	0.5g	支	
	亚胺培南西司他丁	注射剂	0.5g	支	
	万古霉素	注射剂	0.5g	支	
	盐酸小檗碱	片剂	100mg	片	
生物制品	人血白蛋白	注射剂	10g	瓶	
	破伤风免疫球蛋白	注射剂	250IU	支	
抗凝、止血药	纤维蛋白原	注射剂	0.5g	支	
	凝血酶原复合物	注射剂	200IU	支	
	血凝酶	注射剂	1KU	支	
	氨甲环酸	注射剂	250mg	支	
	低分子肝素	注射剂	4 000AXaU	支	
神经系统用药	甲钴胺	注射剂	500μg	支	
	尼莫地平	注射剂	10mg：50ml	瓶	
	纳洛酮	注射剂	0.4mg	支	
其他	呋塞米	注射剂	20mg	支	
	奥美拉唑	注射剂	40mg	支	
	藿香正气水	酊剂	10ml	支	
	红霉素	眼膏剂	0.5% 2g	支	
	75%乙醇	溶液剂	75%	瓶	
	聚维酮碘	溶液剂	5% 200ml	瓶	

表 C.2　水灾基本药品目录

类别	药品	剂型	规格	单位	备注 （数量／特殊要求等）
抗休克、循环系统用药	肾上腺素	注射剂	1mg：1ml	支	
	去甲肾上腺素	注射剂	2mg：1ml	支	
	异丙肾上腺素	注射剂	1mg：2ml	支	
	多巴胺	注射剂	20mg：2ml	支	
	去乙酰毛花苷	注射剂	0.4mg：2ml	支	
	阿托品	注射剂	0.5mg：1ml	支	
	硝酸甘油	注射剂	5mg：1ml	支	
	地塞米松	注射剂	5mg：1ml	支	
中枢兴奋药	尼可刹米	注射剂	0.375g：1.5ml	支	
镇痛、镇静及麻醉药	盐酸曲马多	注射剂	100mg：2ml	支	
	盐酸曲马多	缓释片	100mg	片	
	吗啡	注射剂	10mg：1ml	支	
	对乙酰氨基酚	片剂、胶囊	0.65g	片／粒	
	咪达唑仑	注射剂	50mg：10ml	支	
	地西泮	注射剂	10mg：2ml	支	
代血浆及电解质平衡药	羟乙基淀粉	注射剂	6% 500ml	袋	
	葡萄糖	注射剂	5% 500ml	袋	
	氯化钠	注射剂	0.9% 500ml	袋	
	氯化钾	注射剂	1g：10ml	支	
	葡萄糖酸钙	注射剂	1g：10ml	支	
	甘露醇	注射剂	20% 250ml	瓶	
	口服补液盐	散剂	14.75g	袋	
抗感染药	阿莫西林	胶囊	0.25g	粒	
	头孢曲松钠	注射剂	1g	支	
	左氧氟沙星	片剂	500mg	片	
	左氧氟沙星	注射剂	500mg	袋	
	甲硝唑	注射剂	0.5g	支	
	奥司他韦	胶囊	75mg	粒	
	异烟肼	片剂	0.1g	片	
	盐酸小檗碱	片剂	100mg	片	
	吡喹酮片	片剂	0.2g	片	
	阿昔洛韦	注射剂	250mg	支	

续表

类别	药品	剂型	规格	单位	备注（数量/特殊要求等）
消化系统用药	奥美拉唑钠	注射剂	40mg	支	
	山莨菪碱	注射剂	10mg：1ml	支	
	甲氧氯普胺	注射剂	10mg：1ml	支	
	多潘立酮	片剂	10mg	片	
	蒙脱石散	散剂	3g	袋	
呼吸系统用药	氨溴索	注射剂	15mg	支	
	孟鲁司特钠	片剂	10mg	片	
	复方甘草	片剂	0.2g	片	
抗过敏药	苯海拉明	注射剂	20mg：1ml	支	
	氯雷他定	片剂	10mg	片	
其他	板蓝根颗粒	颗粒剂	5g	袋	
	藿香正气水	酊剂	10ml	支	
	氯霉素	滴眼液	0.125g：5ml	支	
	阿昔洛韦	滴眼液	8mg：8ml	支	
	莫匹罗星	软膏	5g	支	
	曲安奈德益康唑	乳膏	15g	支	

表 C.3　火灾基本药品目录

类别	药品	剂型	规格	单位	备注（数量/特殊要求等）
抗休克、循环系统用药	肾上腺素	注射剂	1mg：1ml	支	
	去甲肾上腺素	注射剂	2mg：1ml	支	
	异丙肾上腺素	注射剂	1mg：2ml	支	
	多巴胺	注射剂	20mg：2ml	支	
	去乙酰毛花苷	注射剂	0.4mg：2ml	支	
	阿托品	注射剂	0.5mg：1ml	支	
	硝酸甘油	注射剂	5mg：1ml	支	
	地塞米松	注射剂	5mg：1ml	支	
中枢兴奋药	尼可刹米	注射剂	0.375g：1.5ml	支	
镇痛、镇静及麻醉药	盐酸曲马多	注射剂	100mg：2ml	支	
	盐酸曲马多	缓释片	100mg	片	
	吗啡	注射剂	10mg：1ml	支	
	对乙酰氨基酚	片剂、胶囊	0.65g	片/粒	

类别	药品	剂型	规格	单位	备注 （数量／特殊要求等）
镇痛、镇静及麻醉药	赖氨匹林	注射剂	900mg	支	
	咪达唑仑	注射剂	50mg：10ml	支	
	地西泮	注射剂	10mg：2ml	支	
代血浆及电解质平衡药	羟乙基淀粉	注射剂	6% 500ml	袋	
	葡萄糖	注射剂	5% 500ml	袋	
	氯化钠	注射剂	0.9% 500ml	袋	
	氯化钾	注射剂	1g：10ml	支	
	葡萄糖酸钙	注射剂	1g：10ml	支	
	甘露醇	注射剂	20% 250ml	瓶	
	口服补液盐	散剂	14.75g	袋	
抗感染药	头孢呋辛钠	注射剂	0.75g	支	
	头孢曲松钠	注射剂	1g	支	
	头孢哌酮舒巴坦钠	注射剂	1.5g	支	
	环丙沙星	注射剂	0.1g	袋	
	阿米卡星	注射剂	0.2g	支	
	甲硝唑	注射剂	0.5g	支	
	亚胺培南西司他丁	注射剂	0.5g	支	
	氟康唑	注射剂	100mg	瓶	
	万古霉素	注射剂	0.5g	支	
消化系统用药	奥美拉唑钠	注射剂	40mg	支	
	乌司他丁	注射剂	10万U	瓶	
	山莨菪碱	注射剂	10mg：1ml	支	
呼吸系统用药	氨溴索	注射剂	15mg	支	
	氨茶碱	注射剂	0.25g：10ml	支	
	异丙托溴铵	溶液剂	500μg：2ml	支	
	沙丁胺醇	气雾剂	20mg/200喷	瓶	
营养支持药	脂肪乳氨基酸（17）葡萄糖（11%）	注射剂	1 440ml	袋	
外用药	磺胺嘧啶银	软膏	1%	支	
	莫匹罗星	软膏	5g	支	
	复方多黏菌素B	软膏	10g	支	
	表皮生长因子	溶液	2 000IU	支	
	聚维酮碘	溶液	5% 200ml	瓶	
	过氧化氢	溶液	3% 500ml	瓶	
	积雪苷霜	软膏	10g：0.25g	支	

表 C.4 不明原因肺炎基本药品目录

类别	药品	剂型	规格	单位	备注（数量 / 特殊要求等）
抗休克、循环系统用药	肾上腺素	注射剂	1mg：1ml	支	
	去甲肾上腺素	注射剂	2mg：1ml	支	
	多巴胺	注射剂	20mg：2ml	支	
	去乙酰毛花苷	注射剂	0.4mg：2ml	支	
	阿托品	注射剂	0.5mg：1ml	支	
	硝酸甘油	注射剂	5mg：1ml	支	
	地塞米松	注射剂	5mg：1ml	支	
	甲泼尼龙琥珀酸钠	注射剂	40mg	支	
中枢兴奋药	尼可刹米	注射剂	0.375g：1.5ml	支	
镇痛、镇静及麻醉药	盐酸曲马多	注射剂	100mg：2ml	支	
	吗啡	注射剂	10mg：1ml	支	
	对乙酰氨基酚	片剂、胶囊	0.65g	片 / 粒	
	咪达唑仑	注射剂	50mg：10ml	支	
	地西泮	注射剂	10mg：2ml	支	
电解质平衡药	葡萄糖	注射剂	5% 500ml	袋	
	氯化钠	注射剂	0.9% 500ml	袋	
	氯化钾	注射剂	1g：10ml	支	
	葡萄糖酸钙	注射剂	1g：10ml	支	
	口服补液盐	散剂	14.75g	袋	
抗感染药	奈玛特韦/利托那韦	片剂	300mg/100mg	片	
	阿兹夫定	片剂	1mg	片	
	莫诺拉韦	胶囊	200mg	粒	
	安巴韦单抗 / 罗米司韦	注射剂	1g	支	
	干扰素 α2b	注射剂	600 万 U：1ml	支	
	干扰素 α1b	注射液	10μg：1ml	支	
	阿比多尔	片剂	0.1g	片	
	奥司他韦	胶囊	75mg	粒	
	利巴韦林	注射液	0.25g：2ml	支	
	磷酸氯喹	片剂	0.25g	片	
	阿莫西林	胶囊	0.25g	粒	
	阿奇霉素	片剂	0.25g	片	

续表

类别	药品	剂型	规格	单位	备注 （数量 / 特殊要求等）
抗感染药	阿奇霉素	注射液	0.5g	支	
	左氧氟沙星	片剂	500mg	片	
	左氧氟沙星	注射剂	500mg	袋	
	莫西沙星	注射剂	400mg	瓶	
	莫西沙星	片剂	400mg	片	
	头孢哌酮舒巴坦	注射剂	1.5g	支	
	亚胺培南西司他丁	注射剂	0.5g	支	
	阿昔洛韦	注射剂	250mg	支	
呼吸系统用药	氨溴索	注射剂	15mg	支	
	氨茶碱	注射剂	0.25g：10ml	支	
	异丙托溴铵	溶液剂	500μg：2ml	支	
	沙丁胺醇	气雾剂	20mg/200 喷	瓶	
营养支持药	脂肪乳氨基酸（17） 葡萄糖（11%）	注射剂	1 440ml	袋	
中成药	藿香正气	酊剂	10ml	支	
	金花清感	颗粒	5g	袋	
	连花清瘟	胶囊、颗粒	0.35g	粒 / 袋	
	疏风解毒	胶囊	0.52g	粒	
	喜炎平	注射剂	125mg：5ml	支	
	血必净	注射剂	10ml	支	
	参附注射液	注射剂	10ml	支	
其他	托珠单抗	注射剂	400mg	支	
	巴瑞替尼	片剂	2mg	片	
	人免疫球蛋白	注射剂	2.5g：50ml	瓶	
	胸腺法新	注射剂	1.6mg	支	
	低分子肝素	注射剂	4 000AXaU	支	
	75% 乙醇	溶液剂	75%	瓶	
	聚维酮碘	溶液	5% 200ml	瓶	
	84 消毒液	溶液	500ml	瓶	

附 录 D

（资料性）

医疗队员自用药品目录

表 D.1 医疗队员自用药品目录

类别	重点药品
口服抗菌药物	左氧氟沙星、莫西沙星、头孢地尼／头孢克肟
口服解热镇痛抗炎药	对乙酰氨基酚、洛索洛芬钠
清热解毒药（夏季必备）	口炎清、板蓝根
感冒药（冬季必备）	酚麻美敏
止咳祛痰药	蜜炼川贝枇杷
抗病毒药	奥司他韦
抗过敏药	氯雷他定
糖皮质激素	地塞米松
消化系统用药	蒙脱石散、铝碳酸镁、奥美拉唑、多潘立酮
外用药（针对夏季皮炎、干眼；秋冬季湿疹等）	莫匹罗星、乙醇、溃疡油、湿疹软膏、消痛贴膏、紫色消肿膏、麝香壮骨膏、左氧氟沙星滴眼液、玻璃酸钠滴眼液、复方薄荷脑滴鼻液、开塞露、痔疮栓
心血管系统用药	比索洛尔、卡托普利、复方丹参滴丸
催眠药	唑吡坦、艾司唑仑、佐匹克隆
维生素	维生素 C、复合维生素 B
慢性病用药	依据医疗队队员自身慢性病用药需求备齐药品（如糖尿病用药、高血压用药等）
外用消毒剂	乙醇、聚维酮碘、创可贴

附　录　E

（资料性）

长期治疗中断后风险较大的药品目录

表 E.1　长期治疗中断后风险较大的药品目录

类别	重点药品	停药预期后果
抗结核药	异烟肼、利福平、乙胺丁醇	病情加重,诱导耐药
抗癫痫药	拉莫三嗪、丙戊酸钠、卡马西平	癫痫反复发作,发作时间延长
抗精神病药	奥氮平、喹硫平、利培酮、氟哌啶醇	出现急性撤药反应,再入院率增高,社会功能受损严重
抗焦虑、抗抑郁、心境稳定药	地西泮、艾司唑仑、帕罗西汀、氟西汀、度洛西汀、艾司西酞普兰、舍曲林、文拉法辛	产生停药反应,如情绪不稳、失眠等
抗帕金森药	复方卡比多巴、多巴丝肼、普拉克索	帕金森综合征急性加重
神经科其他用药	尼莫地平、溴吡斯的明	脑卒中风险增加、重症肌无力症状加重
降压药	钙通道拮抗剂、血管紧张素受体拮抗剂或转化酶抑制剂、利尿剂	血压控制不佳,可能导致心力衰竭、肾功能衰竭或主动脉夹层
抗凝、抗血小板药	华法林、利伐沙班、达比加群酯、阿司匹林、氯吡格雷	血栓事件发生
抗痛风药	秋水仙碱、别嘌醇、苯溴马隆	痛风反复发作,泌尿系统结石,肾功能不全,动脉粥样硬化
降糖药	胰岛素、二甲双胍、胰岛素促泌剂	高血糖、酮症酸中毒
甲状腺相关药物	左甲状腺素(甲状腺激素)、丙硫氧嘧啶、甲巯咪唑(抗甲状腺激素)	甲减或甲亢加重
免疫调节剂	环孢素、他克莫司、来氟米特、泼尼松、泼尼松龙、甲氨蝶呤、环磷酰胺、吗替麦考酚酯	排异反应,反跳现象,撤药反应或撤药危象
抗肿瘤药	吉非替尼、伊马替尼、他莫昔芬、来曲唑等	肿瘤的进展、复发,严重者导致死亡
肿瘤治疗辅助用药	促红素、重组人粒细胞刺激因子	血细胞计数减少、合并感染发热危险增加
平喘药	茶碱、沙丁胺醇、沙美特罗、噻托溴铵	哮喘发作,气道痉挛,呼吸困难
透析用药	腹膜透析液	电解质紊乱,肾衰

参 考 文 献

［1］ 全国人民代表大会常务委员会.中华人民共和国突发事件应对法［EB/OL］.（2007-08-30）［2023-01-01］.https：//flk.npc.gov.cn/detail2.html?MmM5MDlmZGQ2NzhiZjE3OTAxNjc4YmY2NGM1YTAzODk%3D.

［2］ 中华人民共和国民政部.救灾捐赠管理办法（中华人民共和国民政部令第35号）［EB/OL］.（2007-08-30）［2023-01-01］.https：//www.gov.cn/gongbao/content/2008/content_1005425.html.

［3］ 中华人民共和国国务院.医疗废物管理条例（中华人民共和国国务院令第380号）［EB/OL］.（2003-06-16）［2023-01-01］.https：//www.gov.cn/gongbao/content/2003/content_62236.html.

［4］ 卫生部.关于印发医疗废物分类目录的通知（卫医发〔2003〕287号）［EB/OL］.（2004-06-04）［2023-01-01］.http：//www.nhc.gov.cn/yzygj/s3573/200804/e67ad21c68ec4032a28329823bfb875f.shtml.

［5］ 全国人民代表大会常务委员会.中华人民共和国药品管理法［EB/OL］.（2019-08-26）［2023-01-01］.https：//flk.npc.gov.cn/detail2.html?ZmY4MDgwODE2ZjNjYmIzYzAxNmY0NjI0MmQ2MTI3ZWQ%3D=.

［6］ 工业和信息化部,国家反恐怖工作领导小组办公室,国家发展和改革委员会,等.国家医药储备管理办法（2021年修订）（工信部联消费〔2021〕195号）［EB/OL］.（2021-11-17）［2023-01-01］.https：//www.gov.cn/zhengce/zhengceku/2021-12/11/content_5659979.html.

［7］ 国家卫生健康委员会,国家中医药管理局.国家基本药物目录（2018版）（国卫药政发〔2018〕31号）［EB/OL］.（2018-09-30）［2023-01-01］.https：//www.gov.cn/zhengce/zhengceku/2018-12/31/content_5435470.html.

［8］ 国家医保局,人力资源社会保障部.国家医保局　人力资源社会保障部关于印发《国家基本医疗保险、工伤保险和生育保险药品目录》的通知（医保发〔2019〕46号）［EB/OL］.（2019-08-20）［2023-01-01］.https：//www.gov.cn/zhengce/zhengceku/2019-08/20/content_5456416.html.

［9］ 全国人民代表大会常务委员会.中华人民共和国公益事业捐赠法［EB/OL］.（1999-06-28）［2023-01-01］.https：//flk.npc.gov.cn/detail2.html?MmM5MDlmZGQ2NzhiZjE3OTAxNjc4YmY2MDhhNzAyMmI%3D.

［10］ 国家卫生计生委,国家中医药管理局.卫生计生单位接受公益事业捐赠管理办法（试行）（国卫财务发〔2015〕77号）［EB/OL］.（2015-10-20）［2023-01-01］.http：//www.nhc.gov.cn/caiwusi/s3573/201510/761f2a9e36f74c1e9f00849f8de61f49.shtml.

［11］ 食品药品监管总局,民政部,国家卫生计生委,等.食品药品监管总局等四部门

关于印发捐赠药品进口管理规定的通知（食药监药化管〔2016〕66号）[EB/OL].（2016-06-02）[2023-01-01]. https：//www.gov.cn/xinwen/2016-06/02/content_5079034.html.

［12］　国家食品药品监督管理局.关于加强捐赠救灾药品和医疗器械监管工作的通知（国食药监电〔2008〕20号）[EB/OL].（2008-05-14）[2023-01-01]. https：//www.gov.cn/gzdt/2008-05/14/content_973260.html.

［13］　中华人民共和国民政部.救灾捐赠管理办法（中华人民共和国民政部令第35号）[EB/OL].（2007-08-30）[2023-01-01]. https：//www.gov.cn/gongbao/content/2008/content_1005425.html.

［14］　国家卫生计生委,国家中医药管理局.卫生计生单位接受公益事业捐赠管理办法（试行）（国卫财务发〔2015〕77号）[EB/OL].（2015-10-20）[2023-01-01]. http：//www.nhc.gov.cn/caiwusi/s3573/201510/761f2a9e36f74c1e9f00849f8de61f49.shtml.

［15］　卫生部.处方管理办法（中华人民共和国卫生部令第53号）[EB/OL].（2007-02-14）[2023-01-01]. https：//www.gov.cn/ziliao/flfg/2007-03/13/content_549406.html.

［16］　中共中央　国务院.国家突发公共事件总体应急预案[M].北京：中国法制出版社,2006.

［17］　中共中央　国务院.突发公共卫生事件应急条例[M].北京：中国法制出版社,2020.

［18］　全国人民代表大会.中华人民共和国传染病防治法[M].北京：中国法制出版社,2020.

［19］　中共中央　国务院.国家突发公共卫生事件应急预案[M].北京：中国法制出版社,2020.

［20］　张晓玲.突发公共卫生事件的应对及管理[M].成都：四川大学出版社,2017.

［21］　甄健存.突发事件应急药事管理[M].北京：人民卫生出版社,2010.

［22］　龚志成,刘韶.新型冠状病毒肺炎防控药学保障指导[M].长沙：湖南科学技术出版社,2020.

［23］　U. S. Food and Drug Administration. Expanded access[EB/OL].[2023-01-01]. https：//www.fda.gov/news-events/public-health-focus/expanded-access.

［24］　World Health Organization. Major milestone for WHO-supported Ebola vaccine[EB/OL].（2019-10-18）[2023-01-01]. https：//www.who.int/news/item/18-10-2019-major-milestone-for-who-supported-ebola-vaccine.

［25］　World Health Organization. Guidelines for medicine donations revised 2010[EB/OL].（2011-10-19）[2023-01-01]. https：//www.who.int/publications/i/item/9789241501989.

ICS 11.020

C 07

团 体 标 准

T/CHAS 20-4-4—2023

医疗机构药事管理与药学服务

第 4-4 部分：药事管理　药房自动化与信息技术

Pharmacy administration and pharmacy practice in healthcare institutions——

Part4-4: Pharmacy administration—Automation and information technology

2023-05-27 发布　　　　　　　　　　2023-07-01 实施

中国医院协会　发　布

目 次

前　言

《医疗机构药事管理与药学服务》分为以下部分：

-- 第 1 部分　总则

-- 第 2 部分　临床药学服务

-- 第 3 部分　药学保障服务

-- 第 4 部分　药事管理

《医疗机构药事管理与药学服务　第 4 部分：药事管理》包括以下部分：

-- 第 4-1 部分：药事管理　组织与制度管理

-- 第 4-2 部分：药事管理　药品质量管理及控制

-- 第 4-3 部分：药事管理　应急药事管理

-- 第 4-4 部分：药事管理　药房自动化与信息技术

-- 第 4-5 部分：药事管理　用药安全文化建设

-- 第 4-6 部分：药事管理　医院药学研究

-- 第 4-7 部分：药事管理　教育与教学

-- 第 4-8-1 部分：药事管理　药学培训管理　临床药师培训

-- 第 4-8-2 部分：药事管理　药学培训管理　临床药师师资培训

-- 第 4-9 部分：药事管理　处方点评

-- 第 4-10 部分：药事管理　药品使用监测与评价

-- 第 4-11-1 部分：药事管理　药品不良事件管理　药品不良反应管理

-- 第 4-11-2 部分：药事管理　药品不良事件管理　用药错误管理

--第 4-11-3 部分：药事管理　药品不良事件管理　药品质量问题处置

-- 第 4-12-1 部分：药事管理　药品临床应用管理　特殊管理药品

-- 第 4-12-2 部分：药事管理　药品临床应用管理　抗菌药物

-- 第 4-12-3 部分：药事管理　药品临床应用管理　抗肿瘤药物

本标准是第 4-4 部分：药事管理　药房自动化与信息技术。

本标准按照 GB/T 1.1—2020《标准化工作导则　第 1 部分：标准化文件的结构和起草规则》的规定起草。

本标准由中国医院协会提出并归口。

本标准起草单位：中国医院协会药事专业委员会，苏州大学附属第一医院，首都医科大学附属北京积水潭医院，北京大学第三医院，首都医科大学宣武医院，浙江大学医学院附属第一医院，上海交通大学医学院附属新华医院，华中科技大学同济医学院附属同济医院,中国科学技术大学附属第一医院/安徽省立医院,广东省人民医院,南方医科大学顺德医院。

本标准主要起草人:甄健存,缪丽燕,程宗琦,张威,赵荣生,张兰,卢晓阳,张健,刘东,沈爱宗,赖伟华,何敬成,虞勋。

医疗机构药事管理与药学服务
第 4-4 部分：药事管理　药房自动化与信息技术

1 范围

本标准规范了医疗机构药学部门自动化、信息化技术的配置、应用和管理的基本要求，明确了医疗机构药事管理与药学服务相关的自动化硬件设备建设与智慧化信息平台建设及质量管理与持续改进各要素。

本标准适用于各级各类医疗机构药学部门自动化与信息技术的建设与管理。

2 规范性引用文件

下列文件中的内容通过文中的规范性引用而构成本文件必不可少的条款。其中，注日期的引用文件，仅该日期对应的版本适用于本文件；不注日期的引用文件，其最新版本（包括所有的修改单）适用于本文件。

GB/T 22239—2019　信息安全技术　网络安全等级保护基本要求

GB/T 31458—2015　医院安全技术防范系统要求

GD 50348　2018　安全防范工程技术标准

3 术语与定义

T/CHAS 20-1-3—2023 界定的术语和定义适用于本文件。

3.1

信息药师 information pharmacist

经过相关专业培训,掌握药学信息技术的专职人员,是具备医药学知识背景和医药信息处理的基本理论与实践技能,掌握扎实药学信息基础知识;以药学信息服务为核心,能运用现代信息技术对各类药学信息进行获取、加工、处理、开发和服务的复合型药学人才。

［来源：T/CHAS 20-1-3—2023，5.14］

3.2

医院信息系统 hospital information system（HIS）

利用计算机软硬件技术、网络通信技术、人工智能等现代化手段,对医院及其所属各部门的人流、物流、财流进行综合管理,对在医疗活动各阶段中产生的数据进行采集、存贮、处理、提取、传输、汇总分析、加工生成各种信息,从而为医院的整体运行提供全面的、自动化的管理及各种服务的信息系统。

〔来源:T/CHAS 20-1-3—2023,5.15〕

3.3

智能用药指导　patient education by artificial intelligence
通过信息技术智能匹配,将患者所用药品的用法、用量及其注意事项通过文字、图像、视频等多媒体形式告知患者或其照护者,指导患者正确使用药品。

〔来源:T/CHAS 20-1-3—2023,5.16〕

4　关键要素

药房自动化与信息技术关键要素见图1。

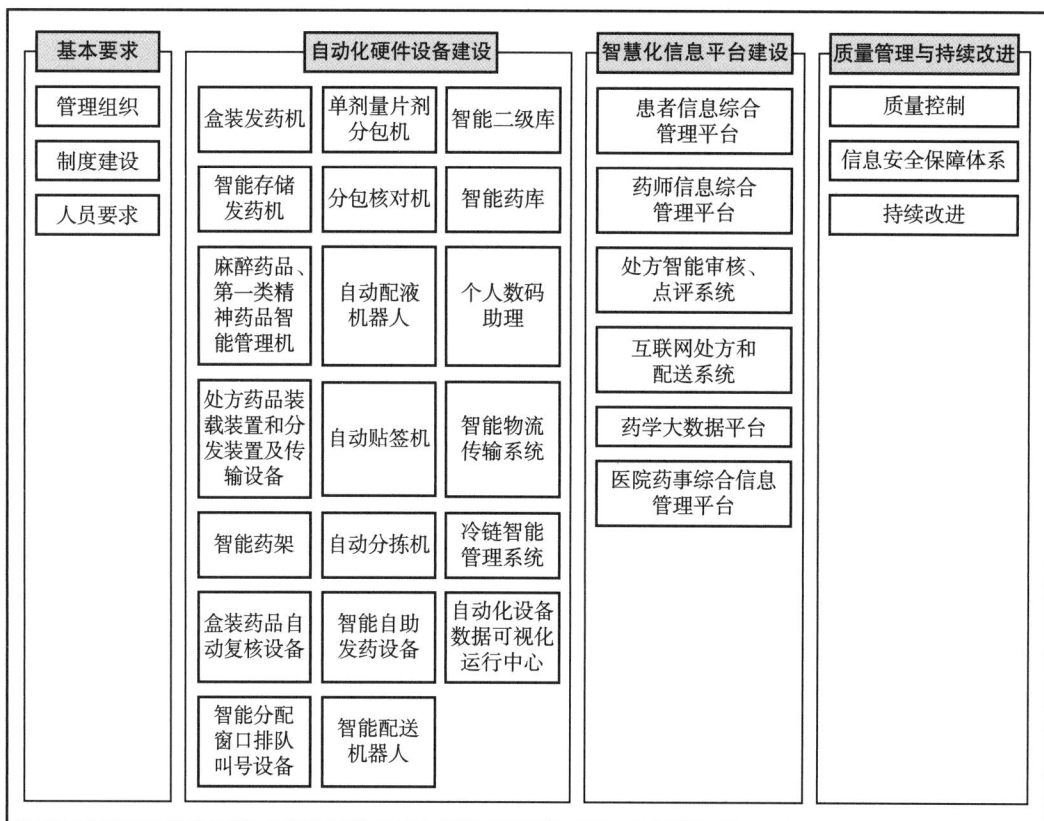

图1　药房自动化与信息技术关键要素

5 要素规范

5.1 基本要求

5.1.1 管理组织

5.1.1.1 医疗机构药学部门在医院信息部门的指导下,参与药学部门自动化设备性能评估与调剂流程优化,实现医疗资源的高效利用和药学服务质量的稳步提升。参与设计、优化智慧化药学信息系统,包括但不限于患者信息综合管理平台,药师信息综合管理平台,处方智能审核、点评系统,互联网处方和配送系统,药学大数据平台,医院药事综合信息管理平台等软件系统。

5.1.1.2 医疗机构药学部门宜设立信息药师岗位,由信息药师主导负责并联合审方药师、临床药师、调剂药师团队进行药学信息与数据管理中心的日常工作及运行,同时协调信息部门、医务部门、医保部门等技术与行政管理部门保证本中心的数据安全与决策落地及相关日常工作的正常开展。

5.1.2 制度建设

5.1.2.1 医疗机构药学部门应完善本机构的自动化设备信息登记管理制度及相关软硬件维护保养制度,逐步提升使用效率,减少出错率与宕机率。

5.1.2.2 医疗机构药学部门应完善药学相关软件管理制度,强化使用人员的信息安全及保密意识,细化权限分配,通过标准化培训体系,保证软件合理安全使用。

5.1.2.3 医疗机构药学部门应完善药学数据管理制度,保证数据安全、准确地应用于药事管理、药学服务、药学科研等活动中。

5.1.3 人员要求

从事信息药师工作的药学人员应具备以下条件:

a) 同时具备本科学历、主管药师及以上专业技术职务任职资格及3年以上药学部各部门轮岗经验;

b) 宜具备软件工程、软件项目管理或数据分析等医药信息相关专业特长;

c) 进入信息药师岗位后,每年宜参加与信息相关专业的继续教育学习。

5.2 自动化硬件设备建设

5.2.1 盒装发药机

5.2.1.1 盒装发药机应具备以下条件:

a) 能实现从药品的快速补充、储存到按处方出药的高效管理;

b) 具备系列标准或可调整药槽为盒装药的存储单元,结合精确的取药机构取出药品,同时配以智能机械手准确快速地装填药品;

c) 支持自动化批量上药、发药、存储和盘点功能;

d) 支持断网单机取药功能;

　　e）具备与医院 HIS 或医院集成平台之间较为完备的数据交互接口。

5.2.1.2　盒装发药机宜具备以下功能：

　　a）支持条码扫描或图像识别等多种批量上药方式；

　　b）具备药品库存预警和批号、有效期管理功能；

　　c）支持药品自动传输到达不同发药窗口功能；

　　d）支持现调配和 / 或预调配等多种发药模式。

5.2.2　智能存储发药机（智能异形包装药品调配设备）

　　主要适用于非盒装药物的智能存取，包括西林瓶、安瓿、单剂量分装药袋及塑料瓶等药品分装形式。

　　a）应支持批量上药、发药、存储异形包装药品功能；

　　b）宜支持条码扫描或图像识别等多种批量上药方式；

　　c）宜具备药品库存预警和批号、有效期管理功能；

　　d）宜支持药品自动传输到达不同发药窗口功能；

　　e）应具备与医院 HIS 或医院集成平台之间较为完备的数据交互接口。

5.2.3　麻醉药品、第一类精神药品智能管理机

　　符合麻醉药品、第一类精神药品专人负责、专柜加锁、专用账册、专用处方、专册登记管理流程，实现智能调剂和相关记录的智慧化管理。

　　a）应具备一定的防暴力破坏的功能；

　　b）宜具备药品库存预警和有效期、批号管理功能；

　　c）应具备双人身份认证功能，认证技术包括但不限于密码、生物特征标识及电子认证（CA，certificate authority）等技术；

　　d）宜具备药品位置指引功能；

　　e）宜具备全天候摄像功能，可根据客户要求时间备份数据；

　　f）应具备与医院 HIS 或医院集成平台之间较为完备的数据交互接口；

　　g）宜具备医生处方签字留样电子版信息，便于核对。

5.2.4　处方药品装载装置和分发装置及传输设备

　　适用于发药窗口较多并且智能设备和窗口距离较远的情况，主要减少工作人员转运药品强度，提高调配药品的效率。

　　a）应支持处方药品的智能分拣传输至发药窗口；

　　b）应支持处方药品装载装置具备智能提示功能；

　　c）应支持处方药品装载装置自动分发功能，并绑定调剂、窗口和患者信息功能，可信息溯源；

　　d）宜支持空中或地面多种传输方式。

5.2.5　智能药架

　　不宜采用大型智能化调剂设备的药房和药库，可根据实际情况配备具备智能信息管理功能的药架。如需要调配单包装体积或者重量较大的药品也可选用智能药架。

a）应对在架药品有数量记录；

b）应可提示当前调配处方相关药品品规、货位及数量；

c）宜具备根据请领计划或退库单自动分配货位和库存录入功能；

d）宜在取药后自动扣减货位药品数量，多取或少取药品有报警提示；

e）宜可对在架药品进行自动计数盘点和有效期警示；

f）应具备与医院 HIS 或医院集成平台之间较为完备的数据交互接口。

5.2.6 盒装药品自动复核设备

为提升调配药品准确性，可结合智能发药设备特点，在调配药品和 / 或发药终端配置药品自动复核设备。

a）应具备通过条码或图像识别等方式对待发盒装药品与系统待发药数据进行比对并提示错误的药品品种、数量的功能；

b）宜具备记录药品复核情况，支持数据分析功能；

c）宜具备与医院 HIS 或医院集成平台之间较为完备的数据交互接口。

5.2.7 智能分配窗口排队叫号设备

对具有预调配模式的门诊药房，为减少药品在发药区域滞留时间，提高药品调配效率，建议在候药区设置排队叫号设备。

a）应支持根据各发药窗口实时排队人数、取药品种智能分配患者至最佳取药窗口功能；

b）应支持语音或者屏幕显示功能提醒患者至窗口取药；如屏幕显示患者姓名，第二个字宜采用"*"表示；

c）宜支持可通过移动设备查询排队人数、提示取药信息。

5.2.8 单剂量片剂分包机

实现药品单剂量二次分装，可适用于住院药房或门急诊药房的单剂量药品调配，严格控制设备工作环境的温湿度。

a）应按照医嘱或处方信息自动单剂量分包药品。在分包袋上打印医嘱信息，并印有条码或二维码，可供扫描确定服药时间及追溯发药过程；

b）宜具备药品库存预警和有效期、批号管理功能；

c）宜支持盘存功能；

d）宜支持智能统计药品分包用量数据；

e）应具备与住院药房、门诊药房管理系统或医院集成平台之间较为完备的数据交互接口。

5.2.9 分包核对机

以图像识别作为主要的核对手段，能大幅提升单剂量分包机分装药品的核对效率。

a）应具备通过图像识别等方式对待发分包完毕的药品与系统待发药数据进行比对并提示错误的药品品种、数量的功能；

b）宜具备数据统计分析能力，分析出错原因；

c）应具备与单剂量片剂分包机的信息管理系统或医院集成平台之间较为完备的数据交互接口。

5.2.10 自动配液机器人

具备药品连续准确加药功能，提高加药效率。

a）应具备与静脉用药调配中心（PIVAS）管理系统或医院集成平台之间较为完备的数据交互接口；

b）应具备药品（含输液）识别核对功能；

c）应具备按照医嘱调配准确剂量输液功能；

d）应具备配液环境调节功能，符合输液调配洁净度要求。

5.2.11 自动贴签机

具备准确接收医嘱并生成、打印、自动粘贴输液标签的功能。

a）宜具备输液识别、核对、纠错功能；

b）宜具备数据统计分析能力，分析贴签效率及出错原因；

c）应具备与 PIVAS 管理系统或医院集成平台之间较为完备的数据交互接口。

5.2.12 自动分拣机

主要适用于成品输液在转运至各病区之前进行按区分拣。

a）应具备通过条码扫描或图像识别等方式对已贴签输液与系统数据进行比对，并自动分拨到对应病区转运箱的功能；

b）宜具备自动提示各病区转运箱已收/待收输液袋数；

c）宜具备数据统计分析能力，分析分拣效率及出错原因；

d）应具备与 PIVAS 管理系统或医院集成平台之间较为完备的数据交互接口。

5.2.13 智能自助发药设备

在满足相关法律法规框架下，实现无人值守自助式取药或购药。

a）应具备获取审方系统审核结果接口，接收合格处方。可由患者自助操作，调配过程具备智能视觉采集调剂药品数据与标准药品数据并自动对比、判断和反馈调剂结果功能；

b）应具备智能管理药品库存、有效期和批号等信息的功能；

c）应具备人机交互用药指导与医嘱信息自动打印功能；

d）宜支持用量预测和自动请领功能；

e）宜支持多种支付功能；

f）宜具备自动智能消毒功能；

g）宜支持互联网处方相关数据交互；

h）应具备与医院 HIS 或医院集成平台之间较为完备的数据交互接口。

5.2.14 智能配送机器人

是实现药品在院内智能配送的一种智能终端设备，装载量自由度较高，但对空间和场地有一定限制。

a）应具有规划路径、自主导航、定位的能力,具备多种身份识别模式;

b）应具有智能认址、自主避障、自动判断先后次序功能;

c）应实现智能梯控、门控,可自主上下电梯,具有自主调度功能;

d）应具备与充电桩自主通信功能,自动充电;

e）应有中心控制区,对机器人运行速度、位置、故障等状态远程监控;

f）车厢应可分离,自动装卸,一次配送一个或多个点位;

g）宜具备自动消毒灭菌的功能;

h）宜具备人机交互功能。

5.2.15 智能二级库

采用集约化自动药品存储模式,有效利用二级库空间,同时实现智能化管理。

a）应支持集成式、模块化、多出药口机械手存取的结构;

b）应实现药品批号、有效期和库存智能化管理;

c）宜支持智能分析药品用量数据,对接上下游库存与阶段用量,实现药品智能请领;

d）应具备与医院 HIS 或医院集成平台之间较为完备的数据交互接口。

5.2.16 智能药库

以物联网为基础,利用包括但不限于蓝牙、射频识别（RFID）、无线网络通信技术（Wi-Fi）、条码等技术手段,将物流与数据流对接,达成院内业务系统与供应商、地区药品集采平台的数据互通,实现药品精细化管理。并建立反馈追溯和评估信息化管理平台,有效提升药品管理效率,同时为管理部门提供决策支持。

a）宜具备与采购平台和二级库数据联通,药品采购智能报量的功能;

b）应具备基于自动识别技术的验收功能;

c）宜具备智能按批号分配货位功能,以及批号与有效期追溯功能;

d）应能够根据请领单自动生成可发药清单,并按最优发药路径排序;

e）宜具备智能化辅助盘点功能;

f）应具备智能温湿度监控管理和温湿度自动调控功能;

g）应具备冷链药品全流程管理功能;

h）宜具备院内药品物流管理功能;

i）应具备与供应商、地区药品集采平台、医院 HIS 或医院集成平台之间较为完备的数据交互接口。

5.2.17 个人数码助理（PDA 扫描系统）

5.2.17.1 药师利用个人数码助理（personal digital assistant, PDA）结合条码扫描,可嵌入如药品收发、输液调配进程确认、审核用药医嘱等药学业务流程,实现人机结合的功能。

5.2.17.2 PDA 应轻便、小巧、可移动性强,应具有 Wi-Fi、红外和蓝牙功能,以保证无线传输的便利性。

5.2.18　智能物流传输系统

以智能控制为基础,实现药品在医院内部的高效安全转运。可根据不同的需求以及空间条件选择中型厢式物流、轨道小车物流、气动物流和物流机器人等。

　　a)应具备由药品发出点到接收点的联通控制系统;

　　b)应具备符合医院内部药品传输负载要求的高效运输体系;

　　c)应具备中央监控系统,实现每个物流点实时管理;

　　d)宜具备自动故障报警功能。

5.2.19　冷链智能管理系统

实现院内冷链药品全程、实时的全面监控、远程报警以及数据记录和查询功能。

　　a)应满足冷藏药品智能存取的温湿度要求,满足《药品经营质量管理规范》管理要求;

　　b)宜具备药品库存预警和有效期、批号管理功能;

　　c)宜具备智能监控、记录、分析温湿度和预警,智能调节温湿度功能;

　　d)移动监测模块宜具备信息绑定功能;

　　e)宜支持互联网医疗相关数据交互。

5.2.20　自动化设备数据可视化运行中心

为管理人员提供基于药品、患者、人员管理的有效信息,实现透明化与可视化管理,提升设备的运行效率。

　　a)应具备可展示不同部门、设备准实时可视化运行数据等功能;

　　b)宜具备自定义设计、调整可视化内容、布局等功能;

　　c)宜具备数据挖掘功能;

　　d)应具备与医院集成平台或所有自动化设备之间较为完备的数据交互接口。

5.3　智慧化信息平台建设

5.3.1　患者信息综合管理平台

基于患者为中心的多终端智能药学服务管理平台,实现患者的全程化闭环管理。

　　a)应具备患者端和药师端管理界面;

　　b)患者端应具备个人身份识别、信息绑定、录入、浏览、修改等功能;

　　c)患者端宜具备可实时获得药师端发起进行药学服务的请求及授权功能;

　　d)药师端应具备与医院 HIS 或医院集成平台之间的数据交互接口,在患者知情同意授权下获取患者基本信息、检验检查等信息的功能;

　　e)药师端宜具备与用药咨询、慢性病管理等系统之间的数据交互接口,在患者知情同意授权下获取患者用药咨询、慢性病用药情况的功能;

　　f)管理平台宜具备数据统计分析功能,可以展示系统内患者与药师药学服务统计数据;

　　g)平台宜对接区域内其他医疗机构患者就诊、检查、用药信息,实现患者健康档案汇总管理。

5.3.2 药师信息综合管理平台

药学部人员管理平台,涵盖个人基本信息、工作业绩、教学科研和绩效考核等。

a）应具备药师个人信息录入、维护界面;

b）应具备与医院 HIS 或医院集成平台之间的数据交互接口,获取药师日常工作数据;
部分无法通过信息技术获取的数据,可通过人工补录,并具备提交上级管理人员审
核功能;

c）宜具备与药学服务管理系统建立数据交互接口,获取药师药学服务工作数据;

d）宜具备根据科室考核原则及工作数据智能生成各项工作权重,对药师进行综合评
价、绩效考核的功能。

5.3.3 处方智能审核、点评系统

为充分发挥药师在保障患者用药安全、有效、经济、适宜方面的责任,切实履行"药
师是处方审核工作的第一责任人"职责,医疗机构有必要配备处方(医嘱)智能审核点评
系统。

a）应支持处方(医嘱)的合法性、规范性及适宜性审核;

b）应支持审方规则自主级别调整功能、新增药品自主维护绑定功能;

c）宜支持自定义审方规则、关联处方提示等功能;

d）宜支持智能用药指导功能;

e）宜支持医嘱相关患者的电子病历信息调阅;

f）宜支持通过分析历史审核结果数据,智能分析给出是否通过建议的功能;

g）应支持对处方样本数据的自定义抽取;

h）应支持对抽取的处方数据进行在线点评,同时支持人工与自动的方式,点评规则满
足药事管理各项要求;

i）应支持处方点评结果的分级、分权限数据查询、统计、分析等功能;

j）宜支持点评结果分级审核,数据可选择发布至医师端,形成反馈闭环。

5.3.4 互联网处方和配送系统

在"互联网＋医疗健康"背景下,医疗机构宜建立处方流转信息平台、云药房平台及涵
盖社会药店、社区卫生服务中心等配送系统在内的新型信息化处方流转与医药流通多终端
智能平台。

a）应支持患者在线问诊需求,医师线上问诊、开具适宜处方药品功能;

b）应支持药师在线审方、合理用药评估、在线用药指导、慢性病管理等功能;

c）宜支持患者的智能用药指导功能;

d）宜支持患者的历史就诊信息调取查阅功能;

e）宜支持药品院内或院外的物流配送管理,物流过程双方都可监控、可追溯。

5.3.5 药学大数据平台

围绕药品相关的流通、诊疗全流程及相关检验检查指标的大数据集合。

a）应在卫生信息标准基础上制定统一信息资源管理规范,结合药学管理及相关标准,建立药学数据通用模型,整合所有药学相关业务系统数据,构建集成式一体化数据库,并可用特定主键对数据进行关联匹配;

b）应建立信息资源交换管理标准,在业务可行的基础上,实现数据共享;

c）宜建立关键指标提取分析体系,实现监测管理、数据预警等功能;

d）宜建立可视化数据动态展示、探索式挖掘分析系统,实现数据驱动式管理;

e）宜建立大数据科研平台,结合人工智能等新兴技术,结合临床需求,探索建立各类实用预测模型。

5.3.6　医院药事综合信息管理平台

基于医疗机构一体化大数据平台,整合各部门系统间的数据资源,结合国家、省、市各级质控指标,利用数据挖掘等人工智能技术手段,对药学部各部门日常运行数据进行不同维度的准实时统计分析,通过系统展示各节点关键指数,确立相关指标的主要影响因素,实现药事管理精准化、智慧化、可视化,并为医疗机构药事管理提供决策支持。

5.4　质量管理与持续改进

5.4.1　质量控制

自动化设备与信息管理系统将根据医疗机构管理的需要和新技术的发展,不断创新完善和发展。建立自动化设备管理台账和质量控制管理制度,开展故障维修、资产管理、日常保养、效益分析和应急管理预案等工作。对智能设备供应商配备的维修人员应强化安全管理,落实维修前、维修中和维修后的数据和设备的各项安全措施。医疗机构应支持信息药师定期参加药学信息管理与数据分析相关培训与学术交流等继续教育活动,鼓励信息药师参与医院药事管理流程及本机构国家药事质控指标优化方案的制订与实施。

5.4.2　信息安全保障体系

在涉及相关信息系统的整个生命周期中,通过对系统的风险分析,制定并执行相应的安全保障策略,从技术、管理和人员等方面提出安全保障要求,确保信息系统的保密性、完整性和可用性,降低安全风险到可接受的程度,从而保障药学相关业务顺利实施。

a）安全防范系统应满足 GB 50348—2018 和 GB/T 31458—2015 的要求;

b）网络安全等级应满足 GB/T 22239—2019 标准二级及以上要求;

c）服务器应配备病毒查杀、防火墙、安全网闸等防护系统;

d）服务器/云服务器所在机房应具备数据异地灾备体系;

e）宜通过区块链、数据加密技术等方式对隐私数据进行保护;

f）应建立人员信息安全意识培训体系,定期组织人员开展信息安全培训、巡查及应急演练工作;

g）应提供药学数据安全审计和数据日志功能,实现数据统计行为监控和权限分配。

5.4.3 持续改进

药学部门应利用信息化手段,及时发现药事管理及药学服务中的漏洞与不足,记录并分析、整改、上报,切实落实改进方案,逐步推进医院药事管理与药学服务的智慧化转型。提高管理效率与服务满意度,切实保障患者用药安全、有效、经济和适宜。

<h2>参 考 文 献</h2>

［1］ 中华人民共和国国家质量监督检验检疫总局,中国国家标准化管理委员会 . GB/T 2887　计算机场地通用规范［S］.（2011-07-29）［2023-01-01］. https：//std.samr.gov. cn/gb/search/gbDetailed?id=71F772D7DA6DD3A7E05397BE0A0AB82A.

［2］ 国家市场监督管理总局,国家标准化管理委员会 . GB 4943.1—2022　音视频、信息技术和通信技术设备　第1部分：安全要求［S］.（2022-07-19）［2023-01-01］. https：// std.samr.gov.cn/gb/search/gbDetailed?id=E4A2A4C875736A5DE05397BE0A0A61E8.

［3］ 中华人民共和国国家质量监督检验检疫总局,中国国家标准化管理委员会 . GB/ T 9361 计算机场地安全要求［S］.（2011-12-30）［2023-01-01］. https：//openstd.samr.gov. cn/bzgk/std/newGbInfo?hcno=41FE67797F0021DE57C8C06205F7BB1D.

［4］ 中华人民共和国住房和城乡建设部 . GB 50174—2017 数据中心设计规范［S］. （2017-05-04）［2023-01-01］. https：//ndls.org.cn/standard/detail/8bed9e7bfc3724c605f34065a e9d3453.

［5］ 中华人民共和国住房和城乡建设部,中华人民共和国国家质量监督检验检疫总局 . GB 50314—2015 智能建筑设计标准［S］.（2015-03-08）［2023-01-01］. https：//www. cssn.net.cn/cssn/productDetail/d0fc159e6843cd21cb1ef8cf6fe0087b.

［6］ 中华人民共和国国家质量监督检验检疫总局,中国国家标准化管理委员会 . GB/T 36088—2018　冷链物流信息管理要求［S］.（2018-03-15）［2023-01-01］. https：//openstd. samr.gov.cn/bzgk/std/newGbInfo?hcno=9F0D8C80EEA8B90FA4C9F6FEC0283CA8.

［7］ 中华人民共和国国家卫生健康委员会 .WS/T 598.8—2018　卫生统计指标　第8部分：药品与卫生材料供应保障［S］.（2018-04-17）［2023-01-01］. http：//www.nhc.gov.cn/ wjw/s9497/201805/641d63a086a344499222c372bdd3d7dd.shtml.

［8］ 中华人民共和国卫生部 .WS 363.16—2011　卫生信息数据元目录　第16部分：药品、设备与材料［S］.（2011-08-02）［2023-01-01］. http：//www.nhc.gov.cn/wjw/s9497/ 201108/52756.shtml.

［9］ 安徽省市场监督管理局 .DB34/T 3790　智慧药房建设指南［S］.（2021-01-25） ［2023-01-01］. https：//std.samr.gov.cn/db/search/stdDBDetailed?id=BF4960B9661558D3E053 97BE0A0A996E.

［10］ 国家卫生健康委员会办公厅 . 全国医院信息化建设标准与规范（试行）（国卫办规划发〔2018〕4号）［EB/OL］.（2018-04-13）［2023-01-01］. http：//www.nhc.gov.cn/cms-search/xxgk/getManuscriptXxgk.htm?id=5711872560ad4866a8f500814dcd7ddd.

［11］ 国家卫生健康委办公厅,国家医保局办公室,国家中医药局办公室 . 关于印发紧密型县域医疗卫生共同体建设评判标准和监测指标体系（试行）的通知（国卫办基层发〔2020〕12号）［EB/OL］.（2020-08-31）［2023-01-01］. https：//www.gov.cn/zhengce/

zhengceku/2020–09/18/content_5544471.html.

［12］ 国家卫生健康委员会办公厅,国家中医药管理局办公室,中央军委后勤保障部办公厅.医疗机构处方审核规范(国卫办医发〔2018〕14号)〔EB/OL〕.(2018–06–29)〔2023–01–01〕.https：//www.gov.cn/zhengce/zhengceku/2018–12/31/content_5435182.html.

［13］ 中华人民共和国国务院.麻醉药品和精神药品管理条例(中华人民共和国国务院令第442号)〔EB/OL〕.(2016–02–06)〔2023–01–01〕.https：//www.gov.cn/gongbao/content/2016/content_5139413.html.

［14］ 国家卫生健康委办公厅.国家卫生健康委办公厅关于印发药事管理和护理专业医疗质量控制指标(2020年版)的通知(国卫办医函〔2020〕654号)〔EB/OL〕.(2020–08–04)〔2023–01–01〕.https：//www.gov.cn/zhengce/zhengceku/2020–08/05/content_5532636.html.

ICS 11.020

C 07

团 体 标 准

T/CHAS 20-4-5—2023

医疗机构药事管理与药学服务

第 4-5 部分：药事管理　用药安全文化建设

Pharmacy administration and pharmacy practice in healthcare institutions——

Part 4-5：Pharmacy administration—Construction of medication safety culture

2023-05-27 发布　　　　　　　　　　　2023-07-01 实施

中国医院协会　发　布

目　次

前　言

《医疗机构药事管理与药学服务》分为以下部分：

-- 第 1 部分　总则

-- 第 2 部分　临床药学服务

-- 第 3 部分　药学保障服务

-- 第 4 部分　药事管理

《医疗机构药事管理与药学服务　第 4 部分：药事管理》包括以下部分：

-- 第 4-1 部分：药事管理　组织与制度管理

-- 第 4-2 部分：药事管理　药品质量管理及控制

-- 第 4-3 部分：药事管理　应急药事管理

-- 第 4-4 部分：药事管理　药房自动化与信息技术

-- 第 4-5 部分：药事管理　用药安全文化建设

-- 第 4-6 部分：药事管理　医院药学研究

-- 第 4-7 部分：药事管理　教育与教学

-- 第 4-8-1 部分：药事管理　药学培训管理　临床药师培训

-- 第 4-8-2 部分：药事管理　药学培训管理　临床药师师资培训

-- 第 4-9 部分：药事管理　处方点评

-- 第 4-10 部分：药事管理　药品使用监测与评价

-- 第 4-11-1 部分：药事管理　药品不良事件管理　药品不良反应管理

-- 第 4-11-2 部分：药事管理　药品不良事件管理　用药错误管理

-- 第 4-11-3 部分：药事管理　药品不良事件管理　药品质量问题处置

-- 第 4-12-1 部分：药事管理　药品临床应用管理　特殊管理药品

-- 第 4-12-2 部分：药事管理　药品临床应用管理　抗菌药物

-- 第 4-12-3 部分：药事管理　药品临床应用管理　抗肿瘤药物

本标准是第 4-5 部分：药事管理　用药安全文化建设。

本标准按照 GB/T 1.1—2020 《标准化工作导则　第 1 部分：标准化文件的结构和起草规则》的规定起草。

本标准由中国医院协会提出并归口。

本标准起草单位：中国医院协会药事专业委员会，首都医科大学附属北京友谊医院，首都医科大学附属北京积水潭医院，中国医学科学院北京协和医院，中南大学湘雅医院，哈尔滨医科大学附属第四医院,清华大学公共管理学院,西安交通大学第一附属医院,北京医院,北京大学肿瘤医院,北京大学第三医院,中日友好医院。

本标准主要起草人:甄健存,沈素,张威,梅丹,龚志成,吴玉波,沈群红,封卫毅,谭玲,张艳华,刘芳,张晓乐,陆进,侯文婧。

医疗机构药事管理与药学服务
第 4-5 部分:药事管理　用药安全文化建设

1　范围

本标准规范了医疗机构用药安全文化建设工作,明确了总体要求、管理过程及持续改进各要素。

本标准适用于各级各类医疗机构。

2　规范性引用文件

下列文件中的内容通过文中的规范性引用而构成本文件必不可少的条款。其中,注日期的引用文件,仅该日期对应的版本适用于本文件;不注日期的引用文件,其最新版本(包括所有的修改单)适用于本文件。

T/CHAS 10-4-5—2019　中国医院质量安全管理　第 4-5 部分:医疗管理　用药安全管理

T/CHAS 10-4-6—2018　中国医院质量安全管理　第 4-6 部分:医疗管理　医疗安全(不良)事件管理

3　术语与定义

T/CHAS 20-1-3—2023 界定的术语和定义适用于本文件。

3.1

用药安全文化　medication safety culture
医疗机构为实现用药安全而形成的全员共同的态度、理念、价值观及行为方式。
[来源:T/CHAS 20-1-3—2023,5.17]

3.2

用药错误　medication errors(ME)
药品在临床使用及管理全过程中出现的、任何可以防范的用药疏失,这些疏失可导致患者发生潜在的或直接的损害。用药错误可发生于处方(医嘱)开具与传递,药品储存、调剂与分发,药品使用与监测,用药指导及药品管理、信息技术等多个环节。其发生可能与专业医疗行为、医疗产品(药品、给药装置等)和工作流程与系统有关。

［来源:T/CHAS 20-1-3—2023,5.33］

3.3

接近错误 near miss

由于医务人员、患者不经意或者及时的介入行动,使得原本可能导致的伤害、疾病或者意外事件被阻止,并未在患者身上真正发生的用药错误。又称近似错误。

3.4

药品不良反应 adverse drug reaction(ADR)

合格药品在正常用法用量下出现的与用药目的无关的有害反应。

［来源:T/CHAS 20-1-3—2023,5.28］

3.5

药品不良事件 adverse drug event(ADE)

药品治疗过程中所发生的任何不良的医疗卫生事件。而这种事件不一定与药品治疗有因果关系。包括两个要素:一是不良事件的发生是由上市药品或药品临床试验期间引起的相关事件;二是产生的结果对人体有害。按照事件产生成因,分为药品标准缺陷、药品质量问题、药品不良反应、用药错误以及药品滥用等事件。

［来源:T/CHAS 20-1-3—2023,5.29］

3.6

药物警戒 pharmacovigilance

对药品不良反应及其他与用药有关的有害反应进行监测、识别、评估和控制的活动。

［来源:T/CHAS 20-1-3—2023,5.18］

4 关键要素

用药安全文化建设关键要素见图1。

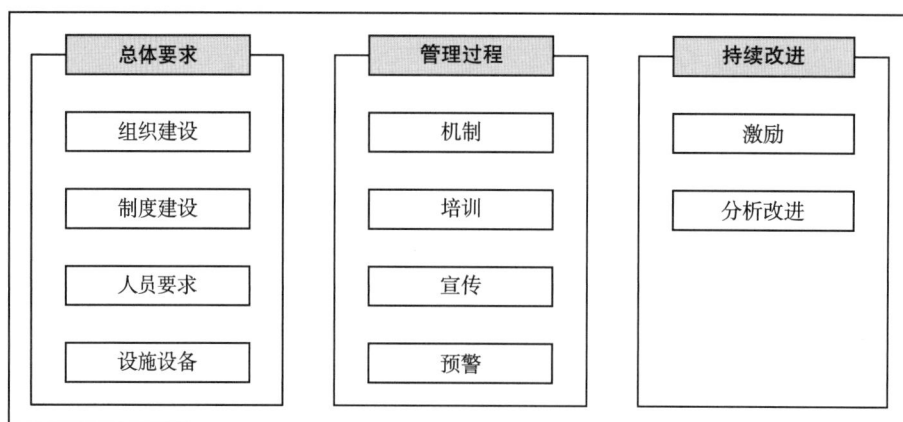

图1　用药安全文化建设关键要素

5　要素规范

5.1　总体要求

5.1.1　组织建设

医疗机构应在药事管理与药物治疗学委员会（组）指导下组织与实施用药安全文化建设,明确院领导是第一责任人,配备数量适宜的专（兼）职人员,建立多学科、多部门合作机制,明确各部门和人员的职责,强化责任意识,落实管理措施。

5.1.2　制度建设

5.1.2.1　医疗机构应制定用药安全文化建设管理制度,至少应包括管理组织、管理办法、实施方案及持续改进措施等。

5.1.2.2　医疗机构应根据药品管理、用药安全相关的法律法规、规范和行业技术标准定期审核并修订不适用的内容,不断完善管理制度。修订流程至少应包括征求意见、修订内容、审核、发布、培训等环节。

5.1.3　人员要求

5.1.3.1　医疗机构应由院领导牵头,组织医务、护理、药学等部门以及用药安全风险较高科室负责人或骨干人员组成多学科团队,负责本机构用药安全文化建设。

5.1.3.2　医疗机构参与用药安全文化建设的多学科团队人员应符合以下条件之一:

a）具有高级技术职务任职资格;

b）部门/科室负责人,并具有相关专业技术任职资格。

5.1.4　设施设备

5.1.4.1　医疗机构应配备能够存储医疗信息的电脑或其他电子设备,并给予用药安全文化建设多学科团队检索医疗信息、在内部办公网或电子宣传栏等发布用药安全信息的权限。

5.1.4.2　医疗机构可根据本机构具体情况,建立或引进信息化管理系统,促进用药安全文化建设相关的管理、上报、宣传、交流等工作快速有效进行。

5.1.4.3 信息化管理系统宜包括但不限于：与药品流通全流程管理相关的电子处方系统、处方审核系统、护士工作站、合理用药监测系统；便捷的药品不良事件上报系统，非惩罚性用药差错报告信息系统、用药安全预警系统等。

5.2 管理过程

5.2.1 机制

5.2.1.1 医疗机构各级领导应将用药安全文化建设列入本机构议事日程，建立用药安全目标，完善制度建设。

5.2.1.2 医疗机构应以患者为中心，从医疗管理和医疗服务层面建立健全药物警戒体系，加强高风险部门、重点环节、重点人群、重点药品的用药管理。

5.2.1.3 医疗机构应鼓励全员（包括患者及家属）参与用药安全文化建设，提供多种建言献策的渠道、简化报告流程，查找用药安全隐患，主动上报药品不良反应、用药错误或接近错误等药品不良事件，营造人人参与用药安全的文化氛围。

5.2.1.4 医疗机构应构建并营造非惩罚性的上报药品不良事件氛围，优化报告流程及报告系统，对当事人和报告人信息加以保护，不用或少用惩罚手段，仅对故意违规者或存在破坏性行为者进行相应责罚。

5.2.1.5 医疗机构用药安全文化建设多学科团队应以问题为导向，建立调查处理程序，寻找错误根源，提出针对医疗环节或流程的改进建议，及时反馈给上报人员，并追踪整改效果。

5.2.1.6 医疗机构应倡导从错误中学习防范的方法，一旦发现隐患或发生用药错误，积极报告，分享和分析错误原因，鼓励部门、科室班组、医务人员之间加强交流，让当事人及其他医务人员都能受到教育，提高用药安全防范意识。

5.2.2 培训

5.2.2.1 医疗机构应加强用药安全培训，宣传本机构用药安全文化建设的目标与理念，提高全员用药安全防范意识，重视用药安全文化建设。

5.2.2.2 医疗机构应在岗前培训、住院医师规范化培训、继续医学教育等的培训项目中介绍本机构用药安全文化建设相关的规章制度、报告流程和系统操作规程、重点岗位风险因素和部门间沟通协调渠道等内容。

5.2.2.3 医疗机构应定期或不定期组织用药安全工作交流会，讨论本机构收集、分析、整理、发布的用药安全信息，学习和借鉴国内外用药安全文化建设经验。

5.2.2.4 医疗机构各部门应重视用药安全文化建设，定期组织业务学习，开展用药安全主题活动，落实医院相关制度；对于部门内发生的用药错误，应由当事人或班组分析错误发生原因，必要时开展相关知识技能培训，及时调整因系统原因造成用药错误的工作流程。

5.2.2.5 为保证培训效果，医疗机构或各部门应对参加培训的人员进行考核，并留有考核记录。

5.2.3　宣传

5.2.3.1　医疗机构应面向医务人员、患者及其家属、社会公众开展安全用药及用药安全文化建设相关内容的宣传,营造人人重视用药安全的文化氛围,鼓励全员参与用药安全文化建设。

5.2.3.2　医疗机构应开展用药安全管理与文化建设相关知识与流程的宣传培训,如告知意见建议反馈渠道与药品不良事件上报流程;鼓励医务人员积极发现并主动上报药品不良反应、用药错误等药品不良事件;引导患者及其家属参与用药安全自我管理,提升公众用药安全文化意识。

5.2.3.3　医疗机构可采取多种形式开展宣传活动:在人员密集区域悬挂横幅、摆放宣传展板、张贴宣传海报、发放用药安全宣传单或健康手册;利用电子屏滚动播放视频;发挥新媒体的宣传优势,利用各类新媒体媒介和渠道进行科普宣传;举办主题讲座或通过出版物或新媒体分享典型案例;通过义诊解答社会公众咨询;走进社区进行宣传;在每年 9 月 17 日即"世界患者安全日"举办系列主题活动。

5.2.4　预警

5.2.4.1　医疗机构应建立药物警戒体系,制订风险控制目标,定期进行用药安全巡视,对现有或潜在的系统或管理漏洞进行识别和分析、做好记录并进行事后审查。

5.2.4.2　医疗机构应对药品流通、药品使用的全过程实施动态监测,及时发现并有效规避采购、储存、调配、使用、药品残余液/废贴处理等环节的安全风险。

5.2.4.3　医疗机构宜开展根本原因分析、失效模式与效应分析、人因分析等,或建立适宜的智能系统来获取准确、可靠的警报数据。

5.2.4.4　医疗机构各部门负责人应根据警报及时进行干预,采取相应的防范措施,防止用药风险发生,保障患者用药安全。

5.2.4.5　医疗机构可构建用药安全预警平台,并将预警系统整合到现有工作站,实现实时预警,尤其对于用药高风险环节应增加警示提醒或限制性措施。

5.3　持续改进

5.3.1　激励

5.3.1.1　医疗机构应提供多种渠道鼓励医务人员、患者及其家属、社会公众提出意见和建议,可建立联席会议制度,查找存在的问题并探讨解决办法,鼓励全员主动参与用药安全文化建设。

5.3.1.2　医疗机构对于主动报告用药安全系统漏洞、药品不良反应、用药错误或接近错误等药品不良事件,消除医院安全隐患、阻止安全事故发生的个人或团队,可给予奖励;对于发现重大疏漏或避免严重用药错误发生的个人或团队,可在职称晋升、评先选优等方面予以倾斜。

5.3.1.3　医疗机构用药安全文化建设多学科团队应及时将收到的意见、建议及报告进行分析与反馈,提高全员建言献策的积极性。

5.3.1.4 医疗机构应及时发布用药安全实践案例,特别是医务人员报告的用药错误或安全隐患的成功案例,构建非惩罚性用药安全文化的理念。

5.3.2 分析改进

5.3.2.1 医疗机构应将提升用药安全文化建设水平作为医院质量管理持续改进的重要组成部分,不断完善管理制度,优化工作流程。可根据本机构实际情况,加强信息化建设,提高工作效率。

5.3.2.2 医疗机构应建立用药安全文化建设评价指标,运用管理学模型和用药安全文化测评工具进行评价,对不足之处制定防范及整改措施,确保各项制度、措施和目标落实到位。

5.3.2.3 医疗机构应开展人员培训、指导评估、督导考核等工作,定期分析总结并向全院发布,推进用药安全文化建设的持续改进。

参 考 文 献

［1］ 全国人民代表大会常务委员会.中华人民共和国药品管理法［EB/OL］.（2019-08-26）［2023-01-01］.https：//flk.npc.gov.cn/detail2.html?ZmY4MDgwODE2ZjNjYmIzYzAxNmY0NjI0MmQ2MTI3ZWQ%3D=.

［2］ 全国人民代表大会常务委员会.中华人民共和国基本医疗卫生与健康促进法［EB/OL］.（2019-12-28）［2023-01-01］.https：//flk.npc.gov.cn/detail2.html?ZmY4MDgwODE3MWU5ZTE4MTAxNzI3ZTM4MDk0ZDdlMDc%3D.

［3］ 中华人民共和国国家卫生和计划生育委员会.医疗质量管理办法（中华人民共和国国家卫生和计划生育委员会〔2016〕令第 10 号）［EB/OL］.（2016-09-25）［2023-01-01］.https：//www.gov.cn/gongbao/content/2017/content_5225870.html.

［4］ 卫生部,国家中医药管理局,总后勤部卫生部.医疗机构药事管理规定（卫医政发〔2011〕11 号）［EB/OL］.（2011-03-30）［2023-01-01］.https：//www.gov.cn/zwgk/2011-03/30/content_1834424.html.

［5］ 国家卫生健康委.三级医院评审标准（国卫医发〔2020〕26号）［EB/OL］.（2020-12-21）［2023-01-01］.https：//www.gov.cn/zhengce/zhengceku/2020-12/28/content_5574274.html.

［6］ 国家卫生健康委办公厅.国家卫生健康委办公厅关于印发 2022 年国家医疗质量安全改进目标的通知（国卫办医函〔2022〕58 号）［EB/OL］.（2022-03-01）［2023-01-01］.http：//www.nhc.gov.cn/yzygj/s3585/202203/ffed3474b1884058841a07c144ad094e.shtml.

［7］ 中国医师协会麻醉学医师分会,中华医学会麻醉学分会,国家麻醉质控中心,等.围术期用药安全专家共识（2018）［J］.麻醉安全与质控,2019,3（1）：1-6.

［8］ 张冬纳,翟书会.多部门协作机制下给药错误的防范与管理策略［J］.中医药管理杂志,2020,28（1）：103-105.

［9］ 张晓乐.加强用药错误防范提高安全用药水平［J］.药物不良反应杂志,2013,15（2）：61-63.

［10］ 合理用药国际网络（INRUD）中国中心组临床安全用药组.中国用药错误管理专家共识［J］.药物不良反应杂志,2014,16（6）：321-326.

［11］ 叶诚栋.安全文化在急诊护理用药中的应用［J］.海峡药学,2016,28（10）：222-223.

［12］ 魏丽君,张振路,史瑞芬,等.广东省不同等级医院用药错误及管理现状的调查［J］.护理学杂志,2016,31（10）：5-8.

［13］ 高田田,王冬,赵序利,等.药剂科用药安全管理的实践与探索［J］.现代医院管理,2015,13（6）：56-59.

［14］ JC International. Joint commission international accreditation standards for hospital

［M］. Chicago：Chicago Commission resources，2017.

［15］ The Joint Commission. National patient safety goals effective January 2019 hospital accreditation program［EB/OL］.［2023-01-01］. https://www.jointcommission.org/hap_2017_npsgs/.

［16］ The Joint Commission. Developing a reporting culture：Learning from close calls and hazardous conditions［J］. Sentinel event alert，2018，（60）：1-8.

［17］ MEADOWS S，BAKER K，BUTLER J. The incident decision tree：Guidelines for action following patient safety incidents［EB/OL］.［2022-06-30］. https://www.ahrq.gov/downloads/pub/advances/vol4/Meadows.pdf.

［18］ 李颖悦，刘志坚，孙蓉蓉，等．打造公正文化推进患者安全升级［J］.中国医院，2018，22（1）：59-62.

［19］ 卢亚男，白瑞雪，王译萱，等．预警机制在医疗机构药品安全管理体系中的应用［J］.解放军医院管理杂志，2021，28（6）：556-557.

［20］ 国家药品监督管理局药品评价中心，中国药师协会，中国药学会医院药学专业委员会，等．医疗机构药物警戒体系建设专家共识［J］.药物不良反应杂志，2022，24（6）：284-294.

ICS 11.020
C 07

团 体 标 准

T/CHAS 20-4-6—2024

医疗机构药事管理与药学服务

第 4-6 部分：药事管理　医院药学研究

Pharmacy administration and pharmacy practice in healthcare institutions——

Part 4-6：Pharmacy management—Pharmacy research

2024-05-25 发布 　　　　　　　　　　　　　　2024-07-01 实施

中国医院协会　发　布

目　次

前 言

《医疗机构药事管理与药学服务》分为以下部分:

-- 第 1 部分 总则

-- 第 2 部分 临床药学服务

-- 第 3 部分 药学保障服务

-- 第 4 部分 药事管理

《医疗机构药事管理与药学服务 第 4 部分:药事管理》包括以下部分:

-- 第 4-1 部分:药事管理 组织与制度管理

-- 第 4-2 部分:药事管理 药品质量管理及控制

-- 第 4-3 部分:药事管理 应急药事管理

-- 第 4-4 部分:药事管理 药房自动化与信息技术

-- 第 4-5 部分:药事管理 用药安全文化建设

-- 第 4-6 部分:药事管理 医院药学研究

-- 第 4-7 部分:药事管理 教育与教学

-- 第 4-8-1 部分:药事管理 药学培训管理 临床药师培训

-- 第 4-8-2 部分:药事管理 药学培训管理 临床药师师资培训

-- 第 4-9 部分:药事管理 处方点评

-- 第 4-10 部分:药事管理 药品使用监测与评价

-- 第 4-11-1 部分:药事管理 药品不良事件管理 药品不良反应管理

-- 第 4-11-2 部分:药事管理 药品不良事件管理 用药错误管理

-- 第 4-11-3 部分:药事管理 药品不良事件管理 药品质量问题处置

-- 第 4-12-1 部分:药事管理 药品临床应用管理 特殊管理药品

-- 第 4-12-2 部分:药事管理 药品临床应用管理 抗菌药物

-- 第 4-12-3 部分:药事管理 药品临床应用管理 抗肿瘤药物

本标准是第 4-6 部分:药事管理 医院药学研究。

本标准按照 GB/T 1.1—2020 《标准化工作导则 第 1 部分:标准化文件的结构和起草规则》的规定起草。

本标准由中国医院协会提出并归口。

本标准起草单位:中国医院协会药事专业委员会,山东第一医科大学第一附属医院 / 山东省千佛山医院,南方医科大学南方医院,首都医科大学附属北京积水潭医院,西安交通大学第一附属医院,北京大学第三医院,海军军医大学第二附属医院 / 上海长征医院,上海交通大学附属仁济医院,中日友好医院。

本标准主要起草人:甄健存,黄欣,李妍,刘世霆,李亦蕾,张威,封卫毅,董亚琳,赵荣生,陈万生,林厚文,陆进,赵博欣。

医疗机构药事管理与药学服务
第 4-6 部分：药事管理　医院药学研究

1　范围

本标准规范了医院药学研究的基本要求、研究过程管理与研究成果管理各要素。

本标准适用于各级各类医疗机构开展药学相关研究的管理与评价。

2　规范性引用文件

下列文件中的内容通过文中的规范性引用而构成本文件必不可少的条款。其中,注日期的引用文件,仅该日期对应的版本适用于本文件;不注日期的引用文件,其最新版本(包括所有的修改单)适用于本标准。

GB/T 38736—2020　人类生物样本保藏伦理要求

GB/T 33250—2016　科研组织知识产权管理规范

T/CHAS 10-2-26—2020　中国医院质量安全管理　第 2-26 部分：患者服务　临床研究

T/CHAS 20-3-6—2022　医疗机构药事管理与药学服务　第 3-6 部分：药学保障服务医疗机构制剂

3　术语与定义

T/CHAS 20-1-3—2023 界定的以及下列术语和定义适用于本文件。

3.1

医院药学研究　hospital pharmacy research

针对医疗机构药品供应、制剂研发、药学技术、药学服务、药事管理和临床用药等开展的相关科学研究。开展以患者为中心,围绕药物的合理应用、患者的用药安全,结合临床开展医院制剂开发研究、药代动力学研究、药物临床安全性研究、个体化给药研究、药品卫生技术评估研究、药物临床综合评价研究和自动化设备及信息化技术研究等。其研究的学科范畴或领域主要集中于临床药学、临床药理学、药剂学、管理学等方面。

[来源：T/CHAS 20-1-3—2023,5.19]

3.2

医疗机构制剂　medical institution preparation

医疗机构根据本单位临床需要而市场上没有供应的品种,并经所在地省、自治区、直辖市人民政府药品监督管理部门批准或经备案,而常规配制、自用的固定处方制剂。

［来源：T/CHAS 20-1-3—2023,4.9］

3.3

临床药物代谢动力学　clinical pharmacokinetics

阐明药物在人体内的吸收、分布、代谢和排泄的动态变化规律。对药物上述处置过程的研究,是全面认识人体与药物间相互作用不可或缺的重要组成部分,也是临床制订合理用药方案的依据。

3.4

卫生技术评估　health technology assessment（HTA）

对卫生技术的技术特性、安全性、有效性（效能、效果和生存质量）、经济学特性（成本 – 效果、成本 – 效益、成本 – 效用）和社会适应性（社会、法律、伦理、政治）进行系统全面的评价,为各层次的决策者提供合理选择卫生技术的科学信息和决策依据,对卫生技术的开发、应用、推广与淘汰实行政策干预,从而合理配置卫生资源,提高有限卫生资源的利用质量和效率。

3.5

药品临床综合评价　comprehensive medicine-use evaluation

评价主体选择适宜的评估理论框架、方法和工具,收集分析医疗机构药品使用与供应等相关环节的数据及信息,从而评估临床疗效和药物政策实际执行效果的一种多维度、多层次证据的综合评判。

［来源：T/CHAS 20-1-3—2023,5.22］

4　关键要素

医院药学研究关键要素见图 1。

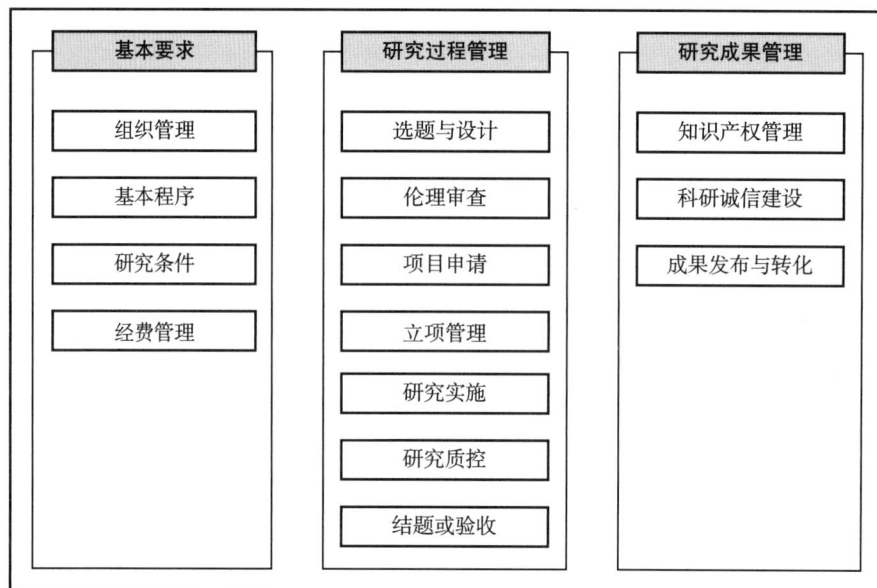

图 1　医院药学研究关键要素

5　要素规范

5.1　基本要求

5.1.1　组织管理

5.1.1.1　制度建设

a）医疗机构应建立科研管理相关制度,按照对总体科研活动的要求,对药学研究实施规范管理,包括科研项目及成果的申请和全过程管理。

b）医疗机构应建立伦理审查相关管理制度,成立伦理委员会,建立伦理审查操作规程。

5.1.1.2　项目管理

a）项目的管理过程,遵循医疗机构科研部门所制定的相关管理制度要求。

b）研究负责人全面负责项目的申报、实施、结题或验收、科研档案的收集整理等全过程。

c）对药学非临床研究项目,按照中华人民共和国科学技术部相关法规的相关要求进行管理。

d）对药学临床研究项目,所有在人体中和采用取自人体的标本进行的药学研究,均应在国际或国内注册平台进行注册并公告。需要进行注册的临床药学研究均应在开始招募研究参与者前或纳入第 1 例研究参与者之前申请注册;在此之后申请注册均为补注册。

e）研究实施过程中,涉及研究目标、主要研究内容、项目经费使用、研究项目负责人等重大事项的变更时,应向项目承担单位和项目管理部门提出申请,并根据不同项目来源进行相关报告及变更。

5.1.2 基本程序

药学研究基本程序包括：

a）选题与设计；

b）伦理审查；

c）项目申请；

d）立项管理；

e）研究实施；

f）研究质控；

g）结题或验收。

5.1.3 研究条件

5.1.3.1 开展医院药学研究,应有必要的研究场所,配备研究常用设备,包括高效液相色谱仪、质谱仪、液相色谱 - 质谱联用仪、药物溶出仪、基因检测设备、离心机、用于样本存储的冰箱及液氮罐等。

5.1.3.2 医疗机构应对开展研究有适当的激励措施,如制订科研绩效考核体系;建立科研培训体系,对研究负责人和团队成员进行培训。

5.1.3.3 研究人员应具有一定的职业道德和科研素养,具备开展药学研究所必需的知识、技术、合作意识与沟通能力。

5.1.4 经费管理

5.1.4.1 开展药学研究的医疗卫生机构应当根据国家法律法规的规定和文件要求,建立研究经费管理制度。

5.1.4.2 医疗机构应将批准立项的研究经费纳入单位收支,进行统 管理,专款专用。

5.1.4.3 研究者应当严格执行本医疗卫生机构的有关规章制度,合理使用研究经费,不得擅自调整或挪作他用。经费开支范围包括:仪器设备费、科研材料费、协作费、科研业务费、劳务费、科研管理费等方面。

5.2 研究过程管理

5.2.1 选题与设计

5.2.1.1 医院药学研究项目的选题,应来源于临床用药实践,以提升合理用药水平、解决药物治疗问题为最终目的,针对医疗机构的药品供应、制剂研发、药学技术服务与管理、药物的临床应用等方面,开展科学研究。项目应目的明确,具有较好的创新性。

5.2.1.2 项目负责人应根据研究目的,在充分的文献调研和可行性论证的基础上,对项目进行整体设计,拟定研究内容和具体实施方案,采用的技术方法应先进可靠,项目组成员结构合理,经费预算安排合理,项目应具备可行性。

5.2.2 伦理审查

5.2.2.1 对于涉及人或动物的药学研究,医疗机构科研管理部门按规程进行统一伦理审查。

5.2.2.2　审查内容包括但不限于：

a）研究人员的资质是否符合要求。

b）研究方案是否具有科学性，是否符合伦理要求。

c）对于涉及使用人的组织、细胞、标本、信息、数据等药学研究，审查研究参与者是否被告知其应享有的权益，是否知情同意，对可能风险是否有预防或应对措施；并参考 GB/T 38736—2020 对人类生物样本进行保藏和管理。伦理审查提交资料清单可参考附录 A。

d）从既往临床诊疗数据中采集必要资料进行的回顾性与数据分析类等研究类型，因不增加研究参与者的风险，可申请免知情同意处理。

e）对于涉及动物的药学研究，审查实验动物的使用是否符合动物保护原则或实验动物福利伦理要求。

5.2.3　项目申请

项目负责人按照项目征集部门的相关通知和申报指南进行申报，如为限项类项目，由医疗机构科研管理部门组织评审后择优推荐。

5.2.4　立项管理

项目负责人接到拟立项通知后，应及时与计划下达部门签订计划书/任务书/合同书，签订的计划书/任务书/合同书应在医疗机构科研管理部门备案。

5.2.5　研究实施

5.2.5.1　总体要求：项目负责人组织整体项目实施工作，按照项目批准的计划书/任务书/合同书中的内容、指标和要求组织实施，产生的相关成果应标注该项目资助。

5.2.5.2　医院药学研究实施管理要点：

a）研究药物管理：设专人对于研究药物的储存、使用、回收，剩余药物的销毁等环节进行规范管理，并记录完整。

b）生物样本管理：设专人对于研究涉及的生物样本进行规范管理，包括样本的采集、转运、编码、储存、销毁等环节，并记录完整。

c）档案资料管理：药学研究的档案资料，包括但不仅限于项目申请书、任务书、协议书、科研计划、技术记录、计算数据、实验报告、科研论文、课题鉴定申请表、科技成果报告、鉴定意见书等资料。医疗机构应当加强对药学研究档案的管理，如实记录并妥善保管相关文书资料，在确保安全的前提下，可以实行电子归档，数据资料应可追溯。含有保密内容的科研项目，研究过程各环节（项目调研、协议签订、项目文件、试验记录、数据处理、实验设计、课题论证等）产生的资料，软件程序、试验数据等阶段成果，应严格按照保密制度进行管理。

5.2.6　研究质控

5.2.6.1　质控标准与计划制订

a）相关质量控制部门或机构应定期对研究项目进行质量控制检查、反馈检查结果并对存在的问题督促改进，以保证研究项目的运行管理符合要求。

b）对于药物非临床研究,可参照《药物非临床试验质量管理规范》制订质控计划和相应的标准操作规程。

c）对于药物临床研究,可参照《药物临床试验质量管理规范》、T/CHAS 10-2-26—2020有关标准制定研究项目质量控制的标准操作规程,根据研究项目的风险程度和研究时间制订质控计划,在研究项目进行的不同阶段进行质控。

d）医疗机构制剂研究质控:按照 T/CHAS 20-3-6—2022有关标准执行。

5.2.6.2 质控方法

医院药学研究中,针对不同性质的研究有不同的质控方法,药物临床研究可参照以下质控方法:

a）前期质控:研究项目开始前,相关质控部门应对研究项目的批准文件资料、试验药品资料等进行质控。

b）中期质控:研究项目进行中,按计划对研究项目进展情况及研究参与者资料等文件进行质控。内容主要包括:研究方案的执行情况、研究项目进度、试验用药情况（若有）、知情同意书（若有,可参考附录B）、病例报告表、不良事件记录、报告和处理等的符合情况。及时发现研究开展过程中的问题,记录并提出整改意见,并对整改情况进行追踪,督促研究者及时整改。

c）结题质控:研究项目完成后,质控部门需要对研究者提供的研究项目结题资料进行核查。内容主要包括:研究参与者纳入和完成情况,研究参与者权益保护,研究数据的收集、记录和处理情况,不良事件和严重不良事件的发生和处理情况,中期质控中发现问题的整改情况等。质控检查合格后方可归档,并将质控报告汇总保存。

5.2.7 结题或验收

按照相应项目征集部门规定的结题和验收管理办法,按时限要求进行结题或验收。无正当理由未按期结题的项目,医疗机构科研管理部门视情况对项目负责人进行处理。

5.3 研究成果管理

5.3.1 知识产权管理

5.3.1.1 应参照 GB/T 33250—2016《科研组织知识产权管理规范》,管理并规范药学研究的知识产权。

5.3.1.2 在药学研究中应做好知识产权的保护工作,防止知识产权侵权和流失。

5.3.2 科研诚信建设

5.3.2.1 药学研究属于医学相关研究范畴,在科研诚信方面应严格执行《医学科研诚信和相关行为规范》《科研失信行为调查处理规则》中的有关规定,提高诚信意识,遵守诚信原则。

5.3.2.2 科研诚信管理应涵盖药学研究项目的申请、预实验研究、实施研究、结果报告、项目检查、执行过程管理、成果总结及发表、评估审议、验收等科研活动全流程。

5.3.2.3 医疗机构应开展对科研人员有关国家政策、科研诚信和科研技能的教育和培训工作。

5.3.3 成果发布与转化

5.3.3.1 医院药学研究成果可以采用学术论文、会议报道、研究报告、发明专利等多种形式或通过社交媒体发布。

5.3.3.2 医院药学研究成果的转化有助于将科学研究成果应用于实际的药物治疗和临床实践中,包括优化药物治疗方案、管理药物相互作用与不良反应、制定临床指南和药物政策、开发药学信息资源、提供药学培训教育、开展药物治疗监测和评估等方面。

附　录　A

（资料性）

临床研究伦理审查提交资料清单

一、初始审查

1. 临床试验伦理审查申请表（签名并注明日期）

2. 临床试验申办方委托书

3. 申办方资质证明（营业执照、药品生产许可证和 GMP 证书等）

4. 主要研究者简历（签名并注明日期）

5. 试验研究人员名单（签名并注明日期,GCP 证书）

6. 临床试验方案（注明版本号和日期）

7. 知情同意书（注明版本号和日期,免知情同意书的研究除外）

8. 招募研究参与者的材料（注明版本号和日期）

9. 研究者手册（注明版本号和日期）

10. 研究病例和病例报告表（注明版本号和日期）

11. 保险合同（如有）

12. 国家药品监督管理局药物临床试验批准通知书

13. 试验药物检验合格报告

14. 试验用药物生产厂家证明文件（营业执照、生产许可证）

15. CRO 公司证明性文件（营业执照）

16. CRO/CRA 委托函及身份证明性文件

17. 其他伦理委员会要求提供的资料

二、修正案审查

1. 修正案审查申请表（签名并注明日期）

2. 修正材料变更明细

3. 修正的研究方案（注明版本号和日期,如有）

4. 修正的招募材料（注明版本号和日期,如有）

5. 修正的知情同意书（注明版本号和日期,如有）

6. 组长单位修正案审查伦理批件

三、定期及年度跟踪审查

1. 定期及年度跟踪审查申请表（签名并注明日期）
2. 研究进展报告
3. 多中心临床研究各中心研究进展汇总报告（如有）
4. 组长单位定期及年度跟踪审查伦理批件

资料来源：根据《药物临床试验质量管理规范（2020版）》《药物临床试验伦理审查工作指导原则（2010版）》《涉及人的生命科学和医学研究伦理审查办法（2023版）》等相关法规整理完善。

附 录 B

（资料性）

知情同意书模板

（此模板为研究者撰写知情同意书提供参考，具体内容请根据实际情况修改。）

项目名称：

项目版本号与日期：

知情同意书版本号与日期：

临床试验机构：

主要研究者：

尊敬的研究参与者：

您将被邀请参加一项"_____"临床研究，下列各项记述了本临床研究的背景、目的、方法、研究过程中给您带来的益处、可能产生的风险或者不便以及您的权益等，请您在参加临床研究前务必仔细阅读。本知情同意书提供给您的信息可以帮助您决定是否参加此项临床研究，如有任何疑问请向负责该项研究的研究者提问，以确保您充分理解有关内容。如果您自愿参加本项临床研究，请在知情同意书的声明中签字。

一、研究背景

使用通俗易懂的语言简要描述研究背景，主要包括：目标疾病常规治疗方法、现有治疗药物的不足、试验药品和对照药品的详细介绍、开展此项研究的原因等。

二、研究目的

简述本研究的最终目的。

三、研究方法和内容

对临床试验的基本情况、研究参与者需要遵循的试验步骤（包括创伤性医疗操作）、纳入/排除标准、分组情况、是否随机及随机分配至各组的可能性、预计研究参与者人数、干预措施等进行描述。

四、研究过程和期限

简要、准确、清楚地对研究参与者的义务、临床试验所涉及试验性的内容、研究参与者参加试验的预期持续时间等细节进行描述。主要包括本研究的时间,所有涉及的检验、检查项目和创伤性操作的时间点、占用总时长,随访/回访的内容及时间点,需要配合和注意的事项等。

五、研究费用

对研究参与者参加临床试验可能获得的补偿及参加临床试验预期的花费进行详细描述。包括本研究中临床常规检查和治疗的费用是否需要自费,是否会增加或减免研究参与者费用,是否给予交通及其他相关补助等。

六、可能的获益

描述试验预期的获益(包括对研究参与者本人的益处和研究对社会群体的益处),以及不能获益的可能性,不要夸大获得的治疗效果。免费药物、检查等属于研究的费用,不属于获益。

七、可能的风险与不适

明确试验可能致研究参与者的风险或者不便,尤其是存在影响胚胎、胎儿或者哺乳婴儿的风险时;描述研究参与者因治疗的改变(改变治疗方案或终止现有治疗)而产生的风险与不适。不需要描述所有可能的风险,应该描述发生率高、严重的风险信息,讨论风险是否可逆、风险发生率以及风险的控制措施。

八、与研究相关伤害的治疗和经济补偿

明确研究参与者发生与试验相关的损害时是否可获得治疗(包括研究参与者可以采取的应急措施)及补偿。若有治疗或补偿,应说明具体内容或获得进一步信息的方法;若没有赔偿,应包含类似以下的说明"由于医院政策,如果您在这项研究中受到伤害,医院将不会支付您的医疗费用。如果您因参加本次研究而受伤,您或您的保险公司将负责支付您的医疗费用。但是您不会因为参加本次研究而放弃您的任何合法权利,如果您因参加研究而受伤,您可以选择采取法律程序"。

九、本次研究之外的替代疗法

描述研究参与者不参加或中途退出后,将接受的替代治疗方法或可供选择的治疗方法,建议对与这些替代疗法相关的风险与不适、潜在的受益进行描述。若本研究不涉及治疗,则写"无"或"无＋理由"。

十、隐私保密方式

阐明研究参与者信息保密的措施及程度,并明确哪些人可以访问研究记录。如果发布临床试验结果,研究参与者的身份信息仍保密。

十一、自愿参加、退出研究

声明参与本研究是自愿的,研究参与者可以在任何时候终止参与,且不会因拒绝参与或终止参与而受到歧视或报复,不会损失原本有权享有的权益。有新的可能影响研究参与者继续参加试验的信息时,将及时告知研究参与者或者其监护人。此外,声明在特殊情况下(如研究参与者不能遵守临床研究计划、研究参与者不再符合继续研究的标准、发生了与研究相关的损伤、研究中心退出等),研究者可以不经研究参与者同意终止其继续参与本研究。

十二、联系方式

提供研究参与者可以随时联系的相关人员信息,包括联系人姓名(或办公室)和电话号码。相关人员主要是在研究参与者有关于研究和研究参与者权益相关问题时、研究中发生损害时以及在紧急情况时可以联系的人员,不建议有关研究参与者权益相关问题联系人是研究团队的成员。

研究参与者声明

我已经仔细阅读了本知情同意书,我有机会提问而且所有问题均已得到解答。我理解参加本项研究是自愿的,我可以选择不参加本项研究,或者在任何时候通知研究者后退出而不会遭到歧视或报复,我的任何医疗待遇与权益不会因此而受到影响。

如果我需要其他诊断/治疗,或者我没有遵守研究计划,或者有其他合理原因,研究者可以终止我继续参与本项临床研究。

我自愿同意参加该项临床研究,我将收到一份签过字的"知情同意书"副本。

研究参与者签名:　　　　　　　　签名日期:　　　年　　月　　日

研究参与者联系电话:

研究参与者因无行为能力等原因不能签署知情同意书的,或研究参与者为未成年人的,由其法定代理人签署。

法定代理人签名(如适用):　　　　签名日期:　　　年　　月　　日

同研究参与者关系:

研究参与者不能签署知情同意书的理由:

我确认,本知情同意书中的所有信息已向研究参与者或其法定代理人正确地解释,且研究参与者(或法定代理人)已充分理解这些信息。研究参与者(或法定代理人)自愿同意参加本研究。

公正的见证人签名(如适用):　　　　签名日期:　　　年　　月　　日

研究者声明

我已准确地将知情同意书内容告知研究参与者并对研究参与者的提问进行了解答,研究参与者自愿参加本项临床研究。

研究者签名:　　　　　　　　　签名日期:　　　年　　月　　日

资料来源:根据《知情同意书范本》《药物临床试验质量管理规范(2020版)》《Informed consent guidance for IRBs, clinical investigators, and sponsors(2023)》等整理完成。

参 考 文 献

［1］ 中共中央办公厅,国务院办公厅.关于加强科技伦理治理的意见［EB/OL］.（2022-03-20）［2024-01-01］.https：//www.gov.cn/zhengce/2022-03/20/content_5680105.html.

［2］ 科技部,中央宣传部,最高人民法院,等.科研失信行为调查处理规则（国科发监〔2022〕221号）［EB/OL］.（2022-08-25）［2024-01-01］.https：//www.gov.cn/zhengce/zhengceku/2022-09/14/content_5709819.html.

［3］ 科技部,教育部,工业和信息化部,等.科技伦理审查办法（试行）（国科发监〔2023〕167号）［EB/OL］.（2023-10-08）［2024-01-01］.https：//www.most.gov.cn/xxgk/xinxifenlei/fdzdgknr/fgzc/gfxwj/gfxwj2023/202310/t20231008_188309.html.

［4］ 国家卫生健康委,科技部,国家中医药管理局.医学科研诚信和相关行为规范（国卫科教发〔2021〕7号）［EB/OL］.（2021-01-27）［2024-01-01］.https：//www.gov.cn/zhengce/zhengceku/2021/02/21/content_5588061.html.

［5］ 国家卫生计生委,国家食品药品监督管理总局,国家中医药管理局.医疗卫生机构开展临床研究项目管理办法（国卫医发〔2014〕80号）［EB/OL］.（2014-10-28）［2024-01-01］.http：//www.nhc.gov.cn/yzygj/s3593g/201410/9bd03858c3aa41ed8aed17467645fb68.shtml.

［6］ 药物政策与基本药物制度司.国家卫生健康委办公厅关于规范开展药品临床综合评价工作的通知（国卫办药政发〔2021〕16号）［EB/OL］.（2021-07-28）［2024-01-01］.http：//www.nhc.gov.cn/yaozs/s2908/202107/532e20800a47415d84adf3797b0f4869.shtml.

［7］ 国家药监局,国家卫生健康委.药物临床试验质量管理规范（国家药监局 国家卫生健康委〔2020〕第57号）［EB/OL］.（2020-04-23）［2024-01-01］.https：//www.gov.cn/zhengce/zhengceku/2020-04/28/content_5507145.html.

［8］ 国家市场监督管理总局.药品注册管理办法（国家市场监督管理总局令第27号）［EB/OL］.（2020-01-22）［2024-01-01］.https：//www.gov.cn/gongbao/content/2020/content_5512563.html.

［9］ 国家药监局.国家药监局关于发布《药物警戒质量管理规范》的公告（药监局公告2021年第65号）［EB/OL］.（2021-05-07）［2024-01-01］.https：//www.gov.cn/zhengce/zhengceku/2021-11/29/content_5654764.html.

［10］ 国家药品监督管理局药品审评中心.国家药监局药审中心关于发布《用于产生真实世界证据的真实世界数据指导原则（试行）》的通告（2021年第27号）［EB/OL］.（2021-04-13）［2024-01-01］.https：//www.cde.org.cn/main/news/viewInfoCommon/2a1c437ed54e7b838a7e86f4ac21c539.

［11］ 国家药监局药审中心.国家药监局药审中心关于发布《药物真实世界研究设计与方案框架指导原则（试行）》的通告（2023年第5号）［EB/OL］.（2023-02-06）［2024-

01-01］. https：//www.cde.org.cn/main/news/viewInfoCommon/14aac16a4fc5b5841bc2529988a611cc.

［12］　国家药品监督管理局药品审评中心 . 化学药物临床药代动力学研究 技术指导原则［EB/OL］.（2005-03-05）［2024-01-01］. https：//www.nmpa.gov.cn/wwwroot/gsz05106/07.pdf.

───────────────

ICS 11.020
C 07

团 体 标 准

T/CHAS 20-4-7—2024

医疗机构药事管理与药学服务

第 4-7 部分：药事管理　教育与教学

Pharmacy administration and pharmacy practice in healthcare institutions——

Part 4-7：Pharmacy management—Education and teaching

2024-05-25 发布　　　　　　　　　　2024-07-01 实施

中国医院协会　发　布

目　次

前　言

《医疗机构药事管理与药学服务》分为以下部分:

-- 第 1 部分　总则

-- 第 2 部分　临床药学服务

-- 第 3 部分　药学保障服务

-- 第 4 部分　药事管理

《医疗机构药事管理与药学服务　第 4 部分:药事管理》包括以下部分:

-- 第 4-1 部分:药事管理　组织与制度管理

-- 第 4-2 部分:药事管理　药品质量管理及控制

-- 第 4-3 部分:药事管理　应急药事管理

-- 第 4-4 部分:药事管理　药房自动化与信息技术

-- 第 4-5 部分:药事管理　用药安全文化建设

-- 第 4-6 部分:药事管理　医院药学研究

-- 第 4-7 部分:药事管理　教育与教学

-- 第 4-8-1 部分:药事管理　药学培训管理　临床药师培训

-- 第 4-8-2 部分:药事管理　药学培训管理　临床药师师资培训

-- 第 4-9 部分:药事管理　处方点评

-- 第 4-10 部分:药事管理　药品使用监测与评价

-- 第 4-11-1 部分:药事管理　药品不良事件管理　药品不良反应管理

--第 4-11-2 部分:药事管理　药品不良事件管理　用药错误管理

-- 第 4-11-3 部分:药事管理　药品不良事件管理　药品质量问题处置

-- 第 4-12-1 部分:药事管理　药品临床应用管理　特殊管理药品

-- 第 4-12-2 部分:药事管理　药品临床应用管理　抗菌药物

-- 第 4-12-3 部分:药事管理　药品临床应用管理　抗肿瘤药物

本标准是第 4-7 部分:药事管理　教育与教学。

本标准按照 GB/T 1.1—2020 《标准化工作导则　第 1 部分:标准化文件的结构和起草规则》的规定起草。

本标准由中国医院协会提出并归口。

本标准起草单位:中国医院协会药事专业委员会,北京大学第三医院,中国医学科学院北京协和医院,中日友好医院,首都医科大学附属北京积水潭医院,首都医科大学附属北京天坛医院,四川大学华西医院,浙江大学医学院第一附属医院,南京鼓楼医院 / 南京大学医学院附属鼓楼医院,苏州大学附属第一医院,上海交通大学附属新华医院,中南大学湘雅二医院,中国医科大学附属盛京医院。

本标准主要起草人:甄健存,赵荣生,杨丽,梅丹,陆进,张威,赵志刚,徐珽,卢晓阳,葛卫红,缪丽燕,张健,张毕奎,菅凌燕。

医疗机构药事管理与药学服务
第 4-7 部分:药事管理　教育与教学

1　范围

本标准规范了医疗机构药学人员毕业后教育、继续教育等教学管理规范,明确了教学体系、教学实施、教学评估、教学研究等各要素。

本标准适用于开展药学教育与教学工作的各级各类医疗机构。

2　规范性引用文件

下列文件中的内容通过文中的规范性引用而构成本文件必不可少的条款。其中,注日期的引用文件,仅该日期对应的版本适用于本文件;不注日期的引用文件,其最新版本(包括所有的修改单)适用于本文件。

T/CHAS 20-4-8-2—2023　医疗机构药事管理与药学服务　第 4-8-2 部分:药事管理药学培训管理　临床药师师资培训

3　术语和定义

T/CHAS 20-1-3—2023 界定的以及下列术语和定义适用于本文件。

3.1

药学教育 pharmacy education
关于药学的教育和培训,其主要目标是培养具备药学专业知识和实践技能的人才。
[来源:T/CHAS 20-1-3—2023,5.52]

3.2

药学教学 pharmacy teaching
根据药师培养目标开展系列药学教学活动,使学员通过学习能够理解和掌握药学知识和实践技能,是"教"和"学"所组成的一种特有的药学人才培养活动。

3.3

药学毕业后教育　pharmacy post-graduate education

院校药学专业教育毕业后对药学人员进行的专门化培训,培养其独立从事专业技术工作能力的药学实践教育,是院校药学基础教育过渡到医院药学实践的桥梁。针对药学人员毕业后教育主要包括住院药师规范化培训。

3.4

药学继续教育　pharmacy continuing education

继高等医药院校药学专业基本教育和毕业后规范化专业培训之后,以掌握药学相关法律法规、理论政策、职业道德、技术信息等基础知识为目标,以学习药学相关新理论、新知识、新技术、新方法等专业知识为主的一种终身性药学教育。

3.5

药学教学大纲　pharmacy syllabus

按药学学科以纲要形式规定药学教学内容和基本要求的指导性文件,包括该学科的目的、任务,知识、技能的范围、深度和结构,教学进度以及讲授和实习等教学时数的分配,教学考核形式和标准等。

　　[来源:T/CHAS 20-1-3—2023,5.53]

3.6

药学教学查房　pharmacy teaching rounds

在药学实践带教老师组织下,以学员为主体,通过师生互动,以真实病例为教学内容,并进行归纳总结的临床药学教学活动。

　　[来源:T/CHAS 20-1-3—2023,5.54]

3.7

教学评估　teaching assessment

依据一定的教学目标与教学规范标准,通过对教与学等教学情况的系统检测与考核,评定教学效果与教学目标的实现程度,并作出相应的价值判断以期改进的过程。

　　[来源:T/CHAS 20-1-3—2023,5.55]

3.8

同行评议　peer review

由相同或相近领域的教师或专家遵循一定的标准,按照相同的评价指标体系,采用同样的方式方法,在日常教学活动中对教师的教学工作进行审慎评判,经过讨论、交流给出相应的反馈或结论。

[来源：T/CHAS 20-1-3—2023，5.56]

4 关键要素

教育与教学管理关键要素见图1。

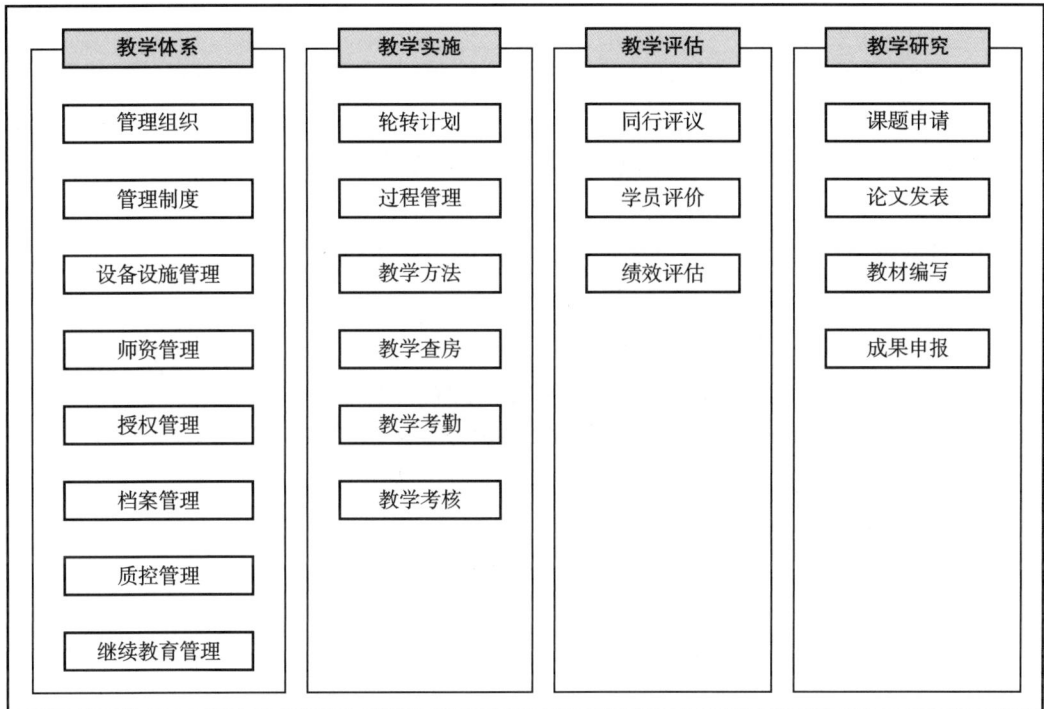

图 1 教育与教学管理关键要素

5 要素规范

5.1 教学体系

5.1.1 管理组织

5.1.1.1 医疗机构应设立医院-科室-班组三级管理构架，由医院教学管理部门统筹，药学部门作为科室层级内设教研室，各药房部门作为班组层级可设置教学工作组，以实现教学精细化管理。

5.1.1.2 药学部门应明确各类教学人员的职责，包括教学主任、教学秘书和带教老师等。

    a）教学主任：是教学工作的第一责任人，协助科室主任全面管理药学部门教学工作。

    b）教学秘书：协助教学主任实施教学管理，做好教学计划、组织、协调等工作。

    c）带教老师：具备教学资质，负责具体药学实践教学和理论授课工作。

5.1.2　管理制度

5.1.2.1　药学部门应建立健全教学管理制度,包括但不限于:管理组织、设备设施管理、师资管理、授权管理、档案管理、质控管理、继续教育管理等多个方面。

5.1.2.2　根据教学管理的实际需要,及时对各项制度进行制订、更新和完善变化。

5.1.3　设备设施管理

5.1.3.1　药学部门应配备与教学需求相适应的教学环境与设施设备。

5.1.3.2　药学部门应建立健全教学设备管理制度,注重设备日常维护和维修,确保设备的正常运行和使用寿命。

5.1.3.3　药学部门可设立在线课程平台或网络会议系统,实现以网络为基础的在线教学。

5.1.4　师资管理

5.1.4.1　药学部门应致力于建设一支结构合理、身心健康、师德高尚的教师队伍。

5.1.4.2　药学部门应建立并持续优化教师管理体系,包括教师团队发展规划、资质认定、专业培训、考核评估与激励机制等,不断提升教师队伍的素质和能力。

5.1.4.3　药学部门应对教师资质进行管理:

a)教师资质认定:承担教学工作的药学工作人员应接受专业师资培训,并通过医院教学管理部门的考核后,才有资质从事药学教学工作。

b)基地师资管理:住院药师规范化培训基地或临床药师培训基地承担教学工作的药学工作人员须经过指定师资培训基地的相关规范化师资培训,考核合格后,方可获得相应师资资格。

c)临床药师培训基地师资管理见 T/CHAS 20-4-8-2—2023。

5.1.4.4　药学部门应进行教师培训管理:

a)制订教师培训计划:应根据不同层级教师的实际需求以及教学管理规定,制订全面的教师培训计划,包括教学管理、教学理论、教学方法等方面的培训。

b)进行教师岗前培训:对新教师进行岗前培训,帮助新教师快速适应教学环境并掌握必要的教学技能,包括教案撰写技巧及思政示范教学等。

5.1.4.5　药学部门应建立科学的教师考核与激励机制:

a)教师考核:根据教师教学任务、培养目标完成情况,以及个人素质、教学态度、授课表现和成绩等多方面进行全面、科学、客观的考核评价。

b)激励机制:在综合考核的基础上,药学部门应将教学管理活动、带教授课数量、教学质量以及学员满意度作为职称晋升、导师选拔、岗位聘用和绩效发放等决策的重要依据,激励教师不断提升自身的教学能力。

5.1.5　授权管理

5.1.5.1　学员授权与操作规范:在药学实践教学过程中,若学员须操作电子病历系统,应该在带教老师的指导下进行,且应恪守医院信息系统的操作规范,禁止学员将个人用户账号和密码转交或借给他人使用,确保信息系统的安全性和数据的保密性。

5.1.5.2　教学系统专业管理:药学部门应指定专人负责教学相关系统的全面管理,其职责包括但不限于培训学员的轮转计划安排、继续教育项目的申请和备案及继续教育学习学分的授予管理等,有序进行教学活动、有效利用教育资源。

5.1.6 档案管理

5.1.6.1 教学档案管理制度应全面执行并不断优化,确保教学档案的完整性、系统性和安全性:

    a）指定专人负责:建议由教学秘书管理和维护教学档案。

    b）归档流程:教学文件材料应按照既定的立卷归档制度进行及时、系统地整理。建议每个学年度结束后进行归档,或在教学活动完成后即刻归档。

    c）档案整理:根据档案学整理的原则和方法,对教学文件材料进行分类、编号和编目,以便于后续的检索、保管和利用。

    d）教学档案维护:应采取适当的技术保护措施,如控制温湿度、防虫防鼠等,延长教学档案的保存期限。

5.1.6.2 教学档案建档范围应涵盖但不限于以下几个方面:

    a）上级教学管理文件:包括上级教育主管部门下达的指令性、指导性文件,及相关规章、规定和计划等。

    b）教学综合性文件:药学部门制定的各种教学管理制度、规定,教师与学员的基本信息,以及教学工作量统计表等。

    c）教学过程性文件:包括教学计划、教学大纲,各类课程表和教师任课安排,课程建设与评估资料,教改方案与总结,使用的教材信息,实践教学相关资料,试题库和试卷,以及考核文件等。

    d）教学研究性文件:包括教学改革研究相关文件、教学改革的立项和验收资料、教学论文及优秀教学成果奖的评定资料等。

    e）教学质量管理文件:如教学查房、教学评估、教学质量分析与报告、教学信息反馈及教学检查等资料。

5.1.7 质控管理

5.1.7.1 质控管理原则和核心原则:

    a）遵循教学大纲/培训大纲:应按照教学计划、教学大纲和上级教育主管部门的指示和条例来组织教学活动,并按照教学规程实施。

    b）落实教学管理要求:对教师、学员以及教学条件(包括教材、教具、图书、仪器、教学设备、经费等)等影响教学质量的关键因素进行控制和管理。

    c）教学内容与培养要求相符:对课程设置、教学内容、教学方法和形式等进行持续监督。

    d）加强教学过程质量监督:通过组织集体备课以充分准备教学内容,定期开展教学查房以掌握教学动态,执行考试制度并做好考试分析,及时向教师反馈教学中的问题,把好教学质量关。

    e）全面进行教学评估与考核:综合评估教师的授课质量、学员的考核成绩以及各方面的意见反馈等,一旦发现任何偏离预定指标或达不到教学要求的情况,应进行协调和控制。

5.1.7.2　医疗机构教学管理部门应负责教学质量控制,药学部门教学主任应指导和组织教学活动,确保各个教学环节能够正常运转。具体的质控内容包括但不限于:

    a)确认教师带教资格,确保教师具备从事教学活动的专业素养和能力。

    b)督促和指导教师制订教学计划,为教学活动的顺利开展提供明确的指导。

    c)按照教学计划实施教学活动,对于擅自调课、停课或减少课时的行为,应按教学事故进行处理。

    d)根据质控发现的问题,及时采取针对性的整改措施,持续改进教学质量。

5.1.8　继续教育管理

5.1.8.1　继续教育管理:药学部门应遵循《中国医院协会继续医学教育项目管理办法(试行)》和医院教育部门相关管理规定,做好继续医学教育项目管理工作,落实项目计划的制订、项目申报、执行、总结反馈、学分申领以及项目备案等全流程管理。

5.1.8.2　项目执行管理:遵循"谁申报、谁主办、谁负责"的原则,明确项目负责人的主体责任。项目负责人应妥善保存项目举办和执行过程中的原始材料,并依据有关规定在项目管理系统中记录执行情况。项目应自觉接受项目举办地省级继续医学教育主管部门的监督和管理。

5.1.8.3　经费使用管理:项目财务收支应遵循预算,不以营利为目的。所有经费使用均须接受相关部门的审计和监管,以确保资金的透明和合规使用。

5.1.8.4　学分申领与证书发放:继续医学教育实行学分制。根据学员的学习考勤和考核结果,授予相应的学分并发放证书,杜绝任何形式的虚假学分和证书,维护教育的严肃性和公正性。

5.1.8.5　继续医学教育学分纳入个人年终考核。

5.2　教学实施

5.2.1　轮转计划

5.2.1.1　学员应按照教学大纲和培训大纲的要求,在药学部门内部进行轮转实习,包括但不限于药品调剂室、药库、临床药学室等关键药学服务岗位。

5.2.1.2　应根据药学部门的基本任务和特点,为学员安排理论教学、实践教学以及出科考核等,以培养学员药学专业的基本理论、基本知识、基本技能。

5.2.1.3　轮转计划一经公布,应要求学员严格执行。

5.2.2　过程管理

5.2.2.1　教学过程管理包括理论教学和实践教学两个方面。

5.2.2.2　理论教学:包括备课、教案制订、授课以及作业管理等多个环节。

5.2.2.3　实践教学:侧重于技能训练和实习教学,利用先进的教学工具和模拟教学手段,帮助学员掌握药学实践中的关键技能。

5.2.3 教学方法

5.2.3.1 应坚持教学相长的原则,根据教学目的、内容和希望达到的效果积极采用不同的教学模式。包括但不限于:

　　a）传统授课模式（lecture-based learning, LBL）: 教师授课和学生听课为主;

　　b）"基于问题"的学习（problem-based learning, PBL）: 以学生为中心,将学习置于复杂、有意义的问题情境中,让学生以小组合作的形式共同解决学习过程中发现的问题,进而学习隐含于问题背后的科学知识,以促进学生自主学习和终身学习能力的发展;

　　c）"基于案例"教学法（case-based learning, CBL）: 以临床案例为基础,设计与之相关的问题,引导并启发学生围绕问题展开小组讨论;

　　d）以团队为基础的学习（team-based learning, TBL）: 由教师提前确定教学内容和要点供学生进行课前阅读和准备,课堂教学时间用于个人测试、团队测试和全体应用性练习;

　　e）翻转课堂（flipped classroom）: 重新调整课堂内外的时间,将学习的决定权从教师转移给学生,学生专注于主动的基于项目的学习,共同研究解决问题,以获得更深层次的理解。

5.2.3.2 应合理运用现代教育技术及设施设备,开展信息化教学,如在线课程学习（如慕课MOOC）、远程教育学习（distance education）、虚拟现实技术（virtual reality, VR）等。

5.2.4 教学查房

5.2.4.1 教学查房由经验丰富、教学管理能力强的专家组成的教学督导专家组负责,确保教学查房的权威性和有效性。

5.2.4.2 教学查房过程中,紧密围绕教学大纲要求,对实习教学和操作等进行全面督查和评估,特别针对真实患者临床药学服务过程。

5.2.4.3 教学查房分为准备、信息采集和病例讨论三个阶段。

5.2.4.4 教学查房结果及时反馈,对学员的药学专业基本理论、基本知识、基本技能进行评价和修正,强调"以患者为中心"的药学服务理念,并结合医疗实践,培养学员的临床思维。

5.2.5 教学考勤

5.2.5.1 教师应如实记录学员的旷课、迟到和早退情况,并将这些信息作为考核成绩的重要依据。

5.2.5.2 教师应采用多种考勤方式,包括线下纸质签到、第三方平台签到、电子考勤系统等。

5.2.6 教学考核

5.2.6.1 药学部门指定专人负责制定教学考核标准,并组织专业的考核人员来确认考核结果。

5.2.6.2 教学考核内容,包括理论知识和实践能力的全面评估,实践能力考核建议采用国际通行的客观结构化临床考核（objective structured clinical examination, OSCE）方式。

5.3　教学评估

5.3.1　同行评议

5.3.1.1　同行评议是教学质量评估的重要手段。

5.3.1.2　同行评议的组织实施、评价指标体系等由教学管理部门统一管理。

5.3.1.3　将同行评议结果及时反馈给教师,进行教学层面的沟通与交流,提高教师的教学能力与教学质量。

5.3.1.4　同行评议结果与教师的绩效评估挂钩,激励教师不断提升教学水平。

5.3.2　学员评价

5.3.2.1　应重视学员对教学的反馈和评价。

5.3.2.2　学员评价的组织实施和指标体系等由教学管理部门统一管理。

5.3.2.3　学员评价结果与教师的绩效评估挂钩,促使教师更加关注学员的学习体验和需求。

5.3.3　绩效评估

5.3.3.1　药学部门应从多个维度考评教学工作,包括教学规范、教学运行、课堂教学效果等。

5.3.3.2　将教学数量、质量、满意度等与教师的职称晋升、岗位聘任等挂钩,激励教师不断提升自身的教学水平和能力。

5.4　教学研究

5.4.1　课题申请

5.4.1.1　药学部门应致力于人才培养模式、教学内容、课程体系和教学方法的改革探索,通过实验和试点工作,为教学质量的提升提供理论支撑。

5.4.1.2　教学课题研究应聚焦于教学中的实际问题,以教学为研究主题,通过自主探究,形成"问题 - 研讨 - 交流 - 成长"的研究模式。

5.4.1.3　教学课题类型多样,包括直接性问题、探索性问题、反思性问题等,以全面覆盖教学研究的各个方面。

5.4.1.4　教学课题实施分为前期准备、中期检查和后期处理三个阶段。

5.4.2　论文发表

5.4.2.1　教学论文是教学研究成果的重要体现,鼓励教师撰写学术论文和研究报告,分享教学经验和研究成果。

5.4.2.2　教学论文管理包括优选期刊、参照征稿要求撰写、经过教学管理部门审批等流程。

5.4.2.3　教学论文发表与绩效评估等挂钩,激励教师开展教学研究。

5.4.3　教材编写

5.4.3.1　教材是教学基础,应重视教材编写工作,根据医院药学教学需要编写教材。

5.4.3.2　应制订教材建设规划,包括编写、评价和选用制度。

5.4.3.3 教材经审定后方可出版。

5.4.3.4 教材出版与绩效评估挂钩,激励优质教材的编写和出版。

5.4.4 成果申报

5.4.4.1 鼓励教育教学改革:鼓励教师对有关药学教学的计划、任务、内容、方法、制度进行改革,符合药学教育教学规律,具有独创性、新颖性、实用性,鼓励应用新技术(如人工智能),以提升药学教学质量,促进药学教育进步。

5.4.4.2 鼓励申报教育教学改革成果奖,包括各级各类奖项,如院级、校级、市级、国家级等,以对教师教学成果进行肯定和鼓励,表彰在教学领域作出突出贡献的教师。

5.4.4.3 教学成果与绩效评估挂钩,以激发教师的教学热情和创新能力,推动教学质量的持续提升。

参 考 文 献

［1］ 中国医院协会.T/CHAS 20-4-8-1—2023　医疗机构药事管理与药学服务　第4-8-1部分：药事管理　药学培训管理　临床药师培训［S］.（2024-02-07）［2024-02-10］.https：//www.ttbz.org.cn/StandardManage/Detail/103818/.

［2］ 国务院办公厅.国务院办公厅关于加快医学教育创新发展的指导意见（国办发〔2020〕34号）［EB/OL］.（2020-09-23）［2024-02-10］.https：//www.gov.cn/zhengce/content/2020-09/23/content_5546373.html.

［3］ 中华人民共和国人力资源和社会保障部.专业技术人员继续教育规定（中华人民共和国人力资源和社会保障部令第25号）［EB/OL］.（2015-08-13）［2024-02-10］.https：//www.gov.cn/gongbao/content/2015/content_2975890.html.

［4］ 国家药监局，人力资源社会保障部.执业药师继续教育暂行规定（国药监人〔2024〕3号）［EB/OL］.（2024-01-08）［2024-02-10］.https：//www.mohrss.gov.cn/xxgk2020/fdzdgknr/zcfg/gfxwj/rcrs/202401/t20240111_511995.html.

［5］ 中国医院协会.中国医院协会继续医学教育项目管理办法（试行）（医协会函〔2022〕9号）［EB/OL］.（2020-09-23）［2024-02-10］.https：//www.cha.org.cn/site/content/0f499953ed5643c557ce4bb9d61e81cd.html.

［6］ 广东省药学会.关于发布《医院药师能力素质模型（2020年版）》的通知（粤药会〔2020〕173号）［EB/OL］.（2020-12-30）［2024-02-10］.http：//www.sinopharmacy.com.cn/notification/2142.html.

［7］ 中国药学会医院药学专业委员会.医疗机构药学工作质量管理规范操作手册［M］.北京：人民卫生出版社，2016.

［8］ 中国药师协会.药师药学服务胜任力评价标准（试行）［J］.中国合理用药探索，2017，14（9）：1-2.

［9］ 中国医学科学院北京协和医院，美国中华医学基金会，中国医院协会药事专业委员会.中国临床药师核心胜任力框架专家共识（2023）［J］.协和医学杂志，2023，14（2）：257-265.

ICS 11.020

C 07

团 体 标 准

T/CHAS 20-4-8-1—2023

医疗机构药事管理与药学服务

第 4-8-1 部分：药事管理　药学培训管理
临床药师培训

Pharmacy administration and pharmacy practice in healthcare institutions——

Part 4-8-1：Pharmacy administration—Pharmacy training management—

Clinical pharmacist training

2023-10-28 发布　　　　　　　　　　　　2023-12-01 实施

中国医院协会　发　布

目　次

前　言

《医疗机构药事管理与药学服务》分为以下部分：

-- 第 1 部分　总则

-- 第 2 部分　临床药学服务

-- 第 3 部分　药学保障服务

-- 第 4 部分　药事管理

《医疗机构药事管理与药学服务　第 4 部分：药事管理》包括以下部分：

-- 第 4-1 部分：药事管理　组织与制度管理

-- 第 4-2 部分：药事管理　药品质量管理及控制

-- 第 4-3 部分：药事管理　应急药事管理

-- 第 4-4 部分：药事管理　药房自动化与信息技术

-- 第 4-5 部分：药事管理　用药安全文化建设

-- 第 4-6 部分：药事管理　医院药学研究

-- 第 4-7 部分：药事管理　教育与教学

-- 第 4-8-1 部分：药事管理　药学培训管理　临床药师培训

-- 第 4-8-2 部分：药事管理　药学培训管理　临床药师师资培训

-- 第 4-9 部分：药事管理　处方点评

-- 第 4-10 部分：药事管理　药品使用监测与评价

-- 第 4-11-1 部分：药事管理　药品不良事件管理　药品不良反应管理

-- 第 4-11-2 部分：药事管理　药品不良事件管理　用药错误管理

-- 第 4-11-3 部分：药事管理　药品不良事件管理　药品质量问题处置

-- 第 4-12-1 部分：药事管理　药品临床应用管理　特殊管理药品

-- 第 4-12-2 部分：药事管理　药品临床应用管理　抗菌药物

-- 第 4-12-3 部分：药事管理　药品临床应用管理　抗肿瘤药物

本标准是第 4-8-1 部分：药事管理　药学培训管理　临床药师培训。

本标准按照 GB/T 1.1—2020 《标准化工作导则　第 1 部分：标准化文件的结构和起草规则》的规定起草。

本标准由中国医院协会提出并归口。

本标准起草单位：中国医院协会药事专业委员会,首都医科大学附属北京积水潭医院,中国医学科学院北京协和医院,中国科技大学附属第一医院/安徽省立医院,浙江大学医学院附属第一医院,四川大学华西医院,陆军军医大学第一附属医院,中日友好医院。

本标准主要起草人：甄健存,陆进,张威,梅丹,姜玲,卢晓阳,徐斑,夏培元,李朋梅,刘静,林平。

医疗机构药事管理与药学服务
第 4-8-1 部分:药事管理 药学培训管理 临床药师培训

1 范围

本标准规范了临床药师培训的基地管理、培训过程与考核、质量管理与评价改进各要素。

本标准适用于临床药师培训基地。

2 规范性引用文件

本文件没有规范性引用文件。

3 术语与定义

T/CHAS 20-1-3—2023 界定的术语和定义适用于本文件。

3.1

临床药师 clinical pharmacist
以系统药学专业知识为基础,并具有一定医学和相关专业基础知识与技能,直接参与临床用药,促进药物合理应用和保护患者用药安全的药学专业技术人员。
［来源:T/CHAS 20-1-3—2023,3.2］

3.2

临床药学 clinical pharmacy
药学与临床相结合,直接面向患者,以患者为中心,研究与实践临床药物治疗,提高药物治疗水平的综合性应用学科。
［来源:T/CHAS 20-1-3—2023,3.1］

4 关键要素

临床药师培训关键要素见图 1。

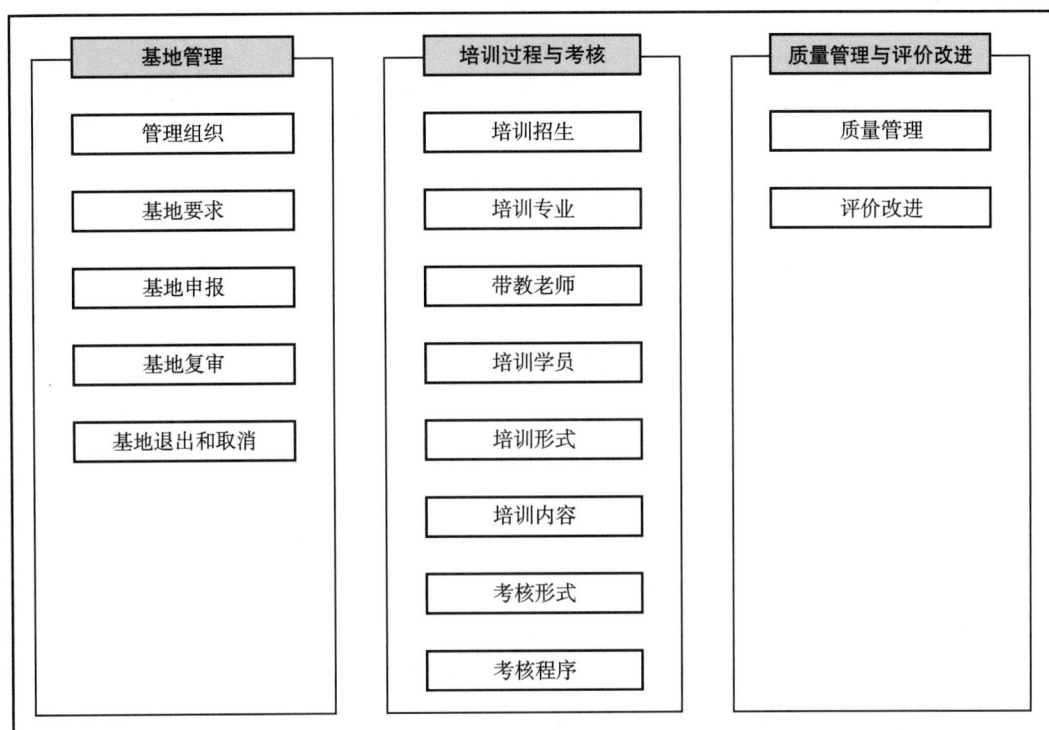

图 1 临床药师培训关键要素

5 要素规范

5.1 基地管理

5.1.1 管理组织

5.1.1.1 中国医院协会临床药师培训管理体系包括中国医院协会、省级医院协会和临床药师培训基地三个层级。

5.1.1.2 临床药师培训工作应在中国医院协会或其委托的省级医院协会的指导、管理和监督下,由临床药师培训基地的医疗机构实施。

5.1.1.3 临床药师培训基地的医疗机构应建立临床药师培训管理组织,至少包括:

　　a) 临床药师培训工作领导小组:由主管教学的院长任组长、教学部门和药学部门负责人任副组长,组成成员宜包括医务、护理、人事、临床、财务等科室或部门负责人,负责制定本机构临床药师培训基地建设相关核心工作制度,经医院办公会审批后实施;

　　b) 临床药师培训工作小组:在临床药师培训工作领导小组指导下,由药学部门主任任组长,成员宜包括药学、医务、教学、临床、检验等相关科室或部门的专业技术人员,负责本机构临床药师培训的组织、实施、监管、考核等工作;

　　c) 临床药师培训带教组:各培训专业组应建立由临床药师和临床医师组成的培训带教组,负责学员的日常培训工作,指导学员参加临床实践工作和药物治疗实践工作。

5.1.2 基地要求

5.1.2.1 中国医院协会临床药师培训基地应符合以下条件：

a）为承担教学任务的三级甲等医院（口腔专科医院除外），运行 5 年以上；

b）有良好的社会信誉和医疗服务质量；

c）核心医疗工作制度能体现临床药学的专业地位与临床药师价值；

d）能为临床药师培训提供必需的基础设施和经费支持；

e）具备基本的教学条件，至少包括以下内容：满足培训工作所需的基本诊疗和教学的设备、授课教室、学员的适宜学习场所和相关信息图书资料等，有适宜的信息平台和设施设备，可提供带教老师和学员所需的医疗信息系统。

f）设置的临床药师培训专业有相对应的临床专科和辅助科室，且相关临床科室配备适宜的病床数，有满足培训要求的病源数量和疾病种类；

g）有适宜的教学组织和培训计划。

5.1.2.2 中国医院协会临床药师培训基地的药学部门应符合以下条件：

a）组织体制架构符合《医疗机构药事管理规定》相关要求；

b）药学专业技术人员结构合理，高等医药院校或者综合大学药学院系临床药学专业或者药学专业全日制本科毕业以上学历者，在药学专业技术人员中的占比不低于 28%；

c）设置有临床药学室（科）或临床药师工作室，开展临床药师制建设已 7 年以上，且运行良好；

d）具有正高级药学专业技术职务任职资格的临床药学学科带头人；

e）专职从事临床药物治疗工作实践的临床药师配比宜≥1 名 /100 张床位；

f）取得临床药师岗位培训证书并专职从事临床药物治疗工作实践的药师应≥5 名；

g）配备与培训专业一致的专科临床药师，学员轮转科室均有专职临床药师辅助带教；

h）取得由中国医院协会颁发的临床药师带教师资岗位培训证书（以下简称"师资证书"），且具有中级及以上药学专业技术职务任职资格者≥3 名；

i）设置培训专业数应≥3 个。

5.1.3 基地申报

符合本文件"5.1.2 基地要求"的医疗机构可向中国医院协会提出申报临床药师培训基地申请，中国医院协会负责申报受理和形式审查、组织专家评审、征求意见和基地批复，流程如下：

a）自评与材料准备：申报单位进行自我评估，如符合相关要求，委托省级医院协会审核后提交申报材料；

b）申报受理和形式审查：受理申报材料，进行形式审查，判定是否受理申报；

c）专家评审：组织有关专家，对符合申报条件、通过形式审查的单位进行集中审议评估，得出评审结论；

d）意见征求：公示评审结果，征集社会意见；

e）批复：对于公示无异议的申报单位进行批复，批准其为中国医院协会临床药师培训基地。

5.1.4 基地复审

5.1.4.1 临床药师培训基地实行动态管理,设定资格认定有效期为 5 年,在资格认定有效期到期前 6 个月内,临床药师培训基地向中国医院协会提出复审申请,并提供复审相关材料。

5.1.4.2 中国医院协会负责临床药师培训基地资格复审工作的具体实施。

5.1.5 基地退出和取消

5.1.5.1 中国医院协会负责受理临床药师培训基地退出和取消相关事宜。

5.1.5.2 临床药师培训基地有下列情形之一的,可取消其临床药师培训基地资格:

　　a）主动提出退出申请,经中国医院协会同意备案;

　　b）无特殊理由一年未招收学员或招收学员连续 2 年少于计划应招学员数 50%;

　　c）采取不正当手段取得临床药师培训基地资格;

　　d）复审不合格。

5.1.5.3 临床药师培训基地如存在管理混乱或者严重违反临床药师培训基地相关规定,主管单位要求其限期整改,未按要求改进的,可取消其临床药师培训基地资格。

5.2 培训过程与考核

5.2.1 培训招生

5.2.1.1 临床药师培训招生采取学员自愿申报、临床药师培训基地择优预录取、委托的省级医院协会复审、中国医院协会审核通过的方式进行。

5.2.1.2 临床药师培训基地应及时将当季培训招生计划上报中国医院协会或其委托的省级医院协会审批。

5.2.1.3 中国医院协会和临床药师培训基地宜在招生季向社会公示临床药师招生计划,公示内容可包括:培训基地名称、联系人、联系方式、培训专业、带教老师、招生条件、招生人数等。

5.2.1.4 中国医院协会和临床药师培训基地应对正式录取学员相关资料进行留档备案。

5.2.2 培训专业

5.2.2.1 临床药师培训专业应由中国医院协会根据国家相关政策要求、国内外医院药学发展需要、我国医院药学现状等情况,统筹安排设立。

5.2.2.2 临床药师培训基地进行招生的培训专业应符合以下要求:

　　a）为中国医院协会设立的培训专业;

　　b）由取得相关专业师资证书的专职临床药师作为该专业的带教老师。

5.2.3 带教老师

5.2.3.1 带教老师应取得师资证书,具体负责所招收学员的培训带教工作。

5.2.3.2 科室轮转应符合培训大纲要求,相关轮转科室应配备专职临床药师,与所在科室 1 名具有中级及以上专业技术职务任职资格的临床医师组成带教组,共同完成一组学员的培训带教。

5.2.3.3 学员全部轮转科室的带教组中,应至少有 1 位带教老师已经取得师资证书。

5.2.3.4 已取得师资证书但连续 2 年未实际从事临床药师培训带教工作的,应参加中国医院协会同专业师资学员的相关考核,合格后方可重新进入临床药师培训带教岗位。

5.2.3.5 带教老师带教专业应与其临床药师培训专业一致,需要调整带教专业的,应参加中国医院协会专业师资学员的相关考核,合格后方可实施带教。

5.2.4 培训学员

5.2.4.1 参加临床药师培训的药师,应符合以下条件:

　　a）学历、专业、工作年限、专业技术职务任职资格等符合中国医院协会相关招生条件
　　　 要求;

　　b）保证培训期间不参加其他颁发临床药师培训证书的培训学习或者学位教育学习;

　　c）培训期间坚持正常的学习和临床实践工作。

5.2.4.2 临床药师培训基地不应招收本单位学员。

5.2.4.3 已被临床药师培训基地正式录取并上报中国医院协会备案的学员,由于自身或单位原因不能参加或不能继续参加临床药师培训的,中国医院协会可在之后 2 年内不受理其参加临床药师培训学习申报。

5.2.5 培训形式

5.2.5.1 临床药师培训实行全脱产培训,应采取以临床实践为主,理论与实践相结合的方式进行。

5.2.5.2 临床药师培训基地可采用以中国医院协会线上统一培训或多家临床药师培训基地集中授课或平台授课为主、学员自行参加学术讲座为辅的方式开展理论知识培训。

5.2.6 培训内容

5.2.6.1 中国医院协会应根据培训专业特点,组织专家制订各培训专业的培训大纲,明确培训目标、轮转科室、培训内容与要求、培训项目基本指标与要求等内容。

5.2.6.2 临床药师培训目标宜包括以下内容:

　　a）了解培训专业常见疾病的病因、发病机制、临床表现、诊断要点、治疗原则和治疗方
　　　 法,能够阅读和分析培训专业疾病相关的实验室检查、病理学检查、影像学检查和
　　　 功能试验等辅助检查报告;

　　b）掌握培训专业常用药品的相关知识,能够对培训专业常见疾病药物治疗方案进行
　　　 分析与评价,具有开展优化药物治疗方案工作的能力;

　　c）熟悉培训专业常见感染性疾病的病理生理变化、临床表现、诊断和治疗原则,掌握
　　　 相关疾病抗感染治疗的药物选择、治疗评价和药学监护内容;

　　d）能够制订培训专业常见疾病临床药物治疗监护计划,独立开展临床药学监护工作;

　　e）具备参与培训专业常见疾病住院患者药学会诊的能力;

　　f）具备今后可持续开展临床药学工作的能力。

5.2.6.3 临床药师培训应包括以下内容:

　　a）综合素质培训:包括药事法律法规、临床医疗文书、临床诊疗规范、医患沟通与交流

技能等;

b）临床专业理论知识培训：包括培训专业常见疾病的病理生理学基础、诊断学基础、诊断治疗规范及指南等;

c）药学专业理论知识培训：包括培训专业常见疾病用药的药理学、药代动力学、临床药物治疗学、个体化治疗药物监测、药物相互作用、药物治疗指南等;

d）临床用药实践技能培训：包括药历书写、医嘱审核、药学查房、用药监护、用药干预、病例讨论、用药咨询、用药教育、药学门诊、药学会诊、药物重整、药品不良反应监测与报告、用药错误报告、文献检索、处方点评等。

5.2.6.4　临床药师培训基地应根据培训大纲,结合现状,合理安排各专业学员的培训工作。

5.2.6.5　学员在参加培训过程中,除接受相关培训外,还应根据培训大纲要求,及时完成本专业培训相关任务或作业。

5.2.6.6　带教老师应定期检查学员培训任务完成情况,督导学员按时完成。

5.2.7　考核形式

5.2.7.1　临床药师培训考核可包括理论考核、日常考核、结业考核三种形式。

a）理论考核：旨在评估学员的知识储备和（或）提高程度,可设定为入学评估考试和结业理论考试,由省内统一或临床药师培训基地组织完成。

b）日常考核：可在学员完成科室轮转培训后,采取医嘱审核、药物重整、患者床边问诊、用药教育等形式进行,旨在检查学员临床药学专业能力、工作成绩、职业道德和完成培训内容的时间与数量等情况,由临床药师培训基地组织完成。

c）结业考核：学员结业时由医学和药学专家组成临床药师培训考核专家组（简称"考核专家组"）,对学员的培训情况进行综合评估,由省内统一或临床药师培训基地组织完成。要求如下：①考核专家组宜由4~5名具有高级专业技术职务任职资格的临床药学和临床医学专家组成,其中,临床药学专家至少2名,临床医学专家至少1名;②可采取定性与定量相结合的方式,由考核专家组采取审核培训资料、现场考察、作业评估、案例考核等形式进行;③学员理论考核和日常考核结果作为结业考核评价内容之一。

5.2.7.2　临床药师培训基地可在省级医院协会指导下,开展以培训专业划分的省级区域性结业考核。

5.2.8　考核程序

5.2.8.1　学员在完成培训要求,通过临床药师培训基地组织的理论考核和日常考核后,方可参加结业考核。

a）理论考核和日常考核由临床药师培训基地自主安排,考题应根据培训大纲进行设计。

b）结业考核应按照以下流程开展：①计划提交：临床药师培训基地将考核计划上报中国医院协会,通过审核后实施考核工作;②案例考核：考核专家组选择案例,学员抽取案例后进行现场陈述,考核专家组进行提问与评估,重点考察学员归纳总结病例的思路和能力,对药物治疗方案的分析评价,发现、分析、解决用药问题的能力等内容;③沟通和接诊能力面试考核:考核专家组选择病例,学员进行药学问诊,重点考察学员与患者沟通交流、获取及传递有效用药信息的能力;④作业评估:考核专家组根据评估要点,对培训任务完成情况以及培训环节的实施过程进行评估打分;⑤成绩判定:考核专家组依据对学员培训资料的评估,对问诊、案例分析的考核,对相关临床药学、医学知识的理论测试,结合学员的学习、工作态度和考勤情况等,进行综合评分,得出学员考核是否合格的结论;⑥考核结果上报:临床药师培训基地将考核成绩和相关考核资料上报中国医院协会;⑦资格授予:中国医院协会对提交的资料进行审核,审核合格后发放培训证书。

5.2.8.2　未能通过相关考核的学员,经个人提出、临床药师培训基地上报、中国医院协会批复后,可参加下一季考核,考核合格后授予培训证书。

5.2.8.3　经再次考核仍然未通过的学员,不再保留培训学习名额,如须继续培训,应重新报名。

5.3　质量管理与评价改进

5.3.1　质量管理

5.3.1.1　中国医院协会及其委托的省级医院协会应严格按照临床药师培训基地的准入、复审、退出和取消相关要求,管理临床药师培训基地。

5.3.1.2　临床药师培训基地应严格按照中国医院协会制订的培训大纲,结合本单位实际情况,制订适宜的培训计划,并严格落实执行。

5.3.1.3　中国医院协会宜定期组织专家对临床药师培训基地相关工作开展情况,进行调研和评价。

5.3.2　评价改进

5.3.2.1　中国医院协会或其委托的省级医院协会、临床药师培训基地可采取自评价或外单位评价的方式,对临床药师培训开展情况进行评价,对于评价过程中发现的或潜在的问题,应及时进行改进,并对改进情况进行再次评价,必要时可引入奖惩制度。

5.3.2.2　中国医院协会或其委托的省级医院协会、临床药师培训基地宜建立优秀学员奖励制度,对培训期间表现优异者给予鼓励。

5.3.2.3　中国医院协会或其委托的省级医院协会、临床药师培训基地宜向学员设立意见反馈通道,积极征集学员对于培训工作的相关建议。

5.3.2.4　中国医院协会或其委托的省级医院协会、临床药师培训基地宜根据国内外医院药学发展和临床实际需求,对临床药师培训工作提出改进建议,鼓励针对培训带教中的问题和难点,设计教改方案,提升教学效果和教学质量。

参 考 文 献

［1］ 中国医院协会 . T/CHAS 20-2-1—2021　医疗机构药事管理与药学服务　第 2-1 部分:临床药学服务　药学门诊［S］.（2021-11-20）［2023-01-01］. https://www.ttbz. org.cn/StandardManage/Detail/85470/.

［2］ 卫生部,国家中医药管理局,总后勤部卫生部 . 医疗机构药事管理规定（卫医政 发〔2011〕11号）［EB/OL］.（2011-03-30）［2023-01-01］. https://www.gov.cn/zwgk/2011-03/30/content_1834424.html.

［3］ 国家卫生健康委科教司 . 国家卫生健康委科教司关于印发紧缺人才（临床药 师）培训项目实施方案（试行）的通知（国卫科教教育便函〔2019〕157 号）［EB/OL］.（2019-08-08）［2023-01-01］. https://www.shyyxh.cn/Attach/Attaches/month_2107/20210713 0613545925.pdf.

［4］ 卫生部 . 卫生部医政司关于开展临床药师制试点工作的通知（卫医疗便 函〔2007〕190 号）［EB/OL］.（2008-01-07）［2023-01-01］. http://www.nhc.gov.cn/wjw/ gfxwj/201304/bebbea667f924fb7829eaa96082040d2.shtml.

［5］ 卫生部 . 关于开展临床药师培训试点工作的通知（卫办科教发〔2005〕257 号）［EB/OL］.（2005-11-28）［2023-01-01］.

［6］ 国家卫生健康委,国家中医药管理局 . 关于进一步加强用药安全管理提升合理 用药水平的通知（国卫医函〔2022〕122 号）［EB/OL］.（2022-07-27）［2023-01-01］. https:// www.gov.cn/zhengce/zhengceku/2022-07/30/content_5703604.html.

［7］ 国家卫生健康委,教育部,财政部,等 . 关于加强医疗机构药事管理促进合理用 药的意见（国卫医发〔2020〕2 号）［EB/OL］.（2020-02-21）［2023-01-01］. http://www. nhc.gov.cn/yzygj/s7659/202002/ea3b96d1ac094c47a1fc39cf00f3960e.shtml.

［8］ 国家卫生健康委,国家中医药管理局 . 关于加快药学服务高质量发展的意见（国 卫医发〔2018〕45 号）［EB/OL］.（2018-11-21）［2023-01-01］. https://www.gov.cn/zhengce/ zhengceku/2018-12/31/content_5436829.html.

［9］ 中国医院协会 . 关于进一步加强临床药师制体系建设的通知（医协会发〔2016〕30 号）［EB/OL］.（2016-11-25）［2023-01-01］. https://www.cha.org.cn/site/content/12684ea 215475297950c44757e123bc5.html.

ICS 11.020

C 07

团 体 标 准

T/CHAS 20-4-8-2—2023

医疗机构药事管理与药学服务

第 4-8-2 部分：药事管理　药学培训管理
临床药师师资培训

Pharmacy administration and pharmacy practice in healthcare institutions——

Part 4-8-2: Pharmacy administration—Pharmacy training management—

Clinical pharmacist teacher training

2023-10-28 发布　　　　　　　　　　2023-12-01 实施

中国医院协会　发　布

目　次

前　言

《医疗机构药事管理与药学服务》分为以下部分:

-- 第 1 部分　总则

-- 第 2 部分　临床药学服务

-- 第 3 部分　药学保障服务

-- 第 4 部分　药事管理

《医疗机构药事管理与药学服务　第 4 部分:药事管理》包括以下部分:

-- 第 4-1 部分:药事管理　组织与制度管理

-- 第 4-2 部分:药事管理　药品质量管理及控制

-- 第 4-3 部分:药事管理　应急药事管理

-- 第 4-4 部分:药事管理　药房自动化与信息技术

-- 第 4-5 部分:药事管理　用药安全文化建设

-- 第 4-6 部分:药事管理　医院药学研究

-- 第 4-7 部分:药事管理　教育与教学

-- 第 4-8-1 部分:药事管理　药学培训管理　临床药师培训

-- 第 4-8-2 部分:药事管理　药学培训管理　临床药师师资培训

-- 第 4-9 部分:药事管理　处方点评

-- 第 4-10 部分:药事管理　药品使用监测与评价

-- 第 4-11-1 部分:药事管理　药品不良事件管理　药品不良反应管理

-- 第 4-11-2 部分:药事管理　药品不良事件管理　用药错误管理

-- 第 4-11-3 部分:药事管理　药品不良事件管理　药品质量问题处置

-- 第 4-12-1 部分:药事管理　药品临床应用管理　特殊管理药品

-- 第 4-12-2 部分:药事管理　药品临床应用管理　抗菌药物

-- 第 4-12-3 部分:药事管理　药品临床应用管理　抗肿瘤药物

本标准是第 4-8-2 部分:药事管理　药学培训管理　临床药师师资培训。

本标准按照 GB/T 1.1—2020 《标准化工作导则　第 1 部分:标准化文件的结构和起草规则》的规定起草。

本标准由中国医院协会提出并归口。

本标准起草单位:中国医院协会药事专业委员会,首都医科大学附属北京积水潭医院,海军军医大学第一附属医院/上海长海医院,天津市第一中心医院,福建医科大学附属第一医院,山东第一医科大学第一附属医院／山东省千佛山医院,中国人民解放军北部战区总医院,北京大学第一医院,华东师范大学教育学部。

本标准主要起草人:甄健存,张威,王卓,徐彦贵,黄品芳,黄欣,赵庆春,周颖,陆进,刘静,游蠡,林平。

医疗机构药事管理与药学服务
第 4-8-2 部分:药事管理 药学培训管理
临床药师师资培训

1 范围

本标准规范了临床药师师资培训的基地管理、培训过程与考核、质量管理与评价改进各要素。

本标准适用于临床药师师资培训基地。

2 规范性引用文件

下列文件中的内容通过文中的规范性引用而构成本文件必不可少的条款。其中,注日期的引用文件,仅该日期对应的版本适用于本文件;不注日期的引用文件,其最新版本(包括所有的修改单)适用于本文件。

T/CHAS 20-4-8-1—2023 医疗机构药事管理与药学服务 第 4-8-1 部分:药事管理 药学培训管理 临床药师培训

3 术语与定义

T/CHAS 20-1-3—2023 界定的术语和定义适用于本文件。

3.1

临床药师 clinical pharmacist
以系统药学专业知识为基础,并具有一定医学和相关专业基础知识与技能,直接参与临床用药,促进药物合理应用和保护患者用药安全的药学专业技术人员。
[T/CHAS 20-1-3—2023,3.2]

3.2

临床药学 clinical pharmacy
药学与临床相结合,直接面向患者,以患者为中心,研究与实践临床药物治疗,提高药物治疗水平的综合性应用学科。
[T/CHAS 20-1-3—2023,3.1]

4 关键要素

临床药师师资培训关键要素见图 1。

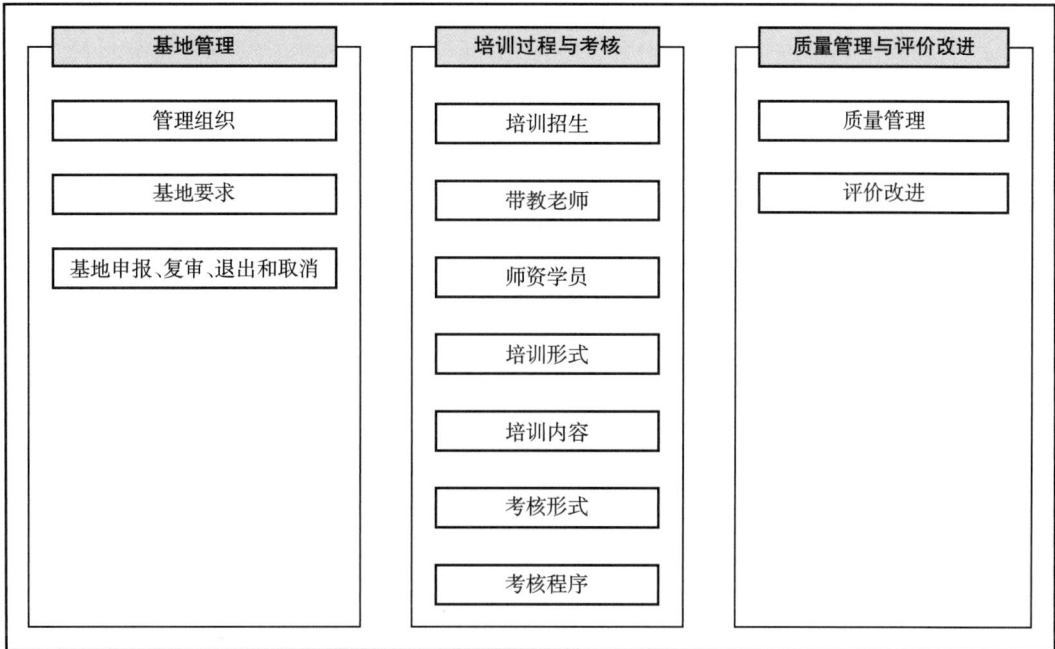

图 1 临床药师师资培训关键要素

5 要素规范

5.1 基地管理

5.1.1 管理组织

5.1.1.1 中国医院协会临床药师师资培训管理体系由中国医院协会和临床药师师资培训基地组成。

5.1.1.2 临床药师师资培训工作应在中国医院协会的指导、管理、考核和监督下,由临床药师师资培训基地实施。

5.1.1.3 临床药师师资培训基地应参照 T/CHAS 20-4-8-1—2023 所列临床药师培训管理组织要求,建立临床药师师资培训工作领导小组、临床药师师资培训工作小组、临床药师师资培训带教组三个层级的师资培训管理组织,负责本单位师资培训相关工作的开展和管理。

5.1.2 基地要求

中国医院协会临床药师师资培训基地应同时符合下列要求:

a）是中国医院协会临床药师培训基地且为高等医药院校教学医院；

b）取得中国医院协会临床药师培训基地资格 10 年（含）以上，实际招生的临床药师培训专业数不少于 6 种；

c）取得专科"临床药师培训证书"人数不少于 12 人；

d）配备的专职临床药师数原则上不少于 1 名 /100 张床位；

e）获得"临床药师带教师资培训证书"的临床药师应不少于 7 人，其中，至少有 5 人承担临床药师培训带教工作满 3 年且每人累计带教临床药师学员 8 名（含）以上；

f）负责师资培训带教的人员原则上具有副高及以上药学专业技术职务任职资格，应至少覆盖 3 个带教组；

g）具有完善的临床药师师资培训基地管理、教学管理、考核管理等制度；

h）具有完整的带教师资培训计划和实施措施，且具备较强的可操作性。

5.1.3　基地申报、复审、退出和取消

5.1.3.1　中国医院协会负责临床药师师资培训基地的申报、复审、退出和取消等管理工作。

5.1.3.2　临床药师师资培训基地申报、复审、退出和取消的具体办法与程序按照中国医院协会临床药师师资培训基地相关规定执行。

5.1.3.3　中国医院协会应依据国家政策内容、全国临床药师师资实际需求以及国内外医院药学发展现状等情况，对申报临床药师师资培训基地的单位进行综合评定。

5.2　培训过程与考核

5.2.1　培训招生

5.2.1.1　师资培训招生遵循"中国医院协会统筹，临床药师师资培训基地负责""双向选择，择优录取"的工作原则。

5.2.1.2　临床药师师资培训基地应及时将当期师资培训招生计划上报中国医院协会审核。

5.2.1.3　中国医院协会和临床药师师资培训基地宜及时在招生季向社会公示师资培训招生计划。

5.2.1.4　中国医院协会和临床药师师资培训基地应按照附录 A 所示流程组织开展师资培训招生工作，主要包括以下内容：

a）笔试考核

1）笔试报名：满足师资培训条件的临床药师，在中国医院协会信息平台上选择某一专业进行笔试考核报名，笔试考核专业应与带教专业一致；

2）笔试资格审核：中国医院协会对报名学员参加笔试的资格进行审核；

3）笔试考核：通过笔试资格审核的报名学员参加中国医院协会分专业组织实施的笔试考核；

4）发布合格者名单：中国医院协会公示笔试考核合格者名单，考核成绩 2 年有效。

b）面试考核

1）面试报名：笔试考核合格者在中国医院协会信息平台上向临床药师师资培训基

地报名,基地组织面试考核;

2）面试资格审核:临床药师师资培训基地对报名学员的面试资格进行审核;

3）面试考核:面试资格审核通过者参加临床药师师资培训基地自主设计和组织实施的面试考核（考核方案经中国医院协会审批、备案）。

c）录取与补录:临床药师师资培训基地对参加面试的报名学员进行综合考察,确定录取或补充录取的人员名单,上报中国医院协会备案,中国医院协会公示录取信息,临床药师师资培训基地发放录取通知。

5.2.1.5 经中国医院协会公示已录取拟参加师资培训的学员,由于个人或所在单位原因,未参加师资培训的,原则上中国医院协会在之后 2 年内不再受理其报名师资培训的申请。

5.2.1.6 若师资培训学员所在单位出示的相关证明材料存在造假现象,中国医院协会可在之后 2 年内不再受理该单位临床药师报名师资培训的申请。

5.2.2 带教老师

5.2.2.1 临床药师师资培训基地带教老师应全职承担临床药学工作并取得中国医院协会颁发的临床药师带教师资岗位培训证书,原则上具有副高及以上药学专业技术职务任职资格,承担带教工作满 3 年且每人累计带教临床药师学员 8 名（含）以上。

5.2.2.2 带教专业应与其 1 年期临床药师培训专业一致,如需要调整带教专业,应从事该专业临床实践工作 3 年（含）以上,并提供由所在单位出具的临床药师岗位工作证明,参加中国医院协会专业师资学员的相关考核,合格后方可实施带教。

5.2.2.3 专业调整带教视同专业条件:ICU 专业临床工作经历可视同为抗感染专业或呼吸专业临床工作经历;心血管内科专业临床工作经历可视同为抗凝专业临床工作经历;抗肿瘤专业临床工作经历可视同为疼痛专业临床工作经历（以上均为单向视同,不可逆向视同）。

5.2.3 师资学员

5.2.3.1 师资学员应符合下述条件:

a）完成中国医院协会临床药师岗位培训,取得"临床药师岗位培训合格证书";

b）申请带教专业与其 1 年期临床药师培训专业一致的,获得"临床药师岗位培训合格证书"后,应从事临床药学岗位工作 1 年（含）以上,并提供由所在单位出具的临床药师岗位工作证明;

c）具有西药主管药师及以上专业技术职务任职资格,取得相应专业技术职称证书;

d）具有良好职业道德和业务素质,热爱临床药师职业,愿意承担临床药学带教工作,身心健康,能全程参与师资培训项目,未来能坚持常规带教和临床实践工作。

5.2.3.2 申请带教专业应与其 1 年期临床药师培训专业一致,如不一致的,获得"临床药师岗位培训合格证书"后,应从事该专业临床药学岗位工作 3 年（含）以上,并提供由所在单位出具的临床药师岗位工作证明（视同专业条件同 5.2.2.3）,须参加中国医院协会组织实施的对应专业的笔试考核,合格后方可参加临床药师师资培训。

5.2.3.3 临床药师师资培训基地不应招收本单位师资学员。

5.2.4　培训形式

临床药师师资培训实行全脱产培训,采取以临床实践为主,理论与实践相结合的方式进行,培训时间为12周。

5.2.5　培训内容

5.2.5.1　临床药师师资培训目标包括:

　　a)熟悉临床药师岗位培训目标、内容与方法,了解不同阶段培训的重点与难点;

　　b)掌握临床药师培训主要教学项目和教学环节的基本要求、带教方法及质量评估方法;

　　c)掌握临床药师培训各项作业的基本要求和批改点评方法,熟悉考核项目基本要求与考核技术;

　　d)树立先进带教理念,了解科学带教理论,学习现代化信息教学技术,具备基本教育教学素养;

　　e)重视专业能力建设,持续提升临床专业能力。

5.2.5.2　师资学员应在培训期间完成附录B所列培训内容,并加强带教基础知识和能力培训。

5.2.5.3　中国医院协会可针对师资培训内容,制作统一学习课程,实现培训标准化,提高培训质量。

5.2.6　考核形式

师资培训考核由“过程考核”“考核设计”和“带教模拟考核”三部分组成,应重点考查师资学员培训结束后所具备的临床带教和指导能力。要求如下:

5.2.6.1　过程考核:

　　a)旨在考察师资学员培训期间对规定培训项目的完成程度,由临床药师师资培训基地组织实施,相关培训和考核材料由临床药师师资培训基地统一留存,中国医院协会督导检查;

　　b)未达标者须重新申请参加师资培训。

5.2.6.2　考核设计:

　　a)旨在考查师资学员的专业知识,对培训大纲和考核设计的综合掌握情况,包括“理论题设计”和“案例考核题设计”两项,中国医院协会按照培训专业组织考核专家组进行评估打分;

　　b)“理论题设计”和“案例考核题设计”两项分别计分;

　　c)未达标者给予1次补考机会,是否需要补考依据“过程考核”“考核设计”和“带教模拟考核”三部分总成绩以及“理论题设计”“案例考核题设计”单项成绩而定。

5.2.6.3　带教模拟考核:

　　a)旨在考查师资学员实际带教能力,以及对临床专业的理解和把握程度,由中国医院协会按照培训专业组织考核专家组实施;

　　b)未达标者可补考1次,是否需要补考依据“过程考核”“考核设计”和“带教模拟考核"三部分总成绩以及"带教模拟考核"单项成绩而定。

5.2.7 考核程序

5.2.7.1 中国医院协会负责师资培训考核方案的制订与解释、基地考核督导、专家组组建、考核成绩汇总公示、补考、证书发放等工作。

5.2.7.2 临床药师师资培训考核流程如附录 C 所示,包括以下内容:

　　a）过程考核:师资学员填写临床药师师资培训登记手册,临床药师师资培训基地以登记手册为主,结合师资学员日常培训表现,进行过程考核打分,将考核结果上报中国医院协会;

　　b）考核设计:过程考核达标者将考核设计题提交中国医院协会,中国医院协会按培训专业组织考核专家进行评价打分,要求如下:

　　　　1）考核专家组由 2 名及以上临床药师师资培训基地带教老师组成;

　　　　2）考核专家为药学专家,具有副主任药师及以上专业技术职务任职资格;

　　　　3）考核专家评分的平均值计为该师资学员考核设计的最终成绩。

　　c）带教模拟考核:过程考核达标者可参加中国医院协会"带教模拟考核",要求如下:

　　　　1）考核形式为面试考核;

　　　　2）考核专家组由 3~4 名培训专业相关的药学和医学专家组成,其中,药学专家不少于 2 名,医学专家 1 名;

　　　　3）药学考核专家为临床药师师资培训基地带教老师,宜具有副主任药师及以上专业技术职务任职资格;

　　　　4）医学考核专家为临床药师师资培训基地相关专业有教学经验的临床医师,宜具有副主任医师及以上专业技术职务任职资格;

　　　　5）考核专家进行独立打分,平均成绩计为该师资学员带教模拟考核的最终成绩。

　　d）颁发证书:中国医院协会汇总师资学员"过程考核""考核设计"和"带教模拟考核"三部分考核或补考成绩,"过程考核"和三部分总成绩均达标者,视为最终培训考核合格,中国医院协会颁发临床药师带教师资岗位培训证书;

　　e）考核未达标者处理:

　　　　1）过程考核:不设置补考,未达标者须重新申请参加师资培训;

　　　　2）考核设计和带教模拟考核:未达标者应在下一期师资培训考核前,向中国医院协会申请参加未通过项目的补考,如补考后总成绩达标,颁发临床药师带教师资岗位培训证书,如补考后仍未达标,须重新申请参加师资培训。

5.3 质量管理与评价改进

5.3.1 质量管理

5.3.1.1 中国医院协会应严格按照临床药师师资培训基地的准入、复审、退出和取消相关要求,管理临床药师师资培训基地和带教老师。

5.3.1.2 临床药师师资培训基地应严格按照中国医院协会制订的培训大纲,结合本单位实际情况,制订适宜的师资培训计划,并严格落实执行。

5.3.1.3　临床药师师资培训基地师资带教老师应参加继续教育,包括但不限于与师资带教工作相关的培训政策、专业能力、带教理论及培训方法。

5.3.1.4　中国医院协会和临床药师师资培训基地应严格落实师资培训考核方案,把关培训质量。

5.3.2　评价改进

5.3.2.1　中国医院协会和临床药师师资培训基地可采取自评价或外单位评价的方式,对师资培训相关工作开展情况进行评价,对于评价过程中发现的或潜在的问题,应及时进行改进,并对改进情况进行再次评价。

5.3.2.2　中国医院协会和临床药师师资培训基地应向师资学员或相关单位设立意见反馈通道,积极征集师资培训相关改进建议,并结合国内外医院药学发展和我国临床药师师资实际需求等情况,进行持续改进。

附　录　A

（规范性）

临床药师师资培训招生流程图

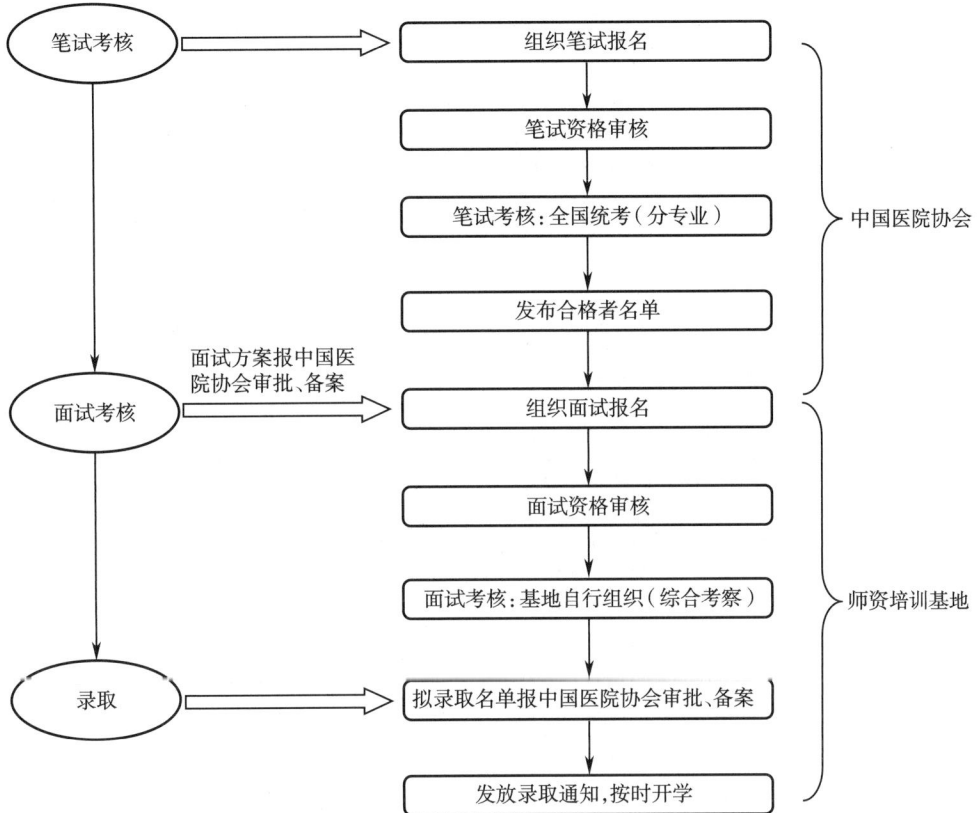

图 A.1　临床药师师资培训招生流程图

附　录　B

（规范性）

临床药师师资学员培训项目与要求

表 B.1　临床药师师资学员培训项目与要求

学习项目	学习要求
一年期培训计划的制订与实施	研修对口专业一年期培训大纲,熟悉一年期临床药师岗位培训的目标、内容与方法,了解不同阶段培训重点、难点
	结合一年期培训可能的学情特点、所在一年期基地情况等,设计带教方案,编订培训计划
考试考核设计与实施	掌握理论笔试与案例考核两类考核的考核设计、试题命制与组织实施要点
	独立设计、命制理论笔试题
	独立设计、命制案例考核题
	按要求组织实施案例考核活动
培训作业批改与点评	掌握教学药历与病例分析书写等培训作业的基本要求及评估要点与方法
	批改、点评临床药师培训一年期学员教学药历作业
	批改、点评临床药师培训一年期学员病例分析作业
教学查房	了解教学查房的目的、意义、方法、基本要求与注意事项等
	参与临床药师培训一年期学员药学查房和医疗查房,掌握两类查房要点,观摩师资带教(或其他一年期师资)和临床医生在查房过程中对一年期学员的示范、指导与点评
	带领临床药师培训一年期学员开展药学查房和参与医疗查房,为一年期学员药学查房提供示范,对一年期学员查房活动中的表现进行指导、点评,并在过程中侧重训练一年期学员的临床思维与沟通能力
文献检索与阅读报告指导	了解指导一年期学员开展文献检索与阅读报告的目的、意义、方法、基本要求与注意事项等
	参与临床药师培训一年期学员文献检索与阅读报告活动,掌握文献检索与阅读报告指导要点,观摩师资带教(或其他一年期师资)在文献检索与阅读指导中对一年期学员的示范、指导与点评
	主持临床药师培训一年期学员文献检索与阅读报告活动,为一年期学员文献阅读报告活动提供示范、指导与点评,并在过程中侧重训练一年期学员的循证思维与信息素养

续表

学习项目	学习要求
病例讨论组织与教学	了解病例讨论组织与教学的目的、意义、方法、基本要求与注意事项等
	参与临床药师培训一年期学员病例讨论教学活动,掌握病例讨论教学要点,观摩师资带教(或其他一年期师资)在病例讨论教学过程中对一年期学员的示范、指导与点评
	主持临床药师培训一年期学员病例讨论教学活动,为一年期学员病例讨论活动提供示范、指导与点评,并在过程中侧重训练一年期学员的临床思维与专业素养
基地特色药学服务项目实习带教	结合所在师资基地实际情况,学习该基地一项特色药学服务项目[如药学门诊、治疗药物监测(TDM)、多学科诊疗(MDT)等,由师资基地自设]的带教方法、基本要求及注意事项,并参与该项目辅助带教实践
专业技术前沿研修*	结合所在师资基地学科专长,利用包括中国医院协会定期开设的继续教育讲座及国家继续教育网站在内的各类学习资源,选修、自修专业前沿技术与知识,提升个人临床专业素养
教育理论与教育技术专题研修*	利用各类网络学习资源,选修、自修教育学相关理论和现代教育技术,提升个人教育教学素养
注:标注"*"的培训项目为选修项目,不做硬性要求。	

附　录　C

（规范性）

临床药师师资培训考核流程图

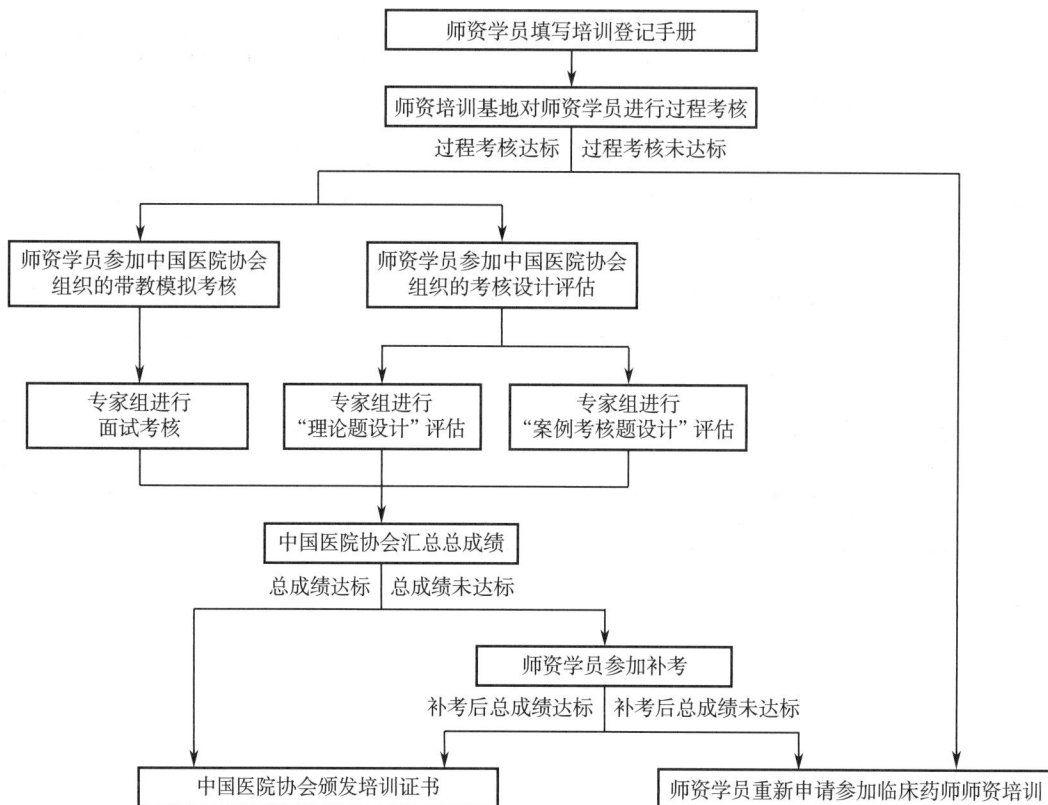

图 C.1　临床药师师资培训考核流程图

参 考 文 献

［1］ 中国医院协会．T/CHAS 20-2-1—2021　医疗机构药事管理与药学服务　第2-1部分：临床药学服务　药学门诊［S］．（2021-11-20）［2023-01-01］．https：//www.ttbz.org.cn/StandardManage/Detail/85470/.

［2］ 卫生部，国家中医药管理局，总后勤部卫生部．医疗机构药事管理规定（卫医政发〔2011〕11号）［EB/OL］．（2011-03-30）［2023-01-01］．https：//www.gov.cn/zwgk/2011-03/30/content_1834424.html.

［3］ 国家卫生健康委科教司．国家卫生健康委科教司关于印发紧缺人才（临床药师）培训项目实施方案（试行）的通知（国卫科教教育便函〔2019〕157号）［EB/OL］．（2019-08-08）［2023-01-01］．https：//www.shyyxh.cn/Attach/Attaches/month_2107/202107130613545925.pdf.

［4］ 卫生部．卫生部医政司关于开展临床药师制试点工作的通知（卫医疗便函〔2007〕190号）［EB/OL］．（2007-12-26）［2023-01-01］．http：//www.nhc.gov.cn/wjw/gfxwj/201304/bebbea667f924fb7829eaa96082040d2.shtml.

［5］ 国家卫生健康委，国家中医药管理局．关于进一步加强用药安全管理提升合理用药水平的通知（国卫医函〔2022〕122号）［EB/OL］．（2022-07-27）［2023-01-01］．https：//www.gov.cn/zhengce/zhengceku/2022-07/30/content_5703604.html.

［6］ 国家卫生健康委，教育部，财政部，等．关于加强医疗机构药事管理促进合理用药的意见（国卫医发〔2020〕2号）［EB/OL］．（2020-02-21）［2023-01-01］．http：//www.nhc.gov.cn/yzygj/s7659/202002/ea3b96d1ac094c47a1fc39cf00f3960e.shtml.

［7］ 国家卫生健康委，国家中医药管理局．关于加快药学服务高质量发展的意见（国卫医发〔2018〕45号）［EB/OL］．（2018-11-21）［2023-01-01］．https：//www.gov.cn/zhengce/zhengceku/2018-12/31/content_5436829.html.

［8］ 中国医院协会．关于进一步加强临床药师制体系建设的通知（医协会发〔2016〕30号）［EB/OL］．（2016-11-25）［2023-01-01］．https：//www.cha.org.cn/site/content/12684ea215475297950c44757e123bc5.html.

［9］ 中国医院协会．中国医院协会关于发布临床药师师资培训系列文件的通知［EB/OL］．（2025-02-08）［2025-04-22］．https：//www.cha.org.cn/site/content/dbdda233333a2919e0b95f9c5a064bb6.html.

ICS 11.020

C 07

团 体 标 准

T/CHAS 20-4-9—2023

医疗机构药事管理与药学服务

第 4-9 部分：药事管理　处方点评

Pharmacy administration and pharmacy practice in healthcare institutions——

Part 4-9：Pharmacy administration—Prescription evaluation

2023-10-28 发布　　　　　　　　　2023-12-01 实施

中国医院协会　发　布

目　次

前　言

《医疗机构药事管理与药学服务》分为以下部分：

-- 第 1 部分　总则

-- 第 2 部分　临床药学服务

-- 第 3 部分　药学保障服务

-- 第 4 部分　药事管理

《医疗机构药事管理与药学服务　第 4 部分：药事管理》包括以下部分：

-- 第 4-1 部分：药事管理　组织与制度管理

-- 第 4-2 部分：药事管理　药品质量管理及控制

-- 第 4-3 部分：药事管理　应急药事管理

-- 第 4-4 部分：药事管理　自动化与信息技术

-- 第 4-5 部分：药事管理　用药安全文化建设

-- 第 4-6 部分：药事管理　医院药学研究

-- 第 4-7 部分：药事管理　教育与教学

-- 第 4-8-1 部分：药事管理　药学培训管理　临床药师培训

-- 第 4-8-2 部分：药事管理　药学培训管理　临床药师师资培训

-- 第 4-9 部分：药事管理　处方点评

-- 第 4-10 部分：药事管理　药品使用监测与评价

-- 第 4-11-1 部分：药事管理　药品不良事件管理　药品不良反应管理

-- 第 4-11-2 部分：药事管理　药品不良事件管理　用药错误管理

-- 第 4-11-3 部分：药事管理　药品不良事件管理　药品质量问题处置

-- 第 4-12-1 部分：药事管理　药品临床应用管理　特殊管理药品

-- 第 4-12-2 部分：药事管理　药品临床应用管理　抗菌药品

-- 第 4-12-3 部分：药事管理　药品临床应用管理　抗肿瘤药物

本标准是第 4-9 部分：药事管理　处方点评。

本标准按照 GB/T 1.1—2020 《标准化工作导则　第 1 部分：标准化文件的结构和起草规则》的规定起草。

本标准由中国医院协会提出并归口。

本标准起草单位：中国医院协会药事专业委员会，首都医科大学附属北京积水潭医院，中国医学科学院北京协和医院，中日友好医院，北京大学人民医院，北京市垂杨柳医院。

本标准主要起草人：甄健存，张威，梅丹，李朋梅，张海英，张楠，杨丽娟。

医疗机构药事管理与药学服务
第4-9部分:药事管理　处方点评

1　范围

本标准规范了医疗机构处方点评工作的基本要求、点评过程、质量管理与持续改进各要素。本标准适用于二级及以上医疗机构,其他医疗机构参照执行。

2　规范性引用文件

下列文件中的内容通过文中的规范性引用而构成本文件必不可少的条款。其中,注日期的引用文件,仅该日期对应的版本适用于本文件;不注日期的引用文件,其最新版本(包括所有的修改单)适用于本文件。

卫医管发〔2010〕28号　医院处方点评管理规范(试行)
中华人民共和国卫生部令第53号　处方管理办法

3　术语与定义

T/CHAS 20-1-3—2023界定的下列术语和定义适用于本文件。

3.1

处方 prescription
由注册的执业医师和执业助理医师在诊疗活动中为患者开具的,由取得药学专业技术职务任职资格的药学专业技术人员审核、调配、核对,并作为患者用药凭证的医疗文书。处方包括纸质处方、电子处方和病区用药医嘱单。

[来源:T/CHAS 20-1-3—2023,5.4]

3.2

处方点评 prescription evaluation
根据相关法规、技术规范,对处方书写的规范性及药物临床使用的适宜性(用药适应证、药物选择、给药途径、用法用量、药物相互作用、配伍禁忌等)进行评价,发现存在或潜在的问题,制订并实施干预和改进措施,促进临床药物合理应用的过程。

[来源:T/CHAS 20-1-3—2023,5.21]

4 关键要素

处方点评关键要素见图1。

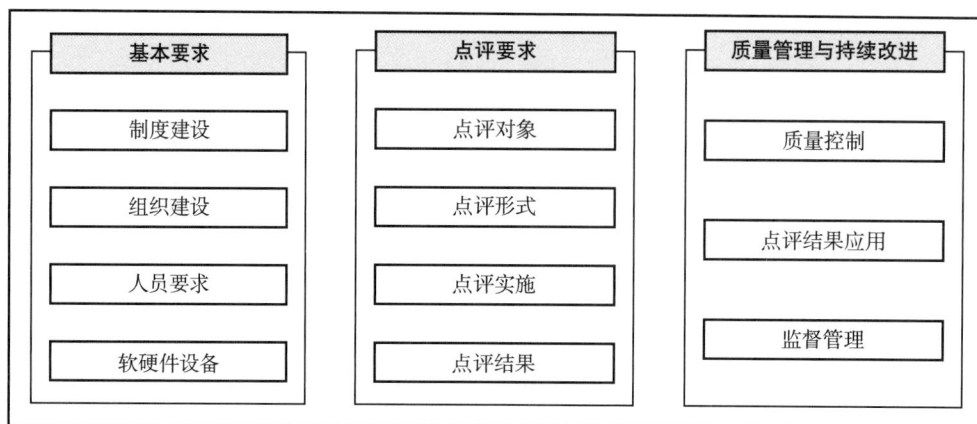

图 1 处方点评关键要素

5 要素规范

5.1 基本要求

5.1.1 制度建设

5.1.1.1 医疗机构应建立健全处方点评相关管理制度,至少应包括人员要求、岗位职责、工作内容、问题沟通反馈、奖惩或绩效考核、工作质量控制等方面。

5.1.1.2 医疗机构应根据本机构的诊疗科目、科室设置、技术水平、诊疗量等实际情况制订本机构的处方点评方案。点评方案应至少包括点评处方的抽样范围、抽样方法和抽样率,其中病区用药医嘱的点评应以患者住院病历为依据,结合相关检查检验结果、临床表现等内容,实施综合点评。

5.1.2 组织建设

5.1.2.1 医疗机构药事管理与药物治疗学委员会(组)[以下简称药事会(组)]负责医疗机构临床用药质量管理及持续改进工作。

5.1.2.2 在药事会(组)领导下,医疗机构应成立处方点评专家组,专家组成员包括药学、临床医学、临床微生物学、医疗管理、信息技术等多学科专家。处方点评专家组为处方点评工作提供专业指导、技术支持和管理建议。

5.1.2.3 医务部门和药学部门应成立处方点评工作小组,其中医务部门负责处方点评发现的医疗质量风险的持续改进及点评结果公布;药学部门负责处方点评的技术实施。

5.1.3 人员要求

5.1.3.1 处方点评专家组成员应具有高级专业技术职务任职资格。

5.1.3.2 处方点评工作小组成员应当具备以下条件:

　　a)具有较丰富的临床用药经验和合理用药知识;

　　b)具有中级及以上医药专业技术职务任职资格。

5.1.3.3 医疗机构可设立处方点评秘书,参与各环节处方点评工作,负责处方点评工作的统筹、安排。

5.1.4 软硬件设备

5.1.4.1 医疗机构应配备专业参考书、专业文献数据库等,为处方点评提供必要的参考资料。

5.1.4.2 有条件的医疗机构应利用信息技术,建立符合以下条件的处方点评信息系统:

　　a)实现与本机构处方系统联网和信息共享;

　　b)点评规则由本机构制定或经本机构审核确认,有明确的临床用药依据,并能根据药品信息变化、临床用药进展及时更新;

　　c)具有一定的统计功能,能对必要的处方信息和处方点评项目进行汇总分析。

5.1.4.3 医疗机构应当制定信息系统相关的安全保密制度,防止药品、患者用药等信息泄露。

5.2 点评要求

5.2.1 点评对象

　　医疗机构点评的处方包括门急诊处方和病区用药医嘱单。

5.2.2 点评形式

5.2.2.1 医疗机构处方点评可分为常规点评、专项点评及其他形式的点评。

5.2.2.2 常规点评是对门急诊处方和病区用药医嘱单总体质量进行持续性监测的点评。

5.2.2.3 专项点评是医疗机构根据药事管理和药物临床应用管理的现状和存在的问题,确定点评范围和内容的阶段性点评,点评对象可包括:

　　a)特定的药物或预防和治疗特定疾病的药物,如:国家基本药物、重点监控药品、血液制品、中药注射剂、肠外营养制剂、抗微生物药物、激素、肿瘤患者用药、围手术期用药等;

　　b)超说明书用药;

　　c)使用量排名靠前的药物;

　　d)使用总金额排名靠前的药物;

　　e)用药金额大的药物或处方;

　　f)用量明显增加、排名上升过快的药物;

　　g)其他。

5.2.3 点评实施

5.2.3.1 医疗机构处方点评工作小组应根据本机构制订的处方点评方案,秉持科学、公正、务实的原则进行处方点评工作。

5.2.3.2 常规点评应以月为周期开展,专项点评及其他形式的点评根据需要定期开展。

5.2.3.3 医疗机构处方点评抽取的处方应能反映本机构的整体状况,抽样要求应包括以下内容:

   a）抽样方法宜选择随机抽样,可按照"单纯随机抽样或等间距抽样"方式抽取样本。

   b）抽样范围可确定为当月某个或某几个连续周（周一至周日）的处方,以不含法定节假日的连续周的处方为宜。

   c）对于常规点评,抽样率和抽样量应符合《医院处方点评管理规范（试行）》中相关规定。

      1）门急诊处方抽样率不应少于总处方量的 1‰,且每月点评处方绝对数不应少于 100 张;

      2）病区用药医嘱单抽样率（按出院病历数计）不应少于 1%,且每月点评出院病历绝对数不应少于 30 份。

   d）对于专项点评及其他形式的点评,抽样率和抽样量宜根据医疗机构具体情况而定,但不应低于常规点评抽样率和抽样量相关要求。

5.2.3.4 处方点评工作应有完整、准确的书面或电子记录。医疗机构应根据本机构实际情况制订处方点评工作表格。常规点评表格应包括登记表和统计表（可参考附录 A 表格）,其中登记表应具有可溯源性。专项点评及其他形式的点评表格可根据点评药品特点制订。

5.2.3.5 开展处方点评工作时,处方合理性判断依据和标准包括:

   a）国家药品管理相关法律法规和规范性文件,药品说明书,临床诊疗规范、指南,临床路径,国家处方集等权威技术资料;

   b）由医疗机构药事会（组）结合本机构实际情况,在充分考虑患者用药安全性、有效性、经济性、依从性等综合因素,参考临床医学和医院药学相关专业学（协）会及临床专家认可的临床诊疗规范、指南等,所制订的适合本机构的临床用药处方集、规范、指南、临床路径或超说明书用药目录;

   c）处方点评中发现的重大问题、疑难不易评判及与临床医师（处方医师）有争议的处方,提交处方点评专家组评议。

5.2.3.6 有条件的医疗机构宜配置处方点评信息系统,可采取信息系统初步点评、药师对部分项目进行人工点评或复核相结合的方式开展处方点评工作。

5.2.4 点评结果

5.2.4.1 处方点评结果分为合理处方和不合理处方,其中不合理处方包括不规范处方、用药不适宜处方。

5.2.4.2 有下列情况之一的,应当判定为不规范处方:

a）处方不符合规定的标准和格式,处方医师签名或加盖的专用签章无备案,处方无处方医师的签名;

b）处方前记、正文和后记不符合《处方管理办法》等有关规定;

c）条目不规范。

　　1）年龄未写实足年龄,新生儿、婴幼儿未写日、月龄,必要时未注明体重;

　　2）中药饮片未单独开具处方;

　　3）开具西药、中成药处方,每一种药品未另起一行,或每张处方超过5种药品;

　　4）药品名称未使用经药品监督管理部门批准并公布的药品通用名称、新活性化合物的专利药品名称和复方制剂药品名称;医院制剂未使用药品监督管理部门正式批准的名称;

　　5）药品剂量、规格、用法、用量不准确、不清楚,使用"遵医嘱""自用"等含糊不清字句,不符合《处方管理办法》规定;

　　6）普通药品处方量及处方效期不符合《处方管理办法》的规定,抗菌药物、麻醉药品、精神药品、医疗用毒性药品、放射药品、易制毒化学品等的使用不符合相关管理规定;

　　7）中药饮片、中成药的处方书写不符合《中药处方格式及书写规范》。

5.2.4.3　西药及中成药处方有下列情况之一的,应当判定为用药不适宜处方:

a）处方用药与诊断不相符;

b）规定必须做皮试的药品,未注明过敏试验及结果的判定;

c）处方单次剂量、单日剂量、给药频次不正确,用药疗程、单次处方总量不符合规定;

d）选用剂型与给药途径不适宜;

e）有重复给药情况,包括西药、中成药与中药饮片之间存在重复给药情况;

f）有相互作用情况,包括西药、中成药与中药饮片之间存在有临床意义的不良相互作用;

g）存在配伍禁忌;

h）有用药禁忌:为特殊人群如儿童、老年人、孕妇及哺乳期妇女、脏器功能不全患者开具禁忌使用的药物,患者用药有食物及药物过敏史禁忌证、诊断禁忌证、疾病史禁忌证与性别禁忌证;

i）溶媒的选择、用法用量不适宜,静脉输注的药品给药速度不适宜;

j）存在其他用药不适宜的情况。

5.2.4.4　中药饮片处方有下列情况之一的,应当判定为用药不适宜处方:

a）中药饮片处方用药与中医诊断(病名和证型)不相符;

b）饮片的名称、炮制品选用不正确;

c）毒麻贵细饮片未按规定开方;

d）有用药禁忌:特殊人群如儿童、老年人、孕妇及哺乳期妇女、脏器功能不全患者用药有禁忌使用的药物,患者用药有食物及药物过敏史禁忌证、诊断禁忌证、疾病史禁忌证与性别禁忌证；

e）存在其他用药不适宜情况。

5.3 质量管理与持续改进

5.3.1 质量控制

5.3.1.1 医疗机构应定期对从事处方点评的药师进行培训,培训内容包括:

a）工作制度和岗位职责,以及本岗位的特殊要求和操作规程；

b）处方及用药管理相关法律、法规、政策；

c）药学或医学基本理论、基本知识和基本技能；

d）常见疾病诊疗规范或权威治疗指南；

e）药品应用和疾病治疗进展等。

5.3.1.2 医疗机构应对临床医生处方点评相关工作开展培训,包括政策解读,本院(本科室)合理用药的具体要求等。临床药师应定期到临床科室针对该科室处方点评中常见问题开展培训。

5.3.1.3 医疗机构应建立并实施处方点评全过程质量管理机制,包括点评过程追溯机制、点评反馈机制、点评质量改进机制。

5.3.1.4 药学部门和医务部门应对处方点评工作小组提交的点评结果和点评报告进行审核。

5.3.1.5 医疗机构应定期利用处方点评等管理措施,对本机构处方审核质量开展监测与评价,并对本机构或上级卫生主管部门在处方审核质量监测与评价过程中发现的问题及时采取干预和改进措施。

5.3.2 点评结果应用

5.3.2.1 医务部门应定期公布处方点评结果,对医疗机构在药事管理、处方管理和临床用药方面存在的问题,进行汇总分析和评价,提出质量改进建议,并向医疗机构药事会(组)报告。

5.3.2.2 医疗机构药事会(组)应根据药学部门会同医务部门提交的质量改进建议,研究制定有针对性的临床用药质量管理和药事管理改进措施,如:调整药品目录、限制处方医师权限、严格药品应用适应证、处罚相关责任人等,责成相关部门和科室落实执行,并对改进效果进行监督检查。

5.3.2.3 医务部门应将处方点评结果及时反馈至临床科室,并纳入临床科室及科室医师绩效考核和年度考核指标,建立健全相关的奖惩制度。

5.3.2.4 临床科室如对点评结果有申诉意见,可反馈至药学部门和医务部门,由处方点评专家组讨论决定是否采纳。

5.3.2.5 对处方点评中发现的问题,宜建立处方问题库,供医务人员培训学习。更新的处方点评标准应同步更新到审方系统。

5.3.3 监督管理

5.3.3.1 医疗机构应当对开具不合理处方的医师,采取教育培训、批评等措施,并按照《处方管理办法》相关规定对开具不合理处方的医师予以相应处理。

5.3.3.2 药师未按规定审核处方、调剂药品、进行用药交代或未对不合理处方进行有效干预的,医疗机构应当采取教育培训、批评等措施。

5.3.3.3 医疗机构应定期组织开展对处方点评工作的检查,包括处方的抽查、点评的实施过程、点评的合理性、点评结果的公布、后续的处理等,以利于持续改进。

附 录 A

（资料性）

医疗机构处方点评工作表

表 A.1 不合理处方登记表

| 医疗机构名称： | | | | | | | | 点评日期： 年 月 | | |
| 点评人： | | | | | | | | 填表日期： | | |
序号	处方 日期	患者 标识号	患者 姓名	处方 标识号 a	处方 医师	处方 科室	相关 药品	问题 描述	问题 代码 b	备注
注: a 病区用药医嘱单如无处方标识号,可不填写; 　　 b "问题代码"详见"不合理处方统计表"。										

表 A.2 不合理处方统计表

| 医疗机构名称： | | | 处方日期： 年 月 | 抽样处方范围： 年 月 日 — 日 | | |
| 登记人： | | | 复核人： | 填表日期： | | |
序号	问题类型	问题代码	存在问题	门诊处方	急诊处方	医嘱单
1	不规范 处方	1-1	处方不符合规定的标准和格式,处方医师签名或加盖的专用签章无备案,电子处方无处方医师的电子签名;			
2		1-2	处方前记、正文和后记不符合《处方管理办法》等有关规定,文字不正确、不清晰、不完整;			
3		1-3-1	年龄未写实足年龄,新生儿、婴幼儿未写日、月龄,必要时未注明体重;			
4		1-3-2	中药饮片未单独开具处方;			
5		1-3-3	开具西药、中成药处方,每一种药品未另起一行,每张处方超过 5 种药品;			
6		1-3-4	药品名称未使用经药品监督管理部门批准并公布的药品通用名称、新活性化合物的专利药品名称和复方制剂药品名称,或未使用由原卫生部公布的药品习惯名称;医院制剂未使用药品监督管理部门正式批准的名称;			

序号	问题类型	问题代码	存在问题	门诊处方	急诊处方	医嘱单
7	不规范处方	1-3-5	药品剂量、规格、用法、用量不准确,不清楚,不符合《处方管理办法》规定,使用"遵医嘱""自用"等含糊不清字句;			
8		1-3-6	普通药品处方量及处方效期不符合《处方管理办法》的规定,抗菌药物、麻醉药品、精神药品、医疗用毒性药品、放射药品、易制毒化学品等的使用不符合相关管理规定;			
9		1-3-7	中药饮片、中成药的处方书写不符合《中药处方格式及书写规范》。			
小计 1						
10	西药及中成药用药不适宜处方	2-1	处方用药与诊断不相符;			
11		2-2	规定必须做皮试的药品,未注明过敏试验及结果的判定;			
12		2-3	处方单次剂量、给药频次不正确,用药疗程、单次处方总量不符合规定;			
13		2-4	选用剂型与给药途径不适宜;			
14		2-5	有重复给药情况,包括西药、中成药、中成药与西药、中成药与中药饮片之间存在重复给药情况;			
15		2-6	有相互作用情况,包括西药、中成药、中成药与西药、中成药与中药饮片之间存在有临床意义的相互作用;			
16		2-7	存在配伍禁忌;			
17		2-8	有用药禁忌:特殊人群如儿童、老年人、孕妇及哺乳期妇女、脏器功能不全患者用药有禁忌使用的药物,患者用药有食物及药物过敏史禁忌证、诊断禁忌证、疾病史禁忌证与性别禁忌证;			
18		2-9	溶媒的选择、用法用量不适宜,静脉滴注的药品给药速度不适宜;			
19		2-10	存在其他用药不适宜情况。			
小计 2						

续表

序号	问题类型	问题代码	存在问题	门诊处方	急诊处方	医嘱单
20	中药饮片用药不适宜处方	3-1	中药饮片处方用药与中医诊断(病名和证型)不相符;			
21		3-2	饮片的名称、炮制品选用不正确;			
22		3-3	毒麻贵细饮片未按规定开方;			
23		3-4	有用药禁忌:特殊人群如儿童、老年人、孕妇及哺乳期妇女、脏器功能不全患者用药有禁忌使用的药物,患者用药有食物及药物过敏史禁忌证、诊断禁忌证、疾病史禁忌证与性别禁忌证;			
24		3-5	存在其他用药不适宜情况。			
小计 3						
总处方数 / 张						
点评处方数 / 张						
不合理处方数 / 张						
不合理处方比例 /%						
小计 1 不规范处方占总不合理处方的比例 /%						
小计 2 西药及中成药用药不适宜处方占总不合理处方的比例 /%						
小计 3 中药饮片用药不适宜处方占总不合理处方的比例 /%						

参 考 文 献

［1］ 中国医院协会. T/CHAS 10-2-7—2018 中国医院质量安全管理 第2-7部分: 患者服务 门诊处方［S］. (2018-09-20)［2023-01-01］. https://cssn.net.cn/cssn/productDetail/8846c008e5c4a80f21cd09b5d67cb46b.

［2］ 中国医院协会. T/CHAS 10-4-5—2019 中国医院质量安全管理 第4-5部分: 医疗管理 用药安全管理［S］. (2019-07-06)［2023-01-01］. https://www.cssn.net.cn/cssn/productDetail/dc74905c31c551b4111ade8d3b13aef3.

［3］ 中国医院协会. T/CHAS 20-2-2—2021 医疗机构药事管理与药学服务 第2-2部分: 临床药学服务 处方审核［S］. (2021-12-20)［2023-01-01］. https://www.cha.org.cn/site/content/78a82e91c4e99c21d984c913cd367301.html.

［4］ 北京市市场监督管理局. DB11/T 1934—2021 医院处方评价规范［S］. (2021-12-28)［2023-01-01］. https://wjw.beijing.gov.cn/zwgk_20040/zcwj2022/dfbz/202304/t20230408_2993087.html.

［5］ 浙江省质量技术监督局. DB33/T 2049—2017 处方审核规范［S］. (2017-09-11)［2023-01-01］. https://dbba.sacinfo.org.cn/stdDetail/1dea4604495d242951e32384874fbfa8.

［6］ 国家卫生健康委员会办公厅,国家中医药管理局办公室,中央军委后勤保障部办公厅. 医疗机构处方审核规范(国卫办医发〔2018〕14号)［EB/OL］. (2018-06-29)［2023-01-01］. https://www.gov.cn/zhengce/zhengceku/2018-12/31/content_5435182.html.

［7］ 卫生部,国家中医药管理局,总后勤部卫生部. 医疗机构药事管理规定(卫医政发〔2011〕11号)［EB/OL］. (2011-03-30)［2023-01-01］. https://www.gov.cn/zwgk/2011-03/30/content_1834424.html.

［8］ 国家卫生计生委办公厅,国家中医药管理局办公室. 关于加强药事管理转变药学服务模式的通知(国卫办医发〔2017〕26号)［EB/OL］. (2017-07-12)［2023-01-01］. http://www.nhc.gov.cn/yzygj/s7659/201707/b44339ebef924f038003e1b7dca492f2.shtml.

［9］ 国家卫生健康委,国家中医药管理局. 关于加快药学服务高质量发展的意见(国卫医发〔2018〕45号)［EB/OL］. (2018-11-21)［2023-01-01］. https://www.gov.cn/zhengce/zhengceku/2018-12/31/content_5436829.html.

［10］ 国家卫生健康委,教育部,财政部,等. 关于加强医疗机构药事管理促进合理用药的意见(国卫医发〔2020〕2号)［EB/OL］. (2020-02-21)［2023-01-01］. http://www.nhc.gov.cn/yzygj/s7659/202002/ea3b96d1ac094c47a1fc39cf00f3960e.shtml.

［11］ 卫生部. 北京市医疗机构处方专项点评指南(试行)(卫办医管函〔2012〕1179号)［EB/OL］. (2012-12-26)［2023-01-01］. http://www.nhc.gov.cn/yzygj/s3590/201212/93a3

4b9643bc47c5acf138228c69a60e.shtml.

　　［12］　广东省卫生健康委员会.广东省处方点评实施规范（试行）［EB/OL］.（2010-
03-01）［2023-01-01］. https：//wsjkw.gd.gov.cn/gkmlpt/content/2/2124/post_2124495.html#
2569.

ICS 11.020
C 07

团 体 标 准

T/CHAS 20-4-10—2023

医疗机构药事管理与药学服务

第 4-10 部分：药事管理 药品使用 监测与评价

Pharmacy administration and pharmacy practice in healthcare institutions——

Part 4-10: Pharmacy administration—Medication use monitoring and evaluation

2023-05-27 发布　　　　　　　　　　2023-07-01 实施

中国医院协会　发　布

目　次

前　言

《医疗机构药事管理与药学服务》分为以下部分:

-- 第 1 部分　总则

-- 第 2 部分　临床药学服务

-- 第 3 部分　药学保障服务

-- 第 4 部分　药事管理

《医疗机构药事管理与药学服务　第 4 部分:药事管理》包括以下部分:

-- 第 4-1 部分:药事管理　药事管理和药学部门管理体系

-- 第 4-2 部分:药事管理　药品质量管理及控制

-- 第 4-3 部分:药事管理　应急药事管理

-- 第 4-4 部分:药事管理　药房自动化与信息技术

-- 第 4-5 部分:药事管理　用药安全文化建设

-- 第 4-6 部分:药事管理　药学研究

-- 第 4-7 部分:药事管理　教育与教学

-- 第 4-8-1 部分:药事管理　药学培训管理　临床药师学员培训

-- 第 4-8-2 部分:药事管理　药学培训管理　临床药师师资培训

-- 第 4-8-3 部分:药事管理　药学培训管理　医院药师规范化培训

-- 第 4-9 部分:药事管理　处方点评

-- 第 4-10 部分:药事管理　药品使用监测与评价

-- 第 4-11-1 部分:药事管理　药品不良事件管理　药品不良反应管理

-- 第 4-11-2 部分:药事管理　药品不良事件管理　用药错误管理

-- 第 4-11-3 部分:药事管理　药品不良事件管理　药品质量问题处置

-- 第 4-12-1 部分:药事管理　药品临床应用管理　特殊管理药品

-- 第 4-12-2 部分:药事管理　药品临床应用管理　抗菌药品

-- 第 4-12-3 部分:药事管理　药品临床应用管理　抗肿瘤药物

-- 第 4-12-4 部分:药事管理　药品临床应用管理　中药注射剂

-- 第 4-12-5 部分:药事管理　药品临床应用管理　生物制剂

-- 第 4-12-6 部分:药事管理　药品临床应用管理　糖皮质激素

本标准是第 4-10 部分:药事管理　药品使用监测与评价。

本标准按照 GB/T 1.1—2020 《标准化工作导则　第 1 部分:标准化文件的结构和起草规则》的规定起草。

本标准由中国医院协会提出并归口。

本标准起草单位：中国医院协会药事专业委员会,苏州大学附属第一医院,首都医科大学附属北京积水潭医院,昆明医科大学第一附属医院,北京大学药学院,四川大学华西医院,南方医科大学南方医院,上海交通大学医学院附属仁济医院。

本标准主要起草人：甄健存,缪丽燕,朱建国,张威,张峻,史录文,徐挺,刘世霆,吴斌,张晶晶。

医疗机构药事管理与药学服务
第 4-10 部分:药事管理　药品使用监测与评价

1　范围

本标准规范了医疗机构药品使用相关的质量安全管理监测和评价指标,明确了基本要求、监测与评价过程及质量控制与持续改进各要素。

本标准适用于各级各类医疗机构。

2　规范性引用文件

下列文件中的内容通过文中的规范性引用而构成本文件必不可少的条款。其中,注日期的引用文件,仅该日期对应的版本适用于本文件;不注日期的引用文件,其最新版本(包括所有的修改单)适用于本文件。

T/CHAS 10-2-7—2018　中国医院质量安全管理　第 2-7 部分:患者服务　门诊处方
T/CHAS 10-4-5—2019　中国医院质量安全管理　第 4-5 部分:医疗管理　用药安全管理

3　术语与定义

T/CHAS 20-1-3—2023 界定的术语和定义适用于本文件。

3.1

基本药物　essential medication
适应基本医疗卫生需求、剂型适宜、价格合理,能够保障供应,公众可公平获得的药物。
[来源:T/CHAS 20-1-3—2023,5.23]

3.2

国家医保谈判药品　negotiating over medicines
国家通过与国内外药企谈判的形式,对临床必需、疗效确切,但价格较为昂贵,按照现有市场价格纳入医保目录可能给基金带来一定风险的专利、独家药品进行谈判以达成协议价格,并纳入国家医保药品目录,按乙类报销的药品。简称"国家谈判药品"。
[来源:T/CHAS 20-1-3—2023,5.24]

3.3

国家组织药品集中采购中选药品 the selected drugs of centralized procurement organized by national healthcare security administration

在国家医疗保障局公布的国家组织药品集中采购中选药品目录中的药品,按照党中央国务院等部门决策部署,国家医疗保障局等部门组织各省组成采购联盟,明确药品采购数量,进行集中采购,以量换价,最终目的是让群众以比较低廉的价格用上质量好的药品。简称"国家集采药品"。

［来源：T/CHAS 20-1-3—2023，5.25］

3.4

短缺药品 drug shortages

经国家药品监督管理部门批准上市,临床必需且不可替代或者不可完全替代,在一定时间或一定区域内供应不足或不稳定的药品。

［来源：T/CHAS 20-1-3—2023，5.26］

3.5

国家重点监控合理用药药品 drugs of national key monitoring for rational drug use

被国家纳入重点监控合理用药目录管理的药品,应当为临床使用不合理问题较多、使用金额异常偏高、对用药合理性影响较大的化学药品和生物制品。重点包括辅助用药、抗肿瘤药物、抗微生物药物、质子泵抑制剂、糖皮质激素、肠外营养药物等。

［来源：T/CHAS 20-1-3—2023，5.27］

3.6

高警示药品 high-alert medications

一旦使用不当、发生用药错误,会对患者造成严重伤害,甚至会危及生命的药品。

［来源：T/CHAS 20-1-3—2023，5.34］

3.7

处方点评 prescription evaluation

根据相关法规、技术规范,对处方书写的规范性及药物临床使用的适宜性(用药适应证、药物选择、给药途径、用法用量、药物相互作用、配伍禁忌等)进行评价,发现存在或潜在的问题,制订并实施干预和改进措施,促进临床药物合理应用的过程。

［来源：T/CHAS 20-1-3—2023，5.21］

3.8

药品临床综合评价　comprehensive medicine-use evaluation

评价主体选择适宜的评估理论框架、方法和工具，收集分析医疗机构药品使用与供应等相关环节的数据及信息，从而评估临床疗效和药物政策实际执行效果的一种多维度、多层次证据的综合评判。

［来源：T/CHAS 20-1-3—2023，5.22］

4　关键要素

药品使用监测与评价关键要素见图1。

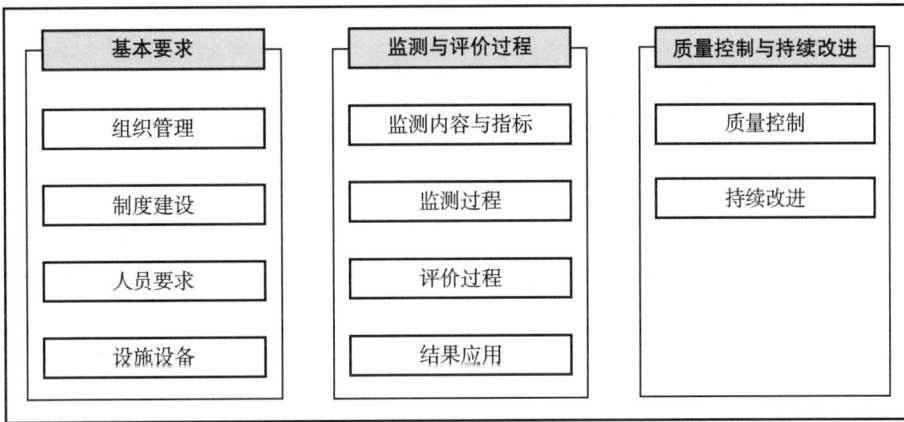

图1　药品使用监测与评价关键要素

5　要素规范

5.1　基本要求

5.1.1　组织管理

药品使用监测与评价工作应在本机构药事管理与药物治疗学委员会（组）指导下，由合理用药监督管理工作组负责，联合医务、药学、临床、护理、信息等多部门开展工作。

5.1.2　制度建设

5.1.2.1　应建立健全适合本机构的药品使用监测与评价相关制度、人员职责、操作流程和技术规范等。

5.1.2.2　管理制度包括但不限于组织体系、人员组成、人员资质、环境和设施设备、监测药品目录、监测内容和指标、监测方法、评价方法与标准、评价依据、结果反馈、质量控制和持续改进等内容。

5.1.3 人员要求

应指定专职或兼职人员负责药品监测和评价工作,人员组成应包括医院管理、医疗管理、药学、临床医学、护理、信息等专业,并定期开展相关培训工作。

5.1.4 设施设备

应提供相关软、硬件设施设备,搭建本机构药品使用监测平台,积极探索打通不同监测平台之间的信息壁垒。

5.2 监测与评价过程

5.2.1 监测内容与指标

5.2.1.1 根据国家、省、市等药品监测相关政策要求,结合本机构实际情况,开展药物使用的全面监测和重点监测,制订适合本机构的药品使用监测目录、监测指标与计划。

5.2.1.2 应主动按国家要求开展全面监测,系统收集并报告本机构药品配备相关信息,如配备品种、生产企业、使用数量、采购价格、供应配送等。

5.2.1.3 根据国家重点监控合理用药药品目录、公立医院绩效考核指标、等级医院评审标准以及其他国家级药事管理相关政策,结合本机构实际情况,合理制订本机构重点监测药品目录及相应的药品使用监测指标(参考附录 A)。

5.2.1.4 充分利用信息化手段,对本医疗机构重点监测药品的采购供应、临床使用、临床效果、不良反应等信息进行监测。重点监测品种应包括但不限于国家基本药物、国家重点监控合理用药药品、国家谈判药品、国家集采药品、高警示药品、短缺药品、超说明书用药药品、特殊管理药品等。

5.2.2 监测过程

5.2.2.1 利用信息化手段,针对 5.2.1 中的监测内容与指标进行监测,定期收集、整理、分析数据,并积极构建药品使用预警机制,同时结合药品使用评价,提高临床应用合理性。

5.2.2.2 数据收集、整理与分析

 a)基于药品使用监测平台,对国家基本药物、抗菌药物、抗肿瘤药物及其辅助用药、高警示药品、国家谈判药品、国家集采药品、短缺药品等药品使用情况进行动态监测,及早识别和发现使用异常或监测指标不达标的药品,分析并查找原因,提出并落实干预和改进措施。

 b)根据各临床科室专业特点,科学设定药品临床合理应用指标,定期分析和评估合理应用管理情况。

 c)在数据分析和深度挖掘的基础上,定期形成药品使用监测报告,为优化医疗机构内药品结构和合理使用提供重要参考。

 d)医疗机构应按要求及时、准确地向上级卫生行政部门上报药品使用监测报告。

 e)在药品相关信息和数据的收集、汇总、分析、统计过程中,注意防止不规范的行为发生,防止出现数据泄露的情况,保证信息和数据的安全。

5.2.2.3 建立药品监控预警机制及应对策略。通过对药品使用情况的实时监测,结合药品使用评价工作,确定重点监控品种与预警值,制定并落实相应管控措施。

5.2.3 评价过程

5.2.3.1 对药品监测结果进行分析与评价,评价方法包括但不限于处方点评、药品临床综合评价等。

5.2.3.2 建立健全处方点评制度与实施细则。应以循证医学证据为基础,以药品说明书、诊疗规范、临床诊疗指南等为依据,遵循安全、有效、经济的原则,制定医疗机构处方点评标准,开展科学、有序、有目标的处方点评工作。

  a)日常处方点评:医疗机构根据相关法律法规要求,结合医院诊疗科目、科室设置、技术水平、诊疗量等实际情况,对门急诊处方、住院医嘱等定期进行抽样点评。

  b)专项处方点评:医疗机构还应参照国家、省、市等相关要求,结合医院药事管理和药物临床应用管理的现状和存在的问题,对特定的药物或特定疾病用药进行专项点评,如国家基本药物、抗菌药物、抗肿瘤用药、血液制品、中药注射剂、肠外营养制剂、激素及超说明书用药和围手术期用药等。

  c)异常监测数据点评:医疗机构应根据药品使用监测情况,重点针对药品使用量或金额排名靠前(药品、科室、医生)、药品使用波动幅度较大,以及次均费用较高(药品、科室、医生)等情况进行点评。

  d)定期根据新规范、新指南、新共识,结合处方点评工作实际情况制订与更新评价标准,科学、规范地实施处方点评工作。

5.2.3.3 进行药品临床综合评价。有条件的医疗卫生机构应充分发挥自身作用与优势,根据国家卫生健康委发布的药品临床综合评价管理指南及相关技术指南,运用卫生技术评估方法及药品监测工具,融合循证医学、流行病学、临床医学、临床药学、药物经济学等知识体系,综合利用多中心临床试验结果、医疗卫生机构药品使用监测结果、药品临床实践"真实世界"数据以及国内外文献等资料,围绕药品的安全性、有效性、经济性、创新性、适宜性、可及性等多个维度进行定性、定量数据整合分析,开展药品临床综合评价工作。

5.2.4 结果应用

5.2.4.1 应定期公布药品监测与评价结果,通报不合理用药情况,开展合理用药宣讲,建立结果应用关联机制。

5.2.4.2 应根据药品使用监测与评价结果,对本医疗机构在药事管理、处方管理和临床用药等方面存在的问题,进行汇总和综合分析,及时与临床科室及相关部门沟通讨论,提出质量改进建议,并向医疗机构药事管理与药物治疗学委员会(组)和医疗质量管理委员会报告。

5.2.4.3 应将药品使用监测与评价结果纳入相关科室及其工作人员绩效考核和年度考核指标,建立健全相关的奖惩制度。

5.3 质量控制与持续改进

5.3.1 质量控制

5.3.1.1 医疗机构药事管理与药物治疗学委员会(组)制定药品使用监测与评价工作检查

制度,定期对监测与评价工作进行检查。

5.3.1.2 检查内容可包括制度是否完整、监测指标是否合理、评价过程是否规范、评价结果是否按要求反馈与公示、是否有持续改进工作等。

5.3.2　持续改进

5.3.2.1 可通过处方审核、药品负面用药清单管理、超常药品预警与监控、临床合理用药责任状等手段,持续优化合理用药,保障临床用药的安全、有效、经济。

5.3.2.2 应定期总结药品使用监测与评价工作经验,组织分享学习经典案例,持续改进。

附　录　A

（资料性）

药品使用监测指标

A.1　安全性指标

1. 严重或新的药品不良反应上报率；

2. 用药错误报告率；

3. 药品质量事件数量。

A.2　合理性指标

1. 处方合理性监测：门诊处方审核率、急诊处方审核率、住院用药医嘱审核率、静脉用药集中调配医嘱干预率、门诊处方点评率、门诊处方合格率、住院医嘱点评率、住院医嘱合格率；

2. 基本药物使用监测：门诊／住院基本药物使用率、基本药物采购品种数占比；

3. 国家集中采购药品使用监测：国家组织药品集中采购中标药品使用比例、国家组织药品集中采购中标药品用量／同通用名药品用量占比；

4. 抗菌药物使用监测：门／急诊抗菌药物使用率、住院患者抗菌药物使用率／使用强度、住院患者特殊使用级抗菌药物使用量占比、住院患者碳青霉烯类／替加环素抗菌药物使用量占比、Ⅰ类切口手术抗菌药物预防使用率、限制级／特殊级抗菌药物细菌送检率；

5. 抗肿瘤药物使用监测：门诊患者抗肿瘤药物处方合格率、住院患者抗肿瘤药物应用合理率、住院患者抗肿瘤药物拓展性临床使用比例；

6. 其他药物使用监测：住院患者静脉输液使用率、住院患者中药注射剂静脉输液使用率、质子泵抑制剂注射剂使用率、糖皮质激素静脉输液使用率。

A.3　经济性指标

1. 门诊／住院次均药品费用增幅；

2. 基本药物采购金额比例；

3. 重点监控药品使用金额占比；

4. 抗肿瘤药物使用金额占比；

5. 药品消耗指数。

A.4　药品采供指标

1. 医疗机构基本用药目录品种、品规数；

2. 医疗机构短缺药品上报情况；

3. 药品周转天数；

4. 药品网上采购率。

指标来源:《国家重点监控合理用药药品目录》《国家三级公立医院绩效考核指标》《三级医院评审标准》《药事管理专业医疗质量控制指标》《抗肿瘤药物临床合理应用管理指标》等。

参 考 文 献

［1］ 国家市场监督管理总局,中国国家标准化管理委员会.GB/T 1.1—2020 标准化工作导则 第1部分:标准化文件的结构和起草规则［S］.(2020-03-31)［2023-01-01］.https://openstd.samr.gov.cn/bzgk/gb/newGbInfo?hcno=C4BFD981E993C417EF475F2A19B681F1.

［2］ 卫生部.处方管理办法(中华人民共和国卫生部令第53号)［EB/OL］.(2007-02-14)［2023-01-01］.https://www.gov.cn/ziliao/flfg/2007-03/13/content_549406.html.

［3］ 卫生部.医院处方点评管理规范(试行)(卫医管发〔2010〕28号)［EB/OL］.(2010-02-10)［2023-01-01］.http://www.nhc.gov.cn/wjw/ywfw/201306/094ebc83dddc47b5a4a63ebde7224615.shtml.

［4］ 卫生部,国家中医药管理局,总后勤部卫生部.医疗机构药事管理规定(卫医政发〔2011〕11号)［EB/OL］.(2011-03-30)［2023-01-01］.https://www.gov.cn/zwgk/2011-03/30/content_1834424.html.

［5］ 国家卫生健康委.国家卫生健康委关于开展药品使用监测和临床综合评价工作的通知(国卫药政函〔2019〕80号)［EB/OL］.(2019-04-09)［2023-01-01］.http://www.nhc.gov.cn/yaozs/pqt/201904/31149bb1845e4c019a04f30c0d69c2c9.shtml.

［6］ 工业和信息化部办公厅,国家卫生健康委员会办公厅,国家医疗保障局办公室,等.工业和信息化部办公厅 国家卫生健康委员会办公厅 国家医疗保障局办公室 国家药品监督管理局综合司关于加强短缺药品和国家组织药品集中采购中选药品生产储备监测工作的通知(工信厅联消费函〔2022〕186号)［EB/OL］.(2022-08-09)［2023-01-01］.https://wap.miit.gov.cn/gyhxxhb/jgsj/xfpgys/gzdt/art/2022/art_804fb210a4bd4f8faa23030653d96591.html.

［7］ 国家卫生健康委办公厅.国家卫生健康委办公厅关于进一步做好国家组织药品集中采购中选药品配备使用工作的通知(国卫办医函〔2019〕889号)［EB/OL］.(2019-12-19)［2023-01-01］.https://www.gov.cn/xinwen/2019-12/19/content_5462458.html.

［8］ 国家卫生健康委办公厅.国家卫生健康委办公厅关于规范开展药品临床综合评价工作的通知(国卫办药政发〔2021〕16号)［EB/OL］.(2021-07-28)［2023-01-01］.http://www.nhc.gov.cn/yaozs/s2908/202107/532e20800a47415d84adf3797b0f4869.shtml.

［9］ 国家卫生健康委,教育部,财政部,等.关于加强医疗机构药事管理促进合理用药的意见(国卫医发〔2020〕2号)［EB/OL］.(2020-02-21)［2023-01-01］.http://www.nhc.gov.cn/yzygj/s7659/202002/ea3b96d1ac094c47a1fc39cf00f3960e.shtml.

［10］ 国家卫生健康委办公厅.国家三级公立医院绩效考核操作手册(国卫办医函〔2022〕92号)［EB/OL］.(2022-04-02)［2023-01-01］.http://www.nhc.gov.cn/yzygj/ylyxjg/202204/d61b7201a56643d1a876e103340e5897.shtml.

［11］ 国家卫生健康委.国家卫生健康委办公厅关于印发药事管理和护理专业医疗质量控制指标（2020年版）的通知（国卫办医函〔2020〕654号）［EB/OL］.（2020-08-04）［2023-01-01］.https://www.gov.cn/zhengce/zhengceku/2020-08/05/content_5532636.html.

［12］ 国家卫生健康委.国家卫生健康委办公厅关于印发第二批国家重点监控合理用药药品目录的通知（国卫办医政函〔2023〕9号）［EB/OL］.（2023-01-13）［2023-01-14］.http://www.nhc.gov.cn/cms-search/xxgk/getManuscriptXxgk.htm?id=5b291aaae64b4e56a10f9ea910e11426.

───────────────

ICS 11.020
C 07

团 体 标 准

T/CHAS 20-4-11-1—2023

医疗机构药事管理与药学服务

第 4-11-1 部分：药事管理 药品不良事件 管理 药品不良反应管理

Pharmacy administration and pharmacy practice in healthcare institutions——

Part 4-11-1：Pharmacy administration—Adverse drug event management—

adverse drug reaction management

2023-10-28 发布 2023-12-01 实施

中国医院协会 发 布

目 次

前　言

《医疗机构药事管理与药学服务》分为以下部分：

-- 第1部分　总则

-- 第2部分　临床药学服务

-- 第3部分　药学保障服务

-- 第4部分　药事管理

《医疗机构药事管理与药学服务　第4部分：药事管理》包括以下部分：

-- 第4-1部分：药事管理　组织与制度管理

-- 第4-2部分：药事管理　药品质量管理及控制

-- 第4-3部分：药事管理　应急药事管理

-- 第4-4部分：药事管理　药房自动化与信息技术

-- 第4-5部分：药事管理　用药安全文化建设

-- 第4-6部分：药事管理　医院药学研究

-- 第4-7部分：药事管理　教育与教学

-- 第4-8-1部分：药事管理　药学培训管理　临床药师培训

-- 第4-8-2部分：药事管理　药学培训管理　临床药师师资培训

-- 第4-9部分：药事管理　处方点评

-- 第4-10部分：药事管理　药品使用监测与评价

-- 第4-11-1部分：药事管理　药品不良事件管理　药品不良反应管理

-- 第4-11-2部分：药事管理　药品不良事件管理　用药错误管理

-- 第4-11-3部分：药事管理　药品不良事件管理　药品质量问题处置

-- 第4-12-1部分：药事管理　药品临床应用管理　特殊管理药品

-- 第4-12-2部分：药事管理　药品临床应用管理　抗菌药物

-- 第4-12-3部分：药事管理　药品临床应用管理　抗肿瘤药物

本标准是第4-11-1部分：药事管理　药品不良事件管理　药品不良反应管理。

本标准按照GB/T 1.1—2020《标准化工作导则　第1部分：标准化文件的结构和起草规则》的规定起草。

本标准起草单位：中国医院协会药事专业委员会，北京医院，首都医科大学附属北京积水潭医院，首都医科大学宣武医院，重庆医科大学附属第一医院，中日友好医院。

本标准主要起草人：甄健存，谭玲，张威，闫素英，邱峰，陆进，纪立伟。

医疗机构药事管理与药学服务
第 4-11-1 部分:药事管理 药品不良事件管理
药品不良反应管理

1 范围

本标准规范了医疗机构药品不良反应管理工作中的制度建设及组织建设、管理流程及持续改进各要素。

本标准适用于各级各类医疗机构。

2 规范性引用文件

本文件无规范性引用文件。

3 术语和定义

T/CHAS 20-1-3—2023 界定的以及下列术语和定义适用于本文件。

3.1

药品不良事件 adverse drug event(ADE)

药品治疗过程中所发生的任何不良的医疗卫生事件。而这种事件不一定与药品治疗有因果关系。包括两个要素:一是不良事件的发生是由上市药品或药品临床试验期间引起的相关事件;二是产生的结果对人体有害。按照事件产生成因,分为药品标准缺陷、药品质量问题、药品不良反应、用药错误以及药品滥用等事件。

[来源:T/CHAS 20-1-3—2023,5.29]

3.2

药品不良反应 adverse drug reaction(ADR)

合格药品在正常用法用量下出现的与用药目的无关的有害反应。

[来源:T/CHAS 20-1-3—2023,5.28]

3.3

个例药品不良反应　case of adverse drug reaction

单个患者使用药品发生的不良反应。

［来源：T/CHAS 20-1-3—2023，5.32］

3.4

药品群体不良事件　mass adverse drug events

同一药品在使用过程中，在相对集中的时间、区域内，对一定数量人群的身体健康或者生命安全造成损害或者威胁，需要予以紧急处置的事件。

同一药品：指同一生产企业生产的同一药品名称、同一剂型、同一规格、同一批次的药品。

3.5

严重药品不良反应　serious adverse drug reaction

因使用药品引起以下损害情形之一的反应：导致死亡；危及生命；致癌、致畸、致出生缺陷；导致显著的或者永久的人体伤残或者器官功能的损伤；导致住院或者住院时间延长；导致其他重要医学事件，如不进行治疗可能出现上述所列情况的不良反应。

［来源：T/CHAS 20-1-3—2023，5.30］

3.6

新的药品不良反应　new adverse drug reaction

药品说明书中未载明的不良反应。说明书中已有描述，但不良反应发生的性质、程度、后果或者频率与说明书描述不一致或者更严重的，按照新的药品不良反应处理。

［来源：T/CHAS 20-1-3—2023，5.31］

4　关键要素

药品不良反应管理关键要素见图 1。

制度与组织建设	管理流程	持续改进
制度建设	监测	预防
组织建设	处置	分析评价
	机构内报告	考核激励
	调查及评价	教育培训
	国家中心报告	文化建设
	反馈	

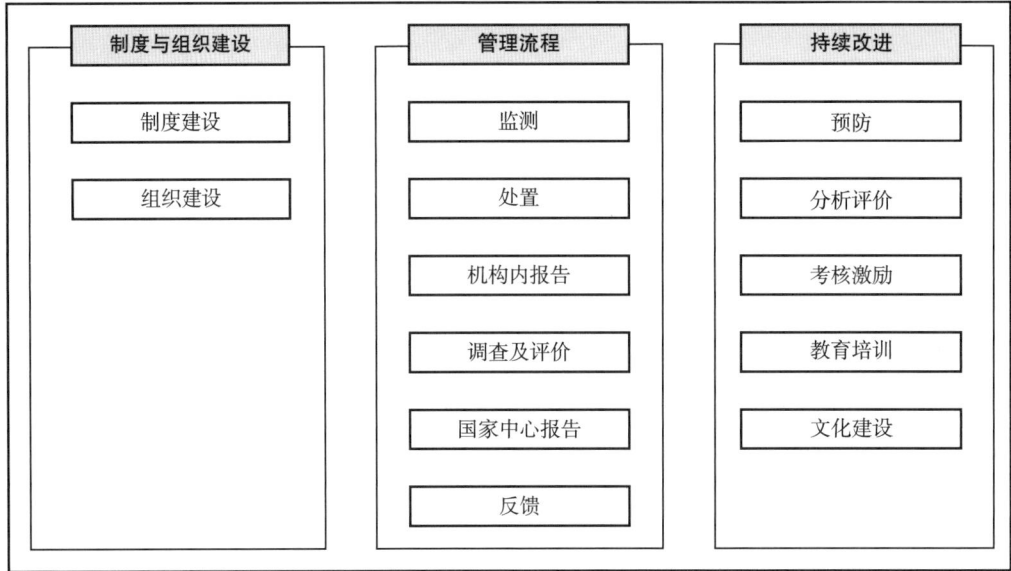

图 1　药品不良反应管理关键要素

5　要素规范

5.1　制度与组织建设

5.1.1　制度建设

5.1.1.1　医疗机构应制定适合本机构的药品不良反应报告和监测管理制度。

5.1.1.2　医疗机构的药品不良反应报告和监测管理制度,至少应包括组织体系,药品不良反应的监测、处置、报告、分析评价,应急管理、档案管理、警戒、考核激励、宣传教育、文化建设、持续改进等内容。其中应急管理包括应急处理预案、工作流程、定期组织应急演练及考核。

5.1.2　组织建设

5.1.2.1　在医疗机构药事管理与药物治疗学委员会(组)下设立药品不良事件监测与管理小组,主要负责药品不良反应管理工作。

5.1.2.2　药品不良反应监测与管理小组组长由医疗机构主管医疗的负责人担任,医务、药学部门负责人任副组长,组成人员有医师、药师、护士等。

5.1.2.3　药品不良反应管理工作主要职责应包括以下几点:

 a)建立药品不良反应报告和监测管理制度;

 b)组织并指导医疗机构药品不良反应报告和监测资料的调查、收集、评价、上报和反馈;

 c)制订本机构药品不良反应应急处置方案,并组织开展培训和应急演练;配合上级监管部门开展严重药品不良反应和药品群体不良事件相关调查、评价和处理工作;

 d)组织开展并指导药品不良反应报告和监测的宣传、培训、研究工作;

 e)协调全院药品不良反应工作的其他事宜。

5.1.2.4 指派专职或者兼职人员负责本机构药品不良反应管理工作。该管理人员宜具有医学、药学、流行病学或者统计学等相关专业知识,具备科学分析评价药品不良反应的能力。

5.1.2.5 建立覆盖医疗机构各相关科室的药品不良反应报告和监测联系人系统,及时收集药品不良反应报告。科室联系人包括医学、药学、护理、医技及行政管理等人员。

5.1.2.6 医疗机构所有与药品不良反应管理相关的部门,包括但不限于管理部门(医务、门诊)、临床科室、药学、护理、其他医技科室等,建立药品不良反应管理协调机制,多学科协作开展药品不良反应报告和监测工作。鼓励有条件的医院建立药品不良反应/事件信息主动监测系统,开展信息挖掘工作。

5.2 管理流程

5.2.1 监测

5.2.1.1 医疗机构应设立或者指定机构并配备专(兼)职人员,承担本机构的药品不良反应的监测工作。

5.2.1.2 医疗机构根据省级以上药品监督管理部门的要求,或根据本机构药品临床使用和不良反应监测情况,对特定药品开展重点监测。

5.2.1.3 推进药品不良反应主动监测工作的开展,鼓励使用药品不良反应主动监测软件,提高上报率。

5.2.2 处置

5.2.2.1 医疗机构医务人员发现疑似药品不良反应,应当积极救治患者,并做好观察与记录。医务人员应填写药品不良反应报告表,并把可疑引起不良反应的药品封存待查。

5.2.2.2 对于药品群体不良事件或严重药品不良反应在积极开展临床救治的基础上,还应迅速开展临床调查,分析事件发生的原因,向主管部门汇报请示后,必要时可采取暂停药品的使用,封存和追回相关药品等紧急措施。

5.2.3 机构内报告

5.2.3.1 医务人员对所发现的疑似不良反应,应当主动收集药品不良反应信息,详细记录分析,填写药品不良反应报告表(见附录A),上报药品不良事件监测与管理小组等有关部门。报告内容应当真实、完整、准确。

5.2.3.2 非新药监测期的国产药品,以及自首次获准进口之日起满5年的进口药品,应加强上市后药品监测,重点报告新的和严重的不良反应。

5.2.3.3 新药监测期内的国产药品,以及自首次获准进口之日起5年内的进口药品应报告所有的不良反应。

5.2.4 调查及评价

5.2.4.1 药品不良事件监测与管理小组应对报告的药品不良反应进行调查、补充和评价。

5.2.4.2 根据国家药品监督管理部门颁布的《个例药品不良反应收集和报告指导原则》中因果关系评价标准(见附录B),进行关联性判断。

5.2.5 国家中心报告

5.2.5.1 药品不良事件监测与管理小组应对确定的药品不良反应报告,按照分级管理报告时限通过国家药品不良反应监测信息网络报告。

5.2.5.2 分级管理报告时限

　　a）一般药品不良反应报告:自发现或者获知日算起,已知一般药品不良反应报告应当在 30 日内上报,新的一般药品不良反应报告应当在 15 日内上报。

　　b）严重药品不良反应报告:自发现或者获知日算起,死亡病例应立即上报,其他严重药品不良反应报告应在 15 日内上报。

5.2.5.3 医疗机构获知或者发现药品群体不良事件后,应当立即向所在地药品监督管理部门、卫生行政部门和药品不良反应监测机构报告,必要时可以越级报告;同时填写《药品群体不良事件基本信息表》(见附录 C),对每一病例还应当及时填写药品不良反应报告表,通过国家药品不良反应监测信息网络报告。药师应积极协助有关部门开展调查及处置工作。药品生产企业获知药品群体不良事件后应当立即开展调查,在 7 日内完成调查报告,报所在地省级药品监督管理部门和药品反应监测机构。

5.2.6 反馈

5.2.6.1 医疗机构对已收集、调查、评价的药品不良反应报告表和相关资料应该以适当形式反馈给医务人员。

5.2.6.2 反馈内容包括医疗机构药品不良反应报告和监测情况,国家药品不良反应监测中心发布的药品不良反应警示信息等。

5.3 持续改进

5.3.1 预防

5.3.1.1 医疗机构应对医务人员进行药品不良反应知识的培训,提高医务人员对药品不良反应监测工作的重视,认识药品不良反应的危害性,在自身岗位工作中,保持严谨的工作态度,将药品不良反应的知识应用于医疗服务的过程中。

5.3.1.2 医疗机构应对患者及其家属进行用药教育,教育患者主动了解自己所用药品的常见不良反应。患者用药后发现异常情况及时咨询医师或药师。

5.3.2 分析评价

5.3.2.1 药品不良反应报告的内容和统计资料是加强药品监督管理,指导安全用药的依据。

5.3.2.2 医疗机构应对药品不良反应报告、处置的及时性和干预的有效性进行统计、分析,并进行记录。

5.3.2.3 药品不良事件监测与管理小组应为医疗机构药事管理与药物治疗学委员会(组)进行药品遴选,提供本机构药品不良反应监测数据及评价分析报告。

5.3.3 考核激励

5.3.3.1 医疗机构应在药品不良反应报告和监测管理制度中制定符合本机构实际的考核

内容和标准,并有定期的考核内容和考核记录。

5.3.3.2 医疗机构应有对主动报告药品不良反应的医务人员的激励机制。

5.3.4 教育培训

5.3.4.1 培训的范围应覆盖包括医师、药师、护士、技术人员、行政管理人员在内的工作人员。各相关科室药品不良反应报告和监测联系人是重点培训对象。

5.3.4.2 培训的内容包括但不限于《中华人民共和国药品管理法》《药品不良反应报告和监测管理办法》《医疗机构药事管理规定》《中华人民共和国医师法》等相关法律、法规;药品不良反应相关知识;药品不良反应的防治;药品不良事件的应急预案等。

5.3.4.3 国家发布涉及医疗机构不良反应数据可在医疗机构内部跨部门应用,鼓励各部门在医疗风险管理过程中充分利用药品不良反应信息和数据。

5.3.4.4 鼓励医疗机构的医务人员主动监测、上报并共享药品不良反应信息。鼓励患者主动上报药品不良反应信息。

5.3.4.5 医疗机构为应对可能发生的速发型过敏反应,应制订应急预案,并培训相关医务人员,进行抢救模拟演练。

5.3.5 文化建设

5.3.5.1 医疗机构及其全体员工应树立正确的药品不良反应防范意识及上报意识,建立医疗安全文化体系,预防药品不良反应的发生。

5.3.5.2 医疗机构应建立药品不良反应主动报告、及时处置、问题分析、落实改进、效果评估的医疗质量持续改进文化体系,落实患者安全目标,形成医疗质量安全文化。

5.3.5.3 医疗机构应定期开展医疗安全管理的持续改进活动,包括制度修订、流程优化、质量提升和风险降低等。

5.3.5.4 医疗机构应注重软硬件设施设备的完善,并重视现代化科学监测技术的引进及应用。鼓励运用信息手段,结合提取和挖掘技术,构建基于医院信息系统的药品不良反应主动监测体系,变被动监测为主动监测,为进行药物风险预警、提高药品不良反应报告的质量及准确度提供有效技术支持。

附 录 A

（资料性）

药品不良反应／事件报告表

表 A.1 药品不良反应／事件报告表

首次报告□ 跟踪报告□ 编码：

报告类型：新的□ 严重□ 一般□ 报告单位类别：医疗机构□ 经营企业□ 生产企业□ 个人□
其他□

患者姓名：	性别： 男□ 女□	出生日期： 年 月 日 或年龄：	民族：	体重（kg）：	联系方式：
原患疾病：		医院名称： 病历号／门诊号：	既往药品不良反应：有□ 无□ 不详□ 家族药品不良反应：有□ 无□ 不详□		
相关重要信息：吸烟史□ 饮酒史□ 妊娠期□ 肝病史□ 肾病史□ 过敏史□ 其他□					

药品	批准文号	商品名称	通用名称（含剂型）	生产厂家	生产批号	用法用量（单次剂量、途径、日次数）	用药起止时间	用药原因
怀疑药品								
合并用药								

不良反应名称：	不良反应发生时间： 年 月 日

不良反应过程描述（包括症状、体征、临床检验等）及处理情况（可附页）：

不良反应的结果：痊愈□ 好转□ 未好转□ 不详□ 有后遗症□ 表现：
死亡□ 直接死因： 死亡时间： 年 月 日

停药或减量后，反应／事件是否消失或减轻？	是□ 否□ 不明□ 未停药或未减量□
再次使用可疑药品后是否再次出现同样反应／事件？	是□ 否□ 不明□ 未再使用□
对原患疾病的影响：不明显□ 病程延长□ 病情加重□ 导致后遗症□ 导致死亡□	

续表

关联性评价	报告人评价： 肯定□ 很可能□ 可能□ 可能无关□ 待评价□ 无法评价□			
	签名：			
	报告单位评价：肯定□ 很可能□ 可能□ 可能无关□ 待评价□ 无法评价□			
	签名：			
报告人信息	联系电话：		职业：医师□ 药师□ 护士□ 其他□	
	电子邮箱：		签名：	
报告单位信息	单位名称	联系人：	电话：	报告日期： 年 月 日
生产企业请填写信息来源	医疗机构□ 经营企业□ 个人□ 文献报道□ 上市后研究□ 其他□			
备 注				

附　录　B

（资料性）

药品不良反应关联性评价

药品不良反应关联性评价，是评价怀疑药品与患者发生的不良反应之间的相关性。根据世界卫生组织（WHO）相关指导原则，关联性评价分为肯定、很可能、可能、可能无关、待评价、无法评价 6 级，参考标准如下：

肯定：用药与不良反应的发生存在合理的时间关系；停药后反应消失或迅速减轻及好转（即去激发阳性）；再次用药不良反应再次出现（即再激发阳性），并可能明显加重；同时有说明书或文献资料佐证；并已排除原患疾病等其他混杂因素影响。

很可能：无重复用药史，余同"肯定"，或虽然有合并用药，但基本可排除合并用药导致不良反应发生的可能性。

可能：用药与反应发生时间关系密切，同时有文献资料佐证；但引发不良反应的药品不止一种，或不能排除原患疾病病情进展因素。

可能无关：不良反应与用药时间相关性不密切，临床表现与该药已知的不良反应不相吻合，原患疾病发展同样可能有类似的临床表现。

待评价：报表内容填写不齐全，等待补充后再评价，或因果关系难以定论，缺乏文献资料佐证。

无法评价：报表缺项太多，因果关系难以定论，资料又无法获得。

以上 6 级评价可通过下表表示。

表 B.1　药品不良反应关联性评价

关联性评价	时间相关性	是否已知	去激发	再激发	其他解释
肯定	+	+	+	+	−
很可能	+	+	+	？	−
可能	+	±	± ？	？	± ？
可能无关	−	−	± ？	？	± ？
待评价	需要补充材料才能评价				
无法评价	评价的必需资料无法获得				

注：

1. + 表示肯定或阳性；− 表示否定或阴性；± 表示难以判断；？ 表示不明。

2. 时间相关性：用药与不良反应的出现有无合理的时间关系。

3. 是否已知：不良反应是否符合该药已知的不良反应类型。

4. 去激发：停药或减量后，不良反应是否消失或减轻。

5. 再激发：再次使用可疑药品是否再次出现同样的不良反应。

6. 其他解释：不良反应是否可用并用药品的作用、患者病情的进展、其他治疗的影响来解释。

附 录 C

（资料性）

药品群体不良反应／事件基本信息表

表 C.1 药品群体不良反应／事件基本信息表

发生地区：		使用单位：		用药人数：	
发生不良事件人数：		严重不良事件人数：		死亡人数：	
首例用药日期：	年 月 日		首例发生日期：	年 月 日	
怀疑药品	商品名	通用名	生产企业	药品规格	生产批号	批准文号
器械	产品名称		生产企业		生产批号	注册号
	本栏所指器械是与怀疑药品同时使用且可能与群体不良事件相关的注射器、输液器等医疗器械					
不良事件表现：						
药品群体不良事件过程描述及处理情况（可附页）：						
报告单位意见						
报告人信息	电话：		电子邮箱：		签名：	
报告单位信息	报告单位：		联系人：		电话：	

参 考 文 献

［1］　中国医院协会. T/CHAS 10-4-6—2018　中国医院质量安全管理　第4-6部分：医疗管理　医疗安全（不良）事件管理［S］.（2018-07-31）［2023-01-01］. https：//www.ttbz.org.cn/StandardManage/Detail/23277/.

［2］　中国医院协会. T/CHAS 10-4-5—2019　中国医院质量安全管理　第4-5部分：医疗管理　用药安全管理［S］.（2019-07-06）［2023-01-01］. https：//www.cssn.net.cn/cssn/productDetail/dc74905c31c551b4111ade8d3b13aef3.

［3］　全国人民代表大会常务委员会. 中华人民共和国药品管理法［EB/OL］.（2019-08-26）［2023-01-01］. https：//flk.npc.gov.cn/detail2.html?ZmY4MDgwODE2ZjNjYmIzYzAxNmY0NjI0MmQ2MTI3ZWQ%3D=.

［4］　卫生部. 药品不良反应报告和监测管理办法（中华人民共和国卫生部令第81号）［EB/OL］.（2011-05-04）［2023-01-01］. https：//www.gov.cn/flfg/2011-05/24/content_1870110.html.

［5］　国家卫生健康委, 国家中医药管理局. 关于进一步加强用药安全管理提升合理用药水平的通知（国卫医函〔2022〕122号）［EB/OL］.（2022-07-27）［2023-01-01］. https：//www.gov.cn/zhengce/zhengceku/2022-07/30/content_5703604.html.

［6］　国家卫生健康委办公厅. 关于进一步加强患者安全管理工作的通知（国卫办医发〔2018〕5号）［EB/OL］.（2018-04-12）［2023-01-01］. https：//www.gov.cn/zhengce/zhengceku/2018-12/31/content_5435146.html.

［7］　卫生部, 国家中医药管理局, 总后勤部卫生部. 医疗机构药事管理规定（卫医政发〔2011〕11号）［EB/OL］.（2011-03-30）［2023-01-01］. https：//www.gov.cn/zwgk/2011-03/30/content_1834424.html.

［8］　国家药监局. 国家药监局关于发布个例药品不良反应收集和报告指导原则的通告（2018年第131号）［EB/OL］.（2018-12-19）［2023-01-01］. https：//www.nmpa.gov.cn/xxgk/ggtg/ypggtg/ypqtggtg/20181221172901438.html.

［9］　中国药学会医院药学专业委员会.《医疗机构药学工作质量管理规范》操作手册［M］. 北京：人民卫生出版社, 2016.

ICS 11.020
C 07

团 体 标 准

T/CHAS 20-4-11-2—2023

医疗机构药事管理与药学服务

第 4-11-2 部分：药事管理 药品不良事件管理 用药错误管理

Pharmacy administration and pharmacy practice in healthcare institutions——

Part 4-11-2：Pharmacy management—Adverse drug reaction management—Medication error management

2023-10-28 发布 2023-12-01 实施

中国医院协会 发 布

目　次

前　言

《医疗机构药事管理与药学服务》分为以下部分:

-- 第 1 部分　总则

-- 第 2 部分　临床药学服务

-- 第 3 部分　药学保障服务

-- 第 4 部分　药事管理

《医疗机构药事管理与药学服务　第 4 部分:药事管理》包括以下部分:

-- 第 4-1 部分:药事管理　药事管理和药学部门体系

-- 第 4-2 部分:药事管理　药品质量管理及控制

-- 第 4-3 部分:药事管理　应急药事管理

-- 第 4-4 部分:药事管理　自动化与信息技术

-- 第 4-5 部分:药事管理　用药安全文化建设

-- 第 4-6 部分:药事管理　药学研究

-- 第 4-7 部分:药事管理　教育与教学

-- 第 4-8-1 部分:药事管理　药学培训管理　临床药师培训

-- 第 4-8-2 部分:药事管理　药学培训管理　临床药师师资培训

-- 第 4-9 部分:药事管理　处方点评

-- 第 4-10 部分:药事管理　药品使用监测与评价

-- 第 4-11-1 部分:药事管理　药品不良事件管理　药品不良反应管理

-- 第 4-11-2 部分:药事管理　药品不良事件管理　用药错误管理

-- 第 4-11-3 部分:药事管理　药品不良事件管理　药品质量问题处置

-- 第 4-12-1 部分:药事管理　药品临床应用管理　特殊管理药品

-- 第 4-12-2 部分:药事管理　药品临床应用管理　抗菌药品

-- 第 4-12-3 部分:药事管理　药品临床应用管理　抗肿瘤药物

本标准是第 4-11-2 部分:药事管理　药品不良事件管理　用药错误管理。

本标准按照 GB/T 1.1—2020 《标准化工作导则　第 1 部分:标准化文件的结构和起草规则》的规定起草。

本标准由中国医院协会提出并归口。

本标准起草单位:中国医院协会药事专业委员会,首都医科大学宣武医院,首都医科大学附属北京积水潭医院,北京医院,重庆医科大学附属第一医院,中日友好医院。

本标准主要起草人:甄健存,闫素英,张威,谭玲,邱峰,陆进,张青霞,苏甦。

医疗机构药事管理与药学服务
第 4-11-2 部分：药事管理　药品不良事件管理
用药错误管理

1　范围

本标准规范了医疗机构用药错误的制度与组织建设、管理流程和持续改进各要素。
本标准适用于各级各类医疗机构。

2　规范性引用文件

本文件没有规范性引用文件。

3　术语与定义

T/CHAS 20-1-3—2023 界定的术语和定义适用于本文件。

3.1

用药错误　medication errors（ME）
药品在临床使用及管理全过程中出现的、任何可以防范的用药疏失，这些疏失可导致患者发生潜在的或直接的损害。用药错误可发生于处方（医嘱）开具与传递，药品储存、调剂与分发，药品使用与监测，用药指导及药品管理、信息技术等多个环节。其发生可能与专业医疗行为、医疗产品（药品、给药装置等）和工作流程与系统有关。
［来源：T/CHAS 20-1-3—2023，5.33］

3.2

用药安全文化　medication safety culture
医疗机构为实现用药安全而形成的全员共同的态度、理念、价值观及行为方式。
［来源：T/CHAS 20-1-3—2023，5.17］

4　关键要素

用药错误管理关键要素见图 1。

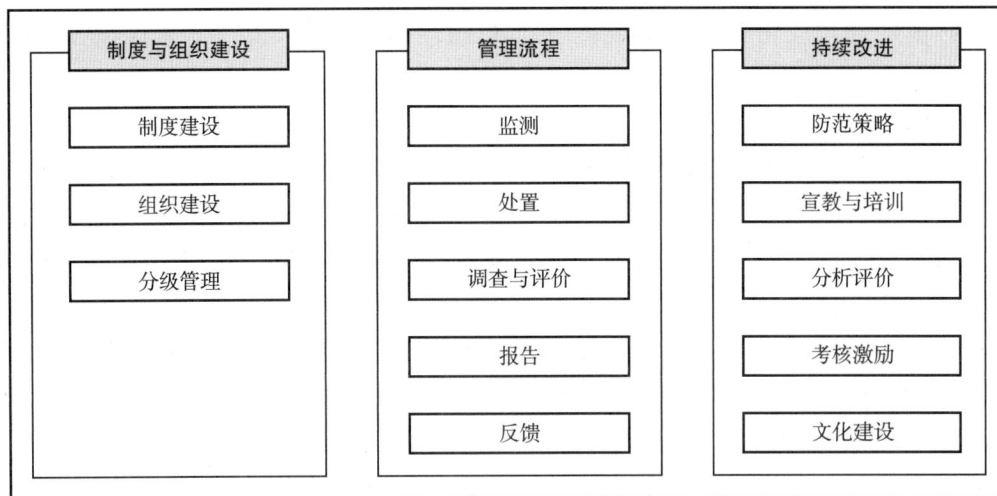

图 1　用药错误管理关键要素

5　要素规范

5.1　制度与组织建设

5.1.1　制度建设

5.1.1.1　医疗机构制定用药错误管理制度。医疗机构用药错误管理制度至少应包含制度与组织建设、用药错误监测、处置、调查与评价、报告、反馈、防范、宣教与培训、分析评价,考核激励和文化建设等内容。

5.1.1.2　医疗机构应建立用药错误应急管理制度,包括应急处理预案和工作流程,并开展演练。

5.1.2　组织建设

5.1.2.1　医疗机构药事管理与药物治疗学委员会(组)下应设立药品不良事件监测与管理小组,主要人员包括主管医疗的负责人,药学、医务和护理等部门的负责人,药师、医生、护士等人员。用药错误管理工作应归属该管理小组组织,其主要职责应包括:

　　a)组织开展并指导本机构用药错误报告和监测资料的调查、收集、评价、报告和反馈,开展和配合上级监管部门进行严重用药错误相关事件的调查、评价和处理工作;

　　b)制订本机构的用药错误应急处置方案,并组织开展培训和应急演练;

　　c)组织开展并指导用药错误报告和监测的宣传、培训、考核、检查、评价、研究工作。

5.1.2.2　医疗机构指派专职或者兼职人员负责本机构用药错误监测工作,该人员由药品不良事件监测与管理小组管理。从事用药错误监测的工作人员应当具有医学、护理、药学或流行病学等相关专业知识,具备调查、分析、评价用药错误事件的能力和良好的人际沟通能力。

5.1.2.3　建立覆盖医疗机构各相关科室的用药错误报告和监测联系人系统,及时收集用药错误报告,提高报告率。科室联系人可由临床医生、药师、护士、技术人员或行政管理人员担任。

5.1.2.4　医疗机构应建立用药错误管理协调机制,多学科协作开展用药错误报告和监测工作。

5.1.3　分级管理

5.1.3.1　医疗机构用药错误按照发生后果的严重程度实施分级管理(见附录 A)。第一层级:错误未发生(错误隐患),包括 A 级;第二层级:发生错误,但未造成患者伤害,包括 B、C、D 级;第三层级:发生错误,且造成患者伤害,包括 E、F、G、H 级;第四层级:发生错误,造成患者死亡,包括 I 级。

5.1.3.2　第一层级(A 级)用药错误未累及患者,应引起医疗机构重视,除上报用药错误外,及时总结分析原因,采取防范措施;第二层级(B~D 级)用药错误未对患者造成伤害,应采取相应措施积极观测患者生理指标,及时总结分析原因,采取防范措施;第三层级(E~H级)和第四层级(I 级)用药错误为严重用药错误。医务人员应迅速展开临床救治,将用药错误对患者的伤害降到最低,同时积极报告并采取整改措施。

5.2　管理流程

5.2.1　监测

5.2.1.1　医疗机构应采取多种措施和方法,包括自愿报告、病历审查、计算机辅助的主动监测和直接观察等方法,监测本机构用药错误事件的发生。

5.2.1.2　医疗机构应根据省级以上药品监督管理部门或卫生行政部门的要求,或根据本机构用药错误监测情况,对特定药品开展重点监测。

5.2.1.3　医疗机构应对本机构用药错误的监测数据进行综合分析,定期内部通报。

5.2.2　处置

5.2.2.1　医疗机构应明确用药错误的处置内容,应制定医疗机构处置的相关规定,明确处置部门、处置人员、处置流程和处置时限等。

5.2.2.2　医疗机构对由用药错误导致的患者伤害,应当积极救治,并做好观察与记录。

5.2.2.3　医疗机构对已发生的用药错误,应及时总结分析错误原因,采取防范措施,减少同类错误再次发生的可能性。

5.2.2.4　对于涉及群体和多发的用药错误事件,应建立有效的应急预案,包括封存或追回可疑药品。

5.2.2.5　医疗机构应该制订应急预案,其内容应该包括以下几点:

　　a)发现用药错误后的抢救流程。

　　b)用药错误有关记录的备案。

　　c)用药错误的评级及上报。

　　d)调查及提出整改预防措施。

5.2.3　调查与评价

　　医疗机构药品不良事件监测与管理小组应对发生的严重用药错误事件及时进行调查,

进行现场调研并与相关人员交流,评价事件与药物使用的关联性以及事件对患者造成的伤害风险和程度,及时采取补救措施,查找事件的根本原因,提出解决方案。

5.2.4 报告

5.2.4.1 医疗机构对于所发现的用药错误,应主动收集事件信息,详细记录分析,填写《用药错误报告表》(见附录B)。

5.2.4.2 严重用药错误应向国家临床安全用药监测网报告。

5.2.4.3 报告内容应当真实、完整、准确、及时。

5.2.5 反馈

5.2.5.1 医疗机构对已收集、调查、评价的用药错误报告和相关资料应以适当形式反馈给医务人员。

5.2.5.2 反馈内容包括医疗机构内部用药错误报告和监测情况,国家卫生行政部门和药品监督管理部门以及世界卫生组织等国际机构发布的用药错误警示信息等。

5.3 持续改进

5.3.1 防范策略

5.3.1.1 用药错误防范技术策略按其有效性由强到弱分为4个等级。第1级,实施强制和约束策略,包括国家层面政策法规,以及各级行业标准等。第2级,实施自动化和信息化策略,包括患者身份识别系统、计算机医嘱录入系统、电子处方、临床决策支持系统、计算机医嘱/处方审核系统、智能调剂系统等。第3级,制订标准化的标识和流程,包括高警示药品管理、各种标准化操作规范等。第4级,审核清单和复核系统,包括处方/医嘱调剂的双核对、两种不同的方法确认患者身份等。

5.3.1.2 用药错误防范管理策略包括建立健全医疗机构监测与报告管理体系,形成医疗机构内部以及行业内部的信息共享机制,倡导和构建健康的用药安全文化。

5.3.2 宣教与培训

5.3.2.1 医疗机构应根据用药错误管理制度制订培训方案、计划、宣教方案和考核方法,并有记录。

5.3.2.2 医疗机构应对全体员工,进行用药错误管理制度、报告制度、处置流程、严重用药错误的防范方案、持续改进方案等内容培训教育和考核,并有记录。

5.3.2.3 医疗机构应对患者及其家属,进行用药错误风险防范的宣教工作。

5.3.2.4 医疗机构应将有共性的用药错误汇总整理成典型案例,在全院范围内组织分享学习,制订有针对性的用药错误处置演练方案,并组织实施。

5.3.3 分析评价

5.3.3.1 医疗机构应对用药错误开展事件调查、研究、分析与评价。

5.3.3.2 医疗机构应使用管理工具进行问题分析,通报评价结果,制订改进举措、督导落实并有记录。

5.3.3.3 医疗机构应对用药错误报告、处置的及时性和干预的有效性实施统计,评价分析,并有记录。

5.3.3.4　医疗机构应将用药错误与医疗机构实际情况相结合,从医院管理体系、运行机制与规章制度方面进行有针对性的持续改进,并有记录。

5.3.4　考核激励

5.3.4.1　医疗机构应在用药错误管理制度中制定符合本机构实际的考核内容和标准,并有定期的考核内容,考核记录。

5.3.4.2　医疗机构应鼓励医务人员主动报告医疗过程中的用药错误,对主动报告者有激励机制,对瞒报、谎报、缓报及漏报等情况依照有关规定给予相应处理。

5.3.5　文化建设

5.3.5.1　医疗机构应倡导健康的用药安全文化,使全体医务人员树立正确的用药错误防范意识,建立防范用药错误的目标责任,预防用药错误的发生。

5.3.5.2　医疗机构应建立用药错误主动报告、及时处置、问题分析、落实整改、效果评估的质量持续改进文化体系,促进用药安全文化建设。

5.3.5.3　医疗机构应定期开展用药错误管理的持续改进活动。包括制度修订、流程优化、质量提升和风险降低等。

5.3.5.4　医疗机构应注重软硬件设施设备的完善,并重视现代化科学监测技术的引进及应用,为实现用药错误的预警及提高质量、准确度提供有效技术支持。

附 录 A
（资料性）
用药错误分级和分类

A.1 用药错误严重程度分级 classification of medication error severity

根据用药错误造成后果的严重程度,参考国际标准,可将用药错误分为以下 9 级。

A 级:客观环境或条件可能引发错误(错误隐患);

B 级:发生错误但未发给患者,或已发给患者但患者未使用;

C 级:患者已使用,但未造成伤害;

D 级:患者已使用,需要监测错误对患者造成的后果,并根据后果判断是否需要采取措施预防和减少伤害;

E 级:错误造成患者暂时性伤害,需要采取处置措施;

F 级:错误对患者的伤害导致患者住院或延长患者住院时间;

G 级:错误导致患者永久性伤害;

H 级:错误导致患者生命垂危,须采取维持生命的措施(如心肺复苏、除颤、插管等);

I 级:错误导致患者死亡。

上述 9 级可归纳为以下 4 个层级。第一层级:错误未发生(错误隐患),包括 A 级;第二层级:发生错误,但未造成患者伤害,包括 B、C、D 级;第三层级:发生错误,且造成患者伤害,包括 E、F、G、H 级;第四层级:发生错误,造成患者死亡,包括 I 级。

A.2 用药错误的类型 types of medication errors

用药错误的类型包括处方错误、处方传递错误、调剂错误、药物配制错误、书写错误、患者身份识别错误、给药技术错误、用药时间/时机错误、给药顺序错误、遗漏错误、用药依从性错误、监测错误、用药指导错误、药品储存不当、药品摆放错误、程序/系统错误。释义见表 A.1。

表 A.1 用药错误类型

错误类型	释义
处方错误	药物选择［基于适应证、禁忌证、已知过敏反应、现有药物治疗情况、相互作用(包括中西药及食物药物相互作用)、重复给药及其他因素］不当,剂量、剂型、数量、疗程不当,给药途径、时间、频次、速率不当,溶媒、浓度不当,处方潦草导致辨认错误等
处方传递错误	处方传递过程中出现的错误。例如:护士转抄错误;收费处转抄错误;医生口头医嘱未再次确认等
调剂错误	药物品种、规格、剂型、剂量、数量等与处方规定不符

续表

错误类型	释义
药物配制错误	未能正确配制药物（包括分装、溶解、稀释、混合及研碎等）
书写错误	在药袋、瓶签等包装上标注患者姓名、药品名称、规格及用法用量等时写错或书写不清
患者身份识别错误	将患者甲的药物给了患者乙
给药技术错误	给药时使用的程序或技术不当。例如：给药途径错误；给药途径正确，但位置错误；给药速度不适宜；溶媒不适宜等
用药时间/时机错误	未按规定的给药时间间隔或特定的给药时机给药
给药顺序错误	给药顺序不当导致错误
遗漏错误	未能将医嘱药物提供给患者，或者患者漏服药物
用药依从性错误	患者未按要求进行治疗，用药行为与医嘱不一致
监测错误	监测缺失、监测方法不适宜、监测数据评估不适宜
用药指导错误	医生、药师、护士指导患者用药不正确或未指导
药品储存不当	药品没有按照标准储存条件储存，导致变质失效
药品摆放错误	药品摆放不合理导致调配、给药错误
程序/系统错误	药品信息系统设计和维护错误

附　录　B

（资料性）

用药错误报告表

表 B.1　用药错误报告表

填表日期　年　月　日

错误发生时间	年　月　日　时　分	错误发现时间		年　月　日　时　分
错误内容	1. 品种　　□适应证　　□品种　　□禁忌证　□剂型 2. 用法　　□给药途径　□给药顺序　□漏给药　□给药技术　□重复给药 3. 用量　　□数量　　□规格　　□用量　　□给药频次　□给药时间　□疗程 4. 相互作用　□溶媒　　□配伍　　□相互作用 5. 患者身份　□ 6. 其他			
错误药品是否发给患者	□是　□否　□不详	患者是否使用了错误药品		□是　□否　□不详
错误分级	第一层级：无错误 A 级：客观环境或条件可能引发错误（错误隐患） 第二层级：有错误无伤害 B 级：发生错误但未发给患者，或已发给患者但患者未使用 C 级：患者已使用，但未造成伤害 D 级：患者已使用，需要监测错误对患者造成的后果，并根据后果判断是否需要采取措施预防和减少伤害 第三层级：有错误有伤害 E 级：错误造成患者暂时性伤害，需要采取预防措施 F 级：错误对患者的伤害可导致住院或延长住院时间 G 级：错误导致患者永久性伤害 H 级：错误导致患者生命垂危，须采取维持生命的措施（如心肺复苏、除颤、插管等） 第四层级：有错误致死亡 I 级：错误导致患者死亡			
患者伤害情况	□死亡　　　直接死因：　　　　　　　　　　　　　　　死亡时间：　年　月　日 □抢救　　　措施： □残疾　　　部位、程度： □暂时伤害　部位、程度： 　　　　　　恢复过程：□住院治疗　　□门诊随访治疗　　□自行恢复　　□其他 □无明显伤害			

续表

引发错误的因素	1. 处方因素　□处方辨认不清　□缩写　□抄方　□口头医嘱 2. 药品因素　□药名相似　□外观相似　□分装　□稀释　□标签 3. 环境因素　□环境欠佳　□货位相邻　□多科室就诊　□拼音相似　□设备故障 4. 人员因素　□疲劳　□知识欠缺　□培训不足　□技术不熟练 5. 其他						
发生错误的场所	诊室（□门诊□病房）□药房　□护士站　□社区卫生站　□患者家中　□静脉配制室 □其他						
引起错误的人员	医师　　　□住院医师　　□主治医师　　□副（正）主任医师　□实习医师 □进修医师 药师　　　□初级药师　　□主管药师　　□副（正）主任药师　□实习药师 □进修药师 护士　　　□初级护士（师）　□主管护师　□副（正）主任护师　□实习护士 　　　　　□进修护士 患者及家属□ 其他						
其他与错误相关的人员	□医师　□药师　□护士　□患者及家属　□其他						
发现错误的人员	□医师　□药师　□护士　□患者及家属　□其他						
患者信息	性别	□男	□女	年龄	岁/月	体重	kg
	诊断						
错误相关药品	通用名		商品名		剂型		
	规格		生产厂家				
有无药品标签、处方复印件等资料	□有　□无						
简述事件发生、发现的经过，导致的后果及防范措施：							
报告人				科室			
联系电话				E-mail			

（出处：合理用药国际网络（INRUD）中国中心组临床安全用药工作组，中国药理学会药源性疾病学专业委员会，中国药学会医院药学专业委员会，等.中国用药错误管理专家共识［J］.药物不良反应杂志，2014，16（6）：321–326.）

参 考 文 献

［1］ 全国人民代表大会常务委员会.中华人民共和国药品管理法［EB/OL］.（2019-08-26）［2023-01-01］.https：//flk.npc.gov.cn/detail2.html?ZmY4MDgwODE2ZjNjYmIzYzAxNmY0NjI0MmQ2MTI3ZWQ%3D=.

［2］ 卫生部.处方管理办法（中华人民共和国卫生部令第53号）［EB/OL］.（2007-02-14）［2023-01-01］.https://www.gov.cn/ziliao/flfg/2007-03/13/content_549406.html.

［3］ 卫生部,国家中医药管理局,总后勤部卫生部.医疗机构药事管理规定（卫医政发〔2011〕11号）［EB/OL］.（2011-03-30）［2023-01-01］.https://www.gov.cn/zwgk/2011-03/30/content_1834424.html.

［4］ 国家卫生计生委办公厅,国家中医药管理局办公室.关于加强药事管理转变药学服务模式的通知（国卫办医发〔2017〕26号）［EB/OL］.（2017-07-12）［2023-01-01］.http://www.nhc.gov.cn/yzygj/s7659/201707/b44339ebef924f038003e1b7dca492f2.shtml.

［5］ 国家卫生健康委,国家中医药管理局.关于加快药学服务高质量发展的意见（国卫医发〔2018〕45号）［EB/OL］.（2018-11-21）［2023-01-01］.https://www.gov.cn/zhengce/zhengceku/2018-12/31/content_5436829.html.

［6］ MARY P. TULLY, BRYONY DEAN FRANKLIN.用药安全［M］.冯欣,刘芳,译.北京：科学技术文献出版社,2019.

［7］ CONNIE M. LARSON, DEB SAINE.用药安全主管［M］.闫素英,张伶俐,译.北京：科学技术文献出版社,2021.

［8］ 合理用药国际网络（INRUD）中国中心组临床安全用药组,中国药理学会药源性疾病学专业委员会,中国药学会医院药学专业委员会,等.中国用药错误专家管理共识［J］.药物不良反应杂志,2014,16（6）:321-326.

［9］ SNYDER R, ABARCA M J, MEZA J L, et al. Reliability evaluation of the adapted National Coordina ting Council Medication Error Reporting and Prevention（NCC MERP）index［J］. Pharmacoepidemiology and Drug Safety, 2007, 16（9）: 1006-1013.

ICS 11.020
C 07

团 体 标 准

T/CHAS 20-4-11-3—2024

医疗机构药事管理与药学服务

第 4-11-3 部分：药事管理　药品不良事件管理　药品质量问题处置

Pharmacy administration and pharmacy practice in healthcare institutions——

Part 4-11-3：Pharmacy administration—Adverse drug event management—

Drug quality problems handling

2024-05-25 发布　　　　　　　　　　　2024-07-01 实施

中国医院协会　发　布

目　次

前　言

《医疗机构药事管理与药学服务》分为以下部分:

-- 第 1 部分　总则

-- 第 2 部分　临床药学服务

-- 第 3 部分　药学保障服务

-- 第 4 部分　药事管理

《医疗机构药事管理与药学服务　第 4 部分:药事管理》包括以下部分:

-- 第 4-1 部分:药事管理　组织与制度管理

-- 第 4-2 部分:药事管理　药品质量管理及控制

-- 第 4-3 部分:药事管理　应急药事管理

-- 第 4-4 部分:药事管理　药房自动化与信息技术

-- 第 4-5 部分:药事管理　用药安全文化建设

-- 第 4-6 部分:药事管理　医院药学研究

-- 第 4-7 部分:药事管理　教育与教学

-- 第 4-8-1 部分:药事管理　药学培训管理　临床药师培训

-- 第 4-8-2 部分:药事管理　药学培训管理　临床药师师资培训

-- 第 4-9 部分:药事管理　处方点评

-- 第 4-10 部分:药事管理　药品使用监测与评价

-- 第 4-11-1 部分:药事管理　药品不良事件管理　药品不良反应管理

-- 第 4-11-2 部分:药事管理　药品不良事件管理　用药错误管理

-- 第 4-11-3 部分:药事管理　药品不良事件管理　药品质量问题处置

-- 第 4-12-1 部分:药事管理　药品临床应用管理　特殊管理药品

-- 第 4-12-2 部分:药事管理　药品临床应用管理　抗菌药品

-- 第 4-12-3 部分:药事管理　药品临床应用管理　抗肿瘤药物

本标准是第 4-11-3 部分:药事管理　药品不良事件管理　药品质量问题处置。

本标准按照 GB/T 1.1—2020 《标准化工作导则　第 1 部分:标准化文件的结构和起草规则》的规定起草。

本标准由中国医院协会提出并归口。

本标准起草单位:中国医院协会药事专业委员会,重庆医科大学附属第一医院,首都医科大学附属北京积水潭医院,首都医科大学北京宣武医院,北京医院,中日友好医院。

本标准主要起草人:甄健存,邱峰,张威,闫素英,谭玲,陆进,杨佳丹,蒙龙。

医疗机构药事管理与药学服务
第4-11-3部分:药事管理 药品不良事件管理
药品质量问题处置

1 范围

本标准规范了医疗机构药品质量问题处置工作中的基本要求、应对策略、质量控制与持续改进各要素。

本标准适用于各级各类医疗机构。

2 规范性引用文件

下列文件中的内容通过文中的规范性引用而构成本文件必不可少的条款。其中,注日期的引用文件,仅该日期对应的版本适用于本文件;不注日期的引用文件,其最新版本(包括所有的修改单)适用于本文件。

T/CHAS 20-4-2—2022 医疗机构药事管理与药学服务 第4-2部分:药事管理 药品质量管理及控制

3 术语与定义

T/CHAS 20-1-3—2023界定的术语和定义适用于本文件。

3.1

药品质量 drug quality
反映药品符合法定质量标准和预期效用的特征之总和。即药品应具备的有效性、安全性、稳定性、均一性。

[来源:T/CHAS 20-1-3—2023,5.8]

3.2

药品质量问题 drug quality issues
药品在生产、流通、配置、使用环节出现质量问题而导致药品的有效性、安全性、稳定性、均一性等不符合质量标准。主要问题包括药品装量差异、标识错误、内外包装破损或污染、药品变质、其他药品混入等。

第四章 药事管理

[来源：T/CHAS 20-1-3—2023，5.9]

4 关键要素

药品质量问题处置关键要素见图1。

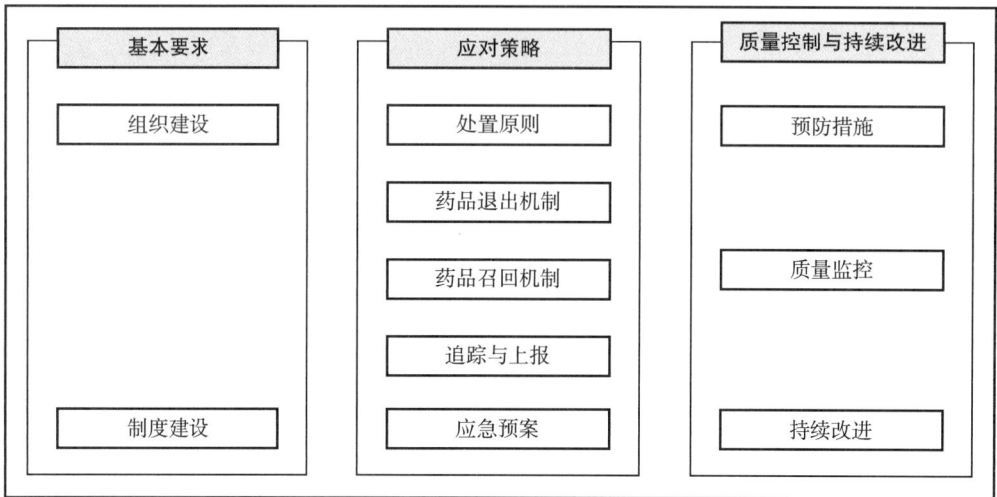

图 1 药品质量问题处置关键要素

5 要素规范

5.1 基本要求

5.1.1 组织建设

5.1.1.1 医疗机构药品质量监督管理体系由医院药品质量管理组织、药学部门药品质量管理小组和药品质量管理员三级组成。

a）药事管理与药物治疗学委员会（组）［以下简称药事会（组）］下设的药品质量管理组织是全院药品质量监督管理的领导机构，负责在院药品质量总体规划、设计和决策；

b）药学部门药品质量管理小组是药学部门药品质量管理工作的执行、监督、指导及管理部门，具体负责药品质量监督管理工作中制定相关规章制度、实施日常工作和评价总结分析工作；

c）药品质量管理员负责药品质量的检查、上报和监督，及时发现药品质量问题并采取措施调整相关工作，及时进行报告和事件追踪。因其工作具有独立性，可直接向药学部门药品质量管理小组汇报工作。

5.1.1.2 三级管理组织构架、人员组成和工作内容可按照T/CHAS 20-4-2—2022药品质量监督管理执行。

5.1.1.3 保证药品质量管理人员依照相关规定行使质量管理职责：

    a）医院药品质量管理组织应定期召开会议，听取药学部门药品质量管理小组的汇报，分析、研究、解决药品质量问题，安排质量保证和质量改进工作并进行检查，做出与药品质量监督管理工作有关的决定。并定期向药事会（组）汇报药品质量监督管理工作。

    b）医院药事会（组）在本机构具有药品质量问题处理裁决权，对有质量问题或疑似质量问题的药品作出相应的处置决定，药学部门负责落实具体工作。

    c）医疗机构内涉及药品遴选、采购、储藏、供应、临床使用和管理等相关的部门和科室，以及相关工作人员，均应承担所负有的质量责任，发现药品质量问题或疑似质量问题应及时向药品质量管理员或药学部门药品质量管理小组报告，药品质量管理员负责进行核查，核查情况上报药学部门质量管理小组。药学部门质量管理小组提出处置意见，经医院药品质量管理组织审议后执行。

5.1.1.4 在药事会（组）领导下，对全院范围内使用的药品质量进行监督检查，发现问题及时向药事会（组）报告，并做出相应的处理决定，确保患者用药安全。

5.1.2 制度建设

    医疗机构应在遵循药事管理法律法规和行业政策的前提下，制定适合本机构的药品质量监督管理制度，制度内容应包括但不限于医疗机构药品质量问题处置制度、药品退出制度、药品召回制度、药品质量问题追踪与上报制度和应急预案等。

5.2 应对策略

5.2.1 处置原则

5.2.1.1 出现药品质量问题，在药事会（组）领导下，应及时开展事件调查与评价、及时处理事件、及时进行报告和事件追踪。

5.2.1.2 对药品质量问题的处置方式包括但不限于药品退出、药品召回、药品质量问题追踪与上报，并建立应急预案等。

5.2.2 药品退出机制

    药品退出是指因各种原因停止药品临床使用，不再选购应用的过程。药品如果出现以下问题，宜退出医院用药供应目录：

    a）国家药品监督管理部门、卫生行政管理部门通报停用出现质量问题的药品；

    b）多次发生严重药品不良反应或在临床使用中疗效不确切的药品；

    c）在临床使用中，因药品质量问题在医院引发药害事件或严重医患纠纷的药品。

5.2.3 药品召回机制

5.2.3.1 药品召回指当发生、发现或高度怀疑存在药品质量问题、事件或其他安全隐患，可能影响患者安全与诊疗质量的药品，药学部门应当立即启动药品召回流程，并及时采取控制风险、消除隐患的措施。区别于药品退出机制，药品并未退出医院用药供应目录。

5.2.3.2 有下列情况发生的，应召回药品：

a）不合格药品：有证据证实，或高度怀疑已被污染的药品；制剂分装错误，或出现不合格制剂；在验收、保管、养护、发放、使用过程中发现的不合格药品；药品使用者投诉并得到证实的不合格药品；

b）药监部门通知召回药品：药品监督管理部门公告的质量不合格药品、假药、劣药等应召回的药品；

c）企业（药品上市许可持有人）主动召回已上市的存在质量问题或者其他安全隐患的药品。

5.2.3.3 根据药品安全隐患的严重程度，药品召回分为三级：

a）一级召回：使用该药品可能引起严重健康危害的；

b）二级召回：使用该药品可能引起暂时的或者可逆的健康危害的；

c）三级召回：使用该药品一般不会引起健康危害，但由于其他原因需要召回的。

5.2.3.4 药学部门启动药品召回流程时，应报告医院药品质量管理组织和医务部门，按照既定的处置原则、程序和方法，收回药品。召回药品时，由医院药品质量管理组织决定召回药品的名称、规格、生产商、生产批号、召回范围、召回级别、药品替换、主要执行人员等。

5.2.3.5 药学部门接到召回通知后，立即通知各使用部门，迅速封存待召回药品，停止发放，药学人员应积极参与救治患者。

5.2.3.6 应根据召回分级与药品销售和使用情况，实施药品召回计划。

a）一级召回在 24 小时内、二级召回在 48 小时内召回本机构内所有相关药品，并通过查找处方、病历，找到用药患者，通知其停止使用并取回药品；

b）三级召回在 7 日内召回本机构内所有相关药品，有患者要求退回药品且符合规定时，收回药品。

5.2.3.7 召回流程：

a）药品质量管理员负责药品召回工作的组织、协调、检查和监督；

b）药学部门各调剂部门负责接收各病区和患者退回的药品，清点登记后退回药库；

c）药品库房负责接收各调剂部门退回的药品和登记表，填写《药品召回记录》交给药品质量管理员，并按规定处理退库药品；

d）药学部门药品质量管理小组对相关问题进行分析、总结，汇报给医院药品质量管理组织，由医院药品质量管理组织将结果上报到医院药事会（组）；

e）医院对发生、发现或高度怀疑的药品质量问题，按规定上报至所在地县级以上卫生健康行政部门和药品监督管理部门。

f）属企业（药品上市许可持有人）主动召回的药品，应协助药品上市许可持有人对可能存在药品质量问题或者其他安全隐患的药品进行调查、评估。

5.2.4 追踪与上报

5.2.4.1 药品质量管理员负责药品质量的检查、监督和上报工作。

5.2.4.2 一旦出现药品质量问题，由药品质量管理员上报给药学部药品质量管理小组，药学部药品质量管理小组上报给医院药品质量管理组织，由医院药品质量管理组织将结果上报到医院药事会（组），情节严重者应上报至所在地县级以上卫生健康行政部门和药品监督管理部门。

5.2.5 应急预案

5.2.5.1 处置原则： 医疗机构发现假药、劣药或存在用药安全隐患、导致人员损害的药品时，应立即停止使用，就地封存并妥善保管。在医院领导指挥和各有关部门密切配合下，快速高效地开展处置工作，通知临床科室采取相应措施，最大限度地避免和减少人员伤害，维护公众的生命财产安全，尽快恢复医院正常的医疗秩序，及时向所在地卫生健康行政部门和药品监督管理部门报告。

5.2.5.2 响应机制与应急演练

a）有关人员在获悉发生药品质量问题的紧急情况后，应立即向药学部门相关人员汇报，报告内容包括：发生事件的人数、性质、时间、地点、原因、经过、药品信息及其他一些信息；

b）药学部门接到报告后应向医院药品质量管理组织汇报，由医院药品质量管理组织协调相关部门进行处理；

c）药师应协助临床医护人员对事件进行跟踪，记录患者治疗及预后情况；

d）处理结束后，药学部门药品质量管理小组应及时向医院药品质量管理组织提交事件处理报告；

e）情节严重者应及时向所在地县级以上卫生健康行政部门和药品监督管理部门报告；

f）按照相关要求，应定期进行应急演练。

5.3 质量控制与持续改进

5.3.1 预防措施

5.3.1.1 预防关口： 药品经采购人员验收合格后进入药品库房，药库工作人员应严格贯彻执行国家颁布的药品管理法等法律法规，建立并执行药品入库验收制度，严把药品验收入库关，建立信息系统预警功能，杜绝伪劣药品入库。

5.3.1.2 药品储存管理： 医疗机构应做好院内药品储存环境的温湿度控制、防虫鼠管理及药品有效期管理。

5.3.1.3 药品入库管理： 凡购入或调进的药品，应由库房保管员逐件验收，审核供应商资质，认真检查数量、质量、发票与药品是否完全相符合，质量合格者方可入库。药品验收时，发现有规格不符、质量不合格等情况，不得入库，并立即办理有关手续。

5.3.1.4 药品出库管理： 药库应按照领药计划制订药品出库计划，并按照"先进先出，近效期先出，按批号发药"的原则出库。如发现药品质量存在问题，不得出库，应做好记录、查明原因，并及时与用药部门和供货企业沟通。

5.3.1.5 调剂部门管理： 调剂部门应定期认真检查质量，如发现药品质量存在问题，不得调剂。

5.3.1.6　药品使用管理：医务人员在配制药品时,应检查药品是否有变质、变色、沉淀、包装破损等问题;在配制或使用药品期间如发现有质量问题或疑似质量问题,应上报给药品质量管理员或药学部门药品质量管理小组。

5.3.2　质量监控

5.3.2.1　药学部门接到药品质量问题报告后应向医院药品质量管理组织汇报,由医院药品质量管理组织协调相关部门进行处理,同步进行数据采集与分析,情节严重者应向所在地县级以上药品监督管理部门上报。

5.3.2.2　宜采取以下措施:①医院药品质量管理组织协调医疗、护理等相关部门组织相关临床科室迅速开展救治,尽可能减少、减轻对患者的伤害;②药学部门迅速启动对假劣药品或调配错误药品的控制、召回等应急工作,控制事态的发展;③药学部门迅速收集、整理相关信息,确定事件影响范围,确保紧急情况信息报送渠道通畅、运转有序。详细的药品召回流程见 5.2.3.7。

5.3.2.3　处理结束后,药学部门药品质量管理小组要及时向医院药品质量管理组织提交事件处理报告。内容包括:发生事件科室的基本情况,事件发生的原因、处理经过、有关对策、处理结果、影响评估,事态的发展趋势等。

5.3.3　持续改进

5.3.3.1　医疗机构应建立药品质量问题主动报告、及时处置、问题分析、落实整改、效果评估的医疗质量持续改进文化体系,形成医疗质量安全文化。

5.3.3.2　医疗机构应持续改进药品质量问题且开展对应活动,针对制度修订、流程优化等内容不断完善,以达到提升药品质量、降低用药风险的目的。

5.3.3.3　医疗机构应开展药品质量控制与评价,运用全面质量管理(TQC)、PDCA 循环、品管圈(QCC)等质量管理工具,对药品质量问题进行系统追踪,及时发现药品质量安全隐患,制定改进措施。

参 考 文 献

［1］　中国医院协会．T/CHAS 10-3-2—2019　中国医院质量安全管理　第3-2部分：医疗保障　药品保障［S］．（2019-12-18）［2024-01-01］．https：//www.ttbz.org.cn/StandardManage/Detail/31867/.

［2］　中国医院协会．T/CHAS 10-4-5—2019　中国医院质量安全管理　第4-5部分：医疗管理　用药安全管理［S］．（2019-07-06）［2024-01-01］．https：//www.cssn.net.cn/cssn/productDetail/dc74905c31c551b4111ade8d3b13aef3.

［3］　全国人民代表大会常务委员会．中华人民共和国药品管理法［EB/OL］．（2019-08-26）［2024-01-01］．https：//flk.npc.gov.cn/detail2.html?ZmY4MDgwODE2ZjNjYmIzYzAxNmY0NjI0MmQ2MTI3ZWQ%3D=.

［4］　国家食品药品监督管理局．医疗机构药品监督管理办法（试行）（国食药监安〔2011〕442号）［EB/OL］．（2011-10-17）［2024-01-01］．https：//www.gov.cn/gzdt//2011-10/17/content_1971653.html.

［5］　卫生部,国家中医药管理局,总后勤部卫生部．医疗机构药事管理规定（卫医政发〔2011〕11号）［EB/OL］．（2011-03-30）［2024-01-01］．https：//www.gov.cn/zwgk/2011-03/30/content_1834424.html.

［6］　国家药品监督管理局．药品召回管理办法（国家药品监督管理局令〔2022〕第92号）［EB/OL］．（2022-10-24）［2024-01-01］．https：//www.gov.cn/zhengce/zhengceku/2022-10/28/content_5722317.html.

［7］　中华人民共和国国家卫生和计划生育委员会．医疗质量管理办法（中华人民共和国国家卫生和计划生育委员会〔2016〕令第10号）［EB/OL］．（2016-09-25）［2024-01-01］．https：//www.gov.cn/gongbao/content/2017/content_5225870.html.

ICS 11.020
C07

团 体 标 准

T/CHAS 20-4-12-1—2023

医疗机构药事管理与药学服务

第 4-12-1 部分：药事管理　药品临床应用管理　特殊管理药品

Pharmacy administration and pharmacy practice in healthcare institutions——

Part 4-12-1：Pharmacy administration—Management of medicine-use in clinical—Pharmaceuticals under special control

2023-05-27 发布　　　　　　　　　　　　2023-07-01 实施

中国医院协会　发　布

目 次

前　言

《医疗机构药事管理与药学服务》分为以下部分：

—— 第 1 部分　总则

—— 第 2 部分　临床药学服务

—— 第 3 部分　药学保障服务

—— 第 4 部分　药事管理

《医疗机构药事管理与药学服务　第 4 部分：药事管理》包括以下部分：

—— 第 4-1 部分：药事管理　组织与制度管理

—— 第 4-2 部分：药事管理　药品质量管理及控制

—— 第 4-3 部分：药事管理　应急药事管理

—— 第 4-4 部分：药事管理　药房自动化与信息技术

—— 第 4-5 部分：药事管理　用药安全文化建设

—— 第 4-6 部分：药事管理　医院药学研究

—— 第 4-7 部分：药事管理　教育与教学

—— 第 4-8-1 部分：药事管理　药学培训管理　临床药师培训

—— 第 4-8-2 部分：药事管理　药学培训管理　临床药师师资培训

—— 第 4-9 部分：药事管理　处方点评

—— 第 4-10 部分：药事管理　药品使用监测与评价

—— 第 4-11-1 部分：药事管理　药品不良事件管理　药品不良反应管理

—— 第 4-11-2 部分：药事管理　药品不良事件管理　用药错误管理

—— 第 4-11-3 部分：药事管理　药品不良事件管理　药品质量问题处置

—— 第 4-12-1 部分：药事管理　药品临床应用管理　特殊管理药品

—— 第 4-12-2 部分：药事管理　药品临床应用管理　抗菌药物

—— 第 4-12-3 部分：药事管理　药品临床应用管理　抗肿瘤药物

本标准是第 4-12-1 部分：药事管理　药品临床应用管理　特殊管理药品。

本标准按照 GB/T 1.1—2020 《标准化工作导则　第 1 部分：标准化文件的结构和起草规则》的规定起草。

本标准由中国医院协会提出并归口。

本标准起草单位：中国医院协会药事专业委员会，中国科学技术大学附属第一医院 / 安徽省立医院，首都医科大学附属北京积水潭医院，安徽省立医院感染病院，安徽医科大学第一附属医院,浙江大学医学院附属第一医院,复旦大学附属中山医院,河北医科大学第二医院,广西壮族自治区人民医院。

本标准主要起草人:甄健存,姜玲,史天陆,张威,卢今,王建青,卢晓阳,吕迁洲,张志清,陈英,耿魁魁。

医疗机构药事管理与药学服务
第 4-12-1 部分:药事管理　药品临床应用管理
特殊管理药品

1　范围

本标准规范了医疗机构特殊管理药品,包括麻醉药品、精神药品、医疗用毒性药品、放射性药品和药品类易制毒化学品的组织管理,采购、验收、储存与养护、出库、处方开具、调剂和保管、回收等环节管理及质量控制管理各要素。

本标准适用于各级各类医疗机构。

2　规范性引用文件

下列文件中的内容通过文中的规范性引用而构成本文件必不可少的条款。其中,注日期的引用文件,仅该日期对应的版本适用于本文件;不注日期的引用文件,其最新版本(包括所有的修改单)适用于本文件。

T/CHAS 10-2-7—2018　中国医院质量安全管理　第 2-7 部分:患者服务　门诊处方
T/CHAS 10-2-8—2019　中国医院质量安全管理　第 2-8 部分:患者服务　住院服务
T/CHAS 10-3-2—2019　中国医院质量安全管理　第 3-2 部分:医疗保障　药品保障
T/CHAS 10-4-5—2019　中国医院质量安全管理　第 4-5 部分:医疗管理　用药安全管理

3　术语和定义

T/CHAS 20-1-3—2023 界定的术语和定义适用于本文件。

3.1

特殊管理药品 pharmaceuticals under special control
法律、法规规定实行特殊管理的药品。包括麻醉药品、精神药品、医疗用毒性药品、放射性药品、药品类易制毒化学品。
［来源:T/CHAS 20-1-3—2023,5.40］

3.2

麻醉药品 narcotic drug

连续使用后容易产生身体依赖性,能成瘾癖的药品,并被列入由国务院药品监督管理部门会同国务院公安部门、国务院卫生健康行政部门制定、调整并公布的麻醉药品目录内的药品。

[来源：T/CHAS 20-1-3—2023，5.41]

3.3

精神药品 psychotropic substance

直接作用于中枢神经系统,使之兴奋或抑制,连续使用能产生依赖性的,并被列入由国务院药品监督管理部门会同国务院公安部门、国务院卫生健康行政部门制定、调整并公布的精神药品目录内的药品。依据精神药品使人体产生的依赖性和危害人体健康的程度,精神药品又分为第一类精神药品和第二类精神药品。

[来源：T/CHAS 20-1-3—2023，5.42]

3.4

医疗用毒性药品 virulent for medical

毒性剧烈、治疗剂量与中毒剂量相近,使用不当会致人中毒或死亡的药品。

[来源：T/CHAS 20-1-3—2023，5.43]

3.5

药品类易制毒化学品 pharmaceutical precursor chemicals

易制毒化学品指国家规定管制的可用于制造麻醉药品和精神药品的原料和化学配剂。药品类易制毒化学品指《易制毒化学品管理条例》中所确定的麦角酸、麦角胺、麦角新碱、麻黄素类等药品,包括原料药及其单方制剂。

[来源：T/CHAS 20-1-3—2023，5.44]

3.6

放射性药品 radiopharmaceuticals

用于临床诊断或者治疗的放射性核素制剂或者其标记药物。

[来源：T/CHAS 20-1-3—2023，5.45]

4 关键要素

特殊管理药品管理关键要素见图1。

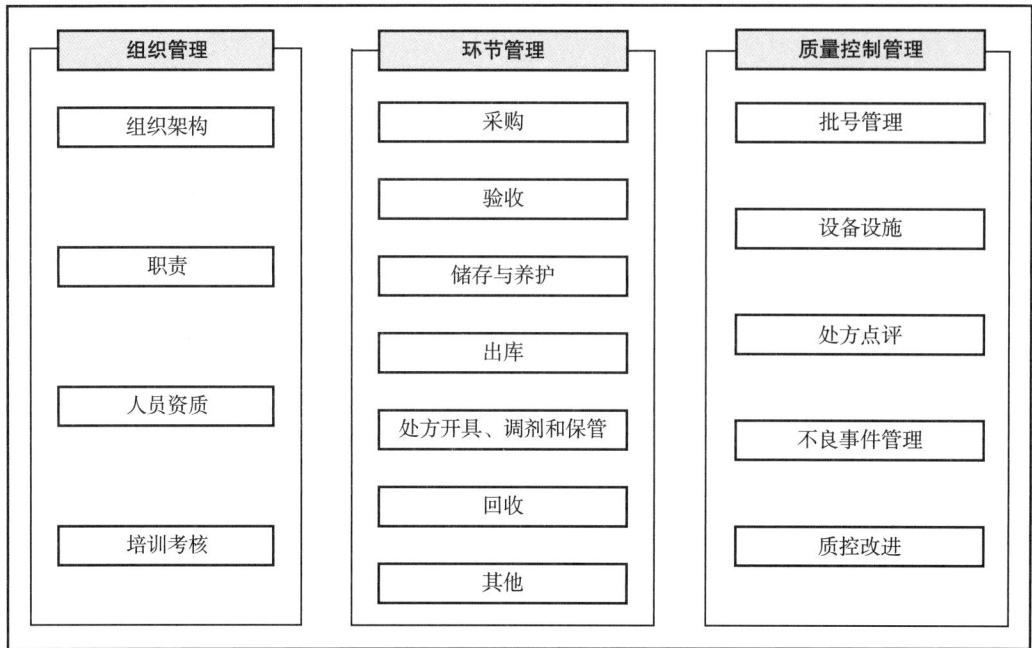

图 1　特殊管理药品管理关键要素

5　要素规范

5.1　组织管理

5.1.1　组织架构

5.1.1.1　医疗机构药事管理与药物治疗学委员会（组）下设特殊管理药品管理组,负责监督、指导麻醉药品和精神药品（以下称麻精药品）、医疗用毒性药品、药品类易制毒化学品的临床使用与规范化管理。

5.1.1.2　医疗机构特殊管理药品管理组由医疗机构分管负责人任组长,药学、医务和护理部门负责人任副组长,成员由医疗行政管理、药学、护理、保卫等部门人员组成。

5.1.1.3　放射性药品管理按照有关规定另行设置相关管理组织,负责本机构《放射性药品使用许可证》的申领并监督、指导该类药品临床使用与规范化管理。

5.1.2　职责

5.1.2.1　组织职责　在医疗机构药事管理与药物治疗学委员会（组）的指导下,组织制定特殊管理药品的管理制度并监督实施。管理制度包括但不限于制定本机构特殊管理药品（麻醉药品、精神药品、医疗用毒性药品和药品类易制毒化学品）目录,特殊管理药品采购、验收、储存与养护、出库、处方开具、调剂和保管、回收等环节和质量控制管理制度等。

5.1.2.2　岗位职责　下列各岗位管理人员在日常工作和轮岗交接时,应做好交接记录。

　　a）麻精药品:

　　　　1）药库采购人员:负责本机构麻精药品采购计划的制订与实施;负责"麻醉药品、

第一类精神药品购用印鉴卡"（以下简称印鉴卡）申领、填写、变更等工作；负责供应企业资质档案的建立完善；向供应企业查询、处理在验收、使用中发现的药品缺少、残损等有关问题；必要时参与入库验收。

2）药库保管人员：负责本机构麻精药品入库验收、保管、养护、发放等管理工作；协助完成采购计划的制订工作,保持合理库存；负责各药房麻醉药品、第一类精神药品备用基数的汇总、上报和审批等工作；负责保管各药房已调配的麻醉药品、第一类精神药品处方；负责对各个药房的基数、养护、规范管理的监督检查工作。

3）药房管理人员：负责本部门麻精药品的请领、验收、保管、专册管理、账物管理、基数管理和相关交接工作等；负责麻醉药品、第一类精神药品空安瓿及废贴回收、临床科室或患者剩余麻醉药品、第一类精神药品回收与移交等相关登记和管理工作；负责麻醉药品、第一类精神药品处方内容和保管的规范性工作；负责本药房对应临床科室备用麻醉、精神药品的全流程监督管理工作。

4）临床科室管理人员：负责本科室麻醉药品、第一类精神药品的兑换、登记、保管、专册管理、基数管理及相关交接和清点工作等。

b）医疗用毒性药品、药品类易制毒化学品：

1）药库采购人员：负责本机构该类药品采购计划的制订与实施；负责"药品类易制毒化学品购用证明"的办理工作。

2）药库保管人员：负责本机构该类药品入库验收、保管、养护、发放等管理工作。

3）药房保管人员：负责本部门该类药品请领、验收、保管、养护等管理工作。

c）放射性药品：

1）核医学科负责制定放射性药品相关管理制度。

2）核医学科应指定专人负责本机构该类药品采购计划的制订与验收、储存、保管、发放、使用等全过程管理。

3）药学部门药库采购人员协助做好本机构该类药品采购计划的实施、入库和出库工作。

5.1.3 人员资质

5.1.3.1 医师和药师应按照 T/CHAS 10-2-7—2018 要求取得麻醉药品和第一类精神药品处方权和调剂资格后,方可在本机构开具和调剂麻醉药品和第一类精神药品处方,但医师不得为自己开具该类药品处方。

5.1.3.2 医疗机构应配备与其医疗任务相适应的核医学专业技术人员并经培训考核合格后,方可从事相关放射性药品使用工作；操作放射性药品的人员应持有卫生健康行政部门发放的《放射工作人员证》。

5.1.4 培训考核

5.1.4.1 医疗机构应定期对涉及特殊管理药品使用与管理的相关人员进行有关法律、法规、规定、专业知识、职业道德等的教育和培训。

5.1.4.2 二级以上医疗机构应定期对本机构执业医师、药师及相关管理人员进行麻精药品的培训和考核;县级卫生健康行政部门负责组织或委托相关机构对其他医疗卫生机构相关人员进行培训和考核。考核合格者,分别授予执业医师和药师麻醉药品、第一类精神药品的处方权和调剂资格,相关管理人员方能从事相关管理工作。

5.1.4.3 使用放射性药品的医疗机构应配备与其医疗任务相适应的并经核医学技术培训的技术人员;非核医学专业技术人员未经培训,不能从事放射性药品使用工作。

5.2 环节管理

5.2.1 采购

5.2.1.1 采购部门

a) 医疗机构临床使用的特殊管理药品应由药学部门统一采购,放射性药品按有关规定执行;

b) 特殊管理药品的采购与保管应分别由专人负责。

5.2.1.2 采购途径

医疗机构应凭印鉴卡向本省行政区域内的定点批发企业购买麻醉药品、第一类精神药品和药品类易制毒化学品。取得电子印鉴卡的医疗机构通过医疗机构印鉴卡平台采购麻醉药品、第一类精神药品和药品类易制毒化学品。

5.2.1.3 采购流程

a) 药库采购人员应根据本机构特殊管理药品临床用药需求科学制订采购计划,保持合理库存。采购计划应经药学部门负责人批准后方可执行,同时应根据临床诊疗需求,采购适宜包装、规格的麻醉药品、第一类精神药品,减少剩余药液的产生;

b) 药库采购人员应按有关规定从具备资质的供应企业采购特殊管理药品;

c) 购进特殊管理药品时,应按照 T/CHAS 10-3-2—2019 相关规定向药品供应企业索取并留存供应企业的合法票据,建立药品购进记录,做到票、账、物相符,票据保存时间不得少于 3 年;合法票据包括税票及购进药品的详细清单,清单上应载明的内容包括但不限于:药品供应企业名称、药品名称、生产企业名称、药品批号、数量、价格;

d) 采购特殊管理药品应采取银行转账方式付款。

5.2.2 验收

5.2.2.1 特殊管理药品应在符合存储要求的场地和规定的时间内,依据采购订单和供应企业提供的合法票据对药品进行逐批次验收并做好记录。验收内容包括:药品通用名称、规格、剂型、批准文号、批号、有效期、生产企业、数量、外观、包装、标签及相关材料。

5.2.2.2 麻醉药品、第一类精神药品和药品类易制毒化学品入库验收:应货到即验,双人验收,验收到最小包装,验收记录双人签字。验收操作应在入库验收登记本中登记,内容包括但不限于:日期、凭证号、药品通用名称、剂型、规格、单位、数量、批号、有效期、生产企业、供应企业、质量情况、验收结论、验收和保管人员签字(可参考附录 A.1)。

5.2.2.3 在验收中发现药品缺少、缺损的,应双人清点登记,报医疗机构负责人批准并加盖公章后向供应企业查询、处理,并做好记录。

5.2.2.4 须冷藏、冷冻等对保存温度有要求的药品到货时,还应对其运输过程的温度、运输时间等进行重点检查并记录,不符合保存温度要求的应当场拒收。

5.2.3 储存与养护

5.2.3.1 药品储存

a) 医疗机构储存特殊管理药品的场所面积、温湿度应符合规定,并应配备安全管理的相应设施设备;应制订应急预案,应对药品储存环境条件异常情况的发生;

b) 各类特殊管理药品应具有统一专用标识;

c) 库存特殊管理药品应采取先进先出、近期先出的原则,并有近效期预警措施,防止过期药品出库。

5.2.3.2 麻精药品

a) 麻醉药品、第一类精神药品储存和养护各环节应指定专人负责,按批号管理,明确责任,交接班应有记录,应做到来源可查、去向可追、责任可究的闭环式可追溯管理;

b) 应设立专库(柜)储存麻醉药品、第一类精神药品,专库(柜)双人双锁保管,并设有防盗设施和安全监控系统,第二类精神药品应专柜(专区)存放;

c) 麻醉药品、第一类精神药品宜实行三级基数管理,即药库、药房与临床科室申请基数后,实行专人负责、专库(柜)加锁、专用账册、专用处方和专册登记的管理方式,方可使用麻醉药品、第一类精神药品。

　1) 一级基数:即医疗机构计划的药品总数,应经主管院长或其授权人批准,药学部门负责人签字,留存药库管理;

　2) 二级基数:即各药房向库房申请的储备基数,包括药房数量及三级基数之和,应经药库和各药房负责人签字,在药库和各药房备案;

　3) 三级基数:临床科室向药房申请储备的基数,应经药房和各临床科室负责人签字,在药房和各临床科室备案。各级基数数量有变动时须及时更新并备案;

d) 药库、药房和临床科室应建立麻醉药品、第一类精神药品进出专用账册,并逐笔记录,做到账、物、批号相符,日结日清。专用账册的保存期限应当自药品有效期期满之日起不少于 5 年;

e) 药库专用账册记录内容包括但不限于:日期、凭证号、领用部门、药品通用名称、剂型、规格、单位、数量、批号、有效期、生产企业、发药人、复核人和领用签字(可参考附录 A.2);药房和临床科室专用账册记录内容包括但不限于:药品通用名称、剂型、规格、单位、生产企业、日期、领入数量(含批号)、消耗数量(含批号)、结存数量(含批号、有效期)、领用人、复核人(可参考附录 A.3)。

5.2.3.3　医疗用毒性药品

医疗用毒性药品应专柜加锁存放,专人保管,严禁与其他药品混放,并设有防盗设施和安全监控系统。应建立进出专用账册,做到账、物、批号相符,日结日清。

5.2.3.4　药品类易制毒化学品

a）药品类易制毒化学品应专库（柜）存放,双人双锁保管,并设有防盗设施和安全监控系统,按麻醉药品、第一类精神药品要求对进出库（柜）药品实行专用账册登记与管理,做到账、物、批号相符,日结日清,专用账册保存期限应自药品有效期期满之日起不少于 2 年;

b）药品类易制毒化学品需要退回原供应企业的,应分别报其所在地和原供应企业所在地省、自治区、直辖市药品监督管理部门备案。

5.2.4　出库

5.2.4.1　应按规定基数,药库为药房、药房为临床科室配备麻醉药品、第一类精神药品,并在相应进出专用账册上做好登记。

5.2.4.2　药房专职管理人员凭已调配的麻醉药品、第一类精神药品专用处方和请领单到药库兑换领取麻醉药品、第一类精神药品,补齐基数,领取数量应符合基数管理要求,并在相应进出专用账册和验收登记本上做好登记;其他特殊管理药品凭请领单领取相应药品。

5.2.4.3　临床科室专职管理人员凭专用处方到相应药房领取麻醉药品、第一类精神药品,补齐基数,临床科室和药房均应在相应进出专用账册上做好登记（可参考附录 A.3）;临床科室调配使用麻醉药品、第一类精神药品注射剂或贴剂时,应回收空安瓿和废贴,归还领药的药房,核对批号和数量,并做记录（可参考附录 A.4）,已实行信息化管理的医疗机构做相应步骤的系统登记。其他特殊管理药品凭发药清单领取相应药品。

5.2.5　处方开具、调剂和保管

5.2.5.1　处方开具:医疗机构应当为使用麻醉药品、第一类精神药品的患者建立相应的病历。

a）特殊管理药品的处方开具、使用和管理不能由同一人实施,应严格执行全程双人操作制度;医师应按规定开具特殊管理药品。

b）门（急）诊癌症疼痛患者和中、重度慢性疼痛患者需要长期使用麻醉药品和第一类精神药品的,首诊医师应亲自诊查患者,进行疼痛评估,建立相应的病历,并签署"麻醉药品、第一类精神药品使用知情同意书"。医师应当要求长期使用麻醉药品和第一类精神药品的门（急）诊患者每 3 个月复诊或随诊一次,疼痛诊疗专用病历保存期限按国家有关病历管理要求执行。病历中应当留存下列材料复印件:

1）二级以上医院开具的诊断证明;

2）患者户籍、身份证或者其他相关有效身份证明文件;

3）为患者代办人员身份证明文件。

c）医师应按照麻精药品相应的临床诊疗规范、临床应用指导原则、药品说明书等开具处方,满足患者合理用药需求。使用特殊管理药品专用处方,单张处方的最大限量按法规要求执行。

d）为门（急）诊患者开具的麻醉药品、第一类精神药品注射剂,每张处方为一次常用量;控缓释制剂,每张处方不得超过 7 日常用量;其他剂型,每张处方不得超过 3 日常用量;哌甲酯用于治疗儿童多动症时,每张处方不得超过 15 日常用量,其中哌甲酯缓释片治疗儿童多动症时,每张处方的限定时间延长至 30 天;第二类精神药品一般每张处方不得超过 7 日常用量,对于慢性病或某些特殊情况的患者,处方用量可以适当延长,具体处方量由医疗机构根据有关规定并结合实际制订。

e）为门（急）诊癌症疼痛患者和中、重度慢性疼痛患者开具的麻醉药品、第一类精神药品注射剂,每张处方不得超过 3 日常用量;控缓释制剂,每张处方不得超过 15 日常用量;其他剂型,每张处方不得超过 7 日常用量。

f）为住院患者开具的麻醉药品、第一类精神药品处方应当逐日开具,每张处方为 1 日常用量;镇痛泵给药时,每张处方为一次装量,并注明用法、用量和持续时间。

g）对于需要特别加强管制的麻醉药品,盐酸二氢埃托啡处方为一次常用量,仅限于二级以上医院内使用;盐酸哌替啶为一次常用量,仅限于医疗机构内使用。

h）开具医疗用毒性药品,每次处方剂量不得超过 2 日极量,处方一次有效。

5.2.5.2 处方调剂

a）药师应当按照相应操作规程调剂处方药品,调剂过程实行双人操作并核对;

b）处方调剂时,应由符合条件的药师对特殊管理药品处方的合法性、规范性和适宜性进行审核,经审核判定为合理处方后进入计价收费和调配环节;若经审核判定为不合理处方则按相关规定执行;

c）门诊药房应设置麻醉药品、第一类精神药品发药窗口,并有明显标识;

d）调配毒性药品处方时,应计量准确,按医嘱注明要求,并由配方人员及具有药师以上技术职称的复核人员签名盖章后方可发出;对处方未注明"生用"的毒性中药,应当付炮制品;

e）配备基数的药房和临床科室应根据麻醉药品、第一类精神药品处方开具情况,按照品种、规格对其消耗量等进行专册登记（可参考附录 A.4 和附录 A.5）,专册保存期限为 3 年。

5.2.5.3 处方保管

a）药房应按年、月、日,逐日对已调配麻醉药品、第一类精神药品处方编制顺序号;

b）已调配处方由药学部门负责集中管理,分类保管;麻醉药品、第一类精神药品及药品类易制毒化学品处方保存期限为 3 年,第二类精神药品、医疗用毒性药品处方保存期限为 2 年;处方保存期满后,经药学部门主任和本机构分管负责人批准后,方可销毁,并做好记录。

5.2.6　回收

5.2.6.1　患者使用麻醉药品、第一类精神药品注射剂或贴剂,再次调配时,应要求患者将空安瓿或废贴交回;不再使用时,患者应将剩余的药品无偿交回医疗机构,由医疗机构按照规定销毁处理并做好记录。

5.2.6.2　临床科室调配使用麻醉药品、第一类精神药品注射剂,应收回原空安瓿,核对批号和数量,做好记录;剩余的麻醉药品、第一类精神药品应办理退库手续,并做好记录。

5.2.6.3　收回的麻醉药品、第一类精神药品空安瓿或废贴由专人负责计数、监督、销毁,并做好记录。

5.2.6.4　临床科室未使用完的麻醉药品、第一类精神药品注射液及镇痛泵中剩余药液,由医师、护士或药师在视频监控下进行处置,并逐条记录,实行双人双签制,参与处理双人双签的人员应避免长期由固定人员担任。

5.2.7　其他

5.2.7.1　医疗机构配制、使用特殊管理药品相关制剂,应符合《中华人民共和国药品管理法》等法律法规、部门规章的相关规定。

5.2.7.2　实施动态监测及超常预警,登记并通报不合理处方,对发现的异常使用情况及时予以干预。

5.2.7.3　具有《医疗机构执业许可证》并经有关部门批准的戒毒医疗机构开展戒毒治疗时,可在医务人员指导下使用具有戒毒适应证的麻醉药品、第一类精神药品。

5.2.7.4　对临床需要而市场无供应的麻精药品,持有《医疗机构制剂许可证》和印鉴卡的医疗机构需要配制制剂的,应当经所在地省(自治区、直辖市)人民政府药品监督管理部门批准。医疗机构配制的麻精药品制剂只能在本医疗机构使用,不得对外销售。

5.2.7.5　科学研究、教学单位需要使用麻精药品开展实验、教学活动的,应当经所在地省(自治区、直辖市)人民政府药品监督管理部门批准,向定点批发企业或者定点生产企业购买。需要使用麻精药品的标准品、对照品的,应当经所在地省(自治区、直辖市)人民政府药品监督管理部门批准,向国务院药品监督管理部门批准的单位购买。

5.2.7.6　科学研究所需的毒性药品,应持本单位的证明信,经单位所在地县级以上卫生健康行政部门批准后,供应部门方能发售。

5.3　质量控制管理

5.3.1　批号管理

5.3.1.1　医疗机构应按照 T/CHAS 10-2-8—2019 相关要求在购入、储存、发放、调配、使用麻醉药品、第一类精神药品和药品类易制毒化学品等环节实行批号管理和追踪,必要时可以及时查找或者追回。

5.3.1.2 麻醉药品、第一类精神药品和药品类易制毒化学品的同一品规的药品存在 2 个及以上批号时,应在上述各环节将不同批号的药品分开登记并储存,做到每批次药品账物相符,并和医院信息系统一致,确保每批次药品可追溯。

5.3.1.3 医疗机构购入第二类精神药品、医疗用毒性药品时,应有真实、完整的药品购进记录,记录必须注明药品的批号,并符合法规要求的内容。

5.3.2 设施设备

医疗机构应按照有关规定为特殊管理药品配备相应的设施设备和安全监控系统,包括但不限于:

a）药库设有特殊管理药品专用库（柜）,配有安全监控、防盗与自动报警设施;

b）药房、病房（区）、手术室等配备麻精药品基数的重点部门,有专用保险柜或麻精药品智能调配柜储存,储存区域设有防盗设施和安全监控系统;

c）单人值班的药房,特殊管理药品的调剂应在视频监控下进行;

d）相关监控视频保存期限原则上不少于 180 天;

e）放射性药品执行国家及当地卫生健康行政部门的有关规定。

5.3.3 处方点评

医疗机构药事管理与药物治疗学委员会（组）应对本机构特殊管理药品使用情况进行动态监测,并开展专项处方点评,根据监测情况和处方点评结果及时有效干预。

5.3.4 不良事件管理

5.3.4.1 医疗机构应按照有关规定,建立特殊管理药品不良反应、用药错误、药品质量事件等临床用药安全监测管理机制与应急预案,对特殊管理药品进行风险管理。

5.3.4.2 医疗机构在储存和保管过程中,发现过期、损坏、变质等异常情况,填写不合格药品登记本,由药学部门报本机构分管领导同意后,按不合格药品销毁处理,并做好记录。不合格的麻醉药品、第一类精神药品,销毁前应向所在地卫生行政部门提出申请,在其监督下销毁,并有记录。

5.3.4.3 医疗机构发生特殊管理药品丢失、被盗、被抢、骗取或冒领等事件时,应保存证据、保护现场,立即报告特殊管理药品管理组或指定人员和本机构负责人,同时报告所在地县级公安机关和药品监督管理部门,并立即组织调查,了解事件发生的经过,采取有效措施,尽最大可能减轻事件的不良影响;对事件进行深入分析,确定事件原因,明确责任,评估有关管理制度是否存在漏洞、工作流程是否完善、相关制度执行是否到位,制定防范措施,提出处理意见,报本机构负责人审批后执行,并进行干预管理效果的评估,做好记录。

5.3.5 质控改进

5.3.5.1 鼓励有条件的医疗机构运用信息化技术、智能化设备,开发特殊管理药品智能管理系统,实现特殊管理药品来源可查、去向可追、责任可究的全程闭环式可追溯管理,提高工作效率和差错防范能力,提升管理质量。鼓励有条件的地区实现区域内处方信息联网,重点关注麻醉药品和第一类精神药品的处方用量和处方频次,避免同一患者在多个医疗机构重复获取麻精药品。

5.3.5.2 特殊管理药品管理组和药学部门应定期对本机构特殊管理药品的采购、验收、储存与养护、发放、调剂和使用、安全监控系统等全过程管理进行检查及评价,及时纠正发现的问题,采取干预措施,消除隐患,并做好记录,必要时修订完善本机构的相关规章制度。

附 录 A

（资料性）

医疗机构特殊管理药品工作表

表 A.1 麻醉药品和第一类精神药品入库验收登记表

（药库专用）

日期	药品通用名称	剂型	规格	单位	凭证号	数量	批号	有效期	生产企业	供应企业	质量情况	验收结论	验收人	保管人

表 A.2 麻醉药品和第一类精神药品进出库专用账册

（药库专用）

品名：_____ 剂型：_____ 规格：_____ 单位：_____

日期	凭证号	供货单位/领用部门	数量（批号、有效期）			生产企业	发药人	复核人	领用人
			购入数量（批号）	出库数量（批号）	结存数量（批号、有效期）				

表 A.3 麻醉药品和第一类精神药品进出库专用账册

（药房/临床科室使用）

品名：_____ 剂型：_____ 规格：_____ 单位：_____ 生产企业：_____

日期	数量（批号、有效期）			领用人	复核人
	领入数量/批号	消耗数量/批号	结存数量/批号/有效期		

表 A.4　麻醉药品和第一类精神药品注射制剂和贴剂消耗与空安瓿、废贴回收登记表
（药房 / 临床科室使用）

消耗量登记						空安瓿、废贴回收登记				
发药日期	患者姓名	数量（支 / 贴）	批号	门诊号 /住院号	科室 /病区	数量（支 / 贴）	批号	科室 /病区	退回人	接收人

表 A.5　麻醉药品和第一类精神药品口服制剂消耗登记表
（药房 / 临床科室使用）

发药日期	患者姓名	数量	批号	门诊号 / 住院号	科室 / 病区	经手人

参 考 文 献

[1] 全国人民代表大会常务委员会.中华人民共和国药品管理法[EB/OL].(2019-08-26)[2023-01-01].https://flk.npc.gov.cn/detail2.html?ZmY4MDgwODE2ZjNjYmIzYzAxNmY0NjI0MmQ2MTI3ZWQ%3D=.

[2] 中华人民共和国国务院.医疗用毒性药品管理办法(中华人民共和国国务院令第23号)[EB/OL].(1988-12-27)[2023-01-01].http://www.nhc.gov.cn/wjw/flfg/200804/f57c418589ad4c9395174788cda08768.shtml.

[3] 中华人民共和国国务院.放射性药品管理办法(中华人民共和国国务院令第25号)[EB/OL].(1989-01-13)[2023-01-01].https://www.gov.cn/gongbao/content/2017/content_5219142.html.

[4] 中华人民共和国国务院.中华人民共和国药品管理法实施条例(中华人民共和国国务院令第360号)[EB/OL].(2002-08-04)[2023-01-01].http://www.nhc.gov.cn/wjw/flfg/200804/c583dee4acbb44d8aa9dc1b04301674e.shtml.

[5] 中华人民共和国国务院.麻醉药品和精神药品管理条例(中华人民共和国国务院令第442号)[EB/OL].(2016-02-06)[2023-01-01].https://www.gov.cn/gongbao/content/2016/content_5139413.html.

[6] 中华人民共和国国务院.易制毒化学品管理条例(中华人民共和国国务院令第445号)[EB/OL].(2005-08-26)[2023-01-01].https://www.gov.cn/gongbao/content/2005/content_91170.html.

[7] 卫生部.处方管理办法(中华人民共和国卫生部令第53号)[EB/OL].(2007-02-14)[2023-01-01].https://www.gov.cn/ziliao/flfg/2007-03/13/content_549406.html.

[8] 卫生部.药品类易制毒化学品管理办法(中华人民共和国卫生部令第72号)[EB/OL].(2010-03-18)[2023-01-01].https://www.gov.cn/flfg/2010-04/06/content_1574278.html.

[9] 卫生部.药品不良反应报告和监测管理办法(中华人民共和国卫生部令第81号)[EB/OL].(2011-05-04)[2023-01-01].https://www.gov.cn/flfg/2011-05/24/content_1870110.html.

[10] 卫生部.麻醉药品、第一类精神药品购用印鉴卡管理规定(卫医发〔2005〕421号)[EB/OL].(2005-11-04)[2023-01-01].http://www.nhc.gov.cn/yzygj/s3573/200804/d681dfca4d5a461f88da4dba1b6e36f0.shtml.

[11] 卫生部.医疗机构麻醉药品、第一类精神药品管理规定(卫医发〔2005〕438号)[EB/OL].(2005-11-14)[2023-01-01].https://www.gov.cn/gongbao/content/2006/content_401231.html.

[12] 卫生部,国家中医药管理局,总后勤部卫生部.医疗机构药事管理规定(卫医政

发〔2011〕11 号）［EB/OL］.（2011-03-30）［2023-01-01］. https：//www.gov.cn/zwgk/2011-03/30/content_1834424.html.

　　［13］　国务院办公厅. 关于完善公立医院药品集中采购工作的指导意见（国办发〔2015〕7 号）［EB/OL］.（2015-02-28）［2023-01-01］. https：//www.gov.cn/zhengce/content/2015-02/28/content_9502.html.

　　［14］　卫生部. 医院处方点评管理规范（试行）（卫医管发〔2010〕28 号）［EB/OL］.（2010-02-10）［2023-01-01］. http：//www.nhc.gov.cn/wjw/ywfw/201306/094ebc83dddc47b5a4a63ebde7224615.shtml.

　　［15］　国家卫生健康委员会办公厅, 国家中医药管理局办公室, 中央军委后勤保障部办公厅. 医疗机构处方审核规范（国卫办医发〔2018〕14 号）［EB/OL］.（2018-06-29）［2023-01-01］. https：//www.gov.cn/zhengce/zhengceku/2018-12/31/content_5435182.html.

　　［16］　卫生部. 麻醉药品临床应用指导原则（卫医发〔2007〕38 号）［EB/OL］.（2007-01-25）［2023-01-01］. http：//www.nhc.gov.cn/bgt/pw10704/200705/4381b0ae7f72464c9d364e81ed491022.shtml.

　　［17］　卫生部. 精神药品临床应用指导原则（卫医发〔2007〕39 号）［EB/OL］.（2007-01-25）［2023-01-01］. http：//www.nhc.gov.cn/bgt/pw10704/200705/e407fbb6908f4d469a750a7dd23c7485.shtml.

　　［18］　卫生部. 关于医疗机构购买、使用麻醉药品和精神药品有关问题的通知（卫医发〔2005〕430 号）［EB/OL］.（2005-12-02）［2023-01-01］. http：//www.nhc.gov.cn/cms-search/xxgk/getManuscriptXxgk.htm?id=18490.

　　［19］　国家卫生健康委员会. 关于实施麻醉药品、第一类精神药品购用印鉴卡电子化管理的通知（国卫办医函〔2018〕205 号）［EB/OL］.（2018-04-02）［2023-01-01］. https：//www.beijing.gov.cn/zhengce/zhengcefagui/qtwj/202308/t20230808_3217995.html.

　　［20］　国家卫生健康委办公厅. 关于加强医疗机构麻醉药品和第一类精神药品管理的通知（国卫办医发〔2020〕13 号）［EB/OL］.（2020-09-15）［2023-01-01］. http：//www.nhc.gov.cn/yzygj/s7659/202009/ee4a21c2756f440e98f78d2533d7539a.shtml.

　　［21］　卫生部办公厅. 卫生部办公厅关于延长哌醋甲酯缓释剂治疗注意缺陷多动障碍处方限定时间的通知（卫办医政函〔2011〕1120 号）［EB/OL］.（2011-12-07）［2023-01-01］. https：//www.ganzhou.gov.cn/zfxxgk/c100441gh/201202/6e7877a6614b4f1a807d94c9f0b0aaec.shtml.

　　［22］　国家食品药品监督管理总局, 国家卫生计生委. 关于加强含可待因复方口服液体制剂管理的通知（食药监药化监〔2015〕46 号）［EB/OL］.（2015-05-05）［2023-01-01］. https：//www.ccfdie.org/cn/yjxx/yphzp/webinfo/2015/05/1481297436749967.html.

ICS 11.020

C07

团 体 标 准

T/CHAS 20-4-12-2—2023

医疗机构药事管理与药学服务

第 4-12-2 部分：药事管理 药品临床应用管理 抗菌药物

Pharmacy administration and pharmacy practice in healthcare institutions—

Part 4-12-2：Pharmacy administration—Management of medicine-use in clinical—Antimicrobial medicines

2023-05-27 发布 2023-07-01 实施

中国医院协会 发 布

目 次

前　言

《医疗机构药事管理与药学服务》分为以下部分：

-- 第1部分　总则

-- 第2部分　临床药学服务

-- 第3部分　药学技术服务

-- 第4部分　药事管理

《医疗机构药事管理与药学服务　第4部分：药事管理》包括以下部分：

-- 第4-1部分：药事管理　组织与制度管理

-- 第4-2部分：药事管理　药品质量管理及控制

-- 第4-3部分：药事管理　应急药事管理

-- 第4-4部分：药事管理　药房自动化与信息技术

-- 第4-5部分：药事管理　用药安全文化建设

-- 第4-6部分：药事管理　医院药学研究

-- 第4-7部分：药事管理　教育与教学

-- 第4-8-1部分：药事管理　药学培训管理　临床药师培训

-- 第4-8-2部分：药事管理　药学培训管理　临床药师师资培训

　　第19部分：药事管理　处方点评

-- 第4-10部分：药事管理　药品使用监测与评价

-- 第4-11-1部分：药事管理　药品不良事件管理　药品不良反应管理

-- 第4-11-2部分：药事管理　药品不良事件管理　用药错误管理

-- 第4-11-3部分：药事管理　药品不良事件管理　药品质量问题处置

-- 第4-12-1：药事管理　药品临床应用管理　特殊管理药品

-- 第4-12-2：药事管理　药品临床应用管理　抗菌药物

-- 第4-12-3：药事管理　药品临床应用管理　抗肿瘤药物

本标准是第4-12-2部分：药事管理　药品临床应用管理　抗菌药物。

本标准按照GB/T 1.1—2020《标准化工作导则　第1部分：标准化文件的结构和起草规则》的规定起草。

本标准由中国医院协会提出并归口。

本标准起草单位：中国医院协会药事专业委员会，复旦大学附属中山医院，首都医科大学附属北京积水潭医院，中国科技大学附属第一医院（安徽省立医院），浙江大学医学院附属第一医院，河北医科大学第二医院，广西壮族自治区人民医院。

本标准主要起草人：甄健存，吕迁洲，李晓宇，张威，姜玲，卢晓阳，张志清，陈英，陈璋璋。

医疗机构药事管理与药学服务
第 4-12-2 部分:药事管理 药品临床应用管理 抗菌药物

1 范围

本标准规范了医疗机构抗菌药物临床应用管理有关组织管理与制度、用药管理和药品监测与评价各要素。

本标准适用于各级各类医疗机构。

2 规范性引用文件

下列文件中的内容通过文中的规范性引用而构成本文件必不可少的条款。其中,注日期的引用文件,仅该日期对应的版本适用于本文件;不注日期的引用文件,其最新版本(包括所有的修改单)适用于本文件。

T/CHAS 10-4-5—2019 中国医院质量安全管理 第 4-5 部分:医疗管理 用药安全管理

T/CHAS 20-2-11—2022 医疗机构药事管理与药学服务 第 2-11 部分:临床药学服务 治疗药物监测

3 术语与定义

T/CHAS 20-1-3—2023 界定的术语和定义适用于本文件。

3.1

抗菌药物 antimicrobial medicines

治疗细菌、支原体、衣原体、立克次体、螺旋体、真菌等病原微生物所致感染性疾病病原的药物,不包括治疗结核病、寄生虫病和各种病毒所致感染性疾病的药物以及具有抗菌作用的中药制剂。

[来源:T/CHAS 20-1-3—2239,5.46]

3.2

细菌耐药性 bacterial resistance

细菌产生对抗菌药物不敏感的现象,产生原因是细菌在自身生存过程中的一种特殊表现形式。根据发生原因,耐药性可分为固有耐药和获得性耐药。

[来源:T/CHAS 20-1-3—2023,5.47]

3.3

合理用药 rational use of medicines

WHO 的合理用药定义："合理用药要求患者接受的药物适合其临床需要、药物的剂量符合其个体需要、疗程足够、药价对患者及其社区最为低廉。"合理用药应包含安全、有效、经济与适当 4 个基本要素。

［来源：T/CHAS 20-1-3—2023，5.48］

3.4

治疗药物监测 therapeutic drug monitoring（TDM）

通过测定患者体内的药物暴露、药理标志物或药效指标，利用定量药理模型，以药物治疗窗为基准，制订适合患者的个体化给药方案。其核心是个体化药物治疗。

［来源：T/CHAS 20-1-3—2023，3.17］

4 关键要素

抗菌药物管理关键要素见图 1。

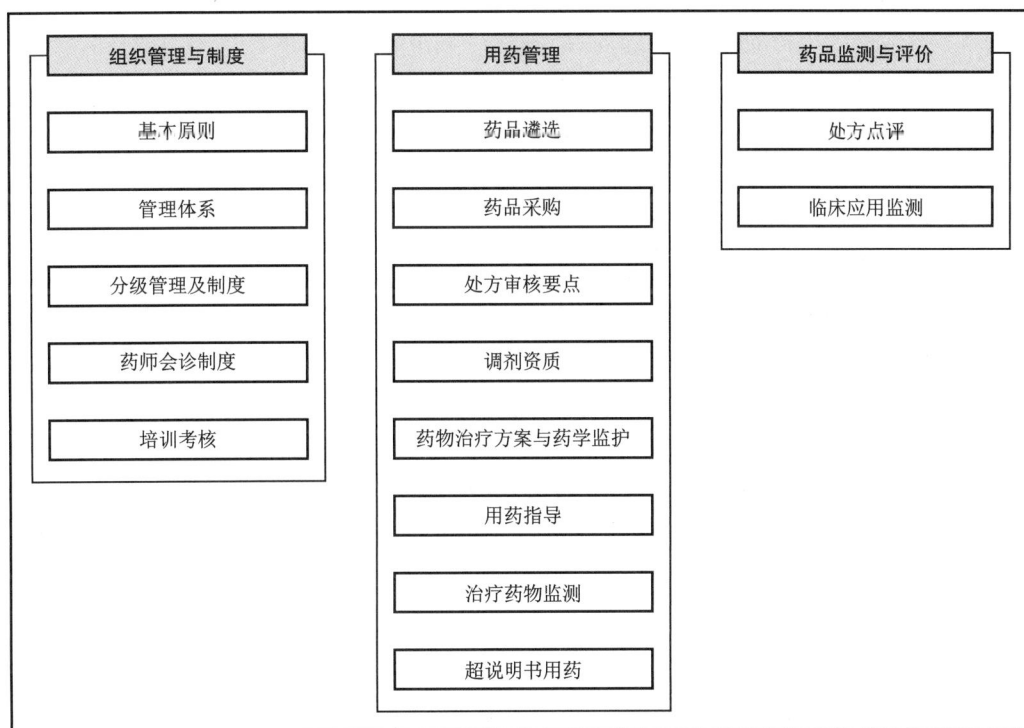

图 1　抗菌药物管理关键要素

5　要素规范

5.1　组织管理与制度

5.1.1　基本原则

医疗机构按照《抗菌药物临床应用管理办法》《抗菌药物临床应用指导原则》等,开展本机构对抗菌药物遴选、采购、处方、调剂、临床应用和药物评价的管理。

5.1.2　管理体系

5.1.2.1　医疗机构应建立抗菌药物临床应用管理体系,制定符合本机构实际情况的抗菌药物临床合理应用的管理制度。

5.1.2.2　医疗机构药事管理与药物治疗学委员会(组)下设立抗菌药物管理工作组,组长由医疗机构院长担任,副组长由分管药事管理的院领导担任,组员由医务、感染、药学、临床微生物、医院感染管理、信息、质量控制、护理等多学科专家组成。二级以上的医院、妇幼保健院及专科疾病防治机构(以下简称二级以上医院),抗菌药物管理工作组成员应由部门负责人和具有相关专业高级技术职务任职资格的人员组成。

5.1.2.3　医疗机构应建立包括感染性疾病、药学、临床微生物、医院感染管理等相关专业人员组成的专业技术团队。二级以上医院应当配备抗感染药物等相关专业的临床药师。

5.1.3　分级管理及制度

5.1.3.1　根据抗菌药物的安全性、疗效、细菌耐药性和价格等因素将抗菌药物临床应用分为三级:非限制使用级、限制使用级与特殊使用级。

5.1.3.2　按照分级原则,明确各级抗菌药物临床应用的指征,落实各级医师使用抗菌药物的处方权限。

5.1.3.3　特殊使用级抗菌药物

　a)特殊使用级抗菌药物不得在门诊使用。

　b)应当严格掌握特殊使用级抗菌药物用药指征。经医疗机构抗菌药物管理工作组指定的具有高级专业技术职务任职资格的专业技术人员会诊同意后,由具有相应处方权医师开具处方。

　c)存在感染病情严重、免疫功能低下患者发生感染或已有证据表明病原菌只对特殊使用级抗菌药物敏感的情况时,可越级应用特殊使用级抗菌药物。使用时间限定在24小时内,其后需要补办手续并由具有处方权限的医师完善处方手续。

5.1.3.4　各医疗机构应根据卫生行政部门抗菌药物分级管理目录要求,制订本院抗菌药物分级使用目录和管理规定,并报省级卫生健康委员会备案。

5.1.3.5　专档管理:对碳青霉烯类、多黏菌素类、替加环素和头孢他啶阿维巴坦等特殊使用级抗菌药物实施专档管理。各临床科室使用上述药物时,要按照要求及时填报有关信息。医疗机构要指定专人定期收集、汇总本单位碳青霉烯类、多黏菌素类、替加环素和头孢他啶阿维巴坦使用情况信息表,并进行分析,采取针对性措施,有效控制碳青霉烯类、多黏菌素类、替加环素和头孢他啶阿维巴坦耐药。

5.1.4 药师会诊制度

5.1.4.1 抗感染相关专业临床药师应作为抗菌药物管理小组主要成员参与危重症或特殊病理、生理状况患者抗感染治疗会诊和特殊使用级抗菌药物应用会诊。

5.1.4.2 对特殊使用级抗菌药物进行会诊的药师应由医疗机构内部授权,由具有药学高级专业技术职务任职资格的药师或抗感染药物专业的临床药师担任。

5.1.5 培训考核

医疗机构应组织医师、药师和护士等相关人员进行线上或线下培训并组织考核,培训内容包括但不限于:

- a)《中华人民共和国药品管理法》《中华人民共和国医师法》《抗菌药物临床应用管理办法》《处方管理办法》《医疗机构药事管理规定》《抗菌药物临床应用指导原则》《国家基本药物处方集》《国家处方集》和《医院处方点评管理规范(试行)》等相关法律、法规、规章和规范性文件;
- b)基于循证医学证据的感染性疾病诊治指南及专家共识;
- c)抗菌药物临床应用及管理制度;
- d)常用抗菌药物的药理学特点与注意事项;
- e)特殊生理、病理状态抗菌药物合理使用;
- f)常见细菌的耐药趋势与控制方法;
- g)抗菌药物不良反应的防治。

5.2 用药管理

5.2.1 药品遴选

5.2.1.1 抗菌药物遴选工作应由医疗机构药事管理与药物治疗学委员会(组)负责。

5.2.1.2 医疗机构应制定抗菌药物遴选制度和定期评估制度。

5.2.1.3 抗菌药物遴选原则应包括以下内容:

- a)应符合国家及当地卫生行政部门的有关规定;
- b)应符合临床需要、安全有效、质量优先、价格合理的原则;
- c)优先选用国家最新颁布的《国家基本药物目录》《国家基本医疗保险、工伤保险和生育保险药品目录》和《国家处方集》收录的抗菌药物品种;
- d)应严格参照《抗菌药物临床应用管理办法》和国家相关要求执行;
- e)建立目录遴选、定期评估、新药引进、品种增补和替换、淘汰的原则、范围、方法和程序;
- f)目录内药品结构合理,品种、规格和数量符合《处方管理办法》《抗菌药物临床应用管理办法》等国家相关规定的要求;
- g)建立抗菌药物临时采购的原则、范围和程序。

5.2.1.4 抗菌药物遴选流程应包括:临床科室申请、药学部门审查、抗菌药物管理工作组审议、药事管理与药物治疗学委员会（组）审议批准。

5.2.1.5　抗菌药物品种或者品规淘汰流程应包括：临床科室、药学部门、抗菌药物管理工作组提出淘汰意见，抗菌药物管理工作组审议通过，报药事管理与药物治疗学委员会（组）备案；抗菌药物品种或者品规替换流程应包括：临床科室、药学部门、抗菌药物管理工作组提出更换意见，抗菌药物管理工作组审议，药事管理与药物治疗学委员会（组）讨论通过。

5.2.2　药品采购

医疗机构应按照《抗菌药物临床应用管理办法》的要求，制订本机构的抗菌药物供应目录，严格控制抗菌药物供应目录的品种、品规、数量。药物供应目录和分级管理目录应定期修改并及时备案。临时采购抗菌药物供应目录之外品种应有充分理由，并按相关制度和程序备案。

5.2.3　处方审核要点

5.2.3.1　药师应根据感染性疾病相关临床诊疗规范、指南，临床路径，药品说明书，国家处方集等，对医师开具处方的合法性、规范性、适宜性进行审核。

5.2.3.2　药师应根据《抗菌药物临床应用管理办法》，对不同分级管理级别的抗菌药物相应的医师处方权进行审核。

5.2.4　调剂资质

5.2.4.1　药师应按年度进行抗菌药物临床应用知识和规范化管理的培训，经考核合格者，授予抗菌药物调剂的资格。

5.2.4.2　药师未按照规定审核抗菌药物处方，或者发现不合理处方造成严重后果的，未进行干预且无正当理由的，医疗机构对其处分、警告或取消药物调剂资格。

5.2.5　药物治疗方案与药学监护

5.2.5.1　参与制订个体化药物治疗方案

临床药师应根据患者的生理、病理状态，微生物学培养及药敏结果，抗菌药物的抗菌谱，药动学/药效学特征、相互作用，药物不良反应等，参与制订患者的个体化治疗方案，以获得最佳疗效和最低治疗风险。

5.2.5.2　药学监护

临床药师应开展患者个体化抗菌药物治疗的疗效和安全性监护。通过患者的症状、体征、实验室检查、影像学结果评估疗效，与治疗团队共同服务患者，及时停用或调整抗菌药物，促进抗菌药物的合理使用。

5.2.6　用药指导

5.2.6.1　医护人员用药指导

a）根据院内制定的相应制度和流程，对医师进行培训，规范其抗菌药物的开具和审核，规范出院带药。

b）根据药品说明书、《抗菌药物临床应用指导原则》等，围绕静脉用抗菌药物滴注速度、保存时间、是否避光/遮光、溶媒以及配伍禁忌等，对相关人员进行培训，规范抗菌药物的配制和使用。

5.2.6.2 患者用药指导

a）在院治疗期间,指导患者不能随意调节静脉用抗菌药物滴注速度;不能自行服用医嘱以外的抗菌药物;一旦出现任何不良反应,及时告知医护人员。

b）出院用药教育应包括但不限于抗菌药物的用法、用量、疗程、注意事项、可能的不良反应及用药期间须监测的实验室检查项目。

5.2.7 治疗药物监测

5.2.7.1 建议医疗机构开展重点抗菌药物（如万古霉素、伏立康唑、氨基糖苷类等）的治疗药物监测（TDM）,鼓励医疗机构对重症患者进行上述药物 TDM 外,还可开展更多药物的 TDM,如 β- 内酰胺类抗生素、利奈唑胺、替考拉宁、替加环素、多黏菌素等。

5.2.7.2 临床药师应对治疗药物监测结果进行解读,依据相应的指南或循证医学证据,结合药物药动学 / 药效学特征、患者的病理生理情况、药物 - 药物 / 食物相互作用、药物基因型等制订和优化个体化用药方案,促进临床合理用药。

5.2.8 超说明书用药

应建立并实施抗菌药物超说明书用药管理流程,内容包括用药申请、审核流程、药品目录、处方权限及风险管理等。超说明书用药管理可按照 T/CHAS 20-3-7-4—2023 执行。

5.3 药品监测与评价

5.3.1 处方点评

5.3.1.1 点评制度

a）医疗机构应重视抗菌药物处方的专项点评,制定专项点评制度,形成相应实施细则。

b）根据《抗菌药物临床应用指导原则》,组建点评小组,组员应包括感染、临床微生物、药学等相关专业技术人员。

5.3.1.2 点评实施

根据医疗机构抗菌药物处方专项点评制度及实施细则,组织点评小组对特殊使用级抗菌药物、围手术期（尤其是Ⅰ类切口手术）的预防用药以及重症医学科、感染科、血液科、外科、呼吸科等科室抗菌药物应用情况,定期进行专项点评。

5.3.1.3 处方点评的质量持续改进

a）抗菌药物管理工作组应按照《抗菌药物临床应用管理办法》等法律法规,建立医疗机构抗菌药物不合理应用临床科室和责任人的处罚管理制度。

b）根据点评结果,抗菌药物管理工作组制定临床用药质量管理等药事管理改进措施,并责成相关部门和科室予以落实。同时对存在问题的相关科室、个人进行重点监测以跟踪其改进情况,通过监测 - 反馈 - 干预 - 追踪模式,促进抗菌药物临床应用的持续改进。

5.3.2 临床应用监测

医疗机构应开展抗菌药物临床应用监测工作,定期统计本机构及临床各专业科室抗菌药物使用情况,评估抗菌药物使用合理性,分析抗菌药物使用趋势,对抗菌药物不合理使用情况应当及时采取有效干预措施,并通过各种管理措施持续改进,以符合国家相关管理制度及督导要求。监测内容应包括抗菌药物临床应用基本情况和异常情况。

  a) 临床应用基本情况监测。定期对本机构及临床专业科室抗菌药物应用情况进行监测,项目包括:住院患者抗菌药物使用率、使用强度和特殊使用级抗菌药物使用率、使用强度;Ⅰ类切口手术抗菌药物预防使用率、适应证、品种选择、给药时机和使用疗程合理率;门诊抗菌药物使用率、急诊抗菌药物使用率;抗菌药物联合使用情况;感染患者微生物标本送检率;抗菌药物品种、剂型、规格、使用量、使用金额、抗菌药物占药品总费用比例;分级管理制度执行情况;其他反映抗菌药物使用情况的指标和临床医师抗菌药物使用合理性评价。

  b) 对异常情况应开展调查,并根据不同情况作出处理,如:使用量异常增长的抗菌药物;经常超适应证、超剂量使用的抗菌药物;企业违规销售的抗菌药物和频繁发生严重不良事件的抗菌药物。

附 录 A

（资料性）

抗菌药物临床应用监控指标

A.1 住院患者抗菌药物使用率

$$住院患者抗菌药物使用率 = \frac{住院患者使用抗菌药物总人数}{同期住院患者总人数} \times 100\%$$

A.2 住院患者抗菌药物使用强度

$$住院患者抗菌药物使用强度 = \frac{住院患者抗菌药物使用量（累计DDD数）}{同期住院患者床日数} \times 100$$

A.3 住院患者特殊使用级抗菌药物使用量占比

$$住院患者特殊使用级抗菌药物占抗菌药物使用量占比 = \frac{住院患者特殊使用级抗菌药物使用量（累计DDD数）}{同期住院患者抗菌药物使用量（累计DDD数）} \times 100\%$$

A.4 特殊使用级抗菌药物使用强度

$$特殊使用级抗菌药物使用强度 = \frac{住院患者特殊使用级抗菌药物使用量（累计DDD数）}{同期住院患者床日数} \times 100$$

A.5 Ⅰ类切口手术抗菌药物预防使用率

$$Ⅰ类切口手术抗菌药物预防使用率 = \frac{Ⅰ类切口手术预防使用抗菌药物的患者数}{同期Ⅰ类切口手术患者总数} \times 100\%$$

A.6 门诊抗菌药物使用率

$$门诊患者抗菌药物使用率 = \frac{门诊使用抗菌药物人次数}{同期门诊诊疗总人次数} \times 100\%$$

A.7　急诊抗菌药物使用率

$$\frac{急诊患者}{抗菌药物使用率} = \frac{急诊使用抗菌药物人次数}{同期急诊诊疗总人次数} \times 100\%$$

指标来源:《药事管理专业医疗质量控制指标》《国家三级公立医院绩效考核指标》等。

参 考 文 献

［1］ 卫生部.抗菌药物临床应用管理办法（中华人民共和国卫生部令第 84 号）［EB/OL］.（2012-04-24）［2023-01-01］. https://www.gov.cn/flfg/2012-05/08/content_2132174.html.

［2］ 国家卫生计生委办公厅,国家中医药管理局办公室,解放军总后勤部卫生部药品器材局.抗菌药物临床应用指导原则（国卫办医发〔2015〕43 号）［EB/OL］.（2015-07-24）［2023-01-01］. https://www.gov.cn/xinwen/2015-08/27/content_2920799.html.

［3］ 国家卫生计生委办公厅.国家卫生计生委办公厅关于进一步加强抗菌药物临床应用管理遏制细菌耐药的通知（国卫办医发〔2017〕10 号）［EB/OL］.（2017-03-03）［2023-01-01］. http://www.nhc.gov.cn/yzygj/s7659/201703/d2f580480cef4ab1b976542b550f36cf.shtml.

［4］ 国家卫生健康委员会办公厅,国家中医药管理局办公室,中央军委后勤保障部办公厅.医疗机构处方审核规范（国卫办医发〔2018〕14 号）［EB/OL］.（2018-06-29）［2023-01-01］.https://www.gov.cn/zhengce/zhengceku/2018-12/31/content_5435182.html.

［5］ 国家卫生健康委办公厅.国家卫生健康委办公厅关于持续做好抗菌药物临床应用管理工作的通知（国卫办医发〔2020〕8 号）［EB/OL］.（2020-07-20）［2023-01-01］. https://www.gov.cn/zhengce/zhengceku/2020-07/24/content_5529693.html.

［6］ 国家卫生健康委办公厅.国家三级公立医院绩效考核操作手册（国卫办医函〔2022〕92 号）［ED/OL］.（2022-04-02）［2023-01-01］. http://www.nhc.gov.cn/yzygj/ylyxjg/202204/d61b7201a56643d1a876e103340e5897.shtml.

［7］ 中国药理学会治疗药物监测研究专业委员会.治疗药物监测工作规范专家共识（2019 版）［J］.中国医院用药评价与分析,2019,19（8）:897-902.

［8］ CHEN K, ZHANG X, KE X, et al. Individualized medication of voriconazole:A practice guideline of the division of therapeutic drug monitoring, Chinese pharmacological society［J］. Ther Drug Monit, 2018, 40（6）:663-674.

［9］ ABDUL-AZIZ MH, ALFFENAAR JC, BASSETTI M, et al. Antimicrobial therapeutic drug monitoring in critically ill adult patients:a position paper［J］. Intensive Care Med, 2020, 46（6）:1127-1153.

ICS 11.020
C 07

团 体 标 准

T/CHAS 20-4-12-3—2023

医疗机构药事管理与药学服务

第 4-12-3 部分：药事管理　药品临床
应用管理　抗肿瘤药物

Pharmacy administration and pharmacy practice in healthcare institutions——

Part 4-12-3：Pharmacy administration—Management of medicine-use in
clinical—Antineoplastic drugs

2023-05-27 发布　　　　　　　　　　　　　2023-07-01 实施

中国医院协会　发　布

目 次

前　言

《医疗机构药事管理与药学服务》分为以下部分:

—— 第 1 部分　总则

—— 第 2 部分　临床药学服务

—— 第 3 部分　药学保障服务

—— 第 4 部分　药事管理

《医疗机构药事管理与药学服务　第 4 部分:药事管理》包括以下部分:

—— 第 4-1 部分:药事管理　组织与制度管理

—— 第 4-2 部分:药事管理　药品质量管理及控制

—— 第 4-3 部分:药事管理　应急药事管理

—— 第 4-4 部分:药事管理　药房自动化与信息技术

—— 第 4-5 部分:药事管理　用药安全文化建设

—— 第 4-6 部分:药事管理　医院药学研究

—— 第 4-7 部分:药事管理　教育与教学

—— 第 4-8-1 部分:药事管理　药学培训管理　临床药师培训

—— 第 4-8-2 部分:药事管理　药学培训管理　临床药师师资培训

—— 第 4-9 部分:药事管理　处方点评

—— 第 4-10 部分:药事管理　药品使用监测与评价

—— 第 4-11-1 部分:药事管理　药品不良事件管理　药品不良反应管理

—— 第 4-11-2 部分:药事管理　药品不良事件管理　用药错误管理

—— 第 4-11-3 部分:药事管理　药品不良事件管理　药品质量问题处置

—— 第 4-12-1:药事管理　药品临床应用管理　特殊管理药品

—— 第 4-12-2:药事管理　药品临床应用管理　抗菌药物

—— 第 4-12-3:药事管理　药品临床应用管理　抗肿瘤药物

本标准是第 4-12-3 部分:药事管理　药品临床应用管理　抗肿瘤药物。

本标准按照 GB/T 1.1—2020 《标准化工作导则　第 1 部分:标准化文件的结构和起草规则》的规定起草。

本标准由中国医院协会提出并归口。

本标准起草单位:中国医院协会药事专业委员会,北京大学肿瘤医院,广西壮族自治区人民医院,首都医科大学附属北京积水潭医院,中国科学技术大学附属第一医院(安徽省立医院),安徽医科大学第一附属医院,浙江大学医学院附属第一医院,复旦大学附属中山医院,河北医科大学第二医院,广西柳州市人民医院。

本标准主要起草人:甄健存,张艳华,陈英,张威,姜玲,王建青,卢晓阳,吕迁洲,张志清,刘代华,张关敏,席加喜。

医疗机构药事管理与药学服务
第 4-12-3 部分：药事管理 药品临床应用管理
抗肿瘤药物

1 范围

本标准规范了医疗机构抗肿瘤药物临床应用管理有关组织管理与制度、用药管理和药品监测与评价各要素。

本标准适用于开展肿瘤诊疗、应用抗肿瘤药物的各级各类医疗机构。

2 规范性引用文件

下列文件中的内容通过文中的规范性引用而构成本文件必不可少的条款。其中，注日期的引用文件，仅该日期对应的版本适用于本文件；不注日期的引用文件，其最新版本（包括所有的修改单）适用于本文件。

T/CHAS 20-2-11—2022 医疗机构药事管理与药学服务 第 2-11 部分：临床药学服务 治疗药物监测

T/CHAS 20-3-7-4—2023 医疗机构药事管理与药学服务 第 3-7-4 部分：药学保障服务 重点药品管理 超说明书用药

3 术语与定义

T/CHAS 20-1-3—2023 界定的术语和定义适用于本文件。

3.1

抗肿瘤药物 antineoplastic drugs

通过细胞杀伤、免疫调控、内分泌调节等途径，在细胞、分子水平进行作用，达到抑制肿瘤生长或消除肿瘤的药物，一般包括化学治疗药物、分子靶向治疗药物、免疫治疗药物、内分泌治疗药物等。

［来源：T/CHAS 20-1-3—2023，5.49］

3.2

新型抗肿瘤药物 new neoplastic medicines

包括小分子靶向药物、单克隆抗体类药物、双特异性抗体类药物、抗体偶联药物、蛋白酶体抑制剂、聚腺苷二磷酸核糖聚合酶抑制剂等抗肿瘤药物。

［来源：T/CHAS 20-1-3—2023，5.50］

3.3

治疗药物监测 therapeutic drug monitoring（TDM）

通过测定患者体内的药物暴露、药理标志物或药效指标，利用定量药理模型，以药物治疗窗为基准，制订适合患者的个体化给药方案。其核心是个体化药物治疗。

［来源：T/CHAS 20-1-3—2023，3.17］

3.4

多学科诊疗 multi-disciplinary treatment（MDT）

由多个专业的专家组成团队协作诊疗的工作模式，由来自不同学科的专家定期在一起通过会议的形式，全面考虑患者的具体情况，制订适合患者的诊疗方案，进而由某一科室或某几个科室联合执行诊疗方案。

［来源：T/CHAS 20-1-3—2023，3.15］

3.5

抗肿瘤药物拓展性临床使用 off-label use of antineoplastic drugs

抗肿瘤药物拓展性临床使用包括临床使用药品未注册用法，以及《新型抗肿瘤药物临床应用指导原则》中"特殊情况下的药物合理使用"。

［来源：T/CHAS 20-1-3—2023，5.51］

4 关键要素

抗肿瘤药物管理关键要素见图 1。

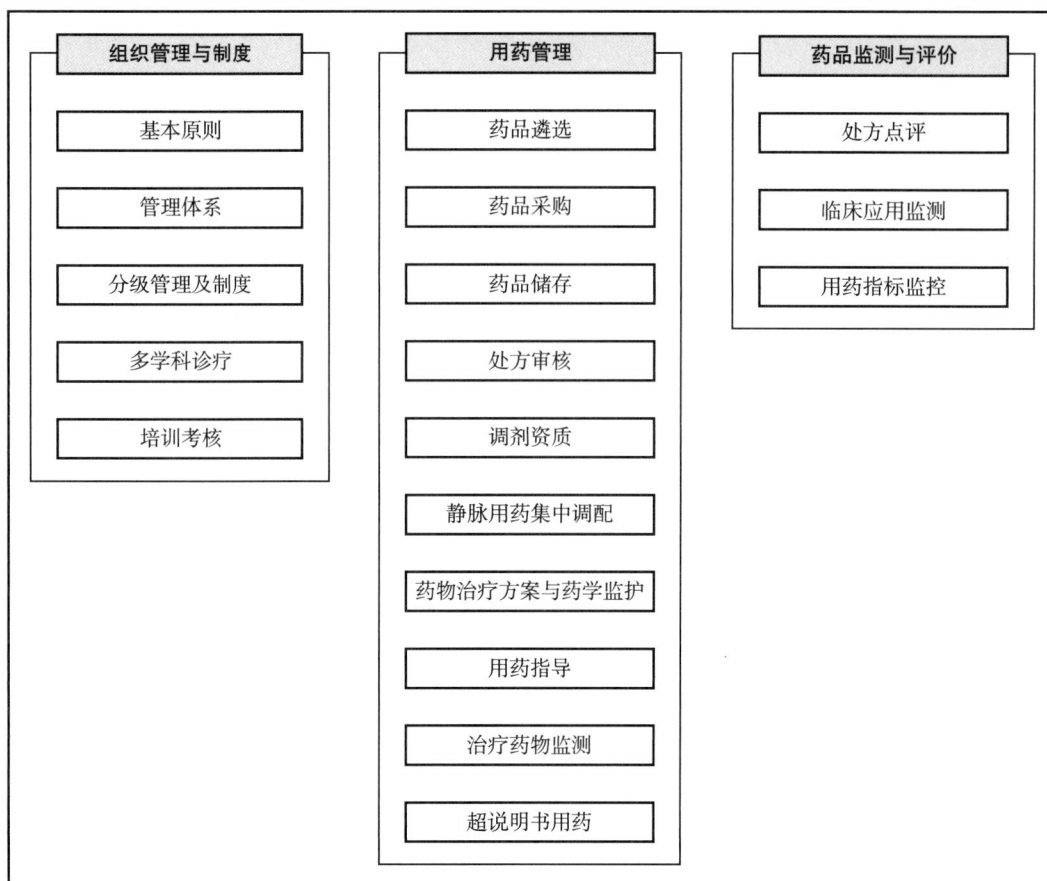

图 1　抗肿瘤药物管理关键要素

5　要素规范

5.1　组织管理与制度

5.1.1　基本原则

　　抗肿瘤药物临床应用应当遵循安全、有效、经济的原则。医疗机构和医务人员应当以循证医学证据为基础,以诊疗规范、临床诊疗指南、临床路径和药品说明书等为依据,充分考虑药物临床治疗价值和可及性,合理应用抗肿瘤药物,以达到治疗肿瘤、提高患者生存率、改善患者生存质量的目的。

5.1.2　管理体系

5.1.2.1　医疗机构开展肿瘤诊疗服务应当建立抗肿瘤药物临床应用管理体系,制定符合本机构的抗肿瘤药物临床应用管理制度。

5.1.2.2　开展肿瘤诊疗服务的二级以上医疗机构,应当在药事管理与药物治疗学委员会（组）下设立抗肿瘤药物管理工作组。抗肿瘤药物管理工作组由医务、药学、临床科室、医学影像、病理、护理、检验、信息管理等部门负责人或具有相关专业中、高级技术职务任职资格的人员组成。医务、药学等部门共同负责日常管理工作。

5.1.2.3 其他医疗机构如不具备设立抗肿瘤药物管理工作组条件,可由专(兼)职人员负责具体管理工作。

5.1.3 分级管理及制度

5.1.3.1 医疗机构可根据本机构抗肿瘤药物品种、临床科室设置及肿瘤药物临床使用占比等特征,建立抗肿瘤药物分级管理制度。根据抗肿瘤药物安全性、有效性、可及性、经济性等因素,分为限制使用级和普通使用级。

5.1.3.2 具备以下一项或多项特征的抗肿瘤药物可纳入限制使用级抗肿瘤药物管理。

a)毒副作用大,本医疗机构处置经验不足的抗肿瘤药物;

b)纳入毒性药品管理,如含砷药物;

c)适应证严格,如必需进行基因检测的新型靶向药物;

d)禁忌证多,使用不当可能对人体造成严重损害的抗肿瘤药物;

e)上市时间短、用药经验少的新型抗肿瘤药物;

f)价格昂贵、经济负担沉重的抗肿瘤药物。

5.1.3.3 普通使用级抗肿瘤药物是指除限制使用级抗肿瘤药物外的其他抗肿瘤药物。

5.1.3.4 抗肿瘤药物分级管理目录由医疗机构根据国家和所在地卫生健康行政部门相关文件、技术规范等内容要求,结合本机构实际情况和药品相关循证医学证据及其发展综合制订并进行动态调整。抗肿瘤药物分级管理目录的制订和调整工作接受地方卫生健康行政部门指导。

5.1.4 多学科诊疗

5.1.4.1 医疗机构应建立肿瘤多学科诊疗模式与制度,成立由肿瘤内(外)科等肿瘤治疗相关科室、药学、病理、影像、检验等相关专业人员组成的多学科诊疗团队。

5.1.4.2 多学科诊疗团队应依据肿瘤诊疗指南和专家共识等,对特殊与疑难肿瘤患者进行多学科诊疗,制订个体化治疗方案,达到更好的治疗效果,不断提高肿瘤综合管理和合理用药水平。

5.1.5 培训考核

二级以上医疗机构应当定期对本机构抗肿瘤药物相关的医师、药师、护士等进行抗肿瘤药物临床应用知识培训并考核。其他医疗机构的医师、药师、护士等,应参加由县级以上地方卫生健康行政部门或其指定的医疗机构组织的相关培训并考核。临床医师接受抗肿瘤药物规范化管理及应用培训,经考核合格后授予相应级别处方权,并有授权文件。培训内容包括但不限于:

a)《处方管理办法》《抗肿瘤药物临床应用管理办法(试行)》《医疗机构处方审核规范》《医院处方点评管理规范(试行)》等;相关疾病诊疗规范、临床诊疗指南、临床路径《新型抗肿瘤药物临床应用指导原则》和药品说明书等;

b)肿瘤综合治疗的理念和知识;

c)抗肿瘤药物临床应用管理制度;

d）抗肿瘤药物的药理学特点与注意事项；

e）抗肿瘤药物不良反应及其处理相关知识；

f）肿瘤耐药发生机制及其对策等。

5.2　用药管理

5.2.1　药品遴选

5.2.1.1　医疗机构应建立抗肿瘤药物遴选和评估制度，根据本机构肿瘤疾病诊疗需求制订抗肿瘤药物供应目录，并定期调整。

5.2.1.2　抗肿瘤药物遴选原则应包括以下内容：应以临床需求为目标，鼓励优先选用国家基本药物目录、国家基本医疗保险药品目录、国家谈判或组织集中采购的药品，以及国家卫生健康委员会公布的诊疗规范、临床诊疗指南、临床路径涉及的药品。

5.2.1.3　抗肿瘤药物遴选流程应包括：临床科室提交申请、药学部门审查、抗肿瘤药物管理工作组出具初步意见、药事管理与药物治疗学委员会（组）审议通过后执行。

5.2.1.4　对于存在重大安全隐患、疗效不确定、成本 - 效果比差或者严重违规使用等情况的抗肿瘤药物，或涉及国家药品监督管理部门强制召回的抗肿瘤药物，可启动抗肿瘤药物清退或更换流程，流程包括：临床科室、药学部门、抗肿瘤药物管理工作组提出清退或者更换意见；药事管理与药物治疗学委员会（组）审议通过后执行。

5.2.2　药品采购

5.2.2.1　医疗机构抗肿瘤药物应当由药学部门（或药品采购部门）依据抗肿瘤药物供应目录统一采购供应，其他科室或部门不得从事抗肿瘤药物的采购、调剂活动。

5.2.2.2　因特殊治疗需要，医疗机构确需使用本机构抗肿瘤药物供应目录以外抗肿瘤药物，可以启动临时采购程序，经本机构抗肿瘤药物管理工作组审批通过后由药学部门（或药品采购部门）临时一次性购入使用，并向药事管理与药物治疗学委员会（组）备案。

5.2.3　药品储存

医疗机构应严格按照药品的储存要求储存药品，保证药品质量。

5.2.4　处方审核

药师应开展抗肿瘤药物处方和用药医嘱的审核工作，应根据相关临床诊疗规范、指南、临床路径、药品说明书、国家处方集等，对医师开具的处方进行合理性、规范性、适宜性审核；对于明确作用靶点的药物，须进行靶点检测后方可使用。

5.2.5　调剂资质

5.2.5.1　抗肿瘤药物处方应当由经过抗肿瘤药物临床应用知识培训并考核合格的药师审核和调配。

5.2.5.2　静脉用抗肿瘤药物配置人员应经过相关专业知识、操作技能、配置流程及安全防护等培训，经考核合格后方可从事静脉抗肿瘤药物的集中配置工作。

5.2.6　静脉用药集中调配

静脉用抗肿瘤药物，尤其是细胞毒性药物，应按照《静脉用药调配中心建设与管理指南（试行）》等文件要求进行集中调配。

5.2.7 药物治疗方案与药学监护

5.2.7.1 药师应参与患者抗肿瘤药物治疗方案的制订与调整，为患者提供个体化药物治疗方案。

5.2.7.2 药师应为肿瘤患者提供药学监护，特别是做好特殊人群，如老年人、孕产妇、哺乳期妇女、儿童，伴有肝肾功能损伤、严重心脏疾病及血栓高危风险等患者的药学监护，保障患者用药安全。

5.2.8 用药指导

5.2.8.1 对医护人员用药建议：应当为医护人员提供抗肿瘤药物合理使用相关用药建议，如药物相互作用、剂量调整、配伍禁忌、给药注意事项等。

5.2.8.2 对患者用药指导：应当加强对社会公众和肿瘤患者的宣传教育，推广肿瘤防治健康知识，提高全社会对肿瘤疾病的科学认识，消除肿瘤治疗领域的误区，树立科学的治疗理念；对接受抗肿瘤药物治疗的患者，进行药物的使用方法、注意事项、不良反应的预防及处理，合并用药等相关知识的用药指导。

5.2.9 治疗药物监测（TDM）

5.2.9.1 部分抗肿瘤药物治疗窗窄、药代动力学差异大，具有 TDM 指征。TDM 可提高抗肿瘤药物治疗的有效性和安全性，医疗机构宜开展有循证医学证据的抗肿瘤药物 TDM 工作。

5.2.9.2 临床药师应对 TDM 进行解读，依据相应的指南或循证医学证据，结合药物药动学/药效学特征、患者的病理生理情况、药物-药物/食物相互作用、药物相关基因检测结果等制订和优化个体化用药方案，指导临床合理用药。

5.2.10 超说明书用药

5.2.10.1 应当遵循诊疗规范、临床诊疗指南、临床路径和药品说明书等，合理使用抗肿瘤药物。在尚无更好治疗手段等特殊情况下，应当制订相应管理制度、技术规范，对药品说明书中未明确但具有循证医学证据的药品用法进行严格管理。

5.2.10.2 特殊情况下抗肿瘤药物使用采纳的循证医学证据，依次是其他国家或地区药品说明书中已注明的用法，国际权威学/协会或组织发布的诊疗规范、临床诊疗指南，国家级学/协会发布的诊疗规范、临床诊疗指南和临床路径等。

5.2.10.3 超说明书用药管理可按照 T/CHAS 20-3-7-4—2023 执行。

5.3 药品监测与评价

5.3.1 处方点评

5.3.1.1 点评制度

医疗机构应制定抗肿瘤药物处方的专项点评制度。通过治疗效果评估、处方合理性评价等方式加强抗肿瘤药物临床应用管理。

5.3.1.2 点评实施

定期开展专项处方点评，评价抗肿瘤药物处方的合理性。

5.3.1.3　处方点评的质量持续改进

　　a）应将抗肿瘤药物处方点评和用药医嘱审核结果纳入医师、临床科室绩效考核。

　　b）对开具超常处方且无正当理由3次以上的医师应依规采取提出警告、限制其处方权，直至取消其处方权等措施。

5.3.2　临床应用监测

5.3.2.1　医疗机构应开展抗肿瘤药物临床应用监测工作，明确负责监测工作的具体部门和负责人，依规做好相关数据上报工作并保证数据规范、真实、可靠。

5.3.2.2　对本机构抗肿瘤药物临床应用情况进行动态监测，定期分析、评估，提出干预和改进措施；对抗肿瘤药物使用趋势进行分析，对抗肿瘤药物不合理使用情况应当及时报告抗肿瘤药物管理工作组，采取有效干预措施。

5.3.2.3　临床医护人员和药师应密切关注和随访肿瘤患者的用药反应，发现不良反应/不良事件，尤其是严重的和新的不良反应，及时采取救治措施并按要求上报。医疗机构负责药品不良反应管理的部门应定期分析和报告抗肿瘤药物不良反应/不良事件的动态和趋势。

5.3.3　用药指标监控

　　医疗机构应设定抗肿瘤药物临床合理应用管理指标，定期评估抗肿瘤药物合理应用管理情况，可参考附录A。

　　主要管理指标应当包括：

　　a）抗肿瘤药物使用金额占比；

　　b）抗肿瘤药物处方合理率；

　　c）抗肿瘤药物不良反应报告数量及报告率；

　　d）住院患者抗肿瘤药物拓展性临床使用比例。

附 录 A

（资料性）

抗肿瘤药物临床应用监控指标

A.1 限制使用级和普通使用级抗肿瘤药物的使用率

（1）限制使用级抗肿瘤药物使用率

$$门诊患者限制使用级抗肿瘤药物使用率 = \frac{门诊患者限制使用级抗肿瘤药物处方数}{同期门诊患者抗肿瘤药物处方总数} \times 100\%$$

$$住院患者限制使用级抗肿瘤药物使用率 = \frac{住院患者限制使用级抗肿瘤药物医嘱条目数}{同期住院患者抗肿瘤药物医嘱条目总数} \times 100\%$$

（2）普通使用级抗肿瘤药物使用率

$$门诊患者普通使用级抗肿瘤药物使用率 = \frac{门诊患者普通使用级抗肿瘤药物处方数}{同期门诊患者抗肿瘤药物处方总数} \times 100\%$$

$$住院患者普通使用级抗肿瘤药物使用率 = \frac{住院患者普通使用级抗肿瘤药物医嘱条目数}{同期住院患者抗肿瘤药物医嘱条目总数} \times 100\%$$

A.2 抗肿瘤药物使用金额占比

（1）抗肿瘤药物使用金额占比

$$抗肿瘤药物使用金额占比 = \frac{抗肿瘤药物使用总金额}{同期药物使用总金额} \times 100\%$$

（2）限制使用级抗肿瘤药物使用金额占比

$$限制使用级抗肿瘤药物使用金额占比 = \frac{限制使用级抗肿瘤药物使用金额}{同期抗肿瘤药物使用总金额} \times 100\%$$

（3）普通使用级抗肿瘤药物使用金额占比

$$普通使用级抗肿瘤药物使用金额占比 = \frac{普通使用级抗肿瘤药物使用金额}{同期抗肿瘤药物使用总金额} \times 100\%$$

A.3 抗肿瘤药物处方合理率与干预率

（1）门诊患者抗肿瘤药物处方合格率

$$门诊患者抗肿瘤药物处方合格率 = \frac{门诊患者合理的抗肿瘤药物处方人次}{同期门诊患者抗肿瘤药物处方总人次数} \times 100\%$$

（2）住院患者抗肿瘤药物应用合理率

$$住院患者抗肿瘤药物应用合理率 = \frac{住院患者合理的抗肿瘤药物使用病例数}{同期点评住院患者抗肿瘤药物使用总病例数} \times 100\%$$

（3）门诊患者抗肿瘤药物处方干预成功率

$$门诊患者抗肿瘤药物处方干预成功率 = \frac{医师同意修改的门诊患者不适宜抗肿瘤药物处方数}{同期药师建议修改的门诊患者不适宜抗肿瘤药物处方总数} \times 100\%$$

（4）住院患者抗肿瘤药物医嘱干预成功率

$$住院患者抗肿瘤药物医嘱干预成功率 = \frac{医师同意修改的住院患者不适宜抗肿瘤药物医嘱条目数}{同期药师建议修改的住院患者不适宜抗肿瘤药物医嘱总条目数} \times 100\%$$

A.4 抗肿瘤药物不良反应报告数量及报告率

（1）抗肿瘤药物不良反应报告数量

抗肿瘤药物不良反应报告数量 = 门诊患者抗肿瘤药物不良反应报告份数 + 住院患者抗肿瘤药物不良反应报告份数

（2）抗肿瘤药物严重或新的不良反应报告数量

抗肿瘤药物严重或新的不良反应报告数量 = 门诊患者抗肿瘤药物严重或新的不良反应报告份数 + 住院患者抗肿瘤药物严重或新的不良反应报告份数

（3）住院患者抗肿瘤药物严重或新的不良反应报告率

$$住院患者抗肿瘤药物严重或新的不良反应报告率 = \frac{住院患者抗肿瘤药物严重或新的不良反应报告份数}{同期住院使用抗肿瘤药物患者人次数} \times 100\%$$

A.5 使用抗肿瘤药物患者的病理诊断和检测率

（1）抗肿瘤药物使用前病理诊断率

$$抗肿瘤药物使用前病理诊断率 = \frac{抗肿瘤药物使用前病理确诊的患者人数}{同期初次使用抗肿瘤药物患者人数} \times 100\%$$

（2）抗肿瘤靶向药物使用前分子病理检测率

$$抗肿瘤靶向药物使用前分子病理检测率 = \frac{抗肿瘤靶向药物使用前分子病理检测患者人数}{同期初次使用抗肿瘤靶向药物患者人数} \times 100\%$$

A.6 住院患者抗肿瘤药物拓展性临床使用比例

$$\text{住院患者抗肿瘤药物拓展性临床使用比例} = \frac{\text{住院患者抗肿瘤药物拓展性临床使用病例数}}{\text{同期点评住院患者抗肿瘤药物使用总病例数}} \times 100\%$$

参 考 文 献

［1］　中国医院协会. T/CHAS 10-4-5—2019　中国医院质量安全管理　第4-5部分：医疗管理　用药安全管理［S］.（2019-07-06）［2023-01-01］. https://www.cssn.net.cn/cssn/productDetail/dc74905c31c551b4111ade8d3b13aef3.

［2］　卫生部. 处方管理办法（中华人民共和国卫生部令第53号）［EB/OL］.（2007-02-14）［2023-01-01］. https://www.gov.cn/ziliao/flfg/2007-03/13/content_549406.html.

［3］　卫生部. 药品不良反应报告和监测管理办法（中华人民共和国卫生部令第81号）［EB/OL］.（2011-05-04）［2023-01-01］. https://www.gov.cn/flfg/2011-05/24/content_1870110.html.

［4］　卫生部, 国家中医药管理局, 总后勤部卫生部. 医疗机构药事管理规定（卫医政发〔2011〕11号）［EB/OL］.（2011-03-30）［2023-01-01］. https://www.gov.cn/zwgk/2011-03/30/content_1834424.html.

［5］　国家卫生健康委员会办公厅, 国家中医药管理局办公室, 中央军委后勤保障部办公厅. 医疗机构处方审核规范（国卫办医发〔2018〕14号）［EB/OL］.（2018-06-29）［2023-01-01］. https://www.gov.cn/zhengce/zhengceku/2018-12/31/content_5435182.html.

［6］　国家卫生健康委. 静脉用药调配中心建设与管理指南（试行）（国卫办医函〔2021〕598号）（2021-12-10）［2023-01-01］. https://www.gov.cn/zhengce/zhengceku/2021-12/21/content_5663666.html.

［7］　国家卫生健康委办公厅. 关于开展全国抗肿瘤药物临床应用监测工作的通知（国卫办医函〔2018〕1108号）［EB/OL］.（2018-12-12）［2023-01-01］. http://www.nhc.gov.cn/yzygj/s7659/201812/458d699080504dc9ae615a8314d76bb1.shtml.

［8］　国家卫生健康委. 抗肿瘤药物临床应用管理办法（试行）（国卫医函〔2020〕487号）［EB/OL］.（2020-12-22）［2023-01-01］. http://www.nhc.gov.cn/yzygj/s7659/202012/a7600740bed44d1db7015ca5a1be2cc0.shtml.

［9］　国家卫生健康委. 新型抗肿瘤药物临床应用指导原则（国卫办医函〔2022〕465号）［EB/OL］.（2022-12-29）［2023-01-01］. http://www.nhc.gov.cn/yzygj/s7659/202212/8df034c9afb44a9d95cd986d4e12fbd8.shtml.

［10］　国家卫生健康委办公厅. 抗肿瘤药物临床合理应用管理指标（2021年版）（国卫办医函〔2021〕336号）［EB/OL］.（2021-06-28）［2023-01-01］. http://www.nhc.gov.cn/yzygj/s7659/202106/43a10d8cc7d043f4ab078f90a54dd11a.shtml.

［11］　中国药理学会治疗药物监测研究专业委员会. 治疗药物监测工作规范专家共识（2019版）［J］. 中国医院用药评价与分析, 2019, 19（8）：897-902.

索　引

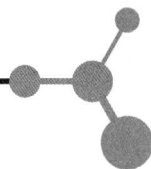

中文名词索引

C

D

F

G

M

S

T

W

X

Y

Z

英文名词索引

A

B

C

D

E

F

G

H

I

L

M

R

S

T

V

48